栄養科学イラストレイテッド

臨床医学

疾病の成り立ち

第3版

編/田中　明，藤岡由夫

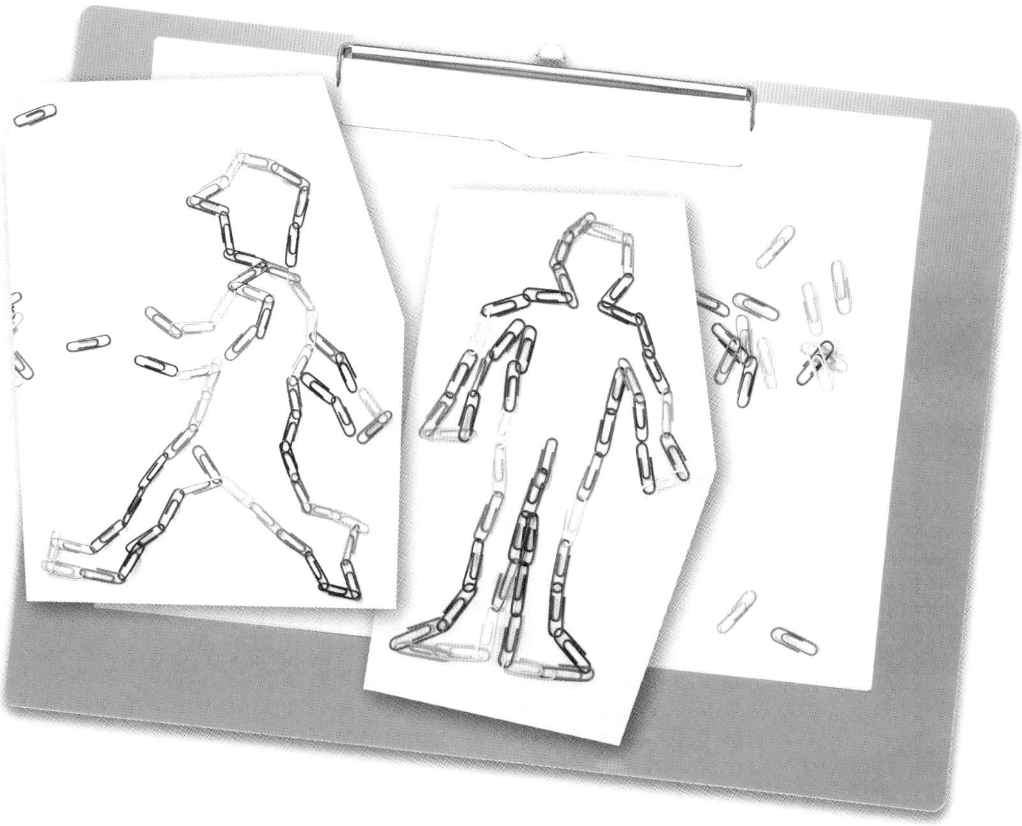

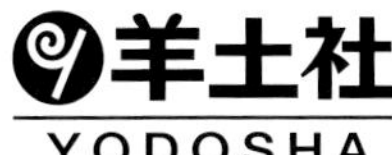

【注意事項】本書の情報について

本書に記載されている内容は，発行時点における最新の情報に基づき，正確を期するよう，執筆者，監修・編者ならびに出版社はそれぞれ最善の努力を払っております．しかし科学・医学・医療の進歩により，定義や概念，技術の操作方法や診療の方針が変更となり，本書をご使用になる時点においては記載された内容が正確かつ完全ではなくなる場合がございます．また，本書に記載されている企業名や商品名，URL等の情報が予告なく変更される場合もございますのでご了承ください．

第3版の序

管理栄養士，栄養士にとって，「臨床医学」を学ぶ意義は，栄養を理解するうえで基本となる学問であるところにある．かつて栄養学は「栄養素」を中心に化学的なアプローチとして，そして「家政学」を元に「調理学」として教えられてきた時代があった．もちろん，食事においてこれらは重要であるが，動脈硬化や発がん，そしてこれらの危険因子となる糖尿病，脂質異常症，高血圧，肥満症，さらには加齢とともに進行する筋力低下や誤嚥などへの深い理解が要求されるようになった．近年の管理栄養士国家試験をみても，この流れを組み入れ，「人体の構造と機能及び疾病の成り立ち」，「基礎栄養学」，「臨床栄養学」から「応用力試験」にいたるまで，「臨床医学」に関連する項目が大きなウエイトを占めるようになっている．医療機関では，管理栄養士，栄養士は，医師や看護師など医療スタッフとともにチーム医療の重要なポジションを占める職種としてみなされている．

「臨床医学」は，具体的には，疾病がどのようなメカニズムで発症するのか，疾病により人体の構造や代謝が健常者と比較してどのように変化するのか，疾病によりどのような症状・合併症がみられるのか，疾病を診断するにはどのような検査を行い，どのような検査結果を認めるのか，そして，疾病の治療全般（食事・栄養療法，運動療法，薬物療法，外科療法，その他の療法）はどうなっているかを学ぶ学問である．このテキストはそういった背景を踏まえ，初版から，「解剖生理学」，「生化学」などの基礎的な学問から「臨床栄養学」，「栄養管理学」，「栄養教育」などの実地臨床を学ぶ学問への橋渡しとなる基本的な知識が執筆されている．

本書は，各章のはじめに，その章の最も重要な点を「Point」として箇条書きで示し，概略図に重要な点を示して要点を把握できるようにしている．また，各章に関連して，「臨床栄養への入門」として，管理栄養士がかかわる重要な疾患の栄養管理についてイメージできるよう解説した．記述の中で特に説明を要する語句については，脚注として解説し，重要な内容については可能な限り図表で示すようにして，理解しやすいように努めた．各章の終わりには，理解すべき重要点について，「チェック問題」を掲載し，解答と詳しい解説を載せているので，是非，活用していただきたい．

本書は初版が2011年，改訂第2版が2015年に出版されたが，このたび，その後の管理栄養士国家試験出題基準（ガイドライン）の改定，各疾患の診療ガイドラインの更新の内容を取り入れた『臨床医学　疾病の成り立ち　第3版』を新たに出版することになった．また前回の改訂第2版の章立てに「感染症」を新たに追加している．本書が読者の「臨床医学」の学習に役立つことを願っている．

2021年10月

田中　明
藤岡由夫

栄養科学イラストレイテッド

臨床医学

疾病の成り立ち

第3版

第3章 疾患の治療　坂上元祥　52

第4章 栄養障害と代謝疾患　田中　明　62

第7章 消化器系―肝・胆・膵疾患 船越顕博 129

第8章 循環器系疾患 藤岡由夫 149

第11章 呼吸器系疾患 藤岡由夫 210

第12章 血液系疾患 澤田めぐみ 225

第13章 運動器（骨格系）疾患 佐藤容子 238

第14章 皮膚系疾患 金子健彦 251

第15章 免疫・アレルギー系疾患 川満久恵 258

第16章 婦人科疾患

佐藤容子 269

第17章 感染症

田邊嘉也 280

Column

正誤表・更新情報

https://www.yodosha.co.jp/textbook/book/6811/index.html

本書発行後に変更，更新，追加された情報や，訂正箇所のある場合は，上記のページ中ほどの「正誤表・更新情報」を随時更新しお知らせします．

お問い合わせ

https://www.yodosha.co.jp/textbook/inquiry/other.html

本書に関するご意見・ご感想や，弊社の教科書に関するお問い合わせは上記のリンク先からお願いします．

執筆者一覧

※所属は執筆時のもの

編者

田中　明　たなか　あきら　女子栄養大学 教授／女子栄養大学栄養クリニック 所長

藤岡　由夫　ふじおか　よしお　神戸学院大学栄養学部栄養学科臨床栄養学部門 教授

執筆 (掲載順)

林　洋　はやし　ひろし　東京有明医療大学 学長

川村　堅　かわむら　けん　女子栄養大学栄養学部保健栄養学科 教授

坂上　元祥　さかうえ　もとよし　神戸松蔭女子学院大学人間科学部食物栄養学科 教授

田中　明　たなか　あきら　女子栄養大学 教授／女子栄養大学栄養クリニック 所長

寺本　房子　てらもと　ふさこ　川崎医療福祉大学医療技術学部臨床栄養学科 特任教授

舩越　顕博　ふなこし　あきひろ　医療法人愛風会 さく病院内科

三上　恵理　みかみ　えり　弘前大学医学部附属病院栄養管理部

藤岡　由夫　ふじおか　よしお　神戸学院大学栄養学部栄養学科臨床栄養学部門 教授

鳥井　隆志　とりい　たかし　兵庫県立こども病院栄養管理部栄養管理課 主査／神戸学院大学栄養学部栄養学科 客員教授

鈴木　一永　すずき　かずひさ　神戸女子大学健康福祉学部健康スポーツ栄養学科 教授

増村美佐子　ますむら　みさこ　兵庫大学健康科学部栄養マネジメント学科 准教授

福尾　惠介　ふくお　けいすけ　武庫川女子大学栄養科学研究所 所長

工藤　美香　くどう　みか　駒沢女子大学人間健康学部健康栄養学科 准教授

田中　弥生　たなか　やよい　関東学院大学栄養学部管理栄養学科 教授

澤田めぐみ　さわだ　めぐみ　東京家政大学家政学部栄養学科 教授

芦川　美希　あしかわ　みき　帝京大学医学部附属病院 栄養部

佐藤　容子　さとう　ようこ　関東学院大学栄養学部管理栄養学科 教授

松崎　政三　まつざき　まさみ　元 関東学院大学栄養学部管理栄養学科 教授

金子　健彦　かねこ　たけひこ　和洋女子大学家政学部健康栄養学科 教授

畠山　結花　はたけやま　ゆか　元 横浜市立みなと赤十字病院医療技術部栄養課 課長

川満　久恵　かわみつ　ひさえ　相模原赤十字病院内科

田邊　嘉也　たなべ　よしなり　新潟県立新発田病院 診療部長

栄養科学イラストレイテッド

臨床医学

疾病の成り立ち

第3版

第1章 診断のための身体診察と検査

Point

1. 正しい診断を行うために，問診・身体診察（全身状態の測定を含む）・臨床検査を系統立てて実施し，可能性のある診断の範囲を徐々に狭め（鑑別診断），最終的に確定診断に至るプロセスと目的を理解する．
2. 問診と身体診察で得られた症候について，その原因となる疾患を理解する．
3. 臨床検査は，検査方法として検体検査と生理機能検査・画像検査に区分され，それぞれさらに細かく分かれており，目的に応じてこれらを組み合わせて行うことを理解する．

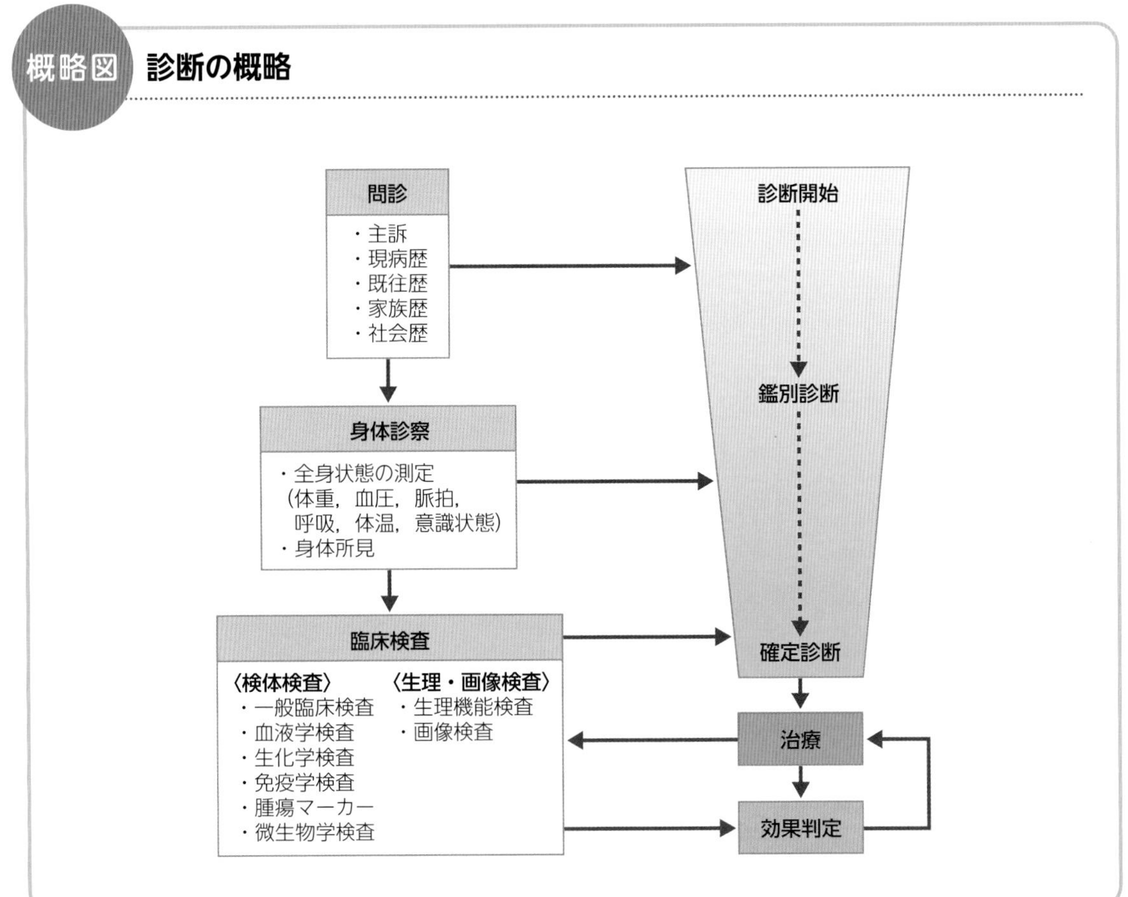

1 問診

問診とは，患者の訴え，あるいは受診の理由を「問う」診察方法である．診断において，可能性のある診断名の範囲を狭めていく，すなわち**鑑別診断**を行ううえでの最初の診察手技である．基本的には医療者が質問し，患者が答える形式をとるが，患者は疾病のために肉体的・精神的にダメージを受けており，かつ医療者に苦痛の軽減を求めているのであるから，問診は親切丁寧な言葉遣い，愛護的な態度で行い，決して訊問になってはならない．最近は問診を**“医療面接”**とも言い換える．問診は，一般に，主訴，現病歴，既往歴，家族歴，社会歴もしくは生活歴の順で聴取する．

A. 主訴

患者にとって受診に至った最も気になる，あるいは最も大事な症状を**主訴**という．自覚症状のこともあれば，健康診断で異常値を指摘されたということでも主訴となる．主訴は必ずしも医学用語で言い換える必要はなく，患者自身が訴える言葉をそのまま**診療録（カルテ）**に記載してもかまわない．

B. 現病歴

主訴の**経過**を詳細に聴取するものをいう．主訴について，何が（what），いつから（when），どこに（where），どのように（how）具合が悪いのかを聞いていく．この情報に基づいて鑑別診断を考え，患者が訴えないほかの症状の有無もあわせて聴取する．

C. 既往歴

過去に同様の疾病に，あるいは関連のある疾患に罹患したかどうかを聴取し，鑑別診断に役立てることをいう．また，今回の症状とは無関係であっても，治療上考慮しなければならない過去の病気もあるため，生下時より今日に至るまでの健康状態を暦順に聴取し，また，現在治療中のほかの病気や服用薬についても聴取する．

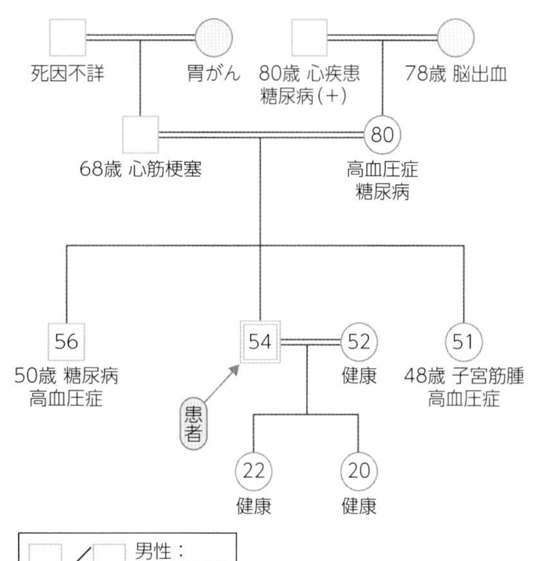

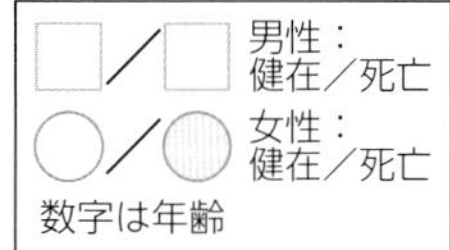

図1 **家族歴の記載例**

D. 家族歴

家族の健康状態を聴取することによって，**遺伝的**ないし**体質的**な疾患について鑑別診断することをいう．家族歴聴取の必要性について患者によく説明する必要がある．診療録には図で記載することもある（図1）．

E. 社会歴

“生活歴”ともいう．出生地，職業，住宅環境，日常習慣，嗜好品など，主訴に関連すると思われる社会，生活の環境について聴取するものである．

2 全身状態の測定

問診に引き続いて，**身体診察**（physical examination）を行う．従来はこれに“理学的診察”という訳語を当てはめていた．身体診察は，**視診**，**触診**，**打診**，**聴診**の4種類の診察方法を用いて，全身ならびに局所の身体所見を系統立てて調べていく．まず，全身状態を把握する目的で，体重，血圧，脈拍，呼吸，体温，意識状態などを測定するが，このうち，重症患者においてまず最初に計測し，その後も常にその数値を監視していなければならない血圧，脈拍，呼吸，体温の4項目を，特に**生命徴候（バイタルサイン**，vital sign）とよぶ．

A. 体重

患者の栄養状態を把握するための最も簡単かつ最初に知らねばならない数値である．成人の体重の増減は脂肪組織（主に皮下脂肪）の多寡（たか）によってもたらされる．標準体重にはいくつかの算出方法があるが，通常は，**体格指数**〔body mass index：**BMI**，体重（kg）/ 身長（m）^{2}〕が22となる体重を**標準体重**とし，25以上を**肥満**，18.5未満を**やせ（るいそう）**とする（表1）．

表1　肥満度分類

BMI（kg/m^2）	判定		WHO基準
BMI＜18.5	低体重		Underweight
18.5≦BMI＜25	普通体重		Normal range
25≦BMI＜30	肥満（1度）		Pre-obese
30≦BMI＜35	肥満（2度）		Obese class Ⅰ
35≦BMI＜40	高度肥満	肥満（3度）	Obese class Ⅱ
40≦BMI		肥満（4度）	Obese class Ⅲ

「肥満症診療ガイドライン2022」（日本肥満学会/編），ライフサイエンス出版，2022[1]より引用

B. 血圧

血管内圧を血圧とよび，通常は動脈圧をさす．心臓の収縮期で**最高血圧（収縮期血圧）**となり，拡張期で**最低血圧（拡張期血圧）**となる．最高血圧と最低血圧の差を**脈圧**とよぶ．

高血圧では，極端に高くなると出血を起こすことがあり，また血圧が慢性に高ければ動脈硬化をはじめとして臓器障害を起こす．高血圧症には，ほかの疾患によって引き起こされた**二次性高血圧症**と原因不明の**本態性高血圧症**がある．低血圧では，循環不全のため組織の虚血が起こり，また，急激に血圧が下がる状態を**ショック**とよぶ（後述：**3-D**）．収縮期血圧と拡張期血圧に基づいて高血圧は分類されている〔**「第8章4. 高血圧 表8」**（p.159）参照〕．

C. 脈拍

脈拍とは心臓の拍動によって生ずる末梢動脈の拍動をいう．脈拍を測定することは心臓疾患のみならず，循環動態全体の異常を迅速かつ簡便に把握するために有用な診察手技である．脈拍は体表近くを走行する動脈であれば触知できるが，通常は**橈骨動脈**（とうこつ）を左右同時に触診する．

脈拍数が毎分100以上を**頻脈**，60以下を**徐脈**という．健常者でも運動直後などは頻脈となるが，病的頻脈は，高度の貧血，大量出血，甲状腺機能亢進症などで認められる．徐脈は，甲状腺機能低下症や脳圧亢進で認められ，毎分40以下では脳虚血となり，失神やけいれんを起こす．

脈拍が急に大きくなった後，すぐに小さくなるものを**速脈**といい，ゆっくりと大きくなった後，ゆっくりと小さくなるものを**遅脈**という（図2）．前者は大動脈弁閉鎖不全症，甲状腺機能亢進症，貧血，発熱時にみられ，後者は大動脈弁狭窄症で認められる．脈拍の振幅の幅が大きいものを**大脈**，小さいものを**小脈**とよぶ（図2）．それぞれ速脈と遅脈の際に認められる．

脈拍の大きさが1拍ごとに大小を繰り返す場合を**交互脈**といい，心筋障害があるときに認められる．脈拍は通常，吸気時に大きくなるが，逆に吸気時に小さくなる場合を**奇脈**といい，心タンポナーデの場合に認められる．

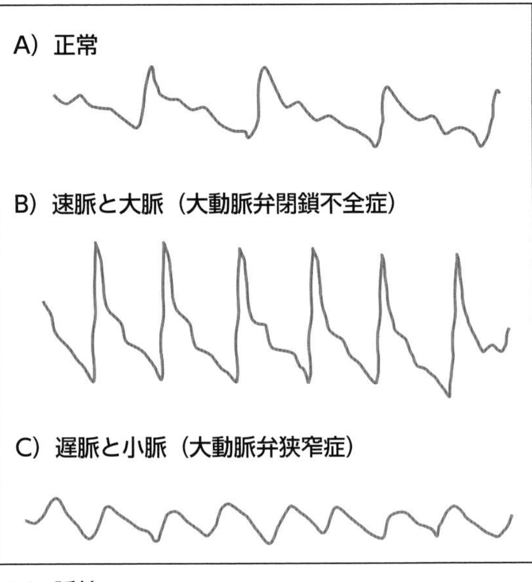

図2　脈拍

D. 呼吸

呼吸状態は，呼吸器疾患のみならず，発熱などの全身性疾患，呼吸中枢に影響を与える脳疾患や代謝性疾患でも異常を示す．呼吸数が毎分9以下を**徐呼吸**，25以上を**頻呼吸**といい，1回換気量の減少を**低呼吸**（**低換気**），増加を**過呼吸**（**過換気**）という．低換気は呼吸器疾患のほか，神経・筋疾患でも起こる．

呼吸リズムの異常として，重症心疾患，脳疾患，尿毒症で呼吸期と無呼吸期が繰り返し起こることがあり，**チェーン・ストークス**（Cheyne-Stokes）**呼吸**とよぶ（図3）．また，異常に深くて大きく，また呼吸回数も増えた呼吸を**クスマウル**（Kussmaul）**呼吸**とよび，尿毒症や糖尿病性昏睡（こんすい）などで起こる．一方，脳疾患や髄膜炎で脳圧が亢進したときに，不規則で速い呼吸が突然無呼吸となり，再び速い呼吸となることがあり，これを**ビオー**（Biot）**呼吸**とよぶ．

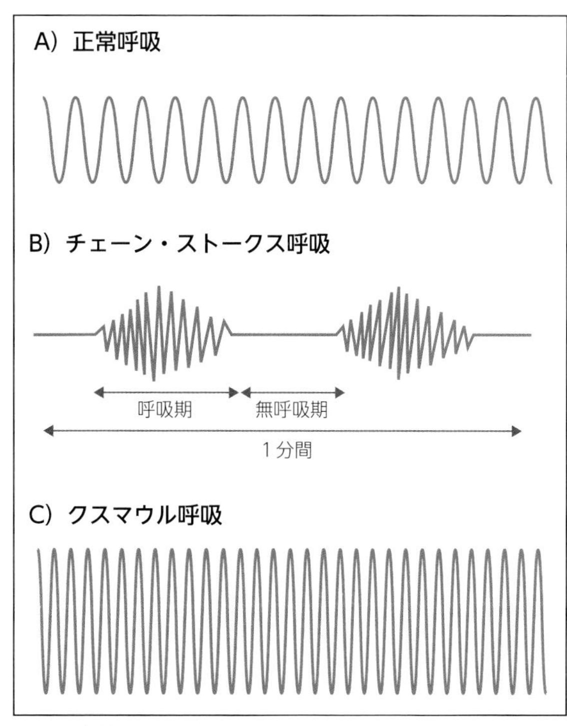

図3　呼吸

E. 体温

正常では，体温は36.0～37.0℃に維持されるが，感染症，貧血，代謝性疾患，内分泌疾患，アレルギー疾患，膠原病（こうげんびょう），悪性腫瘍などが起こると，37.0℃以上に発熱する．

体温の経過をグラフに記録したものを**熱型**といい，疾患によっては特徴的な熱型を示し，鑑別診断に役立つ（図4）．**稽留熱**（けいりゅうねつ）（図4A）は，高熱が持続するが，日内変動が1℃以内の熱型をいい，腸チフス，肺炎，髄膜炎などでみられる．**弛張熱**（しちょうねつ）（図4B）は，高熱が持続するが，日内変動が1℃以上あるものの平熱（37℃未満）にはならない熱型をいい，敗血症，肝膿瘍，膠原病などでみられる．**間欠熱**（図4C）は発熱しているものの，日内変動が1℃以上あり，体温が低いときは平熱まで下がる熱型をいい，弛張熱を起こす疾患でみられる．**周期熱**（図4D）は高熱期と平熱期が周期的に繰り返す熱型をいい，マラリアなどでみられる．

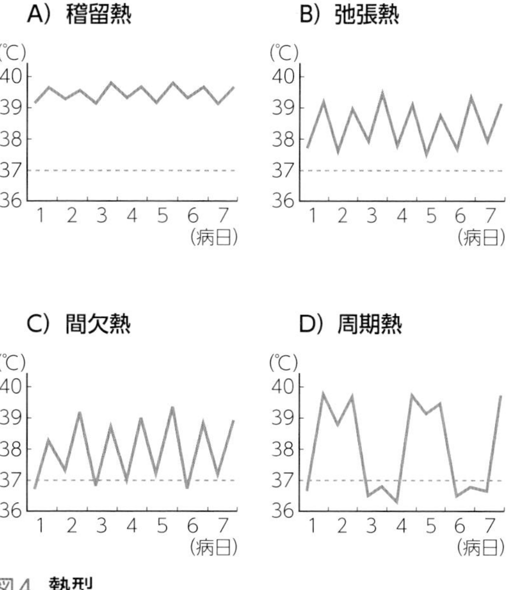

図4　熱型

F. 意識状態

意識状態は覚醒レベル（意識レベル）の低下の程度に応じて，**傾眠**（大声で呼びかけると目覚める），**昏迷**（こんめい）（強い刺激でかろうじて反応を示すが，十分には覚醒しない），**昏睡**（いかなる外的刺激にも反応しない）といい，さらにJapan Coma Scale（JCS，表2）を用いて，客観的に表現される．一方，意識内容の変容と

表2 Japan Coma Scale

Ⅲ. 刺激をしても覚醒しない状態（3桁の点数で表現） (deep coma, coma, semicoma)
300. 痛み刺激に全く反応しない 200. 痛み刺激で少し手足を動かしたり顔をしかめる 100. 痛み刺激に対し，払いのけるような動作をする
Ⅱ. 刺激すると覚醒する状態（2桁の点数で表現） (stupor, lethargy, hypersomnia, somnolence, drowsiness)
30. 痛み刺激を加えつつ呼びかけを繰り返すと辛うじて開眼する 20. 大きな声または体を揺さぶることにより開眼する 10. 普通の呼びかけで容易に開眼する
Ⅰ. 刺激しないでも覚醒している状態（1桁の点数で表現） (delirium, confusion, senselessness)
3. 自分の名前，生年月日が言えない 2. 見当識障害がある 1. 意識清明とは言えない

注 R：Restlessness（不穏），I：Incontinence（失禁），A：Apallic state または Akinetic mutism
たとえば 30R または 30 不穏とか，20I または 20 失禁として表す
太田富雄，他：急性期意識障害の新しいgradingとその表現法．第3回脳卒中の外科研究会講演集：61-68，1975[2] より引用

して，**せん妄**（幻覚や妄想，強い不安などの症状を示す）などがある．

正常な意識状態（思考，判断，記憶などの能力が保たれ，刺激に対して適切に反応できる状態，**意識清明**という）が，損なわれた状態をさす．

意識障害の原因として，脳疾患のほか，全身性疾患として，①**代謝性**：腎不全，肝不全，糖尿病性昏睡など，②**虚血性**：急性心不全など，③**呼吸性**：肺性脳症など，④**敗血症性**，⑤**中毒性**：薬物，アルコールなど，がある．

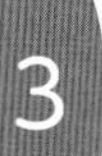

3 全身症候

問診によって患者の自覚的な訴え（**症状**）がわかり，身体診察によって体の異常所見（**徴候**）がわかる．症状と徴候を併せて**症候**という．疾患の種類や病因となる臓器系が異なっても，共通の全身的な症候を示す場合が少なくない．

A. 発熱

37℃以上の体温上昇を発熱という．また，発熱が38℃未満の場合には**微熱**という．発熱の原因は，以下のものがあげられる．

①熱産生の亢進

生理的にも筋肉運動後に体温は上昇するが，基礎代謝が亢進する**甲状腺機能亢進症**のような内分泌疾患でも発熱する．

②熱放散の障害

高温の環境では，発汗による熱放散が障害され発熱する（**熱中症**）．

③発熱物質

発熱の原因として最も多い．**感染症**では，病原微生物から発熱物質が放出される．また，体内の**炎症**や**悪性腫瘍**によって，患者の細胞自身から発熱物質が産生される．

④中枢性発熱

体温は脳の**視床下部**にある体温調節中枢によってコントロールされている．上記の発熱物質はこの体温調節中枢の活動に影響を与えて，発熱させる．したがって，脳自体の疾患，すなわち，脳血管障害や頭部外傷などでも，視床下部の活動が変調をきたして発熱する．

B. 全身倦怠（けんたい）感

“だるさ”として表現される．きわめて多くの病気の症状となるため，この症状のみで病気の診断をすることは不可能である．また，うつ病などの精神疾患の症状として現れることもある．さらに，病気以前の，過労や不安状態が原因となっていることもある．

C. 体重減少・増加

体重が減少するときは，最初に脂肪組織が減り始め，さらに筋肉・骨組織が減る．一方，体重が増加するときは，一般には，脂肪組織が増加する．脂肪組織量が過剰になった状態を**肥満**，脂肪組織さらに筋肉・骨組織が異常に減った状態を**やせ**（**るいそう**）とよぶ．BMIを基準とした分類は前述の表1のとおりである．

体重減少の原因は，以下のものがあげられる．

①過剰なエネルギー消費

悪性腫瘍や**感染症**による消耗状態や**甲状腺機能亢進症**などの内分泌疾患で起こる．

②エネルギー摂取不足

消化器疾患や**腎不全**，**肝硬変**などの全身性疾患のほか，**神経性食欲不振症**などの精神疾患でも起こる．

③エネルギー喪失

外傷，**熱傷**，**手術**や，**たんぱく漏出性胃腸症**で起こる．ほかに，過度のダイエットでも体重は減少する．

体重増加の原因には，単純な過食による肥満のほかに，①内分泌性肥満：**クッシング症候群**，**甲状腺機能低下症**など，②視床下部性肥満（食欲中枢が視床下部にあるため）：**間脳腫瘍**など，③遺伝性肥満：**ローレンス・ムーン・ビードル症候群**など，がある．

D. ショック

急激に起こった循環不全によって，全身の血流が低下した状態をいう．血圧が低下し，脈拍は微弱となり，顔面は蒼白，冷汗をかくことが多く，意識障害を伴うこともある．原因として，以下のものがあげられる．

①心原性ショック

急性心筋梗塞などで，心拍出量が低下する．

②体液喪失性ショック

出血，熱傷，下痢，嘔吐などで，循環血液量が減少する．

③敗血症性ショック

細菌が産生する毒素によって起こる．

E. 不穏

不穏（状態）は精神状態の1つであり，周囲に警戒感をいだいて，緊張が高まり落ち着きがなくなっている状態である．不安，焦燥状態ともいえる．すべての疾患で起こりうるが，せん妄に伴って出現したり，統合失調症などの精神疾患でも認められる．不穏を示す場合には，JCSで示す意識状態に付記する（**表2**）．

F. けいれん

全身もしくは一部の筋肉（随意筋）が，自分の意思とかかわりなく（不随意に），突然収縮することをさす．筋収縮が持続的に続く強直性けいれんと，収縮と弛緩が繰り返す間代性けいれんがある．意識障害を伴う場合も伴わない場合もある．原因疾患として，脳腫瘍，脳血管障害，脳炎などの**脳疾患**，**尿毒症**，**肝性昏睡**，**破傷風**などの全身性疾患に伴う二次性けいれんと，頭部CT，MRI，血液検査等では異常がないが，脳波検査で異常発作波を示す**てんかん**がある．

G. めまい

体の平衡を維持できず，姿勢を制御することができなくなったときに，めまいを感じる．めまいには，体あるいは周囲がぐるぐる回る感じがする**回転性めまい**と，体が浮遊する感じがする，目の前が暗くなる，気が遠くなるなどの非回転性めまいがある．体の平衡は，体の回転や移動を感じる前庭内耳系，体の傾きを感じる深部知覚系，そして視覚の3系統の知覚が中枢で統合されて運動器官に情報を出し，維持される．したがって，これらの部位のどこかに障害が起こると，めまいを感じる．内耳や前庭神経に異常がある場合には**末梢前庭性めまい**，小脳や脳幹に異常がある場合には**中枢性めまい**とよぶ．

H. 脱水

体液量が減少することを脱水とよぶが，ミネラルなどを含んだ細胞外液が失われる場合と主に水分のみが失われる場合がある．症状として，口腔内や腋窩の乾燥，皮膚の**ツルゴール**（張り感）の低下，頻脈，血圧低下，さらには意識障害を起こす．原因として，下痢，嘔吐，出血，熱傷のほか，口渇を感じても飲水できないような高齢者や乳幼児で起こりやすい．

I. 浮腫

むくみともよばれる．皮下組織の水分量（組織間液）が異常に増加した状態で，浮腫を起こした場所は腫れるとともに，指で圧迫すると皮膚が凹む（**指圧痕**）．下半身，特に足背部や脛骨前面で認められやすい．全身性浮腫の原因としては，**心不全**，**肝硬変**，**腎不全**，**甲状腺機能低下症**，**脚気**などがあり，局所性浮腫には，**象皮症**，**静脈瘤**などがある．

4 その他の症候・病態

A. チアノーゼ

皮膚・粘膜の色調が**青紫色**に変化した状態をさす．毛細血管中の**還元ヘモグロビン**量が増えたときに認められる．原因として，全身性チアノーゼとしては，呼吸器疾患，先天性心疾患，異常ヘモグロビン症などがあり，局所性チアノーゼとしては，静脈血栓症などの末梢循環障害やレイノー病がある．

B. 黄疸（おうだん）

皮膚・粘膜の色調が**黄色**に変化した状態をさす．特に，**眼球結膜**が黄染（おうせん）することで気づかれる．原因は**血清ビリルビン濃度**の増加であり，**肝臓病**，**胆道疾患**，**溶血性貧血**で認められる．

C. 発疹（ほっしん）

皮膚の病的変化を発疹とよぶ．健康な皮膚に新しく起こる変化を**原発疹**とよぶ．原発疹には，①**紅斑**（こうはん）：毛細血管拡張による潮紅，②**紫斑**（しはん）：真皮・皮膚組織内の出血，③**色素斑**：メラニン色素の増加による斑，④**白斑**：皮膚の色調が正常より白色調になった状態，⑤**膨疹**（ぼうしん）：皮膚面よりわずかに隆起し，数時間以内に完全に消退する発疹，⑥**丘疹**（きゅうしん）：皮膚面が隆起し，直径が1 cmぐらいまでの発疹，⑦**結節**（けっせつ）：えんどう豆よりも大きな隆起，⑧**水疱**：表皮内に液体が溜まった状態，⑨**膿疱**（のうほう）：膿性内容物が溜まり，水疱が黄色調を呈したもの，⑩**嚢腫**（のうしゅ）：真皮内に生じた空洞性病変，などがある．

原発疹が変化した発疹を**続発疹**とよぶ．続発疹には，①**びらん**：皮膚の浅い欠損，②**潰瘍**（かいよう）：基底膜を越えて真皮に及ぶ，皮膚の深い欠損で，治癒すると瘢痕（はんこん）が残る，③**亀裂**：表皮深層から真皮に達する深く細長い裂隙（れつげき），④**鱗屑**（りんせつ）：角質層が剥離し，皮膚面に固着したもの，⑤**痂皮**（かひ）：血液，膿，壊死組織などが皮膚表面で乾固・固着したもの（かさぶた），⑥**萎縮**（いしゅく）：皮膚組織の退行変性のため，皮膚全体が薄くなった状態，⑦**胼胝**（べんち）：表皮角膜層が限局的に増殖肥厚している状態（たこ），⑧**膿瘍**（のうよう）：真皮や皮下組織などに膿が貯留したもの，⑨**瘢痕**（はんこん）：皮膚の傷が結合組織によって修復された状態，などがある．

D. 喀血（かっけつ）

気道から出血し，その血液を口から喀出（かくしゅつ）することを喀血とよぶ．血液は痰（たん）に混ざって喀出されることが多く，その痰を**血痰**（けったん）とよぶ．気管，気管支，肺胞の炎症，腫瘍，異物のほか，心不全や血小板減少などの出血傾向があるときにも認められる．

E. 頭痛

頭頸部に自覚する痛みをさす．原因として，①脳腫瘍，脳血管障害，脳炎，髄膜炎などの頭蓋骨内病変や頭部外傷などの脳・頭頸部疾患，②高血圧症などの全身性疾患に伴うもの，③特に器質的な疾患を伴わない**機能性頭痛**，④三叉神経痛，がある．

機能性頭痛は以下のように分類される．

①緊張性頭痛

後頸筋，頭皮の筋緊張によって締め付けられるような痛みを感じる．

②片頭痛（へん）

頭皮下の血管の拡張によって発作的な拍動性の痛みを感じる．

③群発頭痛（ぐんぱつ）

一側眼窩（いっそくがんか）周辺に刺されるような鋭い痛みを感じる．

F. 運動麻痺

筋力が低下し，筋肉を思うように動かせない（随意運動障害）状態をさす．全く動かせない状態を**完全麻痺**，少しは動かせる状態を**不全麻痺**とよぶ．また，四肢の筋肉の場合には，一肢のみの麻痺を**単麻痺**，両上肢もしくは両下肢の麻痺を**対麻痺**（つい），一側（いっそく）上下肢の麻痺を**片麻痺**（かた），四肢すべての麻痺を**四肢麻痺**とよぶ．運動麻痺の原因は，錐体路障害（中枢神経障害），下位運動ニューロン障害（末梢神経障害），もしくは筋障害（ミオパチー）である．錐体路（すいたいろ）障害では片麻痺となって，**マン・ウェルニッケ姿勢**をとり，麻痺側で筋緊張の亢進，深部腱反射の亢進，病的反射の出現が認められ，これを**痙性**（けいせい）**片麻痺**とよぶ．末梢性神経障害では，筋緊張の低下，筋萎縮，深部腱反射の低下・消失が認められ，これを**弛緩性麻痺**とよぶ.

G. 腹痛

腹部に感じる痛みを腹痛といい，原因として消化器疾患だけではなく，後腹膜の腎泌尿器，生殖器，大血管の疾患，さらには，急性心筋梗塞でも腹痛を訴えることがある．腹痛は以下のように分類される.

①内臓痛

内臓自体が原因となる痛みで，鈍い痛みを体の正中線上に感じることが多いが，反復する鋭い痛み（**疝痛**（せんつう））のこともある.

②体性痛

腸間膜を含む腹膜が刺激されて感じる痛みで，鋭い痛みを局所的に感じる.

③関連痛（放散痛）

内臓の刺激が脊髄で体性知覚神経に伝わり，知覚神経の支配領域の皮膚で痛みを感じる．腹部以外の皮膚で痛みを感じることもある．腹痛を感じる部位によって，原因疾患を推定することができる.

激しい腹痛が突然起こり，**腹膜刺激症状**〔腹膜が強い刺激を受けたときに，腹部の筋肉が収縮して腹部全体が固くなり（**筋性防御**），また，腹部を手で押したときよりも，手を離したときのほうがもっと痛みを感じる（**反跳痛**）状態〕，さらにはショック状態にいたる場合を，**急性腹症**とよぶ.

H. 悪心（おしん）

嘔気（おうき）ともよぶ．嘔吐したい，あるいは吐きそうな不快感であり，嘔吐に先立って感じる.

I. 嘔吐

胃内容物が食道，口腔を経て排出される現象であり，悪心が先立つ場合とそうでない場合がある．嘔吐は，胃内圧の上昇，幽門（ゆうもん）の閉塞，噴門（ふんもん）の弛緩などによって，胃内容物が食道内へ逆流し，さらに胸腔内圧の上昇によって口腔内へ逆流して，吐出される．これら一連の動きは，延髄にある**嘔吐中枢**によって支配されている．嘔吐の原因には，**反射性嘔吐**として，①**咽頭反射**，②**多くの消化器疾患**，③**前庭性めまい**，があり，一方，**中枢性嘔吐**として，①**脳圧亢進**（脳血管障害，脳腫瘍など），②**代謝性疾患**（腎不全，糖尿病性ケトアシドーシスなど），③**薬剤性嘔吐**，④**精神性嘔吐**がある．中枢性嘔吐では，悪心を伴わないこともある.

J. 嚥下（えんげ）困難

食物や液体をうまく飲み込めない状態をさす．原因として，以下のものがあげられる.

①通過路の狭窄（きょうさく）や閉塞

a）口腔，咽頭，喉頭の疾患，b）食道炎や食道がんなどの食道の疾患，c）縦隔腫瘍などの食道周囲の疾患.

②嚥下運動の機能的障害

脳血管障害，脳腫瘍，筋萎縮性側索硬化症，全身性硬化症など.

K. 食欲不振

食物に対する欲求（食欲）が低下ないし消失した状態である．食欲は視床下部の**満腹中枢**と**空腹中枢**によってコントロールされている．したがって，食欲不振は，消化器疾患だけではなく，脳疾患または精神疾患でも起こる．原因として，①**消化器疾患**，②**感染症**，③**悪性腫瘍**，④**脳血管障害**，⑤**内分泌疾患**：甲状腺機能低下症，⑥**精神疾患**：神経性食欲不振症，うつ病などがある.

L. 便秘

排便回数の減少（数日に1回），排便量の減少，あるいは便が硬くなったときに，便秘という．食事内容や生活習慣，精神的なストレスなどから起こる**機能性便秘**が多いが，器質性便秘の原因疾患としては，①**結腸，直腸，肛門疾患**，②**消化管以外の腹部の異常**：腹水，③**全身性疾患**：甲状腺機能低下症，腎不全，中枢神経・脊髄神経疾患，精神疾患，などがある.

M. 下痢

糞便内の水分量が多くなって，便の性状が泥状や水様になり，それに伴って，排便回数の増加，糞便量の増加が起こることを，下痢という．腸管の蠕動（ぜんどう）運動亢進，吸収の低下，分泌の亢進などを伴う．感染や消化不良などとしては，①**腸管感染症**：急性腸炎，食中毒など，②**炎症性腸疾患**：潰瘍性大腸炎，クローン病など，③**消化吸収障害**：乳糖不耐症，慢性膵炎など，④**過敏性腸症候群**，⑤**薬剤性**：下剤，抗生物質など，⑥**全身性疾患**：甲状腺機能亢進症，腎不全など，がある．

腸管感染症では，疾患によって特徴的な下痢が起こる．赤痢菌が感染して起こる細菌性赤痢では，膿・粘液・血液を含む**粘血便**がでる．コレラでは，腸管内で増殖したコレラ菌によって，**米のとぎ汁様便**がでる．ノロウイルスは冬のウイルス性下痢症の主な原因の1つで，ウイルス性食中毒のほとんどを占めるが，**白色下痢便**がでる．その他，ウイルスや細菌に感染して起こる感染性腸炎の多くで，**水様下痢便**がでる．

N. 吐血

食道，胃，十二指腸からの出血が，そのまま，あるいは吐物に混じって，口から排出されることをいう．出血が大量の場合には，鮮血のまま吐出されるが，血液がいったん，胃の中で止まると，胃酸によってヘモグロビンが変化し，黒褐色の吐物となる（**コーヒー残渣様**という）．原因として，食道静脈瘤破裂，急性胃粘膜病変，消化性潰瘍，胃がん，マロリーワイス症候群などがある．

O. 下血

消化管からの出血が，肛門より排出されることをいう．肛門に近い部分からの出血では鮮血として排出される（**血便**）が，食道，胃，十二指腸などの肛門より遠い消化管からの出血では，血液はコールタールのような黒色に変化（**タール便**，**黒色便**）する．原因として，①吐血を起こす疾患（前述），②大腸の炎症・潰瘍，③大腸がん，④血管性病変：腸間膜動脈血栓症など，⑤肛門疾患，⑥胆道疾患，⑦全身性の出血傾向：白血病など，がある．

P. 腹部膨隆

腹部が突出した状態をさす．このとき，腹部が張る感じが自覚される場合には，**腹部膨満**という．原因として，①腹壁の脂肪沈着（肥満），②腸管内のガスの貯留（**鼓腸**），③腹水，④腹部腫瘍（腫瘤），⑤便秘（宿便），⑥妊娠（胎児）がある．鼓腸は**腸閉塞**（**イレウス**）の際に認められる．

Q. 腹水

腹腔内には生理的に，20～200 mLの体液が存在する．この体液の量が生理的な範囲を超えたとき，腹水とよぶ．腹水が大量に貯留すると腹部が膨隆する．腹水は性状によって，**漏出液**と**滲出液**に分けられる．漏出液は，外観が透明，淡黄色でたんぱく濃度が低い．滲出液は，外観が混濁，あるいは，膿性ないし血性で，たんぱく濃度が高い．漏出性腹水の原因として，①肝性腹水：肝硬変など，②腎性腹水：ネフローゼ症候群など，③心臓性腹水：うっ血性心不全など，があり，滲出性腹水の原因として，①炎症性：膵炎，消化管穿孔など，②悪性腫瘍性腹水：がん性腹膜炎など，がある．

R. 睡眠障害

睡眠障害には，①**不眠症**，②**過眠症**：ナルコレプシーなど，③**概日リズム睡眠障害**：時差症候群，交代勤務など，④**睡眠時呼吸障害**，⑤**下肢静止不能症候群**などの疾患が含まれるが，最も頻度が高いものは，不眠症である．症状は，①入眠障害，②熟眠困難（途中覚醒），③早朝覚醒に分類される．原因としては，**神経性不眠**（客観的には眠っているようにみえても，眠った気がしないと訴える）が多い．

5 臨床検査の種類と特性

臨床検査は，問診と身体診察で得られた患者情報をもとに，診断を確定するための補助手段として，あるいは鑑別診断のための診断方法として，さらには他の診断の可能性を否定するための除外診断の判断方法として行われる．また，診断が確定し治療が始まった後も，治療効果を判定するための客観的な判断材料を提供する手段としても用いられる．したがって，臨床検査ではそのときどきの患者の生体情報を正確にとらえる必要がある．

臨床検査には，血液や尿などの検体を患者から採取してそれを調べる**検体検査**と，心電図検査や超音波検査などのように，患者の体を直接調べる**生理機能検査・画像検査**の2つの方法がある．

A. 検体検査

1）血液検査

血液を検体として，血液学検査，生化学検査，免疫学検査，腫瘍マーカー検査などが行われる．通常は静脈から採血する．血液学検査では，血液凝固を防ぐためにEDTA 2Na（エチレンジアミン四酢酸二ナトリウム）のような**抗凝固剤**を含む試験管に採取する．生化学検査，免疫学検査，腫瘍マーカー検査では，**血清**を使用することが多く，試験管内で凝血後，遠心分離機にて血清と血餅（けっぺい）に分離する．

2）尿検査

1回ごとの尿を調べる場合（**1回尿**）と，入院患者などで行われる24時間の間に排尿されたすべての尿を保存したもの（**蓄尿**）を調べる場合がある．また，自然に排尿された検体を調べる場合とカテーテル等にて**導尿**された検体を調べる場合がある．生理的な条件で検査結果が変化することもあり，早朝空腹時の採取が推奨されている．

3）便検査

便は，かつては寄生虫の検出のために検査されることも多かったが，現在では，**便潜血反応**が主な検査項目となっている．

4）喀痰（かくたん）検査

喀痰は，呼吸器感染症における微生物学検査および呼吸器悪性疾患を疑う場合の**細胞診検査**のために採取される．感染症の原因菌の塗沫（とまつ），培養，同定を目的とする場合は，常在菌の多い唾液や鼻汁の混入をできるだけ避ける必要がある．また，細胞診検査では，がん細胞は血痰部，不透明白濁部，ゼリー状粘液部に多く含まれるため，その部分を検体として提出する．

5）微生物学検査

感染症の病因となった**細菌**，**ウイルス**，**真菌**などをつきとめるため，血液，尿，便，喀痰，髄液，胃液などを検体として，それぞれの病原体にあった検査を行う．

B. 生理機能検査・画像検査

1）生理機能検査

体内の臓器から発生する**微小電位**を記録して，臓器の活動状態を調べる検査として，心臓の活動を調べる心電図，筋肉の活動を調べる筋電図，脳の活動を調べる脳波検査などがある．また，**呼吸機能**を調べるために，呼吸機能検査がある．

2）画像検査

体内の臓器の形態を観察することを目的とする検査である．X線を利用する検査としてX線検査・CT，核磁気共鳴を利用する検査としてMRI，放射性同位元素を利用する検査として核医学検査，超音波を利用する検査として超音波検査，内視鏡を用いて光学的に直接観察する検査として内視鏡検査，などがある．

各検査の詳細は本章「**7．一般臨床検査**」以降を参照．

6 臨床検査における基準値の設定の考え方

臨床検査では，正常と異常を区別し，さらに異常がどの程度かを明らかにする必要がある．そのため，健康状態における検査結果，すなわち正常値をあらかじめ知っていなければならない．生体は常に恒常性を保とうとしているが，健康な状態においても，体内の条件や環境の変化によって体の営みはある範囲内で動いており，体の種々の営みを反映する臨床検査においても，検査結果はある一定の範囲内で変動（**生理的変動**）している．

一方，病気の初期や軽微な段階においては，臨床検査の異常もまだわずかであり，正常の生理的変動の範囲と区別ができない可能性もある．すなわち，健康状態と病的状態を明瞭に区別する正常値を設定することは実際には困難であり，そのかわりに，健常者から得られた検査結果をもとにして，その95％が含まれる，すなわち，**平均値±標準偏差×2**の範囲を臨床検査の基準値として設定することが多い．このように基準値を設定すると，当然のことながら，健康でありながら基準値の範囲外の検査結果をもつ人が出てくる一方で，病気であるにもかかわらず，検査結果が基準値の範囲内に入ってしまう人も出てくるということになる．

実際の個々の臨床検査では，正常と異常を区別するための**カットオフ値**（病態識別値）を決めている．これは検査結果が連続的な数値として表され，かつその検査において数値が大きいほど異常の程度がひどい場合には，基準値の上限値をもってカットオフ値とし，その値を超えた場合に検査結果が異常（陽性），その値以下であれば検査結果は正常（陰性）とするものである．臨床検査の検査結果には生理的変動があることを考えれば，カットオフ値の決め方によって，健康であっても検査が陽性（**偽陽性**）となってしまう人，逆に病気であっても検査が陰性（**偽陰性**）の人が出現し，その割合は，カットオフ値の設定によって変動する（図5）．

優れた臨床検査は健康な人と病気に罹患している人を明瞭に区別できなければならず，そのためには，その検査の**感度**と**特異度**をみる必要がある．感度とは，罹患者のなかでその検査の陽性者の割合をさすものであり，感度が高ければ病気を見逃すことが少ない（表3）．一方，特異度は，健常者のなかでその検査の陰性者の割合をさすものであり，特異度が高ければ，健常者を誤って病気としてしまう危険性が少ない．感度と特異度の両方が高い検査がよい検査であるといえる．

検査結果が陽性者のうち，実際に罹患している人の割合を陽性予測値（適中度），検査陰性者のうち，実際の健常者の割合を陰性予測値（適中度）といい，予測値が高いほど信頼のできる検査といえるが，疾患の有病率が低いと，すなわち，とても珍しい病気か，あるいは検査対象者に多くの健常者を含んでしまうと，同じ感度，特異度の検査であっても陽性予測値が低下する．

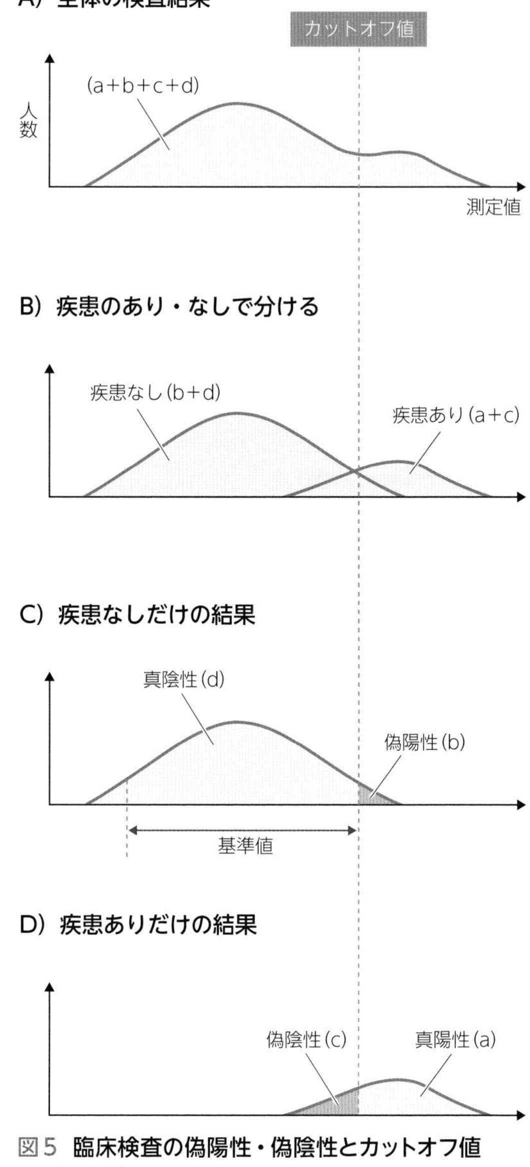

図5 臨床検査の偽陽性・偽陰性とカットオフ値
a～dは表3と同じ

表3 臨床検査の感度，特異度，予測値（適中度）

		疾患	
		あり	なし
臨床検査	陽性	真陽性（a）	偽陽性（b）
	陰性	偽陰性（c）	真陰性（d）

感度 ＝ a / (a+c)
特異度 ＝ d / (b+d)
陽性予測値（適中度） ＝ a / (a+b)
陰性予測値（適中度） ＝ d / (c+d)

7 一般臨床検査

尿と便は排泄物であるため採取が容易であるが，その一方で，生体情報を数多く含んでおり，尿と便を調べることは臨床検査で最初に行うことができる基本的な検体検査となっている．そこで，尿検査と便検査を一般臨床検査とよんでいる．

A. 尿検査

尿は血液中の老廃物ならびに水分が腎臓で濾過されて生成されるものであり，そのため，腎・尿路系の疾患のみならず，全身の循環器，消化器，内分泌，代謝疾患などにおいてもその性状が変化し，臨床検査としての意義が大きい．1回の排尿によって得られた**随時尿**が検体の場合には，肉眼的な観察と試薬をあらかじめ染み込ませた試験紙もしくは測定機器を用いた成分の分析，さらに検体を処理して**尿沈渣**（ちんさ）を作成し鏡検する．

1）尿量

尿量は1日当たりの排尿量で評価することが一般的なため，1日の蓄尿量で表示するが，重症患者では，留置カテーテルによって導尿して得られた検体を測定することができるため，1時間当たりの尿量で表示することもある．飲水量によっても1日尿量は変化するが，腎不全になると尿量は低下し，400 mL/日以下を**乏尿**（ぼうにょう）といい，100 mL/日以下を**無尿**という．

2）色調，混濁，比重，pH

①色調

正常尿は，薄い黄色で透明であり，混濁はない．尿量が少ないときは黄色味が増し，尿量が多いときは無色に近づく．血液が混じる場合や黄疸の患者では赤味を帯び，また，種々の薬剤の服用によっても色調が変化する．

②混濁

尿が混濁している場合は，赤血球，白血球，上皮細胞，壊死組織などを含む可能性がある．

③比重

通常の比重は1.015～1.025であり，**低比重尿**は多量の飲水，尿崩症，尿濃縮力障害でみられ，**高比重尿**は脱水のほか，糖やたんぱく質の尿中排泄量が増加している糖尿病やネフローゼ症候群でみられる．

④pH

健常者の尿pHは6.0～6.5であり，アシドーシスでは**酸性尿**に，アルカローシスでは**アルカリ性尿**になるほか，重曹（じゅうそう）やクエン酸の服用後や，**細菌尿**の際にはアルカリ性尿となる．

3）尿たんぱく

健常者でも1日50～100 mgのたんぱく質を尿中に排泄しており，運動，発熱，ストレスなどによって一過性に増加する．一方，病気によって尿たんぱくが増加する場合には，腎前性，腎性，腎後性**たんぱく尿**がある．腎前性は，多発性骨髄腫，溶血性貧血，横紋筋障害などの血液中にたんぱく質が増える場合であり，腎性は種々の腎臓疾患によって糸球体ないし尿細管が障害される場合であり，腎後性は尿管，あるいは膀胱，尿道などの下部尿路の炎症，腫瘍，結石などによる．

4）尿糖

血糖値が180 mg/dLを超えると，尿中にグルコースが排泄され始める．したがって，**糖尿病**をはじめとする高血糖を症状とする疾患で尿糖陽性となる．まれに，糖尿病でないにもかかわらず，腎尿細管の糖再吸収機構に遺伝的異常があるため，尿糖陽性になる人がおり，この場合を**腎性糖尿**とよぶ．

5）尿ケトン体

アセト酢酸，3-ヒドロキシ酪酸（らくさん），アセトンを総称して**ケトン体**とよぶ．これらは，グルコースをエネルギー源として利用できないときに，脂肪酸を代謝してエネルギー源とする際に生成され，血中ケトン体の増加とともに尿中にも出現する．飢餓や消耗性疾患，消化不良，糖尿病性ケトアシドーシスなどにおいて尿ケトン体陽性となる．

6）ウロビリノーゲン，ビリルビン

赤血球に含まれる**ヘモグロビン**（**血色素**）は，網内系においてビリルビン（間接ビリルビン）に代謝され，間接ビリルビンは肝臓においてグルクロン酸抱合されて直接ビリルビンとなり，胆汁中に排泄される．直接ビリルビンの一部は腸内細菌によってウロビリノーゲンに変化し，その一部は腸管から再吸収されて肝臓に戻り，再度ビリルビンに変化するか，そのまま全身血液中にウロビリノーゲンとして入り，腎臓から尿中に

排泄される．したがって，健常者においても一定量のウロビリノーゲンが尿中に排泄されており，ヘモグロビンの供給が高まる溶血性貧血や，ビリルビンの代謝異常を生ずる種々の肝障害（肝炎，肝硬変，肝がんなど）では尿ウロビリノーゲンは増加し，一方，胆道が完全閉塞して腸管内に胆汁が排泄されないときにはウロビリノーゲンが生成されず，尿ウロビリノーゲンは消失（検査では陰性）する．

間接ビリルビンは尿中に排泄されないが，直接ビリルビンは排泄されるため，血液中の直接ビリルビン濃度が増加する種々の肝障害，胆汁うっ滞，閉塞性黄疸の際には，尿ビリルビンが陽性となる．

7）尿沈渣

尿中の有形成分（赤血球，白血球，上皮細胞，円柱，結晶，細菌など）を集めたものを尿沈渣という．尿を毎分1,500回転で5分間遠心分離し，上清を除去した後の沈殿物（沈渣）の一部をスライドガラス上に取り，カバーガラスをかぶせて光学顕微鏡で観察（鏡検）する（図6）．400倍の視野（強拡大）で，赤血球，白血球ともに5個以上見えれば異常とする．赤血球は種々の腎疾患，下部尿路障害，血管障害で増加する．白血球は尿路感染症で増加し，細菌を伴う．尿路に炎症や腫瘍があると上皮細胞が増加する．**円柱**は尿細管を鋳型としてたんぱく質や血球，上皮細胞が固まったものであり，腎疾患を示唆する．塩類の排泄が増加すると，**結晶**の排泄が増加することがある．

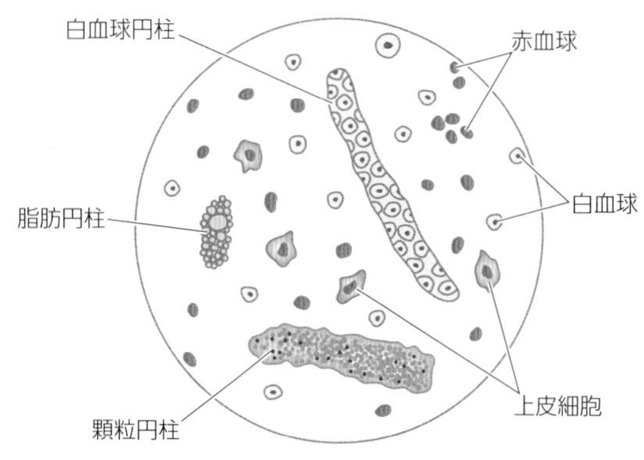

図6 **尿沈渣**

B. 便検査

1）便潜血検査

便中にヘモグロビンが含まれているかどうかをみることによって，**消化管出血**の有無を調べる検査である．かつては化学法で調べたため，食物中の動物血での反応などによる偽陽性があったが，現在では，ヒトヘモグロビンに対する免疫法で調べるため特異性が向上した．

2）寄生虫，原虫検査

回虫などの寄生虫感染を調べる目的で，便中の虫卵や虫体を顕微鏡を使って調べる．また，最近では**赤痢アメーバ**などの原虫が海外より輸入伝染病として入ってくることもあり，この場合も顕微鏡による観察を必要とする．

C. 喀痰

詳細は本章「**5．臨床検査の種類と特性**」（p.24）を参照．

8 血液学検査

血液学検査には，血液細胞（赤血球，白血球，血小板）（図7）についての検査と，止血，凝固，線溶についての検査が含まれる．

A. 赤血球沈降速度（赤沈，血沈）

クエン酸と混和した血液を直立したガラス管に入れて静置すると，赤血球が次第に沈んでいき，**血漿**が上方に現れてくるが，一定時間（普通は1時間）後におけるこの血漿柱の高さ（mmで表示）を“赤沈”とよぶ．正常値は男性：1～10 mm/時，女性：3～15 mm/時である．赤沈は**貧血**，**アルブミン**の減少，**グロブリン**の増加によって値が大きくなる（赤沈亢進）．**炎症**，**感染**，**悪性腫瘍**，**心筋梗塞**で赤沈は亢進し，一方，**赤血球増加症**（**多血症**）や**播種性血管内凝固症候群**（disseminated intravascular coagulation：**DIC**）では，赤沈は遅延する．

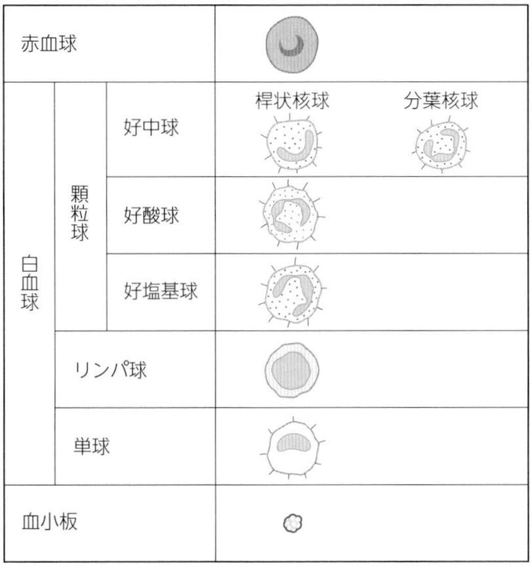

赤血球				
白血球	顆粒球	好中球	桿状核球	分葉核球
		好酸球		
		好塩基球		
	リンパ球			
	単球			
血小板				

図7 血液細胞の分類とその形状

B. 赤血球数，ヘモグロビン（血色素），ヘマトクリット

貧血および**赤血球増加症**の検査である．

①赤血球数（RBC）

赤血球数は血液1 μL中の赤血球の個数を示し，基準値は男性：435～555万/μL（mm^3），女性：386～492万/μL（mm^3）である．

②ヘモグロビン（Hb）

ヘモグロビンは，血液1 dL中のヘモグロビン量を示し，基準値は男性：13.7～16.8 g/dL，女性：11.6～14.8 g/dLである．

③ヘマトクリット（Ht）

ヘマトクリットは，血液中の全赤血球容積を%で示したもので，基準値は男性：40.7～50.1%，女性：35.1～44.4%である．

同じ貧血でも原因によって，RBC，Hb，Htの低下度に差があるところから，これら3個の測定項目から**赤血球恒数**（表4）を計算し，それに基づいて，貧血を**小球性**，**正球性**，**大球性**に，また**低色素性**，**正色素性**に分類して，鑑別診断に役立てる．例えば，**鉄欠乏性貧血**は小球性低色素性貧血となり，**悪性貧血**は大球性正色素性貧血となる．

表4 赤血球恒数

名称	関係	貧血の種類		
		減少	基準値	増加
MCV（平均赤血球容積）	Ht/RBC	小球性	正球性	大球性
MCH（平均赤血球ヘモグロビン量）	Hb/RBC	低色素性	正色素性	－
MCHC（平均赤血球ヘモグロビン濃度）	Hb/Ht	低色素性	正色素性	－

C. 網赤血球数

網赤血球とは，**骨髄**中の**赤芽球**が核を失った直後の，まだ細胞質内に網目構造を残している赤血球であり，末梢血中の数の増加は骨髄での**造血**が亢進していることを示唆する．基準値は，赤血球1,000個当たり10～20個（‰，プロミレ※1）であり，絶対数で4～6万/μL（mm^3）である．

D. 白血球数，白血球分類

白血球数は，**炎症**，**感染症**，**熱傷**，**心筋梗塞**，**白血病**や**悪性腫瘍**などで増加し，**放射線障害**，**薬剤性血液障害**，**抗がん薬**，**免疫抑制薬**，**再生不良性貧血**，**ウイルス感染症**などによって減少する．基準値は3,300～8,600/μL（mm^3）である．白血球はさらに数種類に分類され（**白血球分画**），それぞれ異なる機能をもっている（図7）．白血球数が増減した場合には，さらに白血球分画を調べて原因の特定を行う．基準値は，**好中球**（桿状核球＋分葉核球）：40～60%，**好酸球**：2～5%，**好塩基球**：0～2%，**リンパ球**：20～40%，**単球**：3～7%である．白血病では異常な白血球（**白血病細胞**）が増えていることがある．

E. 血小板数

血小板は**止血**において重要な役割を果たし，機能の異常や数の低下によって**出血傾向**を起こす．基準値は，15.8～34.8万/μL（mm^3）であり，3万/μL（mm^3）以下で**紫斑**（皮下出血），鼻出血を，1万/μL（mm^3）以下で脳出血などの内臓出血を起こす．**特発性血小板**

※1 **‰，プロミレ**：「%」が百分率を表すのに対して，「‰」は千分率を表す．プロミレは独語の「Promille」であり，英語では「per mile（パーミル）」．赤血球1,000個当たりの網赤血球数を表す単位として，伝統的に使われてきた．

減少性紫斑病，**再生不良性貧血**，**白血病**，**肝硬変**などで減少する．

F. 出血時間

血管が損傷されると，最初に血小板が損傷血管内皮に粘着した後に凝集し，損傷部位を**血小板血栓**で被覆（ひふく）する（**一次止血**）．血小板血栓は，その後，**凝固因子**による二次血栓に置き換わる（**二次止血**）．出血時間は，一次止血の機能を測定する検査で，毛細血管の機能，血小板数，血小板機能を反映する．耳朶（じだ）を穿刺し，出てきた血液を30秒ごとに濾紙（ろし）に吸着させ，吸着斑が直径1mm以下になるまでの時間を測定する．基準値は3分以内である．

G. 凝固機能検査

二次止血を行う血液凝固反応には，損傷血管内皮との接触によって始まる**内因系凝固反応**と血管外組織因子の関与で始まる**外因系凝固反応**がある（図8）．

プロトロンビン時間（**PT**）は，外因系凝固因子の機能をみる検査であるが，第Ⅱ，Ⅶ，Ⅸ，Ⅹ因子は肝臓で合成されるため，**肝機能検査**としても用いられる．また，**ワルファリン**投与時のモニタリングの指標としても測定される．

活性化部分トロンボプラスチン時間（**APTT**）は，内因系凝固因子の機能をみる検査であり，**血友病A**（第Ⅷ因子欠乏）や**血友病B**（第Ⅸ因子欠乏），肝疾患で延長する．**播種性血管内凝固症候群**（**DIC**）では，PT，APTTともに延長する．

9 生化学検査

血液から血球を除いた血清（もしくは血漿）を用いて，そこに含まれている種々の物質の量を測定する検査を生化学検査とよぶ．それらは，栄養素，酵素，老廃物，電解質，ホルモンなどに分類できる．

A. 栄養素

多くの栄養素が血液を介して全身に輸送されている．血液中の栄養素を測定することによって，高栄養，低栄養，異栄養の状態を把握できる．通常は以下の項目を測定するが，目的に応じて，多種類の栄養素の測定が可能である．

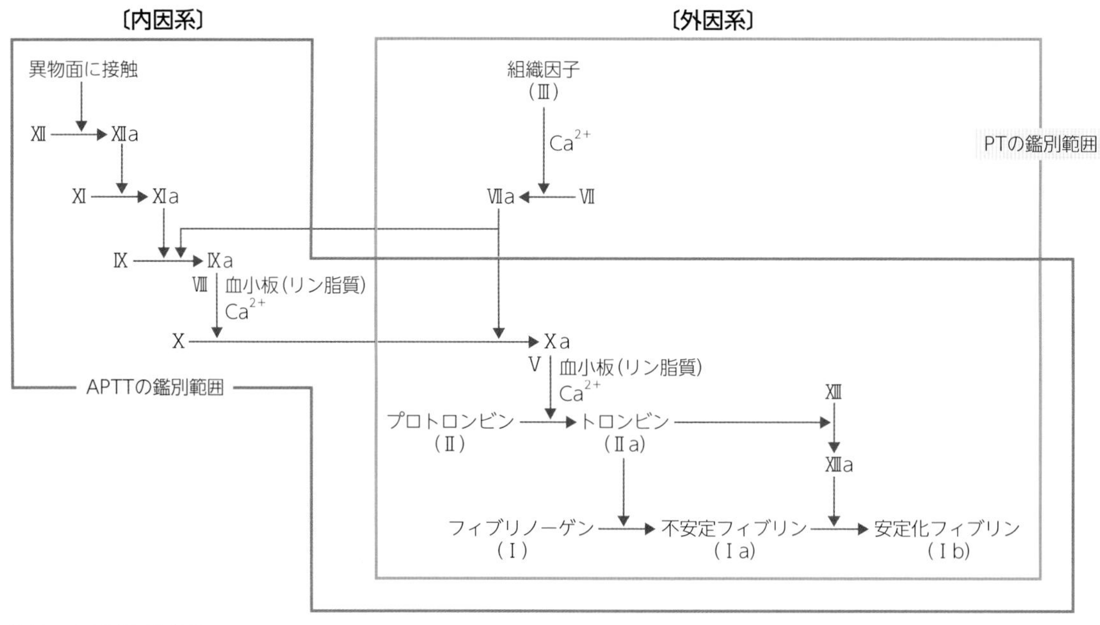

図8 **血液凝固反応**
aは活性型を示す

1）総たんぱく質，アルブミン，A/G比

血清中に含まれるすべてのたんぱく質の総量を"総たんぱく質"とよぶ．そのうち，最も多いものはアルブミンであり，栄養素としても重要である．アルブミンの低下は，**肝臓**における合成の低下，腎臓から尿への排出量の増加（**ネフローゼ症候群**など），**食事**からのたんぱく質の摂取不足，**たんぱく漏出性胃腸症**などで起こる．さらに急性・慢性**炎症**や**消耗性疾患**においてもアルブミンは低下するが，このような場合，アルブミン以外のたんぱく質が増加して，総たんぱく質としては不変もしくは増加していることもある．そこで，アルブミンとそれ以外のたんぱく質（**グロブリン**）の比（A/G比）をみることによって，増加している血漿たんぱく質を類推することもある．

2）たんぱく質分画

個々の血清たんぱく質の増減が予測されるときに，どのたんぱく質が実際に変化しているかをみる検査で，たんぱく質を**電気泳動**で分離し（たんぱく質分画），正常のパターンと患者検体を比較する．通常は電気泳動によって，**アルブミン**とα_1，α_2，β，γ **グロブリン**に分離されるが，各疾患によって泳動パターンが異なり，また，**多発性骨髄腫**のように正常では認められない**単クローン性**（monoclonal）のたんぱく質分画（**Mたんぱく質**とよぶ）を認めることもある（図9）．電気泳動図が添付されず，各分画の%のみが報告されることもある．

3）血糖

血糖値はおおむね血液中の**グルコース**濃度を表し，

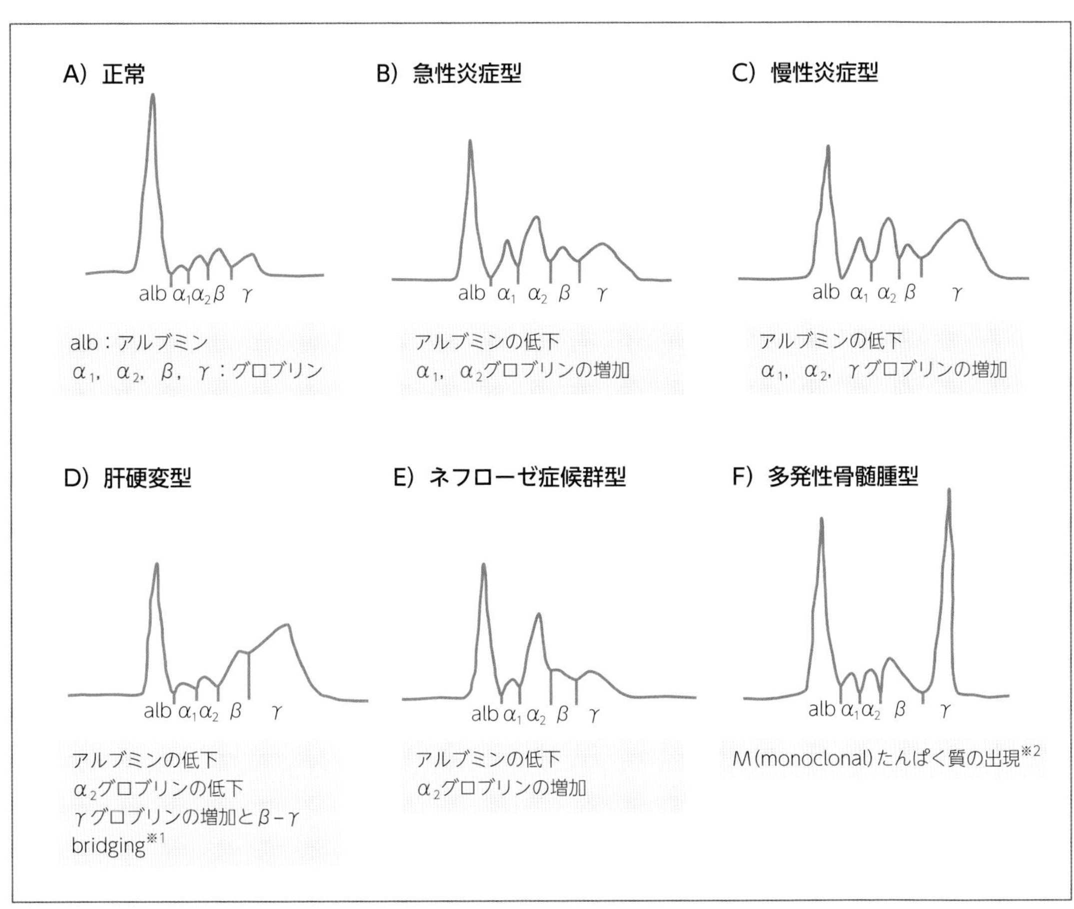

図9 たんぱく質分画の代表的なパターン

※1 β－γ bridging：肝硬変では，γグロブリンが著明に増加するため，βグロブリンとγグロブリンの分離が不十分となり，これを「β－γ bridging」とよぶ

※2 Mたんぱく質はγグロブリンの一種

正常な糖代謝を維持するためインスリンをはじめとするいくつかのホルモンによって一定の範囲内に入るように厳格にコントロールされている．それが破綻して血糖値が増加した状態が**糖尿病**であり，血糖値が空腹時126 mg/dL以上で，随時血糖値200 mg/dL以上の場合，糖尿病と診断できる．

4）ヘモグロビンA1c（HbA1c）

血糖と同じように糖代謝の指標である．血液中のたんぱく質は血液中のグルコースによって非酵素的に**糖化**を受ける．したがって，糖尿病のように高血糖が持続する場合，糖化を受けたたんぱく質の割合も増加する．赤血球の寿命は120日，採血した血液中の赤血球の寿命の平均は30～40日であり，赤血球中のヘモグロビンにおける**糖化ヘモグロビン**の割合（%で表示，これをHbA1cとよぶ）を測定することによって，過去1～2カ月間の平均血糖値が正常に比べて高かったかどうかがわかる．基準値は4.6～6.2%であり，6.5%以上で糖尿病と考える[3]．

5）総コレステロール，LDLコレステロール

①血液中の脂質の種類

血液中には主な脂質として，**コレステロール**（コレステロールエステルおよび遊離型コレステロール），**中性脂肪**，**リン脂質**，**遊離脂肪酸**が存在しているが，アルブミンと結合している遊離脂肪酸を除いて，すべて**リポたんぱく質**の粒子内に含まれている〔**「第4章3. 脂質異常症 図3」**（p.76）参照〕．

②リポたんぱく質代謝

小腸において食事および胆汁中から吸収された脂質は，**カイロミクロン**に合成されて**リンパ管**を経て大循環に入る．カイロミクロン中の中性脂肪はリポたんぱく質リパーゼ（LPL）や肝性リパーゼ（HTGL）の作用によって末梢組織に移り，カイロミクロンは**カイロミクロンレムナント**となって肝臓にコレステロールを運ぶ．肝臓に輸送された，もしくは肝臓で合成された脂質は**VLDL**（**超低比重リポたんぱく質**）として血液中に分泌され，LPLによる代謝を受けて中性脂肪を末梢組織に運びながら小粒子化して，IDL（中間型リポたんぱく質）を経て，さらにHTGLによる代謝を受けて**LDL**（**低比重リポたんぱく質**）に変化する．LDLは，末梢細胞もしくは肝臓の**LDL受容体**に認識されて取り込まれ，コレステロールを組織に供給し，血液から離れる．

③コレステロール値の意味

総コレステロールは，本来は血液中のエステル型として存在するコレステロールと遊離型で存在するコレステロールの総和という意味であるが，最近では，各リポたんぱく質粒子中に含まれるコレステロールの総和という意味でも用いられる．また，コレステロールは栄養状態の指標として使われるだけではなく，**動脈硬化**の**危険因子**としても重要であり，その意味では，総コレステロールそのものよりもLDL中に含まれるコレステロール量，すなわちLDLコレステロールがより問題であるとされている．なお，コレステロールはエネルギー源にはならない．

④LDLコレステロール値の測定

日本動脈硬化学会は，空腹時に採血し，かつ中性脂肪が400 mg/dL未満の場合には，LDLコレステロールを次の計算式〔**フリードワルド**（Friedewald）**の式**〕で求めるか，もしくは直接法で測定することを推奨している．食後，または中性脂肪が400 mg/dL以上の場合はLDLコレステロールを直接法で測定するか，non-HDLコレステロール（＝総コレステロール－HDLコレステロール）を使用する．

LDLコレステロール
＝総コレステロール－HDLコレステロール
－中性脂肪/5

脂質異常症の診断基準は，LDLコレステロール140 mg/dL以上で高LDLコレステロール血症，120～139 mg/dLで境界域高LDLコレステロール血症である[4]．

⑤non-HDLコレステロール値

non-HDLコレステロールの脂質異常症診断基準は，LDLコレステロール判定値に30 mg/dLを加えた値である．

6）中性脂肪（トリグリセリド，トリグリセライド）

中性脂肪は食事から摂取されたものと肝臓などで合成されたものがあるが，いずれも**皮下脂肪**（さらには**内臓脂肪**）組織や肝臓などに貯蔵され，体の**エネルギー**が枯渇すると，脂肪酸に分解されて燃焼する．高中性脂肪血症は**動脈硬化**の危険因子となるばかりでなく，**急性膵炎**を引き起こすことがある．トリグリセリド150

mg/dL以上で高トリグリセリド血症と診断される[4)].

7) HDLコレステロール

末梢組織で過剰となったコレステロールは，**HDL（高比重リポたんぱく質）**に引き抜かれて肝臓へ運ばれる〔コレステロールの**逆転送系**，「**第４章３．脂質異常症 図５**」（p.77）参照〕．したがってHDLコレステロールが多いことは**動脈硬化**に防御的に作用すると考えられている．HDLコレステロール40 mg/dL未満で低HDLコレステロール血症と診断される[4)].

B. 酵素

血液中には微量の酵素が存在するが，細胞での産生，分泌，細胞破壊による**逸脱**によって量が変化し，さらに酵素活性は促進ないし抑制物質の存在によっても変わりうる．通常，血液中濃度は酵素活性をもとにした単位で表示される．

1) トランスアミナーゼ

AST（アスパラギン酸アミノトランスフェラーゼ，"**GOT**"ともよばれる）と**ALT**（アラニンアミノトランスフェラーゼ，"**GPT**"ともよばれる）を指す．いずれもアミノ酸とα-ケト酸のアミノ基転移を触媒する．ASTは肝臓，心筋，骨格筋，腎臓に多く存在し，ALTは大部分が肝臓に存在する．**肝疾患**（急性肝炎，慢性肝炎，肝硬変，肝がんなど）では，ASTとALTがともに増加し，**急性心筋梗塞**や**横紋筋障害**では，ASTのみが主に増加する．

2) LD（LDH，乳酸脱水素酵素）

乳酸をピルビン酸に変換することに関係する酵素であり，多くの組織に存在するが，心筋，骨格筋，肝臓などに多くあり，**心筋梗塞**，**肝疾患**のほか，**溶血性貧血**，**悪性腫瘍**でも増加する．

3) γ-GT（γ-GTP，γ-グルタミルトランスペプチダーゼ）

γ-グルタミル基の代謝に関係する酵素であり，**胆汁うっ滞**があると増加するほか，**アルコール性肝障害**にて著増する．

4) ALP（アルカリホスファターゼ）

有機リン酸化合物から無機リンを遊離させる酵素であり，肝臓，胆管，骨，小腸，胎盤に多く存在し，**閉塞性黄疸**や**骨疾患**で高値となる．また，小児では生理的に高値である．

5) CK（クレアチンキナーゼ）

以前は，"CPK（クレアチンホスホキナーゼ）"ともよばれていた．筋肉のエネルギー代謝に重要な役割を果たしており，心筋，骨格筋，平滑筋のほか，脳・神経にも含まれている．心筋，骨格筋，脳ではCKの**アイソザイム**[※2]が異なり，**急性心筋梗塞**では**CK-MB**が，**筋炎**や**筋ジストロフィー症**などの**筋疾患**では**CK-MM**が高値となる．

6) アミラーゼ

多糖類を分解する消化酵素として，主に膵臓，一部が唾液腺から分泌されるが，肺，肝臓，小腸にも存在する．**膵炎**では膵型（P型）アイソザイムのアミラーゼの血中濃度が高まり，また，尿中にも排泄される．**耳下腺炎**では，唾液腺型（S型）アイソザイムの血中濃度が高まる．

C. 老廃物

腎臓や肝臓から体外へ排泄される物質が血液内を輸送されており，腎障害や肝障害だけではなく，老廃物の供給が高まった場合でも，血中濃度は増加する．

1) 総ビリルビン（T-Bil），間接ビリルビン，直接ビリルビン

赤血球中の**ヘモグロビン**は，網内系においてビリルビン（間接ビリルビン）に代謝され，間接ビリルビンは肝臓に運ばれて**グルクロン酸抱合**されて（直接ビリルビン），胆汁中に排泄される．血液中の間接ビリルビンと直接ビリルビンを合わせた量が総ビリルビンであり，肝疾患や**閉塞性黄疸**では総ビリルビン，特に直接ビリルビンが増加し，**溶血性貧血**では総ビリルビン，特に間接ビリルビンが増加する．

2) UN（BUN，血液尿素窒素）

不要となったアミノ酸は肝臓において**アンモニア**に代謝され，アンモニアはさらに**尿素**となって腎臓から尿中に排泄される．尿素窒素とは，尿素分子中の窒素をさしており，尿素の尿中への排泄が低下する**腎不全**のほか，**消化管出血**や**脱水**，**心不全**においても血液中の尿素窒素は増加する．

※2　**アイソザイム**：酵素としては同じ作用をもつが，分子構造や作用条件が異なる一連の酵素．

3）クレアチニン

筋肉内に含まれるクレアチンからつくられて，血液を経て腎臓から尿中に排泄される物質であり，UN（BUN）と同じように**腎不全**において増加する．

4）尿酸

プリン体が代謝されて腎臓から尿中に排泄される物質であり，体内の核酸に由来するプリン体と，食品から摂取されるものとがある．血液中で濃度が増すと**痛風**を起こし，さらに**尿路結石**の原因となり，また**動脈硬化**と関連する．

D. 電解質

血液も細胞外液の一部であり，多くの電解質を含んでいる（図10）．種々の疾患で血清電解質濃度が変化し，一方，電解質濃度の変化は自他覚症状を引き起こす．

1）Na（ナトリウム），Cl（クロール）

Naは血清中の大部分を占める**陽イオン**であり，**血液浸透圧**を規定している．**脱水**などによって急激に**高Na血症**が起こると，**けいれん**，**意識障害**を起こし，一方，**下痢**や**嘔吐**によって**低Na血症**が起こる．Clは血清中で最も多い**陰イオン**であり，通常はNaイオンと動態をともにするが，そうでない場合には，ほかの陰イオンの濃度が大きく変化している可能性がある．

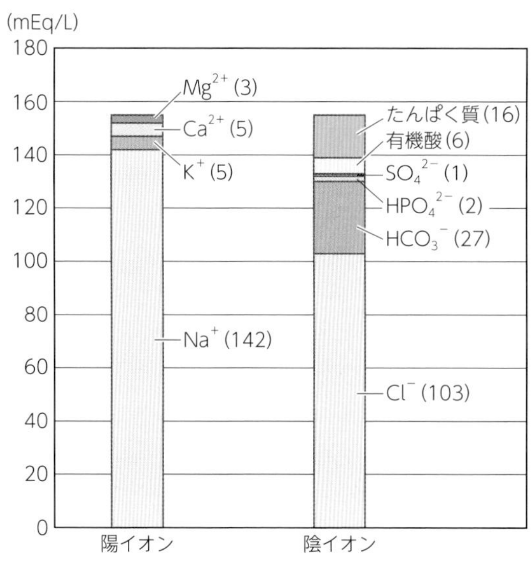

図10　血漿の電解質分布

（　）内は，各イオンの電解質濃度（mEq/L）の値を示す

2）K（カリウム）

Kは細胞内では主要な陽イオンであるが，血清中ではその1/20～1/30の濃度である．腎臓から尿中への排泄障害や細胞内からの移行によって**高K血症**が起こり，**不整脈**を起こす．一方，食品からの摂取不足や腎臓，消化管からの喪失，細胞内への移行によって**低K血症**が起こると，**筋の麻痺**を起こす．

3）Ca（カルシウム）

体内のCaのほとんどは骨に存在し，血中Ca濃度は**骨**，**腸管**，**腎臓**におけるCaの代謝によって左右されるが，これは**副甲状腺ホルモン**，**ビタミンD**，**カルシトニン**によって規定されている．

E. ホルモン

ホルモンは血液中に分泌される物質であり，**内分泌疾患**を診断する場合，血液中のホルモン濃度の測定を行う（表5）．ホルモンの**基礎分泌量**の測定だけではな

表5　主なホルモン

産生臓器	ホルモン
視床下部	副腎皮質刺激ホルモン放出ホルモン（CRH） 性腺刺激（黄体化）ホルモン放出ホルモン（LH-RH） プロラクチン放出ホルモン プロラクチン放出抑制ホルモン 成長ホルモン放出ホルモン（GRH） 成長ホルモン放出抑制ホルモン（ソマトスタチン） 甲状腺刺激ホルモン放出ホルモン（TRH）
下垂体前葉	副腎皮質刺激ホルモン（ACTH） 卵胞刺激ホルモン（FSH） 黄体化ホルモン（LH） プロラクチン 成長ホルモン（GH） 甲状腺刺激ホルモン（TSH）
下垂体後葉	抗利尿ホルモン（バソプレシン） オキシトシン
甲状腺	サイロキシン（T_4） トリヨードサイロニン（T_3） カルシトニン
副甲状腺	副甲状腺ホルモン
副腎皮質	コルチゾール アルドステロン 性ステロイド
副腎髄質	アドレナリン ノルアドレナリン
膵ランゲルハンス島	インスリン グルカゴン
精巣	テストステロン
卵巣	エストロゲン プロゲステロン

く，**分泌負荷試験**や**分泌抑制試験**（下記のColumn参照）によって，血液濃度の増減を調べることもある．

10 免疫学検査

感染や**炎症**に対して生体が正常に反応できているかどうかを測定するための検査である．

A. CRP（C反応たんぱく質）

CRPは肝臓で合成され血液に分泌されるが，**炎症**の際に増加し，炎症が改善されると基準値に戻るところから，臓器特異性はないものの，炎症の度合いを示す**炎症マーカー**として頻繁に測定されている．

B. 免疫グロブリン

Bリンパ球によって合成，分泌される抗体は，γグロブリン分画に属するため，免疫グロブリンともよばれる．**IgG，IgM，IgA，IgE，IgD**の5種類があり，IgGは量が最も多く，感染が起こると主に合成される免疫グロブリンであり，IgMは感染の初期に合成される．一方，IgAは消化管や気道に分泌され，IgEはアレルギー反応に関与している．

C. ASO（抗ストレプトリジンO），ASK（抗ストレプトキナーゼ）

ASOとASKは，ともに**溶血性連鎖球菌（溶連菌）**が産生する**毒素**に対する抗体であり，**扁桃炎**や**猩紅熱**（しょうこう）などの溶連菌感染や，その先行感染が原因となる疾患（**リウマチ熱，急性糸球体腎炎**）においても高値となる．

D. 自己抗体検査

正常では存在しない，自己の成分を抗原として産生される抗体を自己抗体といい，自己抗体によって惹起される疾患を**自己免疫疾患**とよぶ．**膠原病**（こうげんびょう）〔**関節リウマチ，全身性エリテマトーデス，強皮症**（**全身性硬化症**），**皮膚筋炎**（**多発性筋炎**），**結節性多発動脈炎**〕や**膠原病類縁疾患**（**シェーグレン症候群，混合性結合組織病**など）では，**抗核抗体**や**リウマトイド因子**が共通して出現するほか，各疾患に特異的な自己抗体が産生される．膠原病以外にも数多くの自己免疫疾患が存在する（表6）．

表6 代表的な自己免疫疾患

疾患	自己抗体
自己免疫性肝炎	抗平滑筋抗体
原発性胆汁性胆管炎	抗ミトコンドリア抗体
バセドウ病	抗TSH受容体抗体 抗サイログロブリン抗体 抗甲状腺ペルオキシダーゼ抗体
橋本病	抗サイログロブリン抗体 抗甲状腺ペルオキシダーゼ抗体
1型糖尿病	抗グルタミン酸カルボキシラーゼ（GAD）抗体 抗インスリン抗体 ICA512/IA-2抗体
悪性貧血	抗内因子抗体 抗壁細胞抗体
自己免疫性溶血性貧血	抗赤血球抗体
特発性血小板減少性紫斑病	抗血小板抗体
重症筋無力症	抗アセチルコリン受容体抗体

Column

分泌負荷試験と分泌抑制試験

下垂体前葉からの成長ホルモン（GH）の分泌異常の有無を調べる試験の1つとして，インスリン負荷試験がある．これはインスリンによる低血糖刺激によって，GHが分泌される反応を利用した試験で，正常では血中GHは，インスリン静注後，60～120分で最大の分泌量を示す．

一方，副腎皮質刺激ホルモン（ACTH）とコルチゾール分泌の自律性を調べる試験の1つとして，デキサメタゾン抑制試験がある．デキサメタゾンはグルココルチコイドであり，正常では少量の投与で，ネガティブフィードバックを介して下垂体からのACTH分泌を抑制する．クッシング病（下垂体ACTH産生腺腫）やクッシング症候群（コルチゾール産生副腎腺腫）では，少量のデキサメタゾン投与では血中コルチゾールの分泌は抑制されないが，大量に投与するとクッシング病で抑制されてくる．

11 腫瘍マーカー

腫瘍マーカーとは，**がん細胞**もしくは，がん細胞に反応して非がん細胞が産生する物質のなかで，がんの診断やその進行度の判定に役立つものをいう．したがって，腫瘍マーカーはがん治療後の判定，再発モニタリングのため，がんの補助診断のため，そして，がん発症危険群からの早期発見のために測定される．腫瘍マーカーはがん以外でも異常値をとることがあり，また，1つの腫瘍マーカーがいくつかのがんで共通に出現することもある（表7）．

表7　主な腫瘍マーカー

マーカー	異常となるとき
AFP（α-フェトプロテイン）	肝細胞がん，慢性肝炎，肝硬変，妊娠
CA15-3	乳がん
CA19-9	膵がん，胆嚢がん，胃がん，大腸がん
CA125	卵巣がん，子宮頸がん，子宮内膜症，妊娠
CEA（がん胎児性抗原）	大腸がん，胃がん，肺がん，乳がん，卵巣がん，肺炎，結核，潰瘍性大腸炎，肝硬変，喫煙者
CYFRA21	肺扁平上皮がん，肺腺がん，間質性肺炎，気管支拡張症
NSE	肺小細胞がん，神経芽細胞腫，褐色細胞腫，胃がん，大腸がん
PIVKA-Ⅱ	肝細胞がん，慢性肝炎，肝硬変，閉塞性黄疸
ProGRP	肺小細胞がん，腎不全
PSA	前立腺がん，前立腺肥大症，前立腺炎
SCC	肺扁平上皮がん，子宮頸がん，食道がん，皮膚がん，肺炎，肺結核，気管支喘息，腎不全
SLX	肺腺がん，膵がん，卵巣がん，胃がん，大腸がん，肝硬変

12 微生物学検査

感染症の診断において，起炎微生物の検出，同定は，治療とも関連してきわめて重要な検査である．

A. 細菌検査

喀痰などの分泌物や組織から適切に検体を採取したうえで，**起炎菌**の**塗沫**，**培養**，**同定**，**薬剤感受性検査**を行う．塗沫検査では**グラム染色**を行い，起炎菌をある程度絞り込む．そのうえで目的とする菌に合わせた培地の種類，培養条件を決めて培養検査を行って，起炎菌を分離する．そして酵素反応や特異抗体を用いて同定検査を行う．その一方で，抗菌薬で治療するための薬剤感受性検査を行い，感受性を判定する．

結核菌を含む**抗酸菌**では，グラム染色の代わりに**チール・ネルゼン**（Ziehl-Neelsen）染色法や蛍光染色法が行われ，培養検査では**小川培地**とよばれる培地が用いられるが，結果が出るまでに4～8週かかるため，**PCR**（ポリメラーゼ連鎖反応，polymerase chain reaction）法などを用いて検体中の結核菌遺伝子を数時間で増幅して迅速に診断する方法も行われている．

結核菌感染の有無を知る目的で，従来，**ツベルクリン反応検査**が行われてきたが，最近，**クオンティフェロン（QFT）検査**も行われている．QFTは，結核に特異的なたんぱく質を抗原として被検者のリンパ球を刺激し，インターフェロンγ（IFN-γ）産生能を測定する検査で，BCG接種や非結核性抗酸菌感染症の影響を受けない．

B. ウイルス検査

ウイルス感染症では細菌感染症と異なり，ウイルスが生きた細胞の中でしか増殖しないため，ウイルスの分離同定は臨床検査としては通常行われず，免疫学的方法で**ウイルス抗原**を検出する方法が行われる．そして，迅速診断用のキットも用いられている．**B型肝炎ウイルス**，**C型肝炎ウイルス**や**エイズウイルス**，**新型コロナウイルス感染症**ではPCR法を用いてウイルスのDNAやRNAが検出されている．

また，ウイルスに対する抗体を検査することも行われている．感染初期に出現する特異的な**IgM抗体価**を測定する方法や，感染初期の血清と感染2週間後の血清を検体として，存在する特異抗体をペア（**ペア血清**）で調べて，4倍以上の抗体価の上昇をみた場合に感染陽性と判断する方法もある．

C. 真菌検査

検体の塗沫検査では**PAS染色**や，**クリプトコッカ**

ス髄膜炎を疑う場合には**髄液**の**墨汁染色**が行われる．また，真菌の菌体成分を血清中より検索するいくつかの方法が開発されている．

13 生理機能検査

生理機能検査とは，**工学的な手法**を用いて主に**循環器系**，**呼吸器系**，**神経系**の機能が正常に営まれているかどうかを測定する検査であり，患者自身の体を用いて種々の計測を行う生体検査である．

A. 心電図

心臓は，**洞結節**に発生する**電気的刺激**が心臓内を伝わることによって心筋が収縮し，心電図はこの心臓の**電気的活動**を記録する検査である．体表面に**電極**を装着するが，これには前胸部の6カ所と手首，足首の4カ所（ただし，右足首はアース用）があり，前胸部からは計6個の**胸部誘導**（それぞれV_1～V_6とよばれる），また，四肢からは計6個の**肢誘導**（それぞれⅠ，Ⅱ，Ⅲ，aV_R，aV_L，aV_Fとよばれる）の計12個の誘導が得られて，それぞれの波形が記録される．誘導によって標準波形は異なるが，心臓の1回の拍動に伴って，**P波**，**QRS波**，**T波**とよばれる電気的活動を認め，心臓が種々の異常をもったとき，この波形が変化する（図11）．通常，安静時において心電図は記録するが，運動負荷前後の心電図を比較することもある（**運動負荷心電図**）．**不整脈**，**虚血性心疾患**，**心筋症**，**心膜炎**など，さまざまな心疾患で異常を示し，また，検査が容易で侵襲もないため，心疾患の診断における必須の検査である．

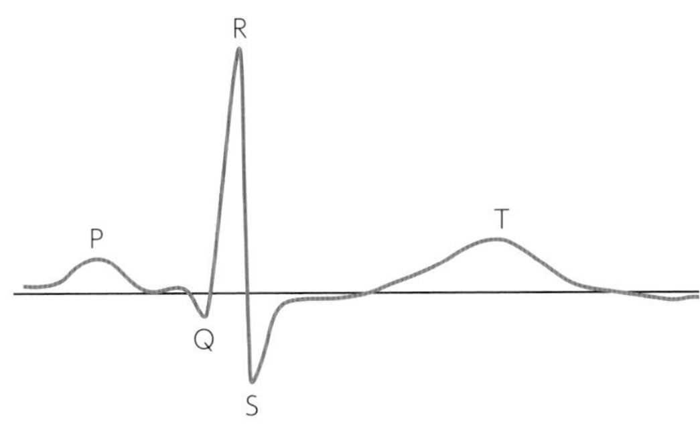

図11　**心電図の標準波形**

B. 筋電図

筋肉は**収縮**する際に**電位**を発生するため，それを記録することによって筋肉の活動状態を調べる検査である．心電図と異なり，電極としては**針電極**を筋肉内に刺入する．**筋炎**，**筋ジストロフィ**，**運動ニューロン疾患**などの神経・筋疾患の鑑別のために行われる．

C. 脳波検査

脳の機能は，神経細胞の**電気的な活動**が基本となっており，この活動を頭皮上の**電極**から記録する検査が脳波（脳電図）である．電極はあらかじめ決められた部位に装着する．**安静覚醒閉眼時**において記録される脳波が基本となり，これを**α波**（8～13 Hzの波）とよぶ．**開眼**や**緊張**によってα波より周波数の速い**β波**（14～30 Hz）が出現する．一方，**睡眠**中には**θ**（シータ）**波**（4～7 Hz）や**δ**（デルタ）**波**（1～3 Hz）といったα波より周波数の遅い**徐波**が出現する．

てんかんでは，脳内で一時的に過剰放電が起こるため突発性異常波が認められ，てんかんの診断では脳波が不可欠である．そのほか，**意識障害**，**睡眠障害**を含む**脳の器質的疾患**の鑑別診断のため脳波検査は幅広く行われるが，最近では**脳死**判定の際にも必須の検査となっている．すなわち，脳死では**脳波は平坦**となっていなければならない．

D. 呼吸機能検査

呼吸は，肺における空気の出入り（**換気**），肺胞における酸素と二酸化炭素の**ガス交換**，肺における**血液循環**，そして，末梢組織におけるガス交換というように多くの要素より成り立つ．このうち，肺における換気を観察する検査が，**スパイロメータ**による**肺気量分画検査**である（図12）．

最大に息を吸ったときから（最大吸気位），ゆっくりと最大に息を吐き切ったとき（最大呼気位）までに吐いた呼気ガスの量のことを**肺活量**という．肺活量は，性・年齢・身長から予測され，被検者の肺活量/予測肺活量を%表示したものを**%肺活量**とよぶ．%肺活量

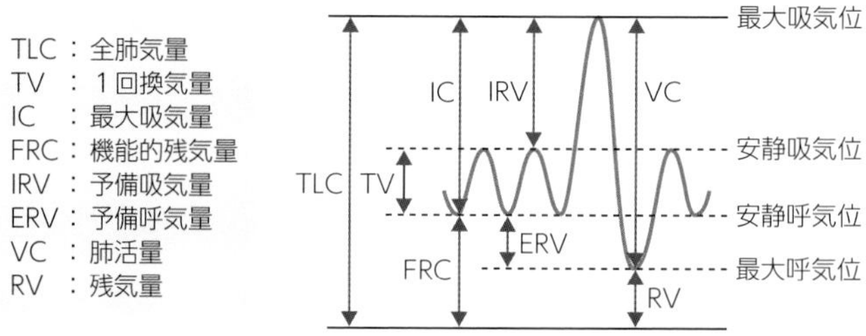

TLC：全肺気量
TV：１回換気量
IC：最大吸気量
FRC：機能的残気量
IRV：予備吸気量
ERV：予備呼気量
VC：肺活量
RV：残気量
最大吸気位
安静吸気位
安静呼気位
最大呼気位
TLC
TV
IC
IRV
VC
ERV
FRC
RV

図12 **肺気量分画**

最大吸気位
最大呼気位
１秒量
努力性肺活量
0
1
2
3
4（秒）

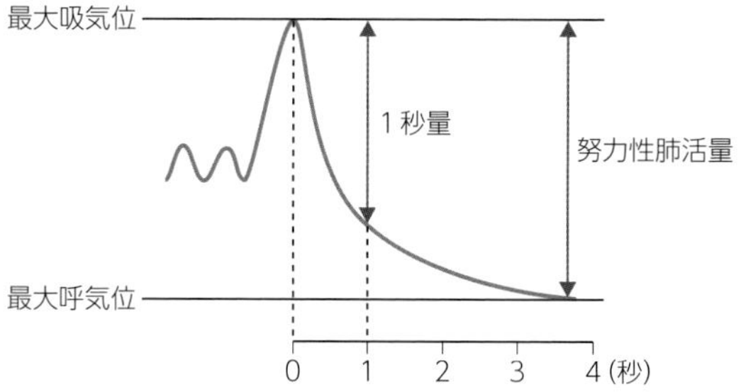

図13 **努力性呼気曲線**

が80％以下の場合，**拘束性換気障害**とよび，肺が硬くなる**肺線維症**や**肺結核後遺症**でみられる．

一方，最大吸気位から思い切り強く一気に息を吐き出したときの肺活量を**努力性肺活量**とよび，その際，呼気を始めてからの1秒間に吐き出した呼気量を**１秒量**とよぶ（図13）．1秒量/努力性肺活量を**１秒率**とよび，1秒率が70％以下の場合，**閉塞性換気障害**とよび，気道が狭窄している**肺気腫**や**気管支喘息**で認められる．拘束性換気障害と閉塞性換気障害をあわせてもつ場合，**混合性換気障害**とよび，進行した**肺気腫**などで認められる．

呼吸が正常に行われていれば，動脈血における酸素ならびに二酸化炭素の含有量は適正に維持されることになり，これは，**動脈血ガス分析**検査によって測定される．大腿動脈，橈骨動脈，上腕動脈などから直接穿刺して得られた動脈血を用いて，**動脈血酸素分圧**（PaO_2），**動脈血二酸化炭素分圧**（$PaCO_2$），**pH**，**酸素飽和度**（ヘモグロビンが酸素と結合している割合，SaO_2）などを測定する．

14 画像検査

生体の状態を形態学的にとらえる検査を画像検査といい，生体検査である．

A. X線検査

生体に**X線**を投射し，通過したX線による蛍光像をフィルムに撮影する．空気，水，骨などの透過度の異なる組織が混在するとき，診断価値が高い．管腔内に**造影剤**を注入して撮影する**造影検査**を行うと，**単純撮影**では不明瞭である消化管，尿路，血管，心臓などが診断可能となる．フィルムのかわりに，発光素子でX線を受容してデジタル化したものを**コンピュータX線撮影**（computed radiography：**CR**）とよび，フィルムを必要としないX線検査である．

B. CT

CTは，“computed tomography（コンピュータ断層撮影）”の略である．X線の発生源であるX線管球とX線の検出器を人体の周りで**回転**させ，目的とする**断層面**についての多方向からの透過X線強度分布をコンピュータが計算して画像とするものである（図14）．従来のX線検査では描出不可能であった軟部組織の画像が得られるようになった．CTは高速化，高精度化が著しく，現在では心臓の冠動脈の狭窄を評価することさえ可能となった．一方，単純撮影に比べるとCTでは放射線の被曝量が多くなる．

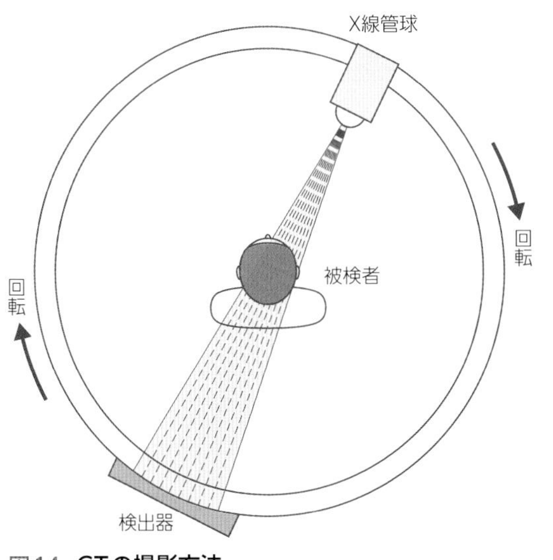

図14 **CTの撮影方法**

C. MRI

MRIは“magnetic resonance imaging（磁気共鳴イメージング）”の略である．生体の外から変動する**磁場**を与えると，生体内の**原子核**が**共鳴**して回転し，電流を発生する．原子核ごとに共鳴する電磁波の周波数が異なることを利用して，生体内の原子核の位置を計算して断層画像で表現したものがMRIである．CTの断層画像は横断面だけであるが，MRIでは**縦断面**や**矢状断**の画像も得られる．CTと異なり，骨の影響が少なく軟部組織の分解能に優れており，被曝の心配もない．しかし，CTに比べ検査時間が長く，また，心臓ペースメーカーのように体内に金属がある場合には検査が困難である．

D. 核医学検査

放射性同位元素を体内に取り込ませて，目的とする臓器を画像として描出する検査である．**γ線**を放出する^{99m}**Tc**（**テクネシウム**）や^{67}**Ga**（**ガリウム**）を投与して，体内から発生するγ線を**ガンマカメラ**で検出して得られた画像を**シンチグラフィ**という．また，これを断層画像にしたものを**SPECT**（single photon emission computed tomography，単光子放出断層像）という．脳，心臓，肺の血流や，腎臓，肝臓の機能，腫瘍や炎症の診断に用いられる．

シンチグラフィでは解剖学的な診断だけではなく，γ線をカウントするため定量的な情報も得られるが，画像の解像力は劣る．それに対して，2個のγ線を放出する放射性同位元素〔**ポジトロン**（**陽電子**）**核種**〕を用いる方法が**PET**（**ポジトロンCT**，positron emission tomography）である．^{18}Fというポジトロン核種をつけたFDG（2-deoxy-2-[^{18}F] fluoro-D-deoxyglucose）とよばれる放射性医薬品を用いて，がんの診断が行われている．

E. 超音波検査（エコー検査）

人間の耳では聞くことのできない周波数の高い音波（超音波）を生体に当てて，戻ってくる**反射波**（**エコー**）から生体内の構造を画像化した検査である．超音波の送信は**プローブ**（探触子）とよばれる装置を手で皮膚に当てて行い，エコーの受信も同じプローブで行う．気体や骨では超音波が反射するため，消化管，肺，骨以外の組織に向いている．**断層法**では実質臓器や腫瘤の解像が行われ，**ドプラ法**では血流の速度や向きが測定される．ドプラ法は血流中の血球にぶつかって戻ってくる超音波の周波数がドプラ効果で変わることを利用した検査で，臓器の**血流**や**心臓弁膜症**の逆流，**血栓**の診断などに用いられる．

F. 内視鏡検査

管腔内や**体腔内**に体外から内視鏡を挿入し，管腔や体腔の表面を肉眼的に観察する検査である．食道，胃，十二指腸などの**上部消化管内視鏡検査**，大腸の**下部消化管内視鏡検査**，**気管支内視鏡検査**が一般的に行われ，その他，各臓器においても内視鏡検査が開発されている．内視鏡先端よりさまざまな**カテーテル**を出し入れすることによって，組織の一部を採取する**生検**が行われたり，また，検査に引き続いて，**内視鏡的治療**が行われることもある．

第1章 チェック問題

問 題

□□ Q1 問診で，なぜ既往歴と家族歴を尋ねる必要があるか説明せよ．

□□ Q2 生命徴候（バイタルサイン）とは何か説明せよ．

□□ Q3 貧血を疑うときに行う検査は何か説明せよ．

□□ Q4 CK（クレアチンキナーゼ）はどのようなときに増加するか説明せよ．

□□ Q5 CTとMRIの共通点と違いは何か説明せよ．

解答＆解説

A1 主訴および現病歴に加えて，既往歴として過去に同様の疾病に，あるいは関連のある疾患に罹患したかどうかを聴取することで，また，家族歴として，家族の健康状態を聴取して遺伝的ないし体質的な疾患の可能性を考えることで鑑別診断に役立てる．(p.17)

A2 身体所見のなかでも，重症患者において全身状態を把握するために，最初に，そして継続的に測定しなければならない，生命活動を示す基本的な指標であり，血圧，脈拍，呼吸，体温の4項目である．(p.17, 18)

A3 赤血球数，ヘモグロビン（血色素），ヘマトクリットの3項目である．赤血球数は赤血球の数であり，ヘモグロビンは赤血球中に含まれるヘモグロビン量であり，ヘマトクリットは全赤血球の容積を示す．(p.29)

A4 CKは，急性心筋梗塞のほか，筋炎や筋ジストロフィなどの筋疾患で増加するが，心筋と骨格筋ではCKのアイソザイムが異なり，急性心筋梗塞ではCK-MBが，筋疾患ではCK-MMが高値となる．(p.33)

A5 CTとMRIはともに画像診断の検査で，生体の断面の画像が得られる．CTはX線を照射して画像を得るが，MRIは磁場の中に体を置くことによって撮影する．MRIでは横断面のほか，縦断面と矢状断の画像が得られる．(p.38, 39)

第2章 加齢・疾患に伴う変化

Point

1. 「老化」は加齢による細胞や臓器の働きの低下や，それによる全身の機能の低下であることを理解する．
2. 「炎症」は細胞や組織に傷害を受けると発生する総合的な生体防御反応である．「変性」は細胞の代謝に障害が起こって形態学的な変化を示した状態であり，「壊死（えし）」は細胞が破壊された状態であることを理解する．
3. 「悪性腫瘍」は遺伝子の働きに異常が起こって発生し，細胞や組織の異型（いけい）が強く，異常な細胞増殖を示して，周辺組織に浸潤（しんじゅん）し，転移することを理解する．

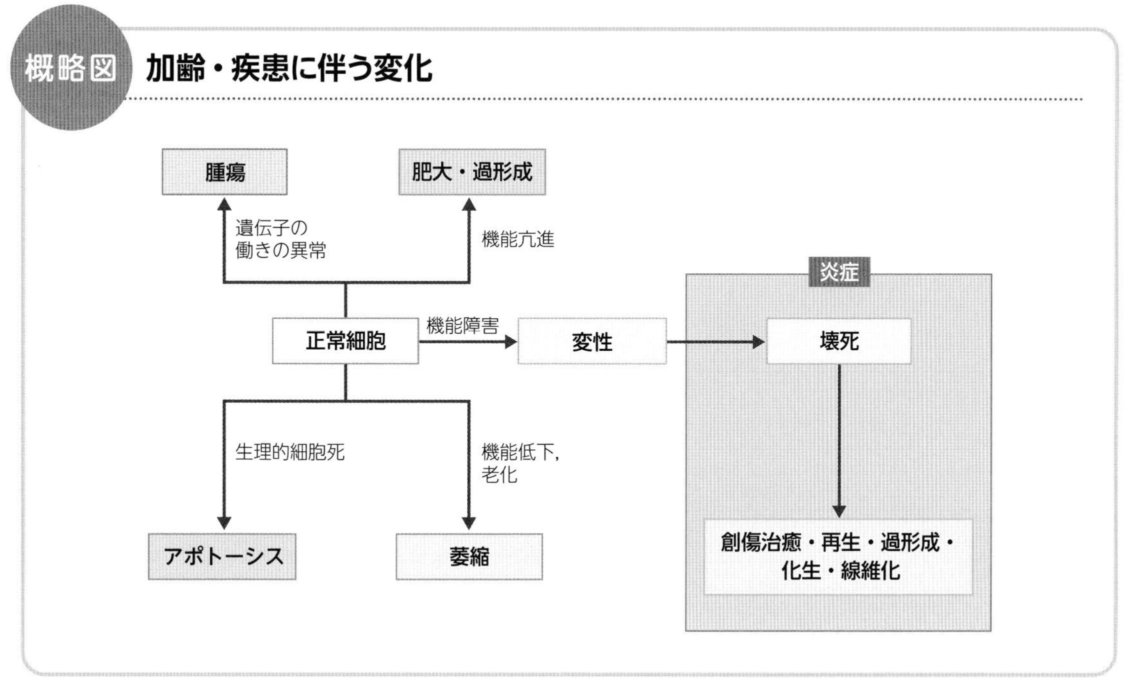

1 加齢に伴う変化

A. 分子レベルの老化

1）プログラム仮説

ヒトの細胞は50回程度しか細胞分裂できない．染色体の末端には，一定の繰り返しDNA配列からなる**テロメア**が存在し，細胞分裂の度に短縮し，一定の短さになると細胞は分裂できなくなる．分裂できない細胞が増加すると新しくつくられる細胞が減り，細胞数は減少して臓器の働きが低下する．

2）エラー蓄積説

酸化，糖化，アルキル化などが細胞を構成する物質に起こると，細胞の代謝に障害が発生する．多くの障害は修復されるが，修復機能が衰えると修復されない障害が次第に蓄積していき，細胞の機能が低下していく．

B. 臓器レベルの老化

細胞の老化によって臓器を構成する細胞の数が減少したり，機能が低下すると，臓器全体の働きが低下する．老化は臓器の予備能力を低下させるため，疾患が起こりやすくなったり，疾患を増悪させる要因となる．

2 疾患に伴う変化

A. 炎症と創傷治癒

1）炎症

炎症は，細胞や組織に傷害を与えている原因を除去したり，傷害の強さを弱めたり，傷害の拡がりを抑えたり，傷害を受けた細胞や組織を修復する反応で，生体を防御する総合的な反応である．

①炎症の徴候

炎症でみられる代表的な徴候として，発赤，発熱，疼痛，腫脹があり，**セルススの４徴候**とよんでいる．さらに，機能障害を加えて**ガレノスの５徴候**とよんでいる．

②炎症の成因

炎症を起こす外的因子には温熱などの物理的因子，化学物質，病原体の感染などがあり，内的因子には，循環障害による酸素欠乏，自己免疫によるリンパ球や抗体による攻撃，悪性腫瘍による組織破壊，代謝異常などがある．

③炎症に関わる物質と血管の変化

傷害を受けた細胞や炎症部位に浸潤した白血球，血小板などからは，炎症を誘導，促進する**炎症性ケミカルメディエーター**が放出される（表1）．

④血管透過性亢進

炎症性ケミカルメディエーターが血管内皮細胞に働きかけると，血管内皮細胞は収縮して細胞の間隙が拡大し，透過性が亢進する．間隙からは通常では通過できない血漿たんぱく質や血球を含む**滲出液**が血管外に漏出する．

表1　代表的な炎症性ケミカルメディエーター

物質	主な分泌細胞	主な作用
ヒスタミン	血小板，肥満細胞	かゆみや痛みを誘発，血管透過性亢進，血管拡張，平滑筋収縮，腺分泌促進
セロトニン	血小板，肥満細胞	痛みを増強，血管透過性亢進
プロスタグランジンE2	マクロファージ	発熱，痛みを増強，血管拡張
ロイコトリエン	白血球	白血球走化性，細動脈収縮，血管透過性亢進，毛細血管拡張，気管支収縮
インターロイキン1	マクロファージ	発熱，リンパ球活性化
TNF-α（腫瘍壊死因子）	マクロファージ	血管内皮細胞傷害の誘導，細胞接着分子の発現

⑤急性炎症と慢性炎症（表2）

i．急性炎症

充血と血管透過性亢進が起こって滲出がみられ，好中球やマクロファージが浸潤する．

ii．慢性炎症

マクロファージ，リンパ球，形質細胞，線維芽細胞の浸潤がみられる．広範囲に細胞が失われると線維化が進行する．

⑥炎症の種類

i．漿液（しょうえき）性炎

細胞やたんぱく質成分が少ない滲出液が特徴の炎症である．漿液の貯留による腫脹と充血による発赤が起こる．火傷や虫刺されの水疱，アレルギー性鼻炎でみられる．

ii．線維素性炎

フィブリノーゲンを大量に含む滲出液によって，臓器表面などで線維素を大量に産生する．大葉性肺炎，線維素性心外膜炎でみられる．

iii．化膿性炎

主に細菌感染によって起こる好中球の著しい浸潤が特徴である．**膿瘍（のうよう）**は，組織が破壊されてできた空間に膿が貯まった状態である．赤痢アメーバによる肝膿瘍などがある．**蓄膿**は，体腔に膿が貯留した状態である．副鼻腔炎は上顎洞などに膿が貯留した状態である．**蜂巣炎（ほうそうえん）（蜂窩織炎（ほうかしきえん），フレグモーネ）**は，好中球が広範囲に一様に拡がって浸潤している状態である．急性虫垂炎でみられる．

iv．増殖性炎

マクロファージ，リンパ球，線維芽細胞が浸潤する持続性の炎症である．増殖性炎では炎症部位の線維化が進行する．肺線維症や肝硬変でみられる．

v．特異性炎（特殊性炎，肉芽腫（にくげしゅ））

マクロファージや類上皮細胞の浸潤が著しく，原因によって特異な炎症像を示すのが特徴である．結核，梅毒，ハンセン病，サルコイドーシス，深部真菌症などで起こる．

結核でみられる**結核結節**は，壊死した細胞のたんぱく質がチーズのように凝固した**乾酪（かんらく）壊死**を中心に，周囲を**類上皮細胞**が取り囲み，**ラングハンス巨細胞**が点在している．さらに，外周をリンパ球が取り囲み，その周囲には線維芽細胞や膠原（こうげん）線維が存在する（図1）．乾酪壊死は次第に分解，吸収されてなくなり，線維化したり，空洞になる．

2）創傷治癒

創傷の深さや大きさ，感染や汚染の程度によって治癒の仕方が変化する．

創傷治癒は，凝血や滲出，白血球が浸潤する滲出期，肉芽が形成される増殖期，瘢痕（はんこん）を形成する瘢痕形成期の段階を経る．

肉芽は毛細血管の新生と線維芽細胞の増殖からなる．赤い顆粒状にみえる幼弱な結合組織で活発に膠原線維を産生している（図2）．欠損部位が膠原線維で充填されると，線維芽細胞や炎症性細胞は少なくなり，膠原線維が残り**瘢痕**となる．瘢痕は時間が経つと水分が少

表2　急性炎症と慢性炎症

	急性炎症	慢性炎症
浸潤細胞	好中球・マクロファージ	マクロファージ・リンパ球・形質細胞・線維芽細胞
血管透過性亢進	＋	−
滲出液・浮腫	＋	−
線維化	−	＋
徴候	主に炎症の4徴候	原因により異なる
期間	数週間内	数カ月以上

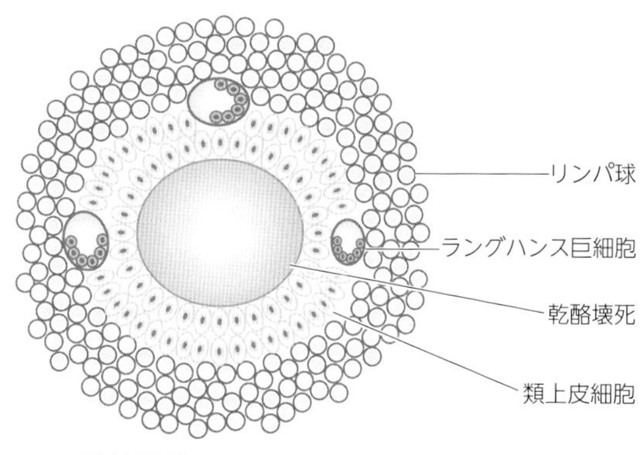

図1　結核結節
類上皮細胞とラングハンス巨細胞は，TNF-αなどによってマクロファージから誘導される細胞である．貪食能や殺菌能は弱いが免疫に関与する．集合することによって物理的な隔壁となる．ラングハンス巨細胞は多数の類上皮細胞が融合した巨大な多核細胞である

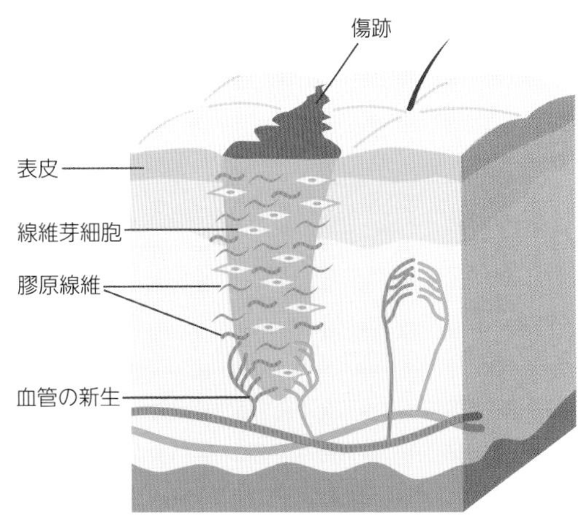

図2　二次的治癒における肉芽の形成

なくなって収縮した硬い塊となる.

①一次的治癒

切創のように，組織の損傷や欠損がわずかで，感染や汚染がない場合の治癒である．出血した血液は凝固して痂皮となり表面を保護し，内部では創面をフィブリンによって接着する．好中球が浸潤して感染を防ぐ．その後，マクロファージが浸潤して凝血塊や壊死組織を除去する．組織の欠損が少ないため肉芽の形成はわずかで瘢痕も小さい．表皮が再生され，瘢痕収縮の影響が少ないので傷跡が目立たない.

②二次的治癒

組織の欠損が大きかったり，感染や異物が存在する場合の治癒である．過程は一次的治癒と同じだが，凝血塊や細胞の浸潤は大規模になり，大きな肉芽が形成される．欠損部位を満たすために大量の膠原線維が産生されて瘢痕も大きくなる．瘢痕が収縮すると傷跡が引きつれて目立つ.

3）ムーアの4相

ムーア（F. D. Moore）は，手術の侵襲に対する生体の反応について，侵襲直後から回復までの過程を4相に区分して，各期の創傷の状態，臨床像，ホルモン分泌，代謝などの特徴を明らかにした.

①第1相（傷害期または異化期）

手術後から2～4日の時期で，創では疼痛，滲出，白血球浸潤がみられる．交感神経の活動亢進，コルチゾール・アルドステロン・アドレナリン・バソプレシン・グルカゴンなどの分泌が増加する．発熱，腸管運動の減弱，循環血液量の維持，グリコーゲン分解，たんぱく質の異化亢進，脂肪分解，糖新生が起こる．尿量と尿中ナトリウムは減少し，尿中窒素と尿中カリウムは増加する.

②第2相（転換期）

手術後3～7日からはじまり，1～2日間続く．創の疼痛は軽減し，肉芽が形成されて膠原線維が増加する．ホルモンの分泌は通常の状態に向かう．解熱し，腸管運動は活発になる．体内の過剰な水分とナトリウムは尿に排泄される．たんぱく質の合成が増加し，尿中排泄窒素は減少する.

③第3相（筋力回復期）

手術後1週前後から2～5週間の時期で，創は，充血がみられ赤色の瘢痕となる．ホルモンの分泌は通常の状態に戻る．食欲が回復し，便通も正常となる．たんぱく質の合成が活発になり，骨格筋が増大する.

④第4相（脂肪蓄積期）

第3相以降から数カ月の時期で，創は充血がなくなり白い瘢痕となる．体脂肪量が増加し，女性では月経が回復する.

B．変性

細胞が傷害され，物質代謝に異常が発生して，特定の物質が細胞内に過剰に沈着したり，本来は存在しない物質が沈着したり，細胞の構造に変化が起こったりした状態を変性という．細胞を傷害した原因が除去されると回復するが，著しい傷害では細胞は壊死する.

1）細胞の変性

混濁腫脹（顆粒変性）は，細胞内に水分が貯留して細胞やミトコンドリアが膨化した状態である．進行すると，ミトコンドリアはさらに膨化して嚢胞状になり，水腫性変性（空胞変性）となる．脂肪変性は，脂質が細胞内に過剰に沈着した状態で，脂肪肝でみられる．硝子滴変性は，細胞内にたんぱく質が滴状に過剰に沈着した状態で，ネフローゼ症候群の尿細管でみられる．糖原変性は，グリコーゲンが細胞質に過剰に沈着した状態で，糖原病でみられる．粘液変性は，粘液が細胞内に過剰に貯留した状態である.

2）細胞間質の変性

硝子(しょうし)変性は，細胞質や細胞間質にたんぱく質が異常に無構造に沈着した状態で，アルコール性肝炎や結節性糸球体硬化症でみられる．アミロイド変性は，アミロイドが沈着した状態で，多発性骨髄腫でみられる．類線維素変性（フィブリノイド変性）は，膠原線維の構造が不明瞭になって線維素のようにみえる状態で，結節性動脈周囲炎でみられる．

C. 壊死(えし)とアポトーシス

細胞の死には，壊死とアポトーシスがある．

1）壊死

壊死は，体の一部の細胞が傷害されて死に至った状態で，受動的な細胞の死である．酸素欠乏，感染，物理的刺激，化学物質などが原因となる．傷害を受けた細胞は変性を起こし，さらに進行すると壊死に至る．壊死した細胞では，核は染色質（クロマチン）が濃縮し，断片化し，融解して消失する．また，細胞膜が破壊されて細胞の内容が漏出する．壊死した細胞を処理するために炎症が起こり，好中球やマクロファージが浸潤する．

①凝固壊死

壊死した細胞のたんぱく質が凝固した状態である．心筋梗塞や結核の乾酪壊死でみられる．

②融解壊死

たんぱく質分解酵素が働く壊死や，脂質が多い細胞の壊死でみられ，たんぱく質が凝固せずに液状になった状態である．脳軟化症や膿瘍でみられる．壊死産物は次第に吸収され，壊死部位は空洞になる．

③脂肪壊死

脂肪組織の壊死である．急性膵炎ではリパーゼが細胞外に逸脱し，脂肪組織を分解して壊死させる．

2）アポトーシス

遺伝子に組み込まれたプログラムに則った自発的で生理的な細胞の死である．

発生過程，細胞の交代，ウイルス感染，がん化の阻止などでみられる．アポトーシスはDNAの規則的な切断から始まり，核や細胞質が濃縮して細胞は小さくなっていく．細胞はいくつかの断片に分かれてアポトーシス小体となり，マクロファージなどに貪食(どんしょく)されて分解される．細胞膜は最後まで保たれ，細胞の内容が漏出することはないので，炎症は起こらない．アポトーシスは細胞単位で起こる．

3）オートファジー（自食作用）

オートファジーは，細胞内の不要物を隔離膜で取り囲んでオートファゴソームとよぶ小胞を形成し，加水分解酵素を含んだリソソームと融合させて，オートファゴソーム内の不要物を分解する過程である．たんぱく質や脂質の代謝，細胞内小器官のターンオーバーに関わっている．発生過程，飢餓時の反応，発がん・神経変性・老化の阻止などに関与している．

オートファジー細胞死は，オートファジーを伴う細胞死で，遺伝子に組み込まれたプログラムに則った細胞死の1つである．オートファゴソームの形成を形態学的な特徴とする．修復不可能な傷害を受けた細胞でアポトーシスを誘導できない場合などに起こる．

D. 萎縮・肥大

1）萎縮

萎縮は臓器，組織，細胞の容積が減少した状態である．**単純萎縮**は，細胞の容積が減少することによって起こる萎縮である．**数的萎縮**は，細胞数の減少によって起こる萎縮である．**偽肥大**（**仮性肥大**）は，数的萎縮が起こる一方で，間質の結合組織が増加して臓器全体では大きくなったようにみえる状態である．筋ジストロフィ症の腓腹筋(ひふくきん)では，筋細胞が減少する一方で，結合組織が増加するために肥大してみえる（図3）．萎縮は原因で分類される．

①生理的萎縮

加齢で起こる生理的な萎縮である．20歳頃から始まる胸腺の萎縮や加齢に伴う生殖器などの萎縮がある．

②全身性萎縮

栄養失調による飢餓萎縮，加齢で起こる全身の萎縮，慢性の消耗性疾患による悪液質(あくえきしつ)性の萎縮がある．

③無為萎縮（廃用(はいよう)萎縮）

臓器の働きが長期間抑制されて起こる萎縮である．寝たきりやギプスで固定した場合にみられる骨や筋肉の萎縮，絶食による消化管の萎縮がある．

④圧迫性萎縮

機械的な圧迫が長期間継続して起こる萎縮である．

寝たきりによる褥瘡，大動脈瘤が骨を圧迫して起こる骨萎縮がある．

⑤神経性萎縮

神経障害が原因となって，支配される臓器の働きが低下して起こる．筋萎縮性側索硬化症では，運動神経障害により骨格筋に萎縮が起こる．

⑥内分泌性萎縮

ホルモンの分泌低下によって，標的臓器の働きが低下して起こる．下垂体前葉の破壊で副腎皮質刺激ホルモンの分泌が低下すると，副腎の萎縮が起こる．

⑦放射線萎縮

放射線の被曝によって，精巣，卵巣，造血組織，消化管粘膜の細胞が傷害されて萎縮が起こる．

2）肥大

肥大は，細胞の容積が増加して臓器や組織が大きくなった状態である．**過形成**は細胞数が増加して臓器や組織が大きくなった状態である（図3）．肥大は原因で分類される．

①生理的肥大

健常な状態でみられる肥大である．運動による骨格筋の肥大，妊娠による乳腺，子宮粘膜，子宮筋層の肥大がある．臓器に負荷を与えることによって起こる肥大を**作業肥大**という．運動による骨格筋の肥大は生理的作業肥大である．

②病的肥大

疾病によって起こる肥大である．高血圧や心弁膜症は心室の病的作業肥大を起こす．**内分泌性肥大**では，ホルモンの分泌過剰によって標的臓器が肥大する．下垂体腫瘍から成長ホルモンが過剰分泌されると，巨人症や末端肥大症が起こる．**代償性肥大**は，複数に分かれている臓器で一部を摘出したり，一部に機能低下が起こると，正常部位がその働きを肩代わりして働きが高まり肥大する．例えば，左腎を摘出すると，残存している右腎が左腎の働きを肩代わりして肥大する．

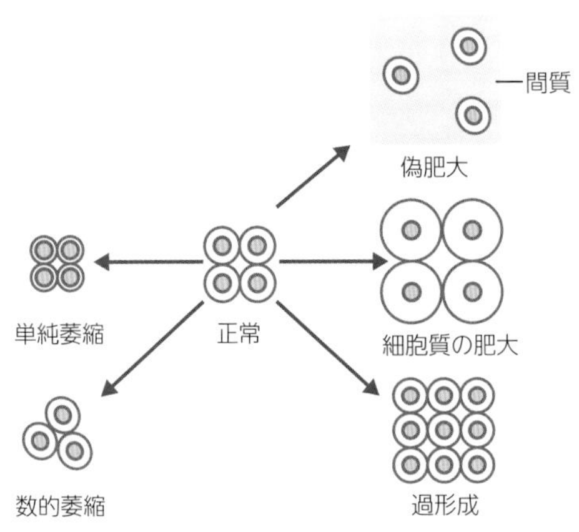

図3　組織の萎縮と肥大

E. 化生，異形成

1）再生

細胞が失われた場合に元来あった細胞と同じ種類の細胞が増殖して元に戻る現象である．血球や表皮では常に新しい細胞と入れ替わっており，**生理的再生**がみられる．**病的再生**は疾患によって細胞が欠損した場合に細胞が増殖して補う反応である（表3）．

2）化生

化生は分化，成熟した組織が他の組織に置き換わる現象である．化生によって出現する組織は同じ系統の組織に限られる．化生は細胞を傷害する慢性的な刺激によって起こり，刺激に対する適応反応である．

扁平上皮化生は，扁平上皮に置き換わる化生である．気管支粘膜や子宮頸部の円柱上皮が重層扁平上皮に置き換わる．

腸上皮化生は，腸の粘膜上皮に置き換わる化生である．慢性胃炎では胃粘膜上皮が腸の粘膜上皮に置き換わる（図4）．

3）異形成

異形成は細胞の成熟過程の乱れと核の異常を示す病変である．核の大小不同，染色質の増加，核の形の不整などの核の異常と細胞の極性や配列の乱れを認める．異型がある状態だが，腫瘍ほどではない．自然に消退するものが多いが，がんに進展するものがあり，前がん病変として扱っている．

表3　組織や細胞の再生能力

再生能力	組織・細胞の種類
高い	表皮，粘膜上皮，結合組織，骨，軟骨，血液，神経膠細胞，末梢神経
低い	平滑筋，骨格筋
ほとんどない	中枢神経細胞，心筋

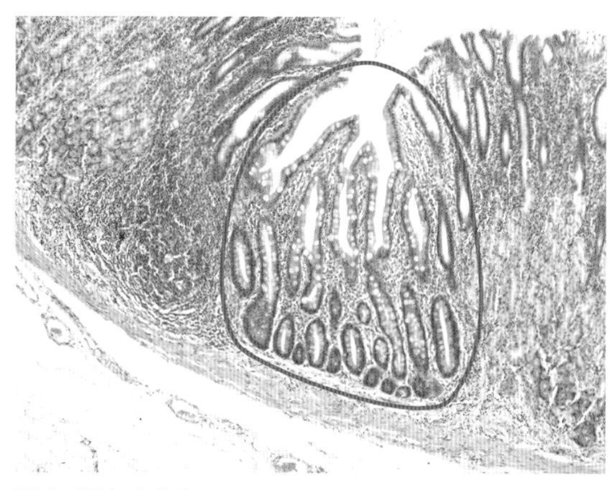

図4 腸上皮化生
小腸のような絨毛構造となり，上皮は吸収上皮細胞と杯細胞で構成されている（○）

表4 上皮性と非上皮性の腫瘍

分類	発生母地	良性腫瘍	悪性腫瘍
上皮性	腺上皮 扁平上皮 肝細胞 腎尿細管 移行上皮	腺腫，乳頭腫 扁平上皮乳頭腫 肝細胞腺腫 腎管状腺腫 移行上皮乳頭腫	腺がん 扁平上皮がん 肝細胞がん 腎細胞がん 移行上皮がん
非上皮性	平滑筋 骨 血管内皮 脂肪 神経細胞	平滑筋腫 骨腫 血管腫 脂肪腫 神経細胞腫	平滑筋肉腫 骨肉腫 血管肉腫 脂肪肉腫 神経芽腫
混合腫瘍	唾液腺	多形腺腫	悪性混合腫瘍

表5 良性腫瘍と悪性腫瘍の特徴

	良性腫瘍	悪性腫瘍
細胞異型	弱い	強い
分化	高分化	高分化〜未分化
発育速度	遅い	速い
細胞分裂	少ない	多い
発育様式	膨張性	浸潤性
壊死	ない	多い
脈管への浸潤	ない	多い
転移	ない	多い
全身影響	小さい	大きい

F. 良性腫瘍，悪性腫瘍

腫瘍は，遺伝子の働きに変化が生じて代謝や形態が正常とは異なった細胞となり，自律的，無目的，無制限に増殖したものである．

腫瘍は存在する臓器，発生母地，悪性度で分類される．例えば，肺腫瘍は肺に存在する腫瘍であるが，肺で発生した原発性とほかの場所から肺に転移した転移性がある．

発生母地は腫瘍が発生した元の組織をいう．**上皮性腫瘍**は，皮膚，消化管粘膜上皮，肺胞上皮，肝細胞，尿細管などの上皮から発生し，**非上皮性腫瘍**は，筋肉，神経，血管，骨，血液などの非上皮から発生する（表4）．

腫瘍の悪性度は，異型性，分化，発育速度，浸潤，転移の有無などを総合して評価して，良性腫瘍と悪性腫瘍に分類する（表5）．

異型性（**異型**）は，正常な細胞や組織と比べて細胞や組織の構造の違いの程度を表す．異型性が強いほど悪性度が高い（図5）．

分化は細胞の成熟度を高分化から未分化で表す．最も未熟な未分化が悪性度が高い．

G. 発がんのメカニズム

発がん物質などでDNAが損傷した際に，損傷を修復できなかったり，修復の際にエラーがあると，遺伝子の突然変異や増幅，染色体の転座などの異常が起こり，遺伝子の働きが変化する．

多段階発がん説では，発がんは複数のがん遺伝子の活性化とがん抑制遺伝子の不活性化が積み重なって起こり，次第に悪性度の高い細胞になって，がんとなる（図6）．

H. がん遺伝子，がん抑制遺伝子

1）がん遺伝子

がん遺伝子は，増殖因子，増殖因子受容体，シグナル伝達物質，転写促進，細胞周期関連物質など，がん細胞の特徴に関わる遺伝子群である．がん遺伝子の活性化は，細胞増殖を促進し，特定の物質を過剰に産生したり，正常な細胞ではみられない物質を産生するなど，細胞の代謝や形態に変化を起こす．

2）がん抑制遺伝子

がん抑制遺伝子は，細胞周期調節物質，DNAの修復，シグナル伝達抑制物質などに関わる遺伝子群であ

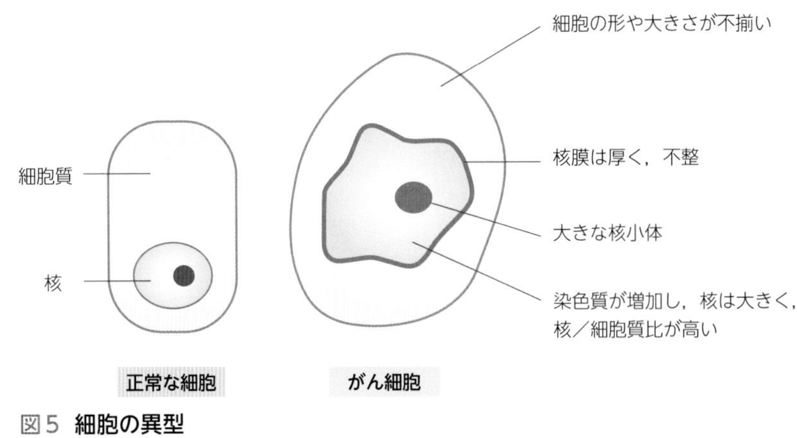

図5 **細胞の異型**

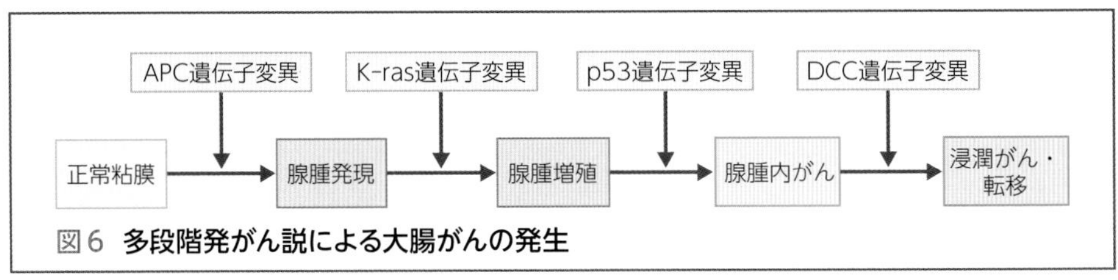

図6 **多段階発がん説による大腸がんの発生**

表6 **主ながん遺伝子とがん抑制遺伝子**

遺伝子		働き	関係する腫瘍
がん遺伝子	hst-1 myc EGFR CDK4 ras	線維芽細胞増殖因子 転写促進 上皮成長因子受容体 サイクリン依存性キナーゼ シグナル伝達，増殖活性化	胃がん バーキットリンパ腫 大腸がん，肺がん，乳がん メラノーマ，膠芽腫 大腸がん，肺がん，膵臓がん
がん抑制遺伝子	Rb BRCA-1 p53 WT-1 APC	細胞周期の調節 DNA修復 細胞周期の制御，DNA修復，アポトーシス誘導 核内転写 シグナル伝達の抑制	網膜芽細胞腫，骨肉腫 乳がん，卵巣がん 多くのがん ウィルムス腫瘍 大腸がん

る．正常な細胞で働いて細胞のがん化を抑制する遺伝子である（表6）．

I. がんの増殖；浸潤・転移・播種（はしゅ）

1）腫瘍の増殖

①膨張性発育

細胞同士の結合力が強い腫瘍では，腫瘍細胞は塊となって存在し，腫瘍は風船が膨らむように大きくなる．これを膨張性発育という．腫瘍と正常組織との境界が明瞭で，良性腫瘍でみられる．

②浸潤性発育

腫瘍細胞同士の結合力が弱い腫瘍では，腫瘍細胞はバラバラとなって正常な細胞の隙間に入り込んで増殖する．これを浸潤性発育という．腫瘍と正常組織の境界は不明瞭である．悪性腫瘍でみられる（図7）．

2）がんの浸潤

浸潤の範囲によって**早期がん**と**浸潤がん**に分けられる．臓器によって分類が異なる．悪性上皮性腫瘍では，発生母地と粘膜下組織までの浸潤を早期がんとし，進行がんは早期がんの範囲を越えて他の組織に浸潤している状態とするものが多い．

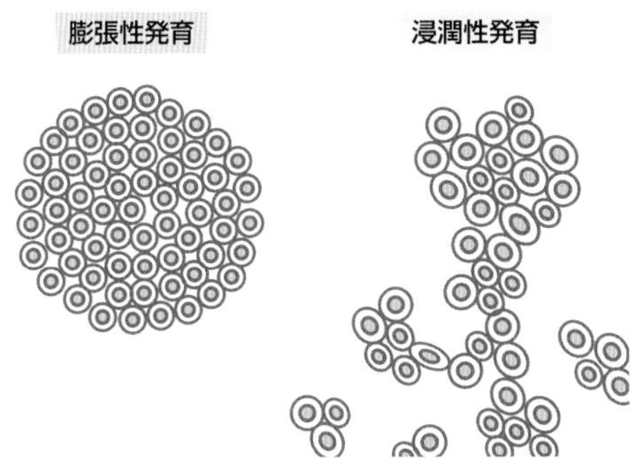

図7　腫瘍の発育様式

3）がんの転移

転移は，がんが発生した組織から遠隔の組織にがん細胞が移動して，そこで増殖する現象である．

①血行性転移

血管内にがん細胞が入り込み，血流にのって遠隔の臓器に移動して増殖する現象である．

臓器のなかでも特に肺は全身からの血液が流入するため，転移先になりやすい．肝臓は消化器の血液が門脈を経由して流入するため，消化器系のがんの転移先になりやすい．

②リンパ行性転移

リンパ行性転移はリンパ管内にがん細胞が入り込み，リンパ液にのってリンパ節に移動して増殖する現象である．最初に転移するリンパ節を**センチネルリンパ節**という．

③播種

種をばらまいたように体腔内にがん細胞が拡がり，体腔の内表面に着床して増殖する現象である．肺がんや胃がんなどの体腔に隣接した臓器のがんからの播種が多い．

3　個体の死

死は，全身の臓器や組織の機能が永久に停止して，生命現象が不可逆的に失われた状態である．

A. 植物状態（遷延性意識障害）

脳の損傷によって意識や運動能力などが損なわれているが，呼吸や循環などの生命維持に必要な脳幹の機能は保持されている状態である．

日本脳神経外科学会植物状態患者研究協議会（1972年）の定義では，通常の生活を送っていた人が脳損傷を受けた後で次の6項目を満たす状態に陥り，ほとんど改善がみられないまま3カ月以上経過したものとしている．

1. 自力移動不可能
2. 自力摂食不可能
3. 尿失禁状態にある
4. たとえ声は出しても意味のある発語は不可能
5. 「眼を開け」「手を握れ」などの簡単な命令にはかろうじて応ずることもあるが，それ以上の意思の疎通が不可能
6. 眼球はかろうじて物を追っても認識はできない

Column

がんの治療はなぜむずかしいのだろうか

がんの治療には外科的治療，化学療法，放射線治療がある．外科的治療では，手術の困難な部位にがんがあったり，浸潤や転移があってすべてのがん細胞を取り除くことが不可能であったりする．化学療法や放射線治療では，すべてのがん細胞を殺すことができなかったり，正常な細胞に悪影響を及ぼして治療を継続できないこともある．

すべてのがんを1つの方法で治療できないのは，一つひとつのがんの性質が異なっているためである．同じ臓器のがんでも発生に関わっている遺伝子の組み合わせが異なるため性質が違う．がんの進展とともに発現するがん遺伝子が増加するため，がんの性質も変化していく．遺伝子治療が最近注目されているが，効果が期待できるがんはまだ限られており，それぞれのがんに合わせた治療法の開発が必要である．

B. 心臓死

心臓死では，**死の3徴候**である心臓停止，呼吸停止，瞳孔散大と対光反射の消失を確認して死としている．

C. 脳死

脳死は脳のすべての機能が不可逆的に停止した状態である．生命維持に関わる脳の機能が失われると，自発呼吸ができない．放置すると呼吸が停止して心臓死に至る．しかし，人工呼吸器を装着して必要な栄養などを供給すると，脳以外の臓器の機能を数日は維持できる．ただし，このような状態であっても脳は壊死しており，融解が進んでいく．

日本では，1997年（平成9年）に臓器の移植に関する法律が定められ，臓器を移植する場合に限り，法的な脳死判定基準を満たすことによって脳死をヒトの死として認めている（表7）．

表7　脳死と判定するための必須項目

1　深昏睡
2　両側瞳孔径4 mm以上で，瞳孔固定
3　脳幹反射の消失（すべての項目を確認する）
　1）対光反射の消失
　2）角膜反射の消失
　3）毛様脊髄反射の消失
　4）眼球頭反射の消失
　5）前庭反射の消失
　6）咽頭反射の消失
　7）咳反射の消失
4　平坦脳波
5　自発呼吸の消失

法にもとづく脳死判定はすべての項目を確認しなければならない．
少なくとも2人以上の十分な経験がある医師が判定する．
判定後6時間経過を観察して変化がないことを確認する．
心停止や窒息などの二次性脳障害や6歳未満では，6時間以上の観察期間をおく．
脳死判定の対象症例，除外例，留意点，判定手順，意思確認などについて規定がある．
（「法的脳死判定マニュアル」から抜粋）

チェック問題

問 題

- □ □ Q1 急性炎症と慢性炎症を説明せよ.
- □ □ Q2 壊死を説明せよ.
- □ □ Q3 萎縮の種類を説明せよ.
- □ □ Q4 悪性腫瘍の特徴を説明せよ.
- □ □ Q5 脳死と心臓死の違いを説明せよ.

解答&解説

A1 急性炎症は数週間以内で終息し，炎症の４徴候が顕著で滲出がみられ，好中球やマクロファージの浸潤がみられる．慢性炎症は数カ月以上続き，原因によって徴候は異なり，マクロファージ，リンパ球，形質細胞，線維芽細胞が浸潤し，線維化もみられる．(p.43)

A2 壊死は酸素欠乏や感染などが原因で細胞が傷害されて死に至った受動的な細胞の死である．核は融解して消失し，細胞膜が破壊されて細胞は崩壊し，炎症が起こる．(p.45)

A3 萎縮の起こり方によって単純萎縮，数的萎縮，偽肥大がある．原因で分類すると，生理的萎縮，全身性萎縮，無為萎縮，圧迫性萎縮，神経性萎縮，内分泌性萎縮，放射線萎縮がある．(p.45, 46)

A4 良性腫瘍に比べて悪性腫瘍は，異型が強く，分化が低いものもある．また，分裂像が多くみられて細胞増殖が活発で，浸潤性に増殖し，転移することもあり，全身への影響が強い．血管の新生が十分でない場合は壊死も多い．(p.47)

A5 心臓死は死の３徴候で判定され，全身の機能が失われている．脳死は脳のすべての機能が不可逆的に停止した状態で自力では生存できないが，人工呼吸器や必要な措置をすることによって脳以外の機能をしばらく維持できる．(p.50)

第3章 疾患の治療

Point

1. 疾患の治療には原因療法と対症療法などがあることを理解する.
2. 治療計画を立て，実施後はモニタリングを行って効果を評価する. 治療法には栄養・食事療法，運動療法，薬物療法，手術などがあることを理解する.
3. 臓器の機能が回復できない場合，臓器移植なども選択肢となる. 再生医療の臨床応用も進んでいることを理解する.
4. 末期がんなど治療効果が期待できない場合，緩和ケアやターミナルケアなどが選択できることを理解する.

概略図 疾患の治療

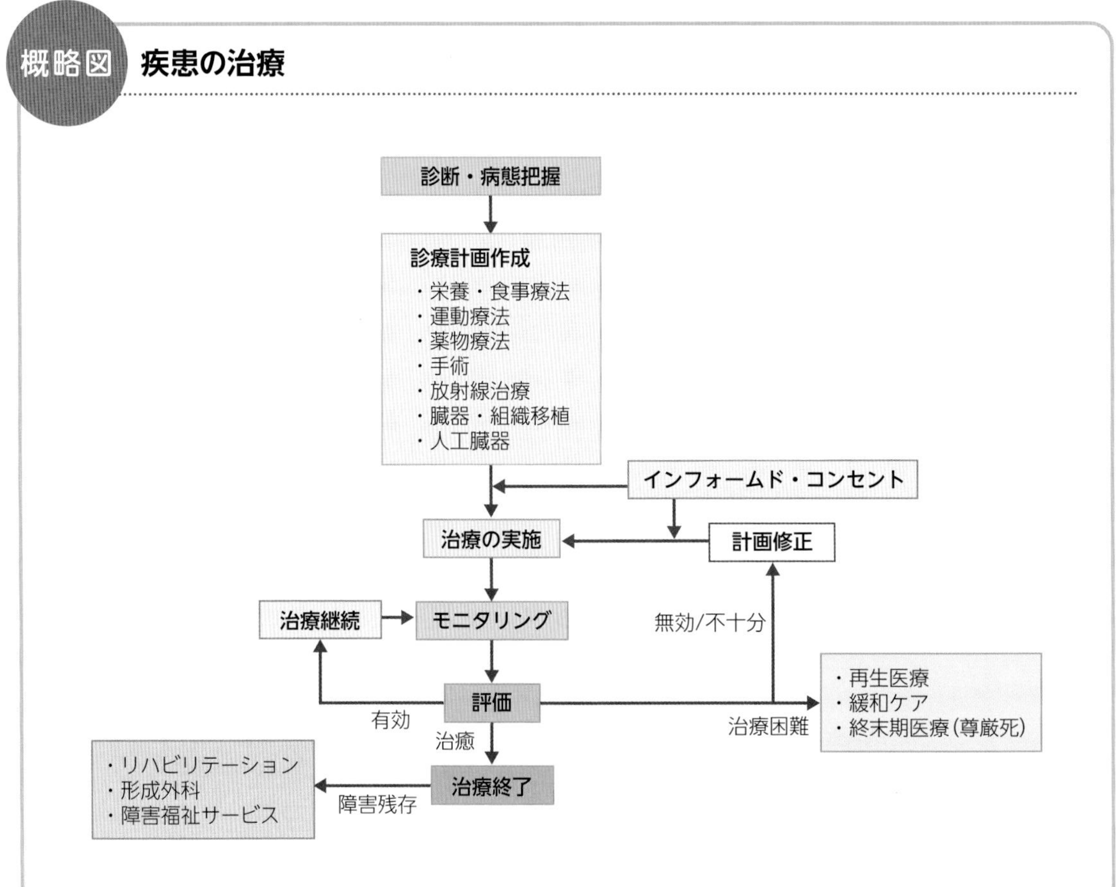

1 治療の種類と特徴

A. 原因療法と対症療法

1）原因療法

原因療法とは疾病や症状の原因を明らかにし，取り除くことである．消化性潰瘍の原因であるピロリ菌（ヘリコバクター・ピロリ）の除菌や胃がんの切除は原因療法である．

2）対症療法

対症療法とは症状の緩和をめざした治療である．原因が不明の場合や原因が明らかであっても原因療法がない場合に行う．解熱や鎮痛などの対症療法は，原因療法に合わせて実施することがある．

B. 保存療法，根治療法，特殊療法

1）保存療法

外科領域で使われることが多い．手術を選択せず，薬物療法や理学療法などで経過を見ることである．手術をするほどではない場合などに選択される．変形性膝関節症の痛みにヒアルロン酸の注射をすることは保存療法である．

2）根治療法

原因療法と似た概念で，疾患の原因を根こそぎ取り除くことをめざす治療法である．外科治療で用いられることが多く，大腸がんの根治療法（手術）などのように使われる．

3）特殊療法

決まった定義はないが，一般の医療機関では通常実施していない専門性や先進性が高い治療法をいう．難病指定疾患の治療や白血病に対する骨髄移植なども特殊療法である．

2 治療計画・実施・評価（概略図）

A. 治療の適応・選択と実施

医療チームによって疾患の原因や病態に応じた治療計画が作成される．可能な限り臨床試験などで有効性が実証された治療方法を選択する．これを**根拠にもとづいた医療**（**EBM**：evidence-based medicine）といい，EBMにもとづいた**診療ガイドライン**が作成されている[1]．自然治癒できる場合は安静のみのことがある．一方，末期がんなどでは積極的な治療をしないという選択もある．

最終的な治療方法の決定は原則的に患者が行う．患者は医療者から病状や治療計画について説明を受け，十分理解したうえで自らの意志で治療法を選択（同意）する．これを**インフォームド・コンセント**（informed consent）という．

原因がわかる前から原因治療を開始することもある．細菌感染症では起炎菌の同定に通常数日かかる．そのため治療者は細菌検査を行った後，経験と臨床データベースにもとづいて効果が期待できる抗菌薬の投与を開始する．これを**経験的治療**（**エンピリック治療**）という．

B. モニタリング

治療の効果測定をするためにモニタリングを行う．モニタリングには身体所見，血液検査，画像診断などが用いられる．大腸がんの治療で腫瘍マーカーを測定するのはモニタリングである．栄養・食事療法では患者の**体重**や**客観的栄養マーカー**などをモニタリングする．

C. 評価

治療効果を評価して治療方法について検討する．抗菌薬を投与している場合，効果があれば投与を継続し，効果が不十分な場合は薬剤や投与方法を変更する．治癒と評価すれば治療を終了する．

3 治療方法

A. 栄養・食事療法

1）栄養療法

栄養療法とは疾患の治療のため病態に合わせて栄養素を適切に補給することである．**経腸栄養法**と**経静脈**

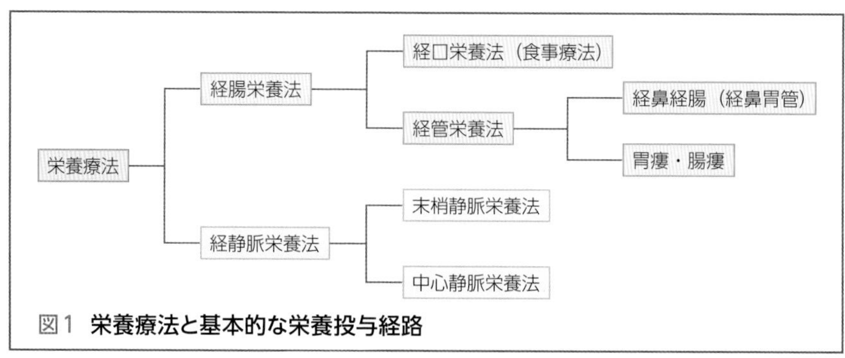

図1 栄養療法と基本的な栄養投与経路

栄養法があり（図1），消化管が使用できる場合は可能な限り経腸栄養法を行う．経腸栄養法だけで必要なエネルギー量を投与できない場合，経静脈栄養法を併用することがある．

経腸栄養法には**経口栄養法**（食事療法）と**経管栄養法**がある．経管栄養法には経鼻的にチューブ（経鼻胃管）を挿入する方法と胃瘻(いろう)や腸瘻(ちょうろう)を造設する方法がある．濃厚流動食や成分栄養剤，消化態栄養剤，半消化態栄養剤を病態に合わせて投与する．

経静脈栄養法には**末梢静脈栄養法**（peripheral parenteral nutrition：PPN）と**中心静脈栄養法**（total parenteral nutrition：TPN）がある．末梢静脈から投与できるエネルギー量は限度があり，長期のカテーテル留置もできない．そのため長期に経静脈栄養を行う場合，中心静脈栄養法を選択する．中心静脈栄養法では高濃度ブドウ糖液が投与でき，十分なエネルギー量が補給できる．

2）食事療法

経口栄養法のことである．病院給食においては一般食と**特別食**がある．一般食は特別な制限のない食事で，喫食者に合わせてエネルギー量と食事形態を調整する．特別食には治療食や検査食などがある．治療食では病態に合わせて栄養素の含有量などを調整する．外来患者には管理栄養士が食事指導（栄養教育）としてさまざまな食事療法を実施している．

B. 運動療法

運動療法とは，治療手段として運動をするものをいう．**理学療法士**（physical therapist：PT）が行う運動療法では身体的な機能回復をめざし，筋肉の増大，耐久性の増加，動作の改善など行う．これ以外に健康維持や生活習慣病の改善のための運動療法や高齢者の**サルコペニア**※1予防のための運動療法などが行われている．

C. 薬物療法

疾患に対して薬物を用い，疾患の治癒や症状の緩和をめざす治療法である．薬物には副作用のリスクがある．薬物を投与するのは効果がリスクより十分に大きい場合に限られる．

1）経口薬

最も多く使用されている薬剤である．吸収された薬剤の一部が肝臓を通過する際代謝されるので，血液中に現れる薬物量は吸収した量よりも少ない．

2）注射薬

アンプルやプラスチック容器に入れられており，注射針を用いて皮下や筋肉，静脈などに投与される．静脈への投与は薬物血中濃度を迅速に上昇させる．このほかに関節内や脊髄腔などへの投与がある．インスリンなどでは自己注射が認められている．

3）外用薬

人体に用いる薬剤のうち内服薬と注射薬を除いたものである．外皮用薬（軟膏(なんこう)，クリーム，貼付(ちょうふ)剤など），眼科用外用薬（点眼液など），耳鼻科用外用薬（点鼻液など），口腔薬（飲み込まない薬），座薬がある．

D. 輸液，輸血，血液浄化

1）輸液

静脈内に水分，栄養素，電解質などを投与すること

※1 **サルコペニア**：骨格筋肉量が減少した状態．

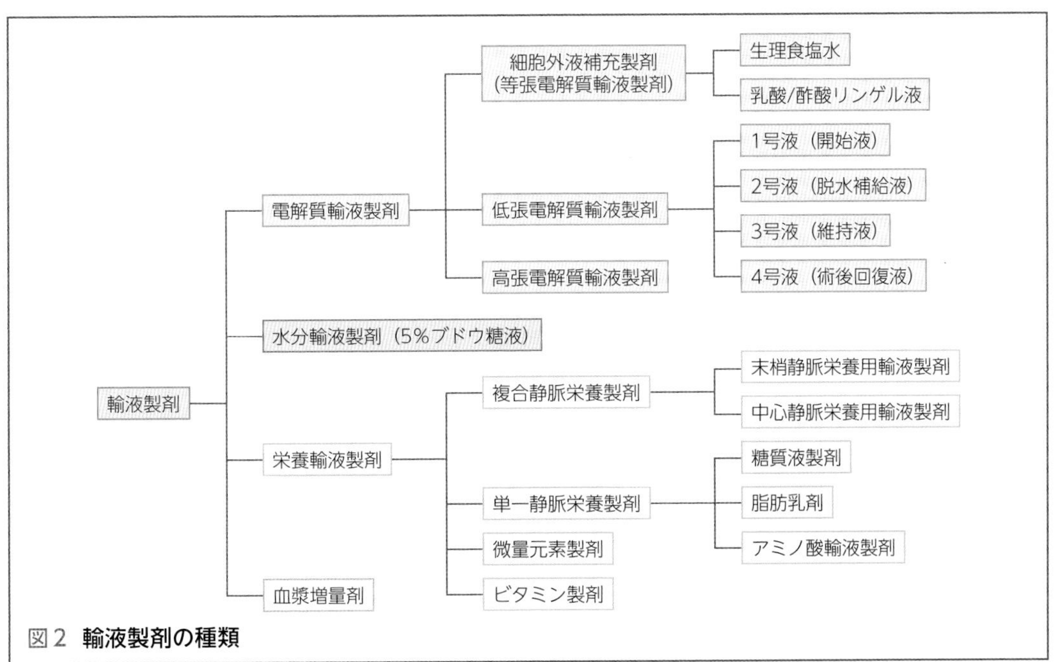

図2　**輸液製剤の種類**

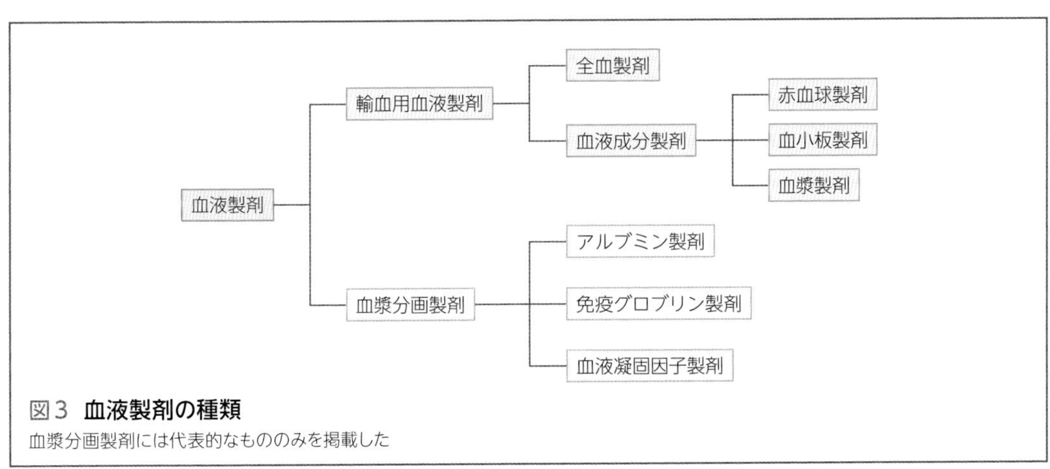

図3　**血液製剤の種類**
血漿分画製剤には代表的なもののみを掲載した

を輸液といい，輸液製剤には水・電解質輸液製剤，栄養輸液製剤などがある（図2）.

2）輸血

輸血療法とは血液中の成分が低下したとき，その成分を補充することをいう．採取した血液をそのまま輸血する**全血輸血**と血液成分を分離して必要な成分だけを投与する**成分輸血**があり，後者が主流となっている．これ以外に血漿から精製した**血漿分画製剤**がある（図3）.

血球や血漿を含む輸血においてはABO血液型とRh血液型を適合させる必要があり，輸血前に**交差適合試験**を実施する．また，血液製剤によって肝炎やAIDSなどが感染するので，病原体のチェックが行われている．

輸血に伴う感染や免疫反応などを回避するため，輸血を要する待機手術では**自己血輸血**が勧められる．前もって自分の血液を採取して貯血しておき，術中にこれを輸血する．

3）血液浄化

血液浄化とは，体外循環などを用いて体液の是正や病因物質を除去する治療法である．末期腎不全患者の**血液透析**と**腹膜透析**が一般的なものである（詳細は**「第9章9．末期腎不全の治療」**を参照）．これ以外に**血漿交換**や**血漿吸着療法**などがある．血漿吸着療法では分離した血漿をカラムに通して特別な物質だけを吸着する．これには家族性高コレステロール血症においてLDLコレステロールを除去する**LDL吸着療法（LDLアフェレーシス）**がある．また，自己免疫疾患（潰瘍性大腸炎など）において特定の種類の白血球をフィルターで取り除く**白血球除去療法**がある．

E．手術，周術期患者の管理

1）手術

手術とは，機器を用いて患部を切開し，外科的処置を行うことである．外科のほか眼科，耳鼻咽喉科，皮膚科などで行われる．近年は腹腔鏡や内視鏡，手術ロボットを用いた**低侵襲の手術**も行われている．手術の痛みを取り除くために麻酔が行われる．麻酔方法には**局所麻酔**（脊椎麻酔と硬膜外麻酔，狭義の局所麻酔）と**全身麻酔**がある．

2）周術期患者の管理（図4）

周術期とは手術の前後（術前，術中，術後）の期間をいう．周術期の管理は外科医と麻酔科医が中心になって行う．

①術前管理

術前管理としては手術侵襲と手術危険度を考慮して，患者リスクを評価する．評価する項目としては栄養状態などの全身状態，血液凝固機能，呼吸・循環器機能，肝腎機能などがある．緊急手術を除き，手術までに補正可能な異常は改善させる．

全身麻酔では嘔吐や誤嚥の危険があるので，通常手術12時間前から絶食，数時間前から飲水禁止とする．

②術中管理

手術中は麻酔科医が中心になって，麻酔管理（吸入麻酔薬・筋弛緩薬），呼吸管理，循環管理などを行う．出血量や輸液・輸血量も正確に管理する．

③術後管理

全身麻酔による手術直後の管理は外科系集中治療室（surgical intensive care unit：SICU）で行われることが多い．手術直後は麻酔記録や術後の検査を参考に呼吸・循環器の管理を行う．覚醒すれば**疼痛管理**も重要となる．術後特有の合併症として**術後感染**と**創部合併症**がある．術後の管理目標は術後の合併症を防ぎ，可能な限り絶食期間を短縮し，早期離床を図ることである．そのため患者の精神的なサポートを行い，回復への意欲を高めることが重要である．

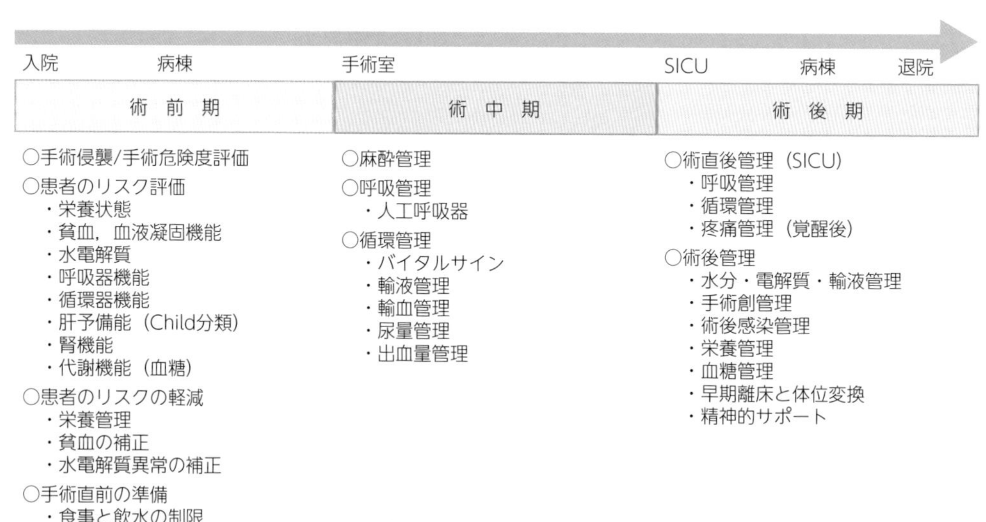

図4 全身麻酔における周術期の患者管理

F. 臓器・組織移植，人工臓器

1）臓器移植

臓器の機能が高度に低下し，移植でしか治療できない場合，**臓器移植**が選択肢となる．移植されている主な臓器は肺，心臓，肝臓，膵臓，腎臓，小腸である．これ以外に骨髄移植や角膜移植などがある．移植後，**拒絶反応**を抑えるための**免疫抑制療法**が必要となる．免疫能が低下するため移植後は真菌やウイルスなどに感染しやすい．

移植は**ドナー**（提供者）の状態によって，生体移植，脳死移植，心臓死移植に分けられる．**レシピエント**（移植を受ける者）への移植臓器の橋渡しは日本臓器移植ネットワークが行っており，2021年4月現在約13,000人が登録している．これに対して2020年の臓器提供は78件（脳死69件，心臓死9件），移植件数は318件である（表1）．2010年の改正臓器移植法によって脳死臓器提供件数は増加したが，移植臓器はきわめて不足している．そのため腎移植の9割は近親者からの生体腎移植である．

2）組織移植

現在わが国では，ヒト組織のうち膵島，心臓弁，大血管・末梢血管，皮膚，骨・靭帯，網膜，羊膜（卵膜）等の採取・保存が行われ，医療に応用されている．一部組織では組織バンクとして保存・供給がシステム化されている．

3）人工臓器

人工臓器とは臓器の機能を一時的，または半永久的に代行する人工装置のことである．最も多く利用されているのが**人工腎臓**で，30万人以上の末期腎不全患者が利用している．人工膵臓はまだ大型であるので，比較的短期の治療や臨床検査に利用されている．

近年人工心臓として無拍流ポンプが利用可能であることが明らかになり，小型の人工心臓の開発が進んでいる．これら以外に人工肺や人工血管，人工関節などがある．

G. 放射線治療

がん細胞の放射線感受性が高い場合，腫瘍に放射線を照射して死滅させる放射線療法が実施できる．放射線療法には体外からX線や電子線を照射する**外部照射**と，容器に密閉した放射線同位元素（線源）を病巣付近に留置する**体腔内照射**がある．体腔内照射は前立腺がんや子宮頸がんなどで行われる．近年は陽子などの粒子線を照射する治療も行われている．放射線療法は手術より侵襲が少なく，高齢や合併症のため手術ができない場合でも可能なことがある．一方，放射線は正

表1　臓器移植の現状（2011～2020年）

		2011	2012	2013	2014	2015	2016	2017	2018	2019	2020
提供件数	脳死下	44	45	47	50	58	64	77	68	98	69
	心停止後	68	65	37	27	33	32	35	29	28	9
	合計	112	110	84	77	91	96	112	97	126	78
移植件数	心臓単独	31	28	37	37	44	51	56	55	84	54
	心肺同時	0	0	1	0	0	1	0	0	0	0
	肺単独	37	33	40	41	45	49	56	58	79	58
	肝臓単独	41	40	38	43	55	54	62	57	82	58
	肝腎同時	0	1	1	2	2	3	7	3	6	5
	膵臓単独	6	9	9	5	4	5	8	3	3	4
	膵腎同時	29	18	24	24	32	33	35	31	46	24
	腎臓単独	182	174	130	101	133	141	156	148	178	112
	うち脳死下	57	58	63	59	71	80	91	93	124	95
	小腸	3	0	1	0	0	1	0	3	2	3
	合計	329	303	281	253	315	338	380	358	480	318

生体移植は含まれない
公益社団法人日本臓器移植ネットワーク　移植に関するデータ（https://www.jotnw.or.jp/data/offer.php）[2)] を参考に作成

常細胞にも影響を及ぼすので，照射方法などを工夫して，副作用を最小にする努力がなされている．

H. リハビリテーション

医療機関で行われるリハビリテーションを**医学的リハビリテーション**という．**理学療法士**（**PT**）や**作業療法士**（occupational therapist：**OT**），**言語聴覚士**（speech-language-hearing therapist：**ST**）などが中心となり，病気や事故などで生じた心身の障害を元に戻す訓練を行う．さらに障害をもった人が，障害をもっていてもQOLが高い人生を送るための支援も行っている．リハビリテーションには，心筋梗塞後の運動耐容能の増加と再発予防のための心大血管疾患リハビリテーション，脳血管障害の機能回復のための脳血管疾患等リハビリテーション，整形外科疾患を対象とする運動器リハビリテーション，慢性閉塞性肺疾患[※2]（chronic obstructive pulmonary disease：COPD）を対象とする呼吸器リハビリテーションなどがある．

I. 再生医療

再生医療とは，事故や疾病によって機能を失った組織や臓器を幹(かん)細胞から分化させた組織を使って再生する医療技術である．幹細胞には血液幹細胞のように分化できる細胞の系統が限られる幹細胞（体性幹細胞）と，すべてのものに分化可能な幹細胞がある．後者にはヒト受精卵由来の**胚性幹細胞**（**ES細胞**，embryonic stem cell）がある．

ヒトのES細胞はヒトになることができる受精卵（胚）から作製するため，倫理的な問題がある．またES細胞から作製した組織には拒絶反応がある．2006年に山中伸弥教授らが体細胞から作製した**人工多能性幹細胞**（**iPS細胞**，induced pluripotent stem cell）にはこのような問題がなく，注目されている．作製時に導入する遺伝子によるがん化などの課題も残っているが，2014年には加齢黄斑変性症[※3]の治療にヒトiPS細胞由来の網膜色素上皮細胞が使用された（図5）．

J. 救急救命治療（クリティカルケア）

1）救急治療（図6）

救急医療には，救急患者の初期診断や治療を行う初期救急医療，重症患者の救命治療を行う救急救命医療，ドクターカーなど病院外で行う病院前救急医療がある．

わが国の救急医療は重症度別に**初期（一次）救急**，**二次救急**，**三次救急**の3段階に分けて行っている．しかし，重傷度別の救急医療体制には限界があり，すべての救急患者を引き受ける北米式の**ER**（emergency room，**救急救命室**）**方式**を採用する医療機関も増えている．

2）クリティカルケア（集中医療）

クリティカルケアは重篤(じゅうとく)な疾患や外傷，侵襲の大き

※2 **慢性閉塞性肺疾患**：高齢男性に多い換気障害．
※3 **加齢黄斑変性症**：加齢により網膜の黄斑に障害が生じ，失明に至る疾患．

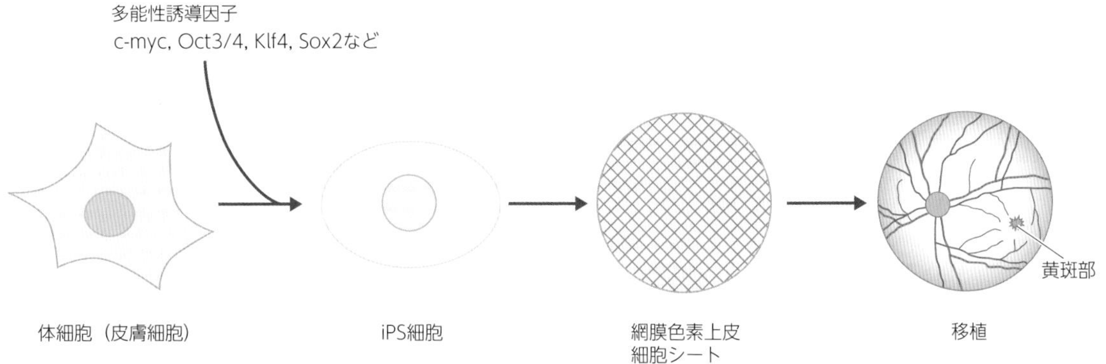

図5 iPS細胞の臨床応用
網膜色素上皮シートの実物写真は右記URLを参照．http://www.kantei.go.jp/jp/singi/kenkouiryou/suisin/suisin_dai4/siryou6.pdf

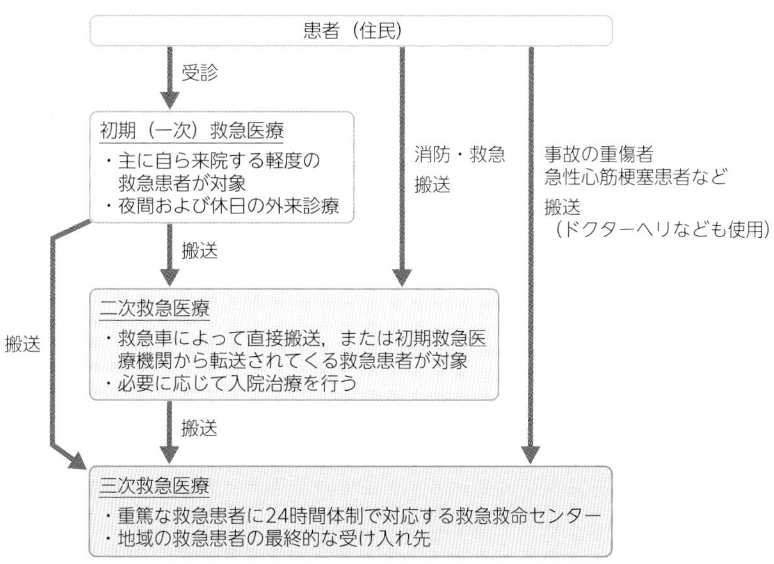

図6 **わが国の救急体制（初期〜三次救急医療）**

い手術などのために生体機能に重大な障害や生命の危機がある患者を対象とする．内科系，外科系を問わず24時間体制で集中的な治療とケアを行う．通常医療機関に設置された**集中治療室**（**ICU**：intensive care unit）で行われる．集中治療室は疾患別に，冠疾患集中治療室（cardiac care unit：CCU），新生児集中治療室（neonatal intensive care unit：NICU）などのように細分化されている場合がある．

K. 緩和ケア

これまで緩和ケアは治療が困難になった終末期がん患者への医療とされてきた．しかし，2012年の**がん対策推進基本計画**においては，がんの宣告時から緩和ケアを実施する必要があるとしている．がん患者と家族はがんの宣告時からさまざまな苦悩を抱えて生活をしている．がん患者と家族が質の高い療養生活を送るため，治療の初期段階から身体症状の緩和や精神心理的な問題に対して全人的な支援を行う．

L. 終末期医療（ターミナルケア）

一般的に，治癒の望みがなく余命が2〜3カ月程度になった時期が**終末期**である．終末期患者に延命治療ではなく苦痛緩和や精神的ケアに重点をおいた医療を行うのが**終末期医療**である．終末期医療の対象は，が

Column

オーダーメイド医療（personalized medicine）

現在，臨床試験で有効性が実証された根拠にもとづく医療（EBM）を行うことが求められている．EBMに用いられている根拠はコホートといわれる小規模集団での調査・研究やランダム化比較試験から得られたものである．しかし，同じ疾患でもその状態は一人ひとり異なっている．また，ヒトの遺伝子配列には多型などがあり，遺伝的背景も患者ごとに異なる．そのためコホートからの結果は必ずしも個人には当てはまらず，EBMで効果のある治療を行っても，効果が得られないことも多い．

遺伝学の進歩に伴って，DNAマイクロアレイやDNAシークエンサー（配列解読器）によって大量の遺伝情報を短時間に取得することが可能になった．これらの情報を利用して患者個人にとって最適な治療を行うことをオーダーメイド医療という．

(2017年7月改訂版)

リビング・ウイル－Living Will
－終末期医療における事前指示書－

この指示書は、私の精神が健全な状態にある時に私自身の考えで書いたものであります。
したがって、私の精神が健全な状態にある時に私自身が破棄するか、または撤回する旨の文書を作成しない限り有効であります。

□ 私の傷病が、現代の医学では不治の状態であり、既に死が迫っていると診断された場合には、ただ単に死期を引き延ばすためだけの延命措置はお断りいたします。
□ ただしこの場合、私の苦痛を和らげるためには、麻薬などの適切な使用により十分な緩和医療を行ってください。
□ 私が回復不能な遷延性意識障害（持続的植物状態）に陥った時は生命維持措置を取りやめてください。

以上、私の要望を忠実に果たしてくださった方々に深く感謝申し上げるとともに、その方々が私の要望に従ってくださった行為一切の責任は私自身にあることを付記いたします。

枠内は必ずお書きください	申込日	年　月　日
フリガナ 氏　名 （自署）	男 ・ 女	年　月　日生
□□□-□□□□ 住　所	TEL 携帯	－　－ －　－

図7　**尊厳死の宣言書（リビング・ウイル　Living Will）の一例**
日本尊厳死協会　リビング・ウイル（https://songenshi-kyokai.or.jp/living-will）[3]より一部転載

んや老衰以外にアルツハイマー型認知症，筋萎縮性側索硬化症（ALS），パーキンソン病などがある．終末期には精神的・社会的問題も発生するので，医療チームにはソーシャルワーカーなどの参加が望まれる．なお，ターミナルケアを専門に行う医療施設として**ホスピス**ある．

救急・集中治療において適切な治療を行っても救命の見込みがない状況に至ることがある．そのため，救急・集中治療でも終末期医療が行われるようになり，それに関するガイドラインも作成されている．

M.尊厳死

末期のがんなど治る見込みがない疾病になったとき，過剰な医療によって死に至る過程を人工的に引き延ばすことを避け，人間としての尊厳を保って自然な死に臨むことが尊厳死である．わが国では，人工呼吸器や胃瘻による栄養療法を開始すると積極的に中止することは容易ではない．チューブや機械につながれた闘病をさけ，平穏死・自然死を望む場合，尊厳死の意思を記しておく．これを**リビング・ウイル**という（図7）．

尊厳死では延命措置はせず，痛みの緩和などを目的とした緩和医療を積極的に実施する．なお，わが国では薬物などで患者の生命を積極的に短縮する安楽死は認められていない．

チェック問題

問 題

□□ Q1 根拠にもとづいた医療（EBM）とは何か.

□□ Q2 インフォームド・コンセントとは何か.

□□ Q3 再生医療でのES細胞とiPS細胞それぞれの長所と短所は何か.

□□ Q4 末期がん患者のケアについて説明せよ.

解答&解説

A1 臨床試験から得られた医学的・科学的根拠にもとづいた医療を行うこと．EBMを行うため，多くの疾患の診療ガイドラインが作成されている．(p.53)

A2 医療行為を受けるとき，対象者が医療従事者から治療計画などについてよく説明を受け，十分理解したうえで自らの意思にもとづいて治療法を選択（同意）すること．(p.53)

A3 ES細胞はヒト受精卵から作製するので倫理的な問題があり，移植すれば拒絶反応も起こる．iPS細胞にはこれらの問題がないが，がん化などの可能性が残されており，安全面の懸念が残る．(p.58)

A4 がん患者には，がんの症状以外にも心理的な問題などがある．そのため診断時より全人的な緩和ケアが必要となる．末期では不要な延命治療は行わず，苦痛緩和や精神的ケアに重点をおいた医療を積極的に行い，最後まで質の高い生活が送れるようにケアをする．(p.59)

第4章 栄養障害と代謝疾患

Point

1. PEMにはたんぱく質とエネルギーがともに欠乏するマラスムスと，たんぱく質の欠乏が著しいクワシオルコルがあることを理解する．
2. 「糖尿病」は，インスリンの作用不足による慢性高血糖を主徴とし，特徴のある代謝異常を生じる症候群であることを理解する．
3. 血中のLDLコレステロールやトリグリセリドの増加，HDLコレステロールの低下を「脂質異常症」といい，動脈硬化の危険因子であることを理解する．
4. 「肥満」とは，脂肪組織に脂肪が過剰に蓄積した状態であり，“体重増加＝肥満”ではない．また，治療を必要とする肥満を「肥満症」ということを理解する．
5. 「高尿酸血症」は尿酸の産生過剰や排泄低下により血中尿酸濃度が上昇する状態で，痛風の原因となることを理解する．

概略図 メタボリックシンドロームの成因

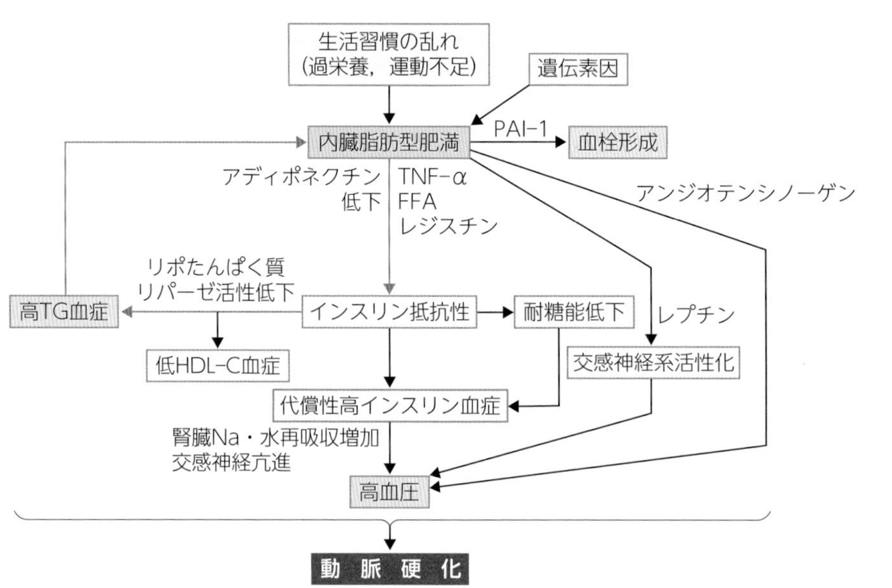

TNF-α：腫瘍壊死因子-α，FFA：遊離脂肪酸，PAI-1：プラスミノーゲン活性化抑制因子，TG：トリグリセリド，HDL-C：HDLコレステロール

1 栄養障害

栄養障害とは，体が必要とするエネルギーおよび栄養素量に対して，実際に摂取する量が不足したり過剰になることである．ここでは不足について記す．

なおビタミン欠乏症・過剰症，ミネラル欠乏症・過剰症も栄養障害に含まれるが，詳細はp.91，93にて説明する．

A. 飢餓（きが）

生体は食物摂取により生命維持のために必要なエネルギーを得ているが，なんらかの理由で摂取エネルギーが持続的に不足すると，生体の構成成分が分解し，体重が減少する．このような状態を**飢餓**といい，飢餓による死を**餓死**（がし）という．

成人は基礎エネルギーとして1,500～1,800 kcal/日は必要であるが，不足すると肝臓や筋肉に蓄えられていたグリコーゲンが利用される．グリコーゲンが使い果たされると，脂肪の分解により生成されるケトン体がエネルギー源として使用され，体重が減少する．最終的にはたんぱく質も分解される．生体内のたんぱく質の2/3以上が消費されると生命の維持は不可能とされている．

必要なエネルギーは供給されていても，特定の栄養素が欠乏している状態を**栄養失調**という．たんぱく質は生体を構成する要素であるだけでなく，代謝調節に必要な酵素も形成しており，最も重要な栄養素である．たんぱく質不足は血中の膠質（こうしつ）浸透圧の低下を生じ，**浮腫**（ふしゅ）の原因となる．飢餓が長期間に及ぶと，エネルギー，たんぱく質，ビタミン，ミネラルの不足を生じ，生体内の代謝調節を維持できなくなる．

B. たんぱく質・エネルギー栄養障害（PEM），栄養失調症

たんぱく質やエネルギーが持続的に不足すると，たんぱく質・エネルギー栄養障害（protein-energy malnutrition：PEM）となる．PEMにはたんぱく質とエネルギーがともに欠乏する**マラスムス**（marasumus）とエネルギーは保たれているが，たんぱく質の欠乏が著しい**クワシオルコル**（kwarshiorkor）がある（表1）．

1）マラスムス

食事の摂取不足，消化・吸収障害，慢性感染症などによる栄養障害である．早期の急激な離乳，胃腸炎の繰り返しなどが原因となり，1歳までに発症することが多い．エネルギー不足が主体でたんぱく質不足も伴う．極度のやせ，成長障害を認める．

2）クワシオルコル

離乳後の幼児（2～3歳）に多発するたんぱく質を主体にする栄養障害である．血清アルブミン値の低下，浮腫，貧血，脂肪肝，肝腫大を認める．

C. 悪液質（あくえきしつ）（カヘキシー）

重症慢性疾患の末期にみられる全身の衰弱した病的状態である．体脂肪量，筋肉量および骨密度の減少を伴い，進行する体重減少を認める．悪性腫瘍を基礎疾患にするものを**がん悪液質**，心不全によるものを**心臓悪液質**，慢性閉塞性肺疾患（chronic obstructive pulmonary disease：COPD）に伴うものを**呼吸器悪液質**という．

表1 マラスムスとクワシオルコルの比較

	マラスムス	クワシオルコル
原因	主としてエネルギー欠乏，たんぱく質の欠乏も伴う	主としてたんぱく質欠乏，エネルギーは比較的保たれる
好発年齢	1歳までが多い	離乳期以後の2～3歳が多い
やせ，体重減少	著明	なし～軽度
皮下脂肪	ほとんどなし	保たれる
浮腫	なし	あり
肝腫大・脂肪肝	なし	あり
食欲	増加	低下
血清アルブミン値	正常～軽度低下	低下

2 糖尿病

A. 病因と病態

1) インスリンの生成と作用

インスリンは**膵臓のランゲルハンス島**の**β細胞**（**膵β細胞**）において生成・分泌され，門脈，肝臓を経て全身の組織に送られる．インスリンは肝細胞，筋肉，脂肪細胞などにある**インスリン受容体**に結合し（インスリン受容体はすべての細胞に分布している），その刺激が細胞内に伝達される結果，GLUT4を介する細胞内へのグルコースの取り込み，エネルギーの利用や貯蔵の促進などさまざまな作用をする．しかし，①インスリン生成・分泌障害，②インスリン異常，インスリン抗体の存在，③インスリン受容体の異常や減少，④受容体結合後の細胞内刺激伝達システムの障害は，細胞内へのグルコースの取り込みを抑制し，糖尿病を引き起こす（図1）．

2) 血糖調節機構

血糖値（血中グルコース濃度）が常に一定の範囲に維持されるのは，血中におけるグルコースの供給と消失のバランスが保たれているためである．食事中にはグルコースが腸管から吸収されることにより血中へグルコースが供給され，空腹時には肝臓からのグルコースの放出により供給される．血中からのグルコースの消失は肝臓，筋肉，脂肪細胞，腎臓などでのグルコースの取り込みと利用による．

血糖値はホルモンや神経系の調節を受ける．**成長ホルモン，甲状腺ホルモン，副腎皮質ホルモン**（グルココルチコイド），**副腎髄質ホルモン**（カテコールアミン），**グルカゴン**は**血糖上昇に作用**し，**インスリンのみ血糖低下に作用**する（表2）．

副交感神経の刺激は膵臓のインスリン分泌を促進し，グルカゴン分泌を抑制する．交感神経の刺激はインスリン分泌を抑制し，グルカゴン分泌を促進する．

血糖値が上昇すると，膵臓からのインスリン分泌が促進される一方で，グルカゴン分泌が抑制され，筋肉や肝臓へのグルコースの取り込みが増加し，血糖値が低下する．血糖値が低下すると，膵臓からグルカゴン分泌，副腎髄質からカテコールアミン分泌が促進され，肝臓に蓄えられていたグリコーゲンがグルコースに分解され，血糖値が上昇する．

表2 血糖値に影響するホルモン

血糖上昇に作用するホルモン	血糖低下に作用するホルモン
・成長ホルモン ・甲状腺ホルモン ・副腎皮質ホルモン （グルココルチコイド） ・副腎髄質ホルモン （カテコールアミン） ・グルカゴン	・インスリン

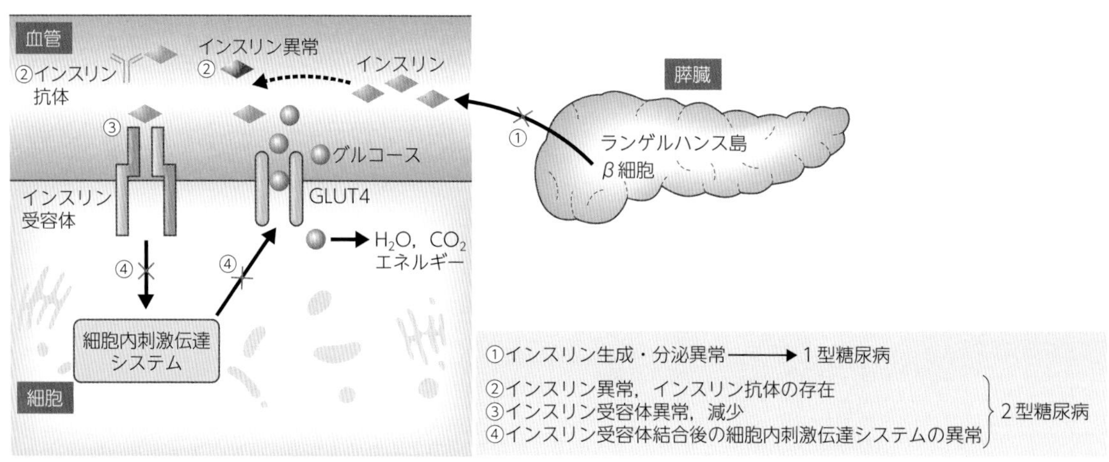

図1 **糖尿病の成因とインスリンの作用**

3）インスリン抵抗性

インスリン抵抗性とは，血中のインスリン濃度に見合ったインスリン作用が得られない状態であり，糖尿病，高血圧，脂質異常症を生じ，動脈硬化性疾患を惹起する．肥満はインスリン抵抗性の原因となる．インスリン抵抗性は代償的に**高インスリン血症**を生じる．インスリン抵抗性の簡便な指標として，**HOMA-R**（homeostasis model assessment for insulin resistance）が用いられる．HOMA-Rは以下の式より求めることができる．

HOMA-R＝空腹時血中インスリン値×空腹時血糖値÷405

1.6以下は正常，2.5以上はインスリン抵抗性があると判定する．空腹時血糖値140 mg/dL以上およびインスリン治療中の患者には，この指標は用いられない．

4）糖尿病の特徴

糖尿病は，インスリンの作用不足による慢性の高血糖を主徴とし，特徴のある代謝異常を生じる症候群である．高血糖の持続により特徴的な症状（**口渇**，**多飲**，**多尿**，**体重減少**，**易疲労感**）を呈するが，多くは自覚症状に乏しい．急激かつ高度のインスリン作用不足により，血糖値の著しい上昇，**ケトアシドーシス**，**高度脱水**を生じ，**糖尿病昏睡**をきたす．また，慢性的に続く高血糖や代謝異常は**網膜症**，**腎症**，**神経障害**の原因となる**細小血管症**，**大血管症（動脈硬化症）**および白内障などの慢性合併症を惹起する．

5）糖尿病の分類

①成因にもとづく分類（表3～5）

ｉ．1型糖尿病

自己免疫異常を基礎にした膵β細胞の破壊により絶対的なインスリン欠乏状態に至る糖尿病で，ほかの**自己免疫疾患**の合併が少なくない．発症初期の約70％の例に**グルタミン酸脱炭酸酵素**（glutamic acid decarboxylase：**GAD**）**抗体**，**インスリン自己抗体**（insulin autoantibody：**IAA**），**膵島細胞抗体**（islet cell antibody：**ICA**），インスリノーマ関連抗原2（IA-2）抗体，ZnT8(Zinc transporter8)抗体などの**自己抗体**を認める．

1型糖尿病は自己抗体を認める自己免疫性と自己抗体を認めない特発性に分類される．また，1型糖尿病の患者では**ヒト白血球抗原**（human leukocyte antigen：**HLA**）に特異的な型を認める．発症年齢は小児から思春期に多く，非肥満が多い．発症・進行様式により，①**急性発症型**，②**緩徐進行型**，③**劇症型**の3つに分類される．①急性発症型は高血糖症状出現後3カ月以内にインスリン依存状態になるもの，②緩徐進行型は自己抗体陽性であるが，糖尿病と診断されても直ちにインスリン依存状態に至らないもの，③劇症型は高血糖症状出現後，約1週間以内にインスリン依存状態に陥るものである．

ⅱ．2型糖尿病

インスリン分泌の低下や複数の遺伝因子によるインスリン抵抗性に，過食（特に高脂肪食），運動不足などの環境因子が加わり，インスリン作用の相対的不足を生じて発症する．

インスリン分泌低下を主体にするものとインスリン抵抗性が主体で，それにインスリンの相対的不足を伴うものがある．発症に遺伝的素因が関係する．40歳以上になり肥満度の増加とともに徐々に発症する例が多い．自己抗体は認めない．

表3　糖尿病と糖代謝異常*の成因分類

Ⅰ．1型（膵β細胞の破壊，通常は絶対的インスリン欠乏に至る）
A. 自己免疫性 B. 特発性
Ⅱ．2型（インスリン分泌低下を主体とするものと，インスリン抵抗性が主体で，それにインスリンの相対的不足を伴うものなどがある）
Ⅲ．その他の特定の機序，疾患によるもの
A. 遺伝因子として遺伝子異常が同定されたもの （1）膵β細胞機能にかかわる遺伝子異常 （2）インスリン作用の伝達機構にかかわる遺伝子異常 B. 他の疾患，条件に伴うもの （1）膵外分泌疾患 （2）内分泌疾患 （3）肝疾患 （4）薬剤や化学物質によるもの （5）感染症 （6）免疫機序によるまれな病態 （7）その他の遺伝的症候群で糖尿病を伴うことの多いもの
Ⅳ．妊娠糖尿病

注：現時点では上記のいずれにも分類できないものは分類不能とする．
＊一部には，糖尿病特有の合併症をきたすかどうかが確認されていないものも含まれる
日本糖尿病学会糖尿病診断基準に関する調査検討委員会：糖尿病の分類と診断基準に関する委員会報告（国際表標準化対応版）．糖尿病，55：485-504，2012[1]より引用

第4章　栄養障害と代謝疾患

表4 1型糖尿病と2型糖尿病の比較

	1型糖尿病	2型糖尿病
成因	主に自己免疫を基礎にした膵β細胞破壊，HLAなどの遺伝因子に何らかの誘因・環境因子が加わって起こる．他の自己免疫疾患（甲状腺疾患など）の合併が少なくない	インスリン分泌の低下やインスリン抵抗性をきたす複数の遺伝因子に過食（とくに高脂肪食），運動不足などの環境因子が加わってインスリン作用不足を生じて発生する
分類	・自己免疫性：自己抗体（＋） ・特発性：自己抗体（－）	・インスリン分泌低下が主体のもの ・インスリン抵抗性が主体のもの
病態	ほとんどがインスリン依存状態 （例外：緩徐進行型）	インスリン非依存状態が多いが，糖尿病昏睡を発症する場合がある
自己抗体	GAD抗体，IAA，ICA，IA-2抗体，ZnT8抗体などの陽性率が高い	陰性
家族歴	家系内の糖尿病は2型の場合より少ない	家系内血縁者にしばしば糖尿病がある
発症形式	急激な発症が多い ①急性発症型 ②緩徐進行型 ③劇症型 に分類される	緩徐に発症する
発症年齢	小児〜思春期に多い．中高年でも認められる	40歳以上に多い．若年発症も増加している
肥満度	肥満とは関係がない	肥満または肥満の既往が多い

「糖尿病治療ガイド2022-2023」（日本糖尿病学会/編），文光堂，2022[2]を参考に作成

表5 糖尿病における成因（発症機序）と病態（病期）の概念

病態（病期）／成因（機序）	正常血糖		高血糖		
			糖尿病領域		
	正常領域	境界領域	インスリン非依存状態		インスリン依存状態
			インスリン不要	高血糖是正に必要	生存に必要
1型					
2型					
その他特定の型					

右向きの矢印は糖代謝異常の悪化（糖尿病の発症を含む）をあらわす．矢印の線のうち，━‐‐‐の部分は，「糖尿病」とよぶ状態を示す．左向きの矢印は糖代謝異常の改善を示す．矢印の線のうち，破線部分は頻度の少ない事象を示す．例えば2型糖尿病でも，感染時にケトアシドーシスに至り，救命のために一時的にインスリン治療を必要とする場合もある．また，糖尿病がいったん発病した場合は，糖代謝が改善しても糖尿病とみなして取り扱うという観点から，左向きの矢印は紺色で塗りつぶした線であらわした．その場合，糖代謝が完全に正常化するに至ることは多くないので，破線であらわした．
日本糖尿病学会糖尿病診断基準に関する調査検討委員会：糖尿病の分類と診断基準に関する委員会報告（国際表標準化対応版）．糖尿病，55：485-504，2012[1]より引用

ⅲ．その他の特定の機序，疾患によるもの

糖尿病を発症する遺伝子異常が明確にされたものと，ほかの疾患や条件に伴い，二次的に糖尿病を発症するものがある．前者には，**ミトコンドリア脳筋症**※1や**MODY**（モディ）（maturity onset diabetes of the young）※2などの膵β細胞機能にかかわる遺伝子異常と，インスリン作用の伝達機構にかかわる遺伝子異常，後者には，膵外分泌疾患，内分泌疾患，肝疾患，薬剤や化学物質によるもの，感染症，免疫機序によるまれな病態，その他の遺伝的症候群で糖尿病を伴うことの多いものがある．

※1 **ミトコンドリア脳筋症**：ミトコンドリアは生体のエネルギー源である．アデノシン3リン酸（ATP）を産生する．ミトコンドリアのエネルギー産生機構の障害は中枢神経系，心臓，骨格筋，腎臓，内分泌組織の異常を生じる．膵臓のインスリン分泌には必要で，ミトコンドリアの障害は糖尿病を生じる．難聴を伴うことが多い．母系遺伝をする．近年，ミトコンドリア脳筋症，乳酸アシドーシス，脳卒中様発作症候群をミトコンドリア病の1病型，MELAS（mitochondrial myopathy，encephalopathy，lactic acidosis，stroke-like episodes：MELAS）として扱われている．

※2 **MODY**：25歳以下で発症する遺伝性の糖尿病．膵β細胞のインスリン分泌機構にかかわる分子の遺伝子異常により生じる糖尿病で，分子の遺伝子異常の種類によりMODY1〜6がある．

ⅳ．妊娠糖尿病

妊娠中にはじめて発見，または発症した糖代謝異常で，明らかな糖尿病は含めない．75 g経口ブドウ糖負荷試験（75 g OGTT）において，①空腹時血糖値 92 mg/dL以上，②1時間血糖値 180 mg/dL以上，③2時間血糖値153 mg/dL以上のいずれかを満たせば診断される．

②病態にもとづく分類（表6）

ⅰ．インスリン依存状態

インスリンが絶対的に欠乏し，生命維持のためにインスリン治療が不可欠な状態である．血糖値は高く不安定で，**ケトン体**※3がしばしば増加する．1型糖尿病のほとんどはインスリン依存状態であるが，緩徐進行型の初期ではインスリン非依存状態でインスリン不要の時期がある．

ⅱ．インスリン非依存状態

自己のインスリン分泌能は維持されているがインスリン作用がやや不足し，インスリンを用いなくても血糖コントロールが可能な場合とインスリンが必要な場合に分けられる．血糖値はさまざまであるが安定しており，ケトン体の増加を認めることは少ない．2型糖尿病の大部分はインスリン非依存状態であるが，重症

※3　**ケトン体**：アセトン，アセト酢酸，3－ハイドロキシ酪酸の総称で血中濃度が測定される．インスリンはケトン体産生抑制作用があり，血中ケトン体増加（ケトーシス）はインスリン欠乏を示す．高度のインスリン欠乏により糖尿病性ケトアシドーシスを生じる．

Column

糖尿病の重症度は連続的で，変化する

「胃潰瘍（いかいよう）」という疾患は，疾患があるか，ないかの2通りしかない．しかし，糖尿病は，検査で全く異常のみられない状態（正常域）から，境界型といわれる状態（境界域），糖尿病と診断される状態（糖尿病域）まで，連続的にさまざまな重症度があり，しかも，その重症度は変化する．

つまり，糖尿病の重症度は連続的であり，自然界には境界域と糖尿病域のはっきりとした境目は存在しない.「これより重症の場合を糖尿病とよぼう」という境目は人間が決めたものである．図の A の状態は「糖尿病」と診断されるが，B の状態は「境界型」と診断される．しかし，両者の重症度はほとんど差がない． A の状態では糖尿病という病名がつくが，努力して治療すれば C の正常域の状態まで改善可能である．一方，B の状態では境界型とされるが，治療を怠れば糖尿病の状態に悪化する．また，C の正常域の状態になった場合も，糖尿病が治癒したわけではないので，治療を怠ればすぐに A の状態に逆戻りする．

このように，糖尿病の病態は連続的で，変化するので，治療を継続して，常によい状態を維持する努力が重要である．

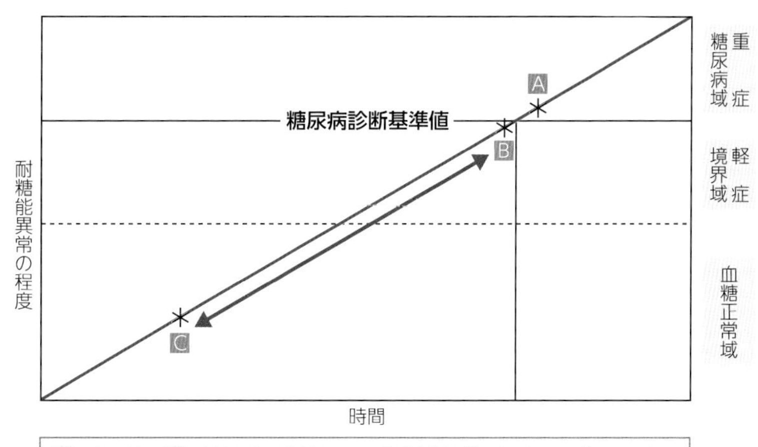

A は糖尿病，B は境界型と診断されるが耐糖能異常の程度はほぼ同じである．
A B の状態と C の状態は互いに変化する

図　**耐糖能異常の連続性**

表6　糖尿病の病態にもとづく分類と特徴

	インスリン依存状態	インスリン非依存状態
特徴	インスリンが絶対的に欠乏し，生命維持のためにインスリン治療が不可欠である	インスリンの絶対的欠乏はないが，相対的に不足している状態．生命維持のためにインスリン治療が必要ではないが，血糖コントロールを目的としてインスリン治療が選択される場合がある
病型との関係	1型糖尿病の大部分を占める（例外：重症の2型糖尿病で糖尿病昏睡を生じた場合）	2型糖尿病の大部分を占める（例外：1型糖尿病の緩徐進行型）
臨床指標	血糖値：高い，不安定 ケトン体：著増することが多い	血糖値：比較的安定している ケトン体：増加するがわずかである
治療	・強化インスリン療法 ・食事療法 ・運動療法（代謝が安定している場合）	・食事療法 ・運動療法 ・経口薬，GLP-1受容体作動薬またはインスリン療法
インスリン分泌能	空腹時血中Cペプチド0.6 ng/mL未満が目安となる	空腹時血中Cペプチド1.0 ng/mL以上

「糖尿病治療ガイド2022-2023」（日本糖尿病学会/編），文光堂，2022[2]を参考に作成

表7　糖尿病ケトアシドーシスと高浸透圧高血糖症候群の鑑別

	糖尿病性ケトアシドーシス	高浸透圧高血糖状態
発症以前の糖尿病の病態	インスリン依存状態	インスリン非依存状態
発症誘因	インスリンの中止，感染など	高カロリー輸液，脱水，感染など
発症年齢	若年者が多い	高齢者が多い
身体所見	脱水（+++），アセトン臭（+），クスマウル呼吸	脱水（+++），アセトン臭（−）
検査		
血糖	250～1,000 mg/dL	600～1,500 mg/dL
尿ケトン体	（+）～（+++）	（−）～（+）
HCO_3^-	18 mEq/L以下	18 mEq/Lを超える
pH	7.3以下	7.3～7.4
血漿浸透圧	正常～300 mOsm/L	320 mOsm/L以上
血漿Na	正常～軽度低下	150 mEq/Lを超える
BUN/Cr	高値	著明高値

「糖尿病治療ガイド2022-2023」（日本糖尿病学会/編），文光堂，2022[2]を参考に作成

の感染や脱水により糖尿病昏睡をきたし，インスリン依存状態になる場合がある．

B. 症状

1）一般症状

インスリン作用の不足により，筋肉，脂肪組織などでのグルコースの取り込み・利用が減少し，**高血糖**となる．血糖値が腎臓のグルコース排泄閾値を超えると**尿糖**を認める．尿糖の増加は，1日3,000～5,000 mLの**多尿**，**頻尿**を生じる（**浸透圧利尿**）．多尿により水分が体外に失われると**脱水**となり，**口渇**を感じて**多飲**となる．

一方，筋肉，脂肪細胞などではエネルギー源となるグルコースが取り込まれず，エネルギー不足となり，**易疲労感**，**飢餓感**を生じる．細胞へのグルコースの供給が不足すると，体脂肪がエネルギー源として利用され，急激な**体重減少**を生じる．また，脂肪の代謝産物である**ケトン体**が増加し，脱水の進行とともに**糖尿病性ケトアシドーシス**に至る．

2）合併症

①急性合併症（表7）

i．糖尿病性ケトアシドーシス

極度のインスリン欠乏により高血糖（250～1,000 mg/dL），高ケトン血症，アシドーシスを生じ，昏睡に至る場合もある．

ii．高浸透圧高血糖状態

高度の脱水にもとづく高浸透圧血症と著しい高血糖（600～1,500 mg/dL）を生じた状態で，著しいケトーシス，アシドーシスは認めない．2型糖尿病患者で，感染症，脳血管障害，手術，高カロリー輸液，利尿薬やステロイド投与などにより高血糖を生じた場合に発症しやすい．

iii．感染症

糖尿病患者は感染症にかかりやすい．尿路感染症，皮膚感染症，歯周囲炎が多く，肺結核もまれではない．足の感染症は壊疽（えそ）の原因となる場合がある．

②慢性合併症

長期間持続する高血糖による血管障害の結果，**網膜症**（もうまく），**腎症**，**神経障害**（これらは糖尿病特有であるため，**糖尿病三大合併症**という）の**細小血管症**と**脳卒中**，**心筋梗塞・狭心症**（きょうしん），**糖尿病足病変**の**大血管症**を生じる．

i．眼の合併症（図2）

網膜症の初期には，眼底に**毛細血管瘤**（りゅう），**出血**，**白斑**（はくはん），**網膜浮腫**を認める．進行すると網膜および硝子体（しょうしたい）内に**新生血管**を生じ，**硝子体出血**や**網膜剥離**を起こして失明に至る場合もある．

網膜症は，①正常，②**単純網膜症**※4，③**増殖前網膜**

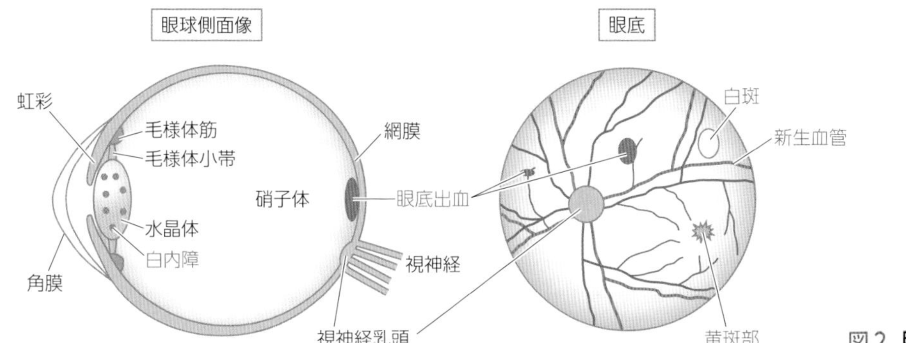

図2 眼の合併症

表8 糖尿病性腎症の病期分類*1

	尿アルブミン値(mg/gCr)あるいは尿たんぱく値(g/gCr)	GFR(eGFR)(mL/分/1.73m^2)	食事療法
第1期(腎症前期)	正常アルブミン尿(30未満)	30以上*2	厳格な血糖コントロールと降圧治療を行う.腎症進展予防の観点からは,たんぱく質摂取量の上限をエネルギー摂取量の20%未満とすることが望ましいが,高齢者など栄養障害/サルコペニア・フレイルのリスクのある症例は十分なたんぱく質を摂取する.
第2期(早期腎症期)	微量アルブミン尿(30～299)*3	30以上	
第3期(顕性腎症期)	顕性アルブミン尿(300以上)あるいは持続性たんぱく尿(0.5以上)	30以上*4	0.8～1.0 g/kg目標体重/日のたんぱく質制限を考慮してもよい.低たんぱく質食を実施する際には,エネルギー摂取量(普通の労作30～35 kcal/kg目標体重)の十分な確保が必要である.食塩摂取量は1日6g未満が推奨される.
第4期(腎不全期)	問わない*5	30未満	たんぱく質制限は栄養障害のリスクを有する高齢者は適応としない.
第5期(透析療法期)	透析療養中「第9章表2」(p.179)参照		

GFR:糸球体濾過量,eGFR:推定糸球体濾過量.
＊1 糖尿病性腎症は必ずしも第1期から順次第5期まで進行するものではない.
＊2 GFR 60 mL/分/1.73 m^{2}未満の症例は慢性腎臓病(CKD)に該当し,糖尿病性腎症以外の原因が存在しうるため,他の腎臓病との鑑別診断が必要である.
＊3 微量アルブミン尿を認めた症例では,糖尿病性腎症早期診断基準に従って鑑別診断を行ったうえで,早期腎症と診断する.
＊4 顕正アルブミン尿症例では,GFR 60 mL/分/1.73 m^{2}未満からGFRの低下に伴い腎イベント(eGFRの半減,透析導入)が増加するため,注意が必要である.
＊5 GFR 30 mL/分/1.73 m^{2}未満の症例は,尿アルブミン値あるいは尿たんぱく値にかかわらず,腎不全期に分類される.しかし,とくに正常アルブミン尿・微量アルブミン尿の場合は,糖尿病性腎症以外の腎臓病との鑑別診断が必要である.
「糖尿病治療ガイド2022-2023」(日本糖尿病学会/編),文光堂,2022[2]を参考に作成

症※5,④**増殖網膜症**※6の4期に分類される.正常,単純網膜症の時点では血糖および血圧のコントロールが重要である.増殖前網膜症と早期の増殖網膜症の時点で**光凝固療法**,硝子体出血と網膜剥離には**硝子体手術**が行われる.**糖尿病白内障**も視力障害の原因となる.

ii.腎症

たんぱく尿を生じる.初期には少量(**微量アルブミン尿**)であるが,進行すると大量になり,低たんぱく血症を生じ,浮腫の原因となる.**ネフローゼ症候群**を呈することもある.高血圧も生じる.腎機能障害が進行(**慢性腎不全**)すると尿毒症状態となり,**人工透析**が必要となる.糖尿病性腎症を原因とする**透析導入**が急増している〔1998年以降,新規透析導入原因の第1位,2011年以降,透析原因疾患の第1位(「**9章4.**

※4 **単純網膜症**:毛細血管瘤,点状出血,白斑を認める.網膜症の初期段階.自覚症状はない.
※5 **増殖前網膜症**:毛細血管の閉塞により,網膜に虚血部分を生じる.出血,白斑が大きくなる.毛細血管,静脈の異常(蛇行,拡張など)を認める.
※6 **増殖網膜症**:網膜の虚血部位に新生血管が伸びてくる.新生血管が破れ,網膜,硝子体に広汎な出血を認める.硝子体出血,網膜剥離は視力低下を生じる.

第4章 栄養障害と代謝疾患

B-4）糖尿病性腎症」図５参照)〕.

腎症は第1～5期に分類される（表8）.

- **第１期（腎症前期）**：尿たんぱくを認めない．**糸球体濾過率（GFR）**は正常か，むしろ高値である．進行阻止するために血糖コントロールが重要である
- **第２期（早期腎症期）**：微量アルブミン尿を認める．GFRは正常である．厳格な血糖コントロールと降圧治療を行う
- **第３期（顕性腎症期）**：顕性アルブミン尿（300 mg/gCr以上）もしくは持続性たんぱく尿（0.5 g/gCr以上）を認めるが，GFRは30 mL/分/1.73 m^2以上である．治療は0.8～1.0 g/目標体重（kg)/日のたんぱく質制限を行う．また食塩の摂取も6 g/日未満に制限する．高カリウム血症がある場合はカリウムの摂取を2.0 g/日未満とする
- **第４期（腎不全期）**：GFRの著明低下（30 mL/分/1.73 m^2未満），**血清クレアチニン値**の上昇を認める．たんぱく尿の有無は問わない※7．最終的に尿毒症状態（高カリウム血症などの電解質異常，心不全，腎性貧血，代謝性アシドーシスなど：「**第９章８．慢性腎臓病（CKD）**」p.184参照）となり，透析療法を導入する．たんぱく質制限は栄養障害のリスクを有する高齢者は適応としない．
- **第５期（透析療法期）**：「**第９章９-A．血液浄化療法**」を参照

ⅲ．神経障害

多発神経障害と**単神経障害**がある．多発神経障害には主として下肢のしびれ，疼痛，異常感覚，感覚低下，**振動覚低下**，**腱反射低下**などの感覚神経障害と，発汗異常，**起立性低血圧**，便秘，下痢，**直腸膀胱障害**などの**自律神経障害**がある．また，急に脳神経の単神経障害（顔面神経麻痺，動眼神経麻痺など）を生じることがある．

ⅳ．動脈硬化性疾患

脂質異常症，高血圧，肥満などのほかの危険因子とともに，冠動脈疾患（心筋梗塞，狭心症），脳梗塞，**下肢の動脈硬化症**発症の危険因子となる．

※7　アルブミン尿が増加し，たんぱく尿が出現した後に腎機能が低下する典型的な糖尿病性腎症と，アルブミン尿の増加がないにもかかわらず糖尿病が腎機能の低下に関与する非典型的な糖尿病関連腎疾患（腎硬化症など）を含めたDKD（diabetes kidney disease：糖尿病性腎臓病）という概念がある．

ⅴ．糖尿病足病変

多発性神経障害に下肢の動脈硬化症が加わると壊疽を生じる．足の熱傷，靴擦れ，足白癬に注意する．

C. 診断

1）糖尿病型，正常型，境界型の診断

日本糖尿病学会の診断基準を示す[2)]．

①早朝空腹時血糖値126 mg/dL以上
②75 g経口ブドウ糖負荷試験で
　２時間血糖値200 mg/dL以上
③随時血糖値200 mg/dL以上
④ヘモグロビンA1c（HbA1c）が6.5％以上

⑤早朝空腹時血糖値110 mg/dL未満
⑥75 g経口ブドウ糖負荷試験で
　２時間血糖値140 mg/dL未満

①～④のいずれかが確認された場合は**糖尿病型**と判定する．ただし，①～③のいずれかと④が確認された場合には，糖尿病と診断してよい．⑤および⑥の血糖値が確認された場合には**正常型**と判定する．上記の**糖尿病型**，**正常型**いずれにも属さない場合は**境界型**と判定する．

2）75 g経口ブドウ糖負荷試験（oral glucose tolerance test：OGTT）

10時間以上絶食後，早朝空腹時に行う．ブドウ糖75 gの負荷前および負荷後30分，1時間，2時間の血糖値を測定する．判定基準（表9）にしたがい，糖尿病型，境界型，正常型のいずれかに判定する．

3）糖尿病の診断

血糖値の基準（①～③のいずれか）と④を1回の検査で確認できた場合，もしくは，別の日に行った検査で，糖尿病型が2回以上確認できた場合は糖尿病と診断できる．ただし，初回検査と再検査の少なくとも一方で，必ず血糖値の基準（①～③のいずれか）を満たすことが必要で，④HbA1cのみの反復検査による診断はできない．

血糖値が糖尿病型を示し（①～③のいずれか），かつ次のいずれかが認められる場合は，初回検査だけでも糖尿病と診断できる．

- 口渇，多飲，多尿，体重減少などの糖尿病の典型的

表9　空腹時血糖値[注1)]および75 g OGTTによる判定区分と判定基準

	血糖測定時間			判定区分
	空腹時		負荷後2時間	
血糖値（静脈血漿値）	126 mg/dL以上	または	200 mg/dL以上	糖尿病型
	糖尿病型にも正常型にも属さないもの			境界型
	110 mg/dL未満	および	140 mg/dL未満	正常型[注2)]

注1）血糖値は，とくに記載のない場合には静脈血漿値を示す
注2）正常型であっても1時間値が180 mg/dL以上の場合は180 mg/dL未満のものに比べて糖尿病に悪化する危険が高いので，境界型に準じた取り扱い（経過観察など）が必要である．また，空腹時血糖値が100～109 mg/dLは正常域ではあるが，「正常高値」とする．この集団は糖尿病への移行やOGTT時の耐糖能障害の程度からみて多様な集団であるため，OGTTを行うことが勧められる
日本糖尿病学会「糖尿病診断基準に関する調査検討委員会：糖尿病の分類と診断基準に関する委員会報告（国際表標準化対応版）」糖尿病，55（7），492頁，2012より一部改変
「糖尿病治療ガイド2022-2023」（日本糖尿病学会／編），文光堂，2022[2)]より引用

な症状がある場合

- 確実な糖尿病網膜症がある場合

また，現時点の血糖値が糖尿病型の基準値以下であっても，過去に糖尿病の診断条件が満たされた記録があり，糖尿病があったと判定される場合は糖尿病として対応する．

D. 治療

1）コントロール基準

①コントロール指標

空腹時および食後2時間血糖値，**1,5-アンヒドログルシトール（1,5-AG）値**，**グリコアルブミン値**，**フルクトサミン値**，**HbA1c値**を用いる．1,5-AG値は急激な糖代謝変化を示す．尿糖量を反映し，糖代謝状態が悪化すると低値になる．グリコアルブミン値およびフルクトサミン値は過去2週間の，HbA1c値は過去1～2カ月間の血糖コントロール状態を反映する．

②コントロール目標

日本糖尿病学会によるコントロール指標と評価を表10に示した．その他，体重は，身長（m）^{2}×22（65歳以上は22～25）で計算される目標体重，血圧は130/80 mmHg未満（尿たんぱく1 g/日以上の場合は，125/75 mmHg未満），血清LDLコレステロール値は120 mg/dL未満（冠動脈疾患合併例は100 mg/dL未満），血清HDLコレステロール値は40 mg/dL以上，血清中性脂肪値は150 mg/dL未満（早朝空腹時）が目標値とされている．

日本糖尿病学会と日本老年医学会の合同委員会は高齢者糖尿病の血糖コントロール目標を新たに提案した．高齢者については，インスリンおよびスルホニル尿素薬（SU薬）による治療は低血糖の危険があるため，血糖コントロール目標の下限が示された（表11）．

2）患者教育

糖尿病治療は診療側の一方的な治療のみで達成することは不可能であり，患者の治療への理解と協力が不可欠で，患者教育が必要となる．医師，管理栄養士，看護師など診療側と，患者およびその家族との連携を常に良好に保ちながら，相互信頼のうえに立って糖尿

糖尿病はコントロールする疾患

今のところ，残念ながら糖尿病を治すことはできない．現在行われている治療は糖尿病を〝治す〟のではなく，糖尿病を〝コントロールする〟ものである．治療を行い，血糖値が正常域になったとしても，それは糖尿病が治ったのではなく，コントロールされたのである．したがって，治療を中断すれば，また血糖値は上昇する．糖尿病の治療は，とにかく継続させることが重要である．現在，糖尿病の遺伝子治療の研究が進んでおり，今後，糖尿病を治す治療が実用化されることが期待される．

表10　血糖コントロール目標

目標	血糖正常化を目指す際の目標[注1)]	合併症予防のための目標[注2)]	治療強化が困難な際の目標[注3)]
	コントロール目標値[注4)]		
HbA1c（%）	6.0未満	7.0未満	8.0未満

65歳以上の高齢者については表11参照．
治療目標は年齢，罹病期間，臓器障害，低血糖の危険性，サポート体制などを考慮して個別に設定する．
注1）適切な食事療法や運動療法だけで達成可能な場合，または薬物療法中でも低血糖などの副作用なく達成可能な場合の目標とする
注2）合併症予防の観点からHbA1cの目標値を7％未満とする．対応する血糖値としては，空腹時血糖値130 mg/dL未満，食後2時間血糖値180 mg/dL未満をおおよその目安とする
注3）低血糖などの副作用，その他の理由で治療の強化が難しい場合の目標とする
注4）いずれも成人に対しての目標値であり，また妊娠例は除くものとする
「糖尿病治療ガイド2022-2023」（日本糖尿病学会/編），文光堂，2022[2)]より引用

表11　高齢者糖尿病の血糖コントロール目標（HbA1c値）

患者の特徴・健康状態[注1)]		カテゴリーⅠ ①認知機能正常 かつ ②ADL自立		カテゴリーⅡ ①軽度認知障害～軽度認知症 または ②手段的ADL低下，基本的ADL自立	カテゴリーⅢ ①中等度以上の認知症 または ②基本的ADL低下 または ③多くの併存疾患や機能障害
重症低血糖が危惧される薬剤（インスリン製剤，SU薬，グリニド薬など）の使用	なし[注2)]	7.0％未満		7.0％未満	8.0％未満
	あり[注3)]	65歳以上75歳未満 7.5％未満 （下限6.5％）	75歳以上 8.0％未満 （下限7.0％）	8.0％未満 （下限7.0％）	8.5％未満 （下限7.5％）

治療目標は，年齢，罹病期間，低血糖の危険性，サポート体制などに加え，高齢者では認知機能や基本的ADL，手段的ADL，併存疾患なども考慮して個別に設定する．ただし，加齢に伴って重症低血糖の危険性が高くなることに十分注意する．
注1）認知機能や基本的ADL（着衣，移動，入浴，トイレの使用など），手段的ADL（IADL：買い物，食事の準備，服薬管理，金銭管理など）の評価に関しては，日本老年医学会のホームページ（https://www.jpn-geriat-soc.or.jp/）を参照する．エンドオブライフの状態では，著しい高血糖を防止し，それに伴う脱水や急性合併症を予防する治療を優先する．
注2）高齢者糖尿病においても，合併症予防のための目標は7.0％未満である．ただし，適切な食事療法や運動療法だけで達成可能な場合，または薬物療法の副作用なく達成可能な場合の目標を6.0％未満，治療の強化が難しい場合の目標を8.0％未満とする．下限を設けない．カテゴリーⅢに該当する状態で，多剤併用による有害作用が懸念される場合や，重篤な併存疾患を有し，社会的サポートが乏しい場合などには，8.5％未満を目標とすることも許容される．
注3）糖尿病罹病期間も考慮し，合併症発症・進展阻止が優先される場合には，重症低血糖を予防する対策を講じつつ，個々の高齢者ごとに個別の目標や下限を設定してもよい．65歳未満からこれらの薬剤を用いて治療中であり，かつ血糖コントロール状態が表の目標や下限を下回る場合には，基本的に現状を維持するが，重症低血糖に十分注意する．グリニド薬は，種類・使用量・血糖値等を勘案し，重症低血糖が危惧されない薬剤に分類される場合もある．

【重要な注意事項】糖尿病治療薬の使用にあたっては，日本老年医学会編「高齢者の安全な薬物療法ガイドライン」を参照すること．薬剤使用時には多剤併用を避け，副作用の出現に十分に注意する．

「糖尿病治療ガイド2022-2023」（日本糖尿病学会/編），文光堂，2022[2)]より引用
手段的ADL：IADL（instrumental activity of daily living）．ADLより複雑で高次な動作をさす．例えば，買い物や洗濯，掃除等の家事全般や，金銭管理や服薬管理，外出して乗り物に乗る，趣味のための活動も含む

病に対応することが重要である（**チーム医療**）．

3）食事療法

適正なエネルギー摂取と**バランスのとれた食品構成**が食事療法の基本である．腹八分目にして，食品の種類をできるだけ多くし，脂肪は控えめに，**食物繊維**を多く含む食品（野菜，海藻，きのこなど）を摂り，朝食，昼食，夕食を規則正しく食べることが原則で，一般にも有用な健康食である．特に食物繊維は血糖低下

表12　身体活動レベルおよびエネルギー係数

身体活動レベル	エネルギー係数
軽労作（大部分が座位の静的活動）	25〜30 kcal/kg目標体重
普通の労作（座位中心だが運動・家事，軽い運動を含む）	30〜35 kcal/kg目標体重
重い労作（力仕事，活発な運動習慣がある）	35〜　kcal/kg目標体重

「糖尿病診療ガイドライン2019」（日本糖尿病学会/編），南江堂，2019[4]より引用

に有効である．実際には「**糖尿病食事療法のための食品交換表**」（日本糖尿病学会/編）[3]が利用される．

①適正なエネルギー摂取

性，年齢，肥満度，身体活動量，血糖値，合併症の有無などを考慮してエネルギー摂取量を決定する．これを**指示エネルギー量**という．1日エネルギー摂取量は目標体重（kg）×エネルギー係数を計算する．目標体重は（身長m）^{2}×22を計算する．ただし，65歳以上の高齢者は（身長m）^{2}×22〜25とし，病態に応じて判断する．身体活動レベルおよびエネルギー係数を表12に示す．

②バランスのとれた食品構成

指示されたエネルギー内で，たんぱく質，脂質，炭水化物のバランスをとり，適量のビタミン，ミネラルを摂る．一般的には，個々の病態に応じて，たんぱく質を指示エネルギーの20％以下，脂質を20〜30％（25％以上は飽和脂肪酸を減量），炭水化物を50〜60％で摂ることが勧められる．

③食品交換表

食品を栄養素の成り立ち別に**4群6表**に分類し，**80 kcal（1単位）**の量を示している．したがって，同じ表のなかであれば，同じ単位で食品を交換しても栄養のバランスが崩れない（表13）．

- **表1**：穀類，いも類など炭水化物の多い，主食となる食品である．たんぱく質を10％含む．
- **表2**：果物類．炭水化物が多く，1日1単位とし，摂りすぎないようにする．
- **表3**：魚介類，肉類およびその加工品，卵，チーズ，大豆製品でたんぱく質を主とする食品．
- **表4**：乳製品．
- **表5**：脂質を含む食品．
- **表6**：野菜などビタミン，ミネラルを含む．海藻，きのこ，こんにゃくはエネルギーがない．

表13　食品交換表の表分類における栄養素含有量

表	1単位（80 kcal）当たりの栄養素含有の平均値（g）		
	炭水化物	たんぱく質	脂質
表1	18	2	0
表2	19	1	0
表3	1	8	5
表4	7	4	4
表5	0	0	9
表6	14	4	1
調味料	12	3	2

「糖尿病食事療法のための食品交換表 第7版」（日本糖尿病学会/編），文光堂，2013[3]を参考に作成

- その他，付録として調味料，アルコール，菓子類など嗜好食品のエネルギーが示されている．

4）運動療法

運動はインスリン抵抗性を改善し，血糖や血清脂質の値を下げる．適度な運動とは，運動時の脈拍が100〜120/分以内（50歳以上は100/分以内）の「楽である」または「ややきつい」程度〔**最大酸素摂取量（VO_2max）**の50％前後〕で，歩行なら1回15〜30分を1日2回，1日の運動量として歩行は約1万歩，消費エネルギーとして160〜240 kcal程度が適当とされる．毎日行うことが望ましいが，少なくとも3日/週以上は行う．

経口薬，インスリン治療中の場合は**低血糖**に注意する．①糖尿病の代謝コントロールが極端に悪い場合（空腹時血糖値250 mg/dL以上，または尿ケトン体中等度以上陽性），②増殖網膜症による新鮮な眼底出血がある場合，③腎不全の状態にある場合，④虚血性心疾患や心肺機能に障害のある場合，⑤骨・関節疾患がある場合，⑥急性感染症，⑦糖尿病壊疽，⑧高度の糖尿病自律神経障害などは，運動の禁忌または制限が必要である．

5）経口血糖降下薬（表14）

食事・運動療法でコントロールできない場合に用いる．少量から開始し，徐々に増加する．**妊娠中または妊娠の可能性のある場合，授乳中は経口薬を使用しない．**

①スルホニル尿素薬（SU薬）

インスリン分泌促進作用があり，低血糖に注意する．服用により体重増加をきたしやすく，肥満などインスリン抵抗性の亢進（こうしん）例はよい適応ではない．

②速効型インスリン分泌促進薬

インスリン分泌を促進し，服用後短時間で血糖降下

表14　経口血糖降下薬の種類と特徴

	作用	特徴，注意点
インスリン分泌促進系		
スルホニル尿素薬（SU薬）	膵臓のインスリン分泌促進	・体重が増加しやすい ・肥満例にはよい適応ではない ・低血糖に注意
速効型インスリン分泌促進薬	食後血糖上昇抑制に有用	・食直前に服用
DPP-4抑制薬	膵臓のインスリン分泌を促進する消化管ホルモン（GLP-1）の分解抑制	・血糖依存性で，単独では低血糖の可能性は低い ・グルカゴン分泌抑制作用がある
GLP-1受容体作動薬	膵臓のインスリン分泌を促進する消化管ホルモン（GLP-1）作用を増強	・血糖依存性で，単独では低血糖の可能性は低い ・グルカゴン分泌抑制作用がある ・心・腎の保護作用がある
イメグリミン	ミトコンドリアへの作用を介する作用	・インスリン分泌促進作用は血糖依存性で，単独では低血糖の可能性は低い ・ビグアナイド薬と作用機序が共通する可能性があり，インスリン抵抗性改善作用もある
インスリン分泌非促進系		
α-グルコシダーゼ阻害薬	消化管での炭水化物の吸収分解遅延による食後血糖上昇抑制作用	・食直前に服用 ・腹部膨満などの副作用 ・低血糖にはブドウ糖投与 ・1型糖尿病でも有用
SGLT2阻害薬	腎臓でのブドウ糖再吸収阻害による尿中ブドウ糖排泄促進	・脱水になりやすいので水分補給を行う ・尿路感染症，皮疹に注意 ・1型糖尿病でも有用 ・心・腎保護作用がある
ビグアナイド薬	肝臓での糖産生抑制	・肥満例に有用 ・ヨード造影剤使用時には乳酸アシドーシス予防のため休薬必要
チアゾリジン薬	インスリン抵抗性改善	・浮腫などの副作用 ・心不全は禁忌

作用を示す．食直前に服用し，食後高血糖改善に有用である．α-グルコシダーゼ阻害薬との併用は有用である．

③DPP-4阻害薬

小腸から分泌され，膵臓のインスリン分泌を促進する**消化管ホルモン（インクレチン）**には，**GLP-1**（glucagon like peptide-1）と**GIP**（glucose-dependent insulinotropic polypeptide）がある．DPP-4阻害薬はDPP-4によるGLP-1の分解・不活化を抑制することにより，GLP-1濃度を高め，インスリン分泌を促進し，血糖低下作用を示す．DPP-4は**グルカゴン分泌抑制作用**もある．血糖降下作用は血糖依存性であり，単独投与では低血糖の可能性は少ない．食前，食後とも服用可能である．**重症腎機能障害例**は注意を要する．

④GLP-1受容体作動薬

GLP-1は消化管ホルモン（インクレチン）の一種で，膵β細胞のインスリン分泌を促進する．GLP-1受容体作動薬は，膵β細胞のGLP-1受容体に結合し，インスリン分泌を促進して血糖降下作用を示す．血糖値が高い場合にのみインスリン分泌作用を示すため，単独では低血糖を起こしにくい．グルカゴン分泌抑制作用も有する．副作用として下痢，便秘，嘔気などの胃腸障害がある．GLP-1はインスリン分泌促進作用に加え，グルカゴン分泌抑制，胃内容物排泄抑制，食欲抑制作用なども有する．GLP-1受容体作動薬の注射薬もある．

⑤イメグリミン

ミトコンドリアへの作用を介して，インスリン分泌促進作用およびインスリン抵抗性改善作用により，血糖降下作用を発揮する．血糖値が高い場合にのみインスリン分泌促進作用を示す血糖依存性薬剤である．ビグアナイド薬と共通の作用機序を有するため，併用時には下痢，嘔吐などの胃腸症状が多く認められる可能性がある．

⑥α-グルコシダーゼ阻害薬

消化管でのグルコースの吸収を遅らせることにより

食後高血糖を抑制する．食直前に服用する．低血糖時にはショ糖（スクロース）ではなくグルコースの摂取が必要である．腹部膨満（ぼうまん）などの副作用がある．

⑦SGLT2阻害薬

腎臓でのグルコース再吸収を阻害して，尿中排泄を促進する．単独投与では低血糖の可能性は少ない※8．脱水，尿路感染症に注意を要する．

⑧ビグアナイド薬

インスリン作用を増強する．体重が増加しにくいので，肥満例に有用である．副作用として**乳酸アシドーシス**があり，まれであるが，ヨード造影剤使用の際は，休薬が必要である．

⑨チアゾリジン薬

インスリン作用を増強し，インスリン抵抗性改善作用がある．副作用に浮腫があり，心不全には使用しない．

6）インスリン療法

①適応

絶対適応は，①インスリン依存状態，②高血糖性の昏睡，③重症の肝障害，腎障害，④重症感染症，外傷，中等度以上の外科手術，⑤糖尿病合併妊婦，⑥静脈栄養時の血糖コントロールである．一方，相対的適応は，①著明な高血糖（空腹時血糖値250 mg/dL以上，随時血糖値350 mg/dL以上）のあるインスリン非依存状態，②経口薬では良好な血糖コントロールが得られない場合，③やせ型で栄養状態が低下している場合，④ステロイド治療時に高血糖を認める場合，⑤糖毒性を積極的に解除する場合などである．

②インスリン製剤

作用時間により，**超速効型**，**速効型**，**中間型**，**持効型**，**混合型**に分けられる（表15）．超速効型および速効型は食事後の血糖上昇を抑制する．超速効型は作用発現が速く，食直前の投与が可能である．持効型は**基礎インスリン分泌**を補充し，空腹時血糖値の上昇を抑える．混合型は超速効型または速効型と中間型または持効型をさまざまな比率であらかじめ混合したものである．通常，インスリンは**皮下注射**で，**自己注射**を行う．

③強化インスリン療法

良好な血糖コントロールを得るために，**自己血糖測定**を行い，1日にインスリンを頻回に注射する方法で，インスリン依存状態，血糖不安定な例に有用である．

※8　グルコースが尿中に排泄されるため，摂取エネルギーが減少し，体重低下が期待される．作用機序がインスリン分泌と関係しないため，一部の薬剤はⅠ型糖尿病にも投与可能である．

表15　インスリン製剤の作用時間

インスリン製剤	作用発現時間	最大作用時間	持続時間
超速効型	10～20分	30分～1.5時間	3～5時間
速効型	30分～1時間	1～3時間	5～8時間
中間型	1～3時間	4～12時間	18～24時間
持効型	1～2時間	ピークなし	24時間超
混合型	それぞれの作用発現時間に効果が発現．持続時間は中間型とほぼ同じ 超速効型または速効型と中間型を混合		
配合溶解	それぞれの作用発現時間に効果が発現．作用時間は時効型とほぼ同じ 超速効型と持効型を混合		

混合型，配合溶解は混合されたそれぞれのインスリン作用時間を示す
「糖尿病治療ガイド2022-2023」（日本糖尿病学会／編），文光堂，2022[2]および「糖尿病診療ガイドライン2019」（日本糖尿病学会／編），p93，南江堂，2019[4]を参考に作成

7）インスリン以外の注射薬（GLP-1受容体作動薬）

経口薬GLP-1受容体作動薬と同様の注射薬である．1日1回，2回注射薬と週1回注射薬，インスリンとの合剤もある．

E. 小児糖尿病

小児糖尿病の多くは1型糖尿病であったが，学校健診における発見や生活習慣の変化から2型糖尿病が増加している．また，膵臓のインスリン合成・分泌に関わる遺伝子異常による**若年発症の2型糖尿病（MODY）**も診断率が高くなってきた．

糖尿病に対する劣等感や治療に対する不安を感じている患者や家族に対する心理カウンセリング，**糖尿病教育**が必要である．

3 脂質異常症

A. 病因と病態

1）脂質

血中に存在する脂質には**コレステロール**，**トリグリセリド**（**トリアシルグリセロール**，**中性脂肪**），**リン脂質**，**遊離脂肪酸**がある．

①コレステロール

遊離型と，脂肪酸と結合した**エステル型**がある．生体内のコレステロールの一部は食事として摂取されるが（20％），大部分は生体内で合成される（80％）．コレステロールの生合成は肝臓などで行われる．小腸で吸収された食事由来のコレステロールは肝臓に運ばれる．

肝臓のコレステロールは胆汁酸（胆汁の成分）となり，胆管から腸管に排泄され，脂質の消化を助ける．胆汁酸のほとんどは腸管壁から再吸収され，肝臓に戻る（**腸肝循環**）．また，コレステロールは細胞膜の重要な構成成分となり，副腎皮質ホルモン・性ホルモンの材料になる．コレステロールの過剰は胆石（たんせき），動脈硬化の原因となる．

②トリグリセリド（トリアシルグリセロール，中性脂肪，triglyceride：TG）

トリグリセリドは**エネルギー貯蔵**のための脂質である．生体では，脂肪酸が燃焼してエネルギーを生じるが，TGは脂肪酸の供給源となる．食事として摂取された脂質は消化されて脂肪酸になり，小腸から吸収される．脂肪酸は小腸壁でTGに再合成され，肝臓に運ばれる．

余剰のエネルギーは肝臓でTGに変換され，肝臓や脂肪組織に蓄積される．TGは肝臓から筋肉などの末梢組織に運ばれ，エネルギー源である脂肪酸を供給する．肝臓および脂肪組織のTG過剰蓄積により脂肪肝および肥満を生じる．

③リン脂質（phospho lipids：PL）

レシチン，スフィンゴミエリンなど，リンをもつ脂質を**リン脂質**という．肝臓，小腸で合成され，細胞膜，リポたんぱく質表層部の主要成分となる．

④遊離脂肪酸

血中の脂肪酸の90～95％はエステル型（コレステロール，TG，PLと結合）で，遊離脂肪酸は少ないが，エネルギー供給脂質として重要な働きをしている．代謝が非常に速く，生理的変動が大きい．絶食，運動，ストレスにより増加する．

2）リポたんぱく質

コレステロール，TG，PLなどの脂質はたんぱく質と結合して**リポたんぱく質**という複合体を形成し，血中を循環する．リポたんぱく質を構成するたんぱく質を**アポたんぱく質**といい，リポたんぱく質代謝に重要な役割を果たしている．リポたんぱく質は中心部を疎水性の強いTG，エステル型コレステロールが占め，その周りを疎水性の弱いPL，遊離型コレステロール，アポたんぱく質が取り囲むような構造をしている（図3）．

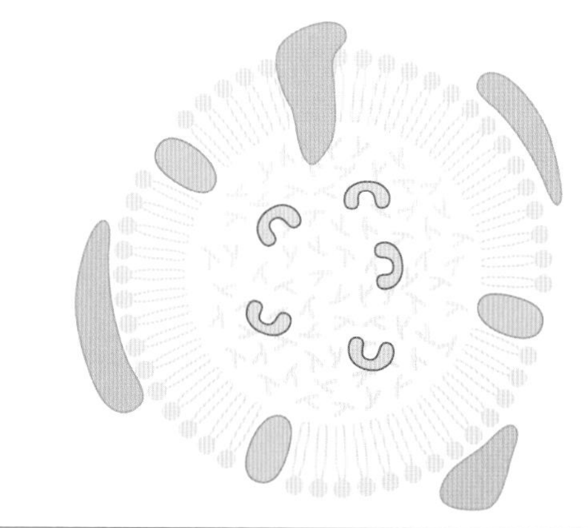

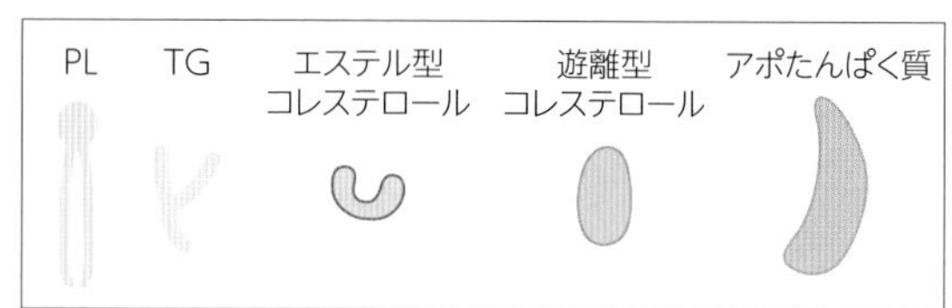

図3　リポたんぱく質の構造

リポたんぱく質は構成する各脂質の量，アポたんぱく質の種類により分類される．また，比重の差については**超遠心法**で，荷電の差については**電気泳動法**で，粒子の大きさについては**カラム法**で分析される（図4）．リポたんぱく質は各臓器間を移動して脂質を運搬し，脂質代謝に重要な役割を果たしている（図5）．

①カイロミクロン

サイズが最も大きく，比重が小さいリポたんぱく質である．成分の約85％はTGで，アポたんぱく質は**アポA-Ⅰ，A-Ⅱ，B-48，C-Ⅱ，C-Ⅲ，E**などからなる．カイロミクロンはアポたんぱく質と食事由来の脂質から小腸で合成され，リンパ管を経て血中に出現する．高カイロミクロン血症では800 mg/dL以上の著明な高TG血症となり，**急性膵炎**の原因となる．カイロミクロンの役割は**食事性（外因性）の脂質（TG）を肝臓や心臓などに運ぶ**ことである．

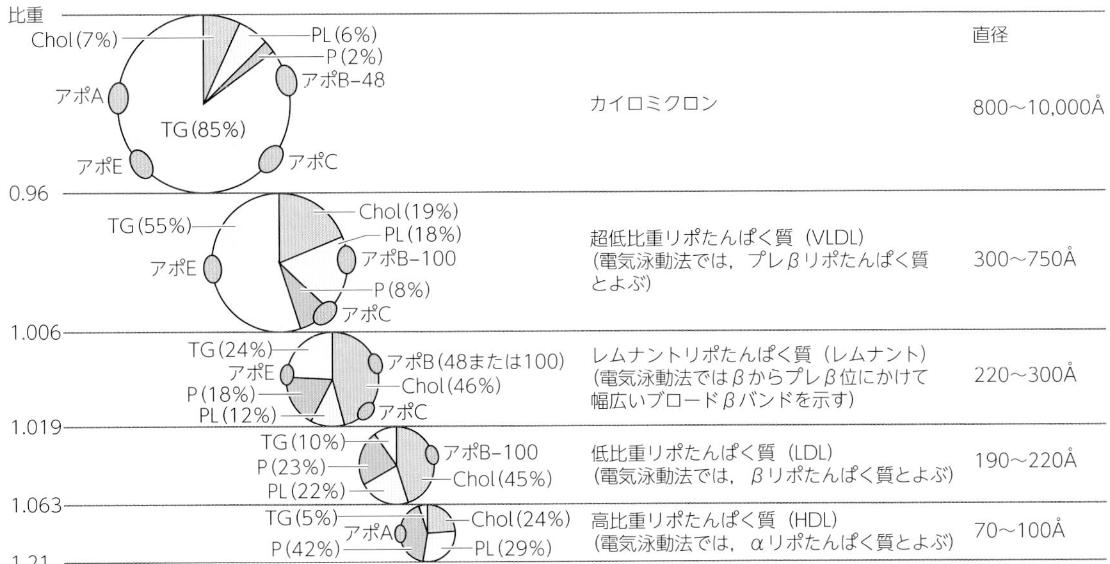

図4 リポたんぱく質の種類と組成
Chol：コレステロール，PL：リン脂質，P：たんぱく質，TG：トリグリセリド
Å：オングストローム(0.1 nm)

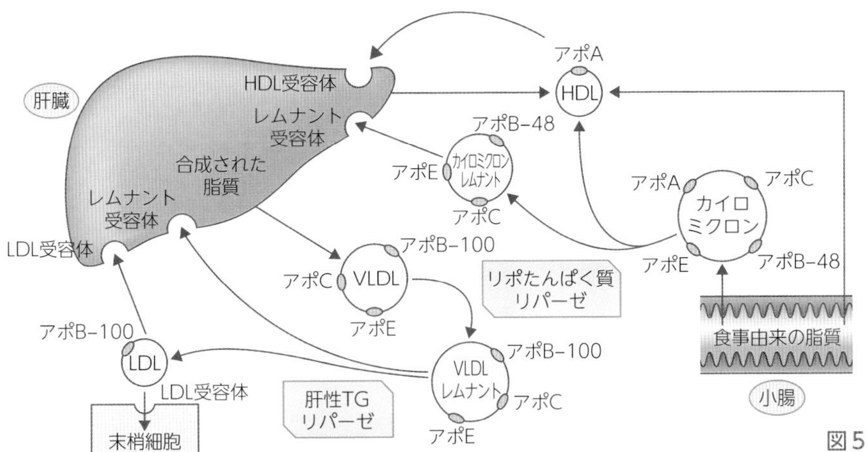

図5 リポたんぱく質の代謝

②超低比重リポたんぱく質(VLDL)

VLDL(very low density lipoprotein)は2番目に大きく，比重が小さいリポたんぱく質である．電気泳動法では**プレβリポたんぱく質**とよぶ．成分の55％はTGで，アポたんぱく質は**アポB-100，C-Ⅱ，C-Ⅲ，E**などから構成される．VLDLは肝臓で合成された脂質やアポたんぱく質から肝臓で生成され，血中に分泌される．高VLDL血症では150～500 mg/dLの高TG血症となる．VLDLの役割は**TGを肝臓から末梢組織に運ぶ**ことである．

③レムナントリポたんぱく質(レムナント)

レムナントは，カイロミクロンおよびVLDLの含有するTGが血管内皮表面に存在する**リポたんぱく質リパーゼ**(lipoprotein lipase：**LPL**)により分解されて，生成される代謝産物(**カイロミクロンレムナント**および**VLDLレムナント**)である．

高レムナント血症ではコレステロールとTG両者の増加を認める．**中間比重リポたんぱく質**(intermediate density lipoprotein：**IDL**)はVLDLレムナントの一部である．高レムナント血症は電気泳動法ではβからプレβ位にかけて幅広い**ブロードβバンド**を示し，**アポE**の増加が特徴である．また，高レムナント血症は動脈硬化の危険因子である．

④低比重リポたんぱく質（LDL）

LDL（low density lipoprotein）は高比重リポたんぱく質（high density lipoprotein：HDL）の次に小さく，比重の大きいリポたんぱく質で，電気泳動法では**βリポたんぱく質**とよぶ．コレステロール含量が多く，高LDL血症では血中コレステロール値が増加する．アポたんぱく質は**アポB-100**のみである．肝臓や末梢細胞に存在するLDL受容体はLDL中のアポB-100を認識し，LDLを結合して取り込む．

遺伝性疾患の**家族性高コレステロール血症**はLDL受容体の異常によりLDLが細胞に取り込まれず，血中に停滞し，著明な高コレステロール血症を示す．

LDLの主な役割は**コレステロールを肝臓から末梢組織へ運ぶこと**である．

⑤高比重リポたんぱく質（HDL）

HDLは最も小さく，比重の大きいリポたんぱく質で，電気泳動法では**αリポたんぱく質**とよぶ．成分の約50％はたんぱく質で，**アポA-Ⅰ，A-Ⅱ**などからなる．HDLは小腸，肝臓から分泌されるほかに，カイロミクロンがリポたんぱく質リパーゼ（LPL）により代謝される際にも生成される（図5）．HDLは**動脈壁などの末梢組織から遊離型コレステロールを引き抜き，肝臓に転送する**こと（**逆転送**）から抗動脈硬化作用に働く．

⑥その他の動脈硬化の危険因子となるリポたんぱく質

リポたんぱく質(a)は，LDLのアポB-100にアポ(a)が結合したリポたんぱく質で，その増加は動脈硬化を進展させる．また，LDLのなかでも比重が重く，小粒子の**small dense LDL**は動脈壁に侵入しやすく，酸化変性を受けやすいことから，動脈硬化の危険因子となる．

B. 症状

脂質異常症は症状に乏しい．800 mg/dL以上の高TG血症では**急性膵炎**を生じることがある．また，**家族性高コレステロール血症**，**家族性Ⅲ型高脂血症**では腱や皮膚に**黄色腫**（おうしょくしゅ）を認めることがある．高LDL血症，高レムナント血症，低HDL血症は動脈硬化性疾患の危険因子となる．

C. 診断

1）脂質異常症の定義

血中のLDLコレステロール（LDL-C）やTGの増加，HDLコレステロール（HDL-C）の低下を脂質異常症という（表16）．脂質異常症は動脈硬化の危険因子である．

2）表現型（ひょうげんがた）分類（表17）

増加するリポたんぱく質の種類による分類で，治療に利用される．カイロミクロンのみ増加するタイプを**Ⅰ型**，LDLのみ増加を**Ⅱa型**，LDLとVLDL両者の増

表16 脂質異常症診断基準

LDLコレステロール	140 mg/dL以上	高LDLコレステロール血症
	120～139 mg/dL	境界域高LDLコレステロール血症**
HDLコレステロール	40 mg/dL未満	低HDLコレステロール血症
トリグリセライド	150 mg/dL以上（空腹時採血*）	高トリグリセライド血症
	175 mg/dL以上（随時採血*）	
Non-HDLコレステロール	170 mg/dL以上	高non-HDLコレステロール血症
	150～169 mg/dL	境界域高non-HDLコレステロール血症**

* 基本的に10時間以上の絶食を「空腹時」とする．ただし水やお茶などカロリーのない水分の摂取は可とする．空腹時であることが確認できない場合を「随時」とする．

** スクリーニングで境界域高LDL-C血症，境界域高non-HDL-C血症を示した場合は，高リスク病態がないか検討し，治療の必要性を考慮する．

・LDL-CはFriedewald式（TC－HDL-C－TG/5）で計算する（ただし空腹時採血の場合のみ）．または直接法で求める．

・TGが400 mg/dL以上や随時採血の場合はnon-HDL-C（=TC-HDL-C）かLDL-C直接法を使用する．ただしスクリーニングでnon-HDL-Cを用いるときは，高TG血症を伴わない場合はLDL-Cとの差が＋30 mg/dLより小さくなる可能性を念頭においてリスクを評価する．

・TGの基準値は空腹時採血と随時採血により異なる．

・HDL-Cは単独では薬物介入の対象とはならない．

「動脈硬化性疾患予防ガイドライン2022年版」（日本動脈硬化学会／編），日本動脈硬化学会，2022[5]より引用

表17　脂質異常症の表現型分類（WHO分類）

脂質異常症の型	増加するリポたんぱく質	増加する脂質
Ⅰ型	カイロミクロン	TG
Ⅱa型	LDL	コレステロール
Ⅱb型	LDL，VLDL	コレステロール，TG
Ⅲ型	レムナント	コレステロール，TG
Ⅳ型	VLDL	TG
Ⅴ型	VLDL，カイロミクロン	TG

表18　主な家族性高脂血症

家族性高脂血症	病因	増加するリポたんぱく質
原発性高カイロミクロン血症	LPL欠損，アポC-Ⅱ欠損	カイロミクロン
家族性高コレステロール血症	LDL受容体異常	LDL
家族性複合型高脂血症	不明	LDL，VLDL
家族性Ⅲ型高脂血症	アポE異常	レムナント
内因性高TG血症	不明	VLDL

加を**Ⅱb型**，レムナント増加を**Ⅲ型**，VLDLのみ増加を**Ⅳ型**，VLDLとカイロミクロン両者の増加を**Ⅴ型高脂血症**という．

3）病因分類

①原発性高脂血症

原因となる疾患がない場合で，遺伝性のものを**家族性高脂血症**という（表18）．

ⅰ．原発性高カイロミクロン血症

リポたんぱく質リパーゼ（LPL）の欠損や，LPLを活性化する**アポC-Ⅱの欠損**などによりカイロミクロン代謝が障害される遺伝性疾患で，800 mg/dL以上の著明な高TG血症となる．

ⅱ．家族性高コレステロール血症

LDL受容体の異常により，細胞へのLDL取り込みが障害されて著明な高コレステロール血症（ホモ型は1,000 mg/dL，ヘテロ型は500 mg/dL）となり，若年で高頻度に冠動脈疾患を発症する．**常染色体優性遺伝**で，**ホモ型**は100万人に1人，**ヘテロ型**は200～500人に1人と，ヘテロ型では高頻度の発症率を認める．**アキレス腱肥厚**や**皮膚黄色腫**，**角膜輪**を認める．LDL受容体を分解するPCSK9が発見され，その異常が本疾患の原因の10％弱を占めることが明らかにされた．

Column

HDLコレステロール増加薬

LDLコレステロール（LDL-C）やTGを低下させる薬剤はすでに臨床で使用されているが，善玉のコレステロールであるHDL-C増加薬はまだない．

動脈壁からHDLに取り込まれたコレステロールはコレステロールエステル転送たんぱく質（cholesteryl ester transfer protein：CETP）によりHDLからLDLやVLDLに転送され，これらリポたんぱく質を介して肝臓に運ばれる．動脈壁のコレステロールはこのような機序で肝臓に逆転送される（図）．

CETPはHDL上に存在するが，CETPを先天的に欠損している例がみられ，コレステロールがLDLに転送されずHDLに留まるため，HDL-Cは200 mg/dLに達するような著明高値となる．

この機序に注目し，HDL-C増加薬としてCETP抑制薬が開発された．しかし，開発治験で，CETP抑制薬はHDL-Cを増加させたが，動脈硬化性疾患が偽薬群よりも多数発症したため，試験中止になった．この原因は不明だが，CETPは抑制されてHDL-Cが増加した方がよいのか，CETPが促進されて，HDL-Cは低下しても肝臓にコレステロールが転送される方がよいのか現在も論争が続いている．

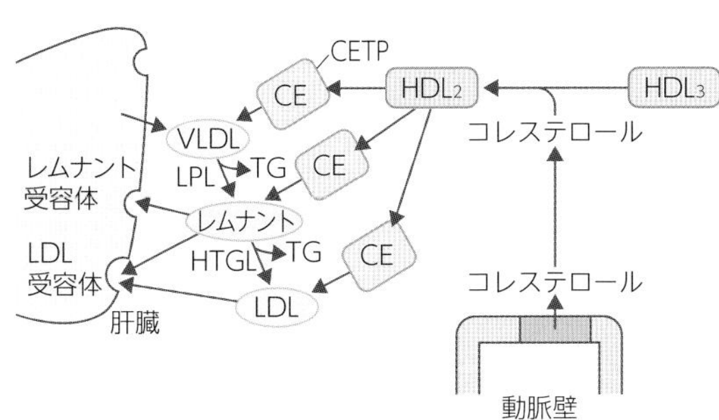

図　コレステロールの逆転送

CE：コレステロールエステル
LPL：リポたんぱく質リパーゼ
HTGL：肝性TGリパーゼ
CETP：コレステロールエステル転送たんぱく質
TG：トリグリセリド

第4章　栄養障害と代謝疾患

表19　リスク区分別脂質管理目標値

治療方針の原則	管理区分	脂質管理目標値（mg/dL）			
		LDL-C	Non-HDL-C	TG	HDL-C
一次予防 まず生活習慣の改善を行った後薬物療法の適用を考慮する	低リスク	<160	<190	<150（空腹時）*** <175（随時）	≧40
	中リスク	<140	<170		
	高リスク	<120 <100*	<150 <130*		
二次予防 生活習慣の是正とともに薬物治療を考慮する	冠動脈疾患またはアテローム血栓性脳梗塞（明らかなアテロームを伴うその他の脳梗塞を含む）の既往	<100 <70**	<130 <100**		

*　糖尿病において，末梢動脈疾患（PAD），細小血管症（網膜症，腎症，神経障害）合併時，または喫煙ありの場合に考慮する．
**　「急性冠症候群」，「家族性高コレステロール血症」，「糖尿病」，「冠動脈疾患とアテローム血栓性脳梗塞」の４病態のいずれかを合併する場合に考慮する．
・これらの値はあくまでも到達努力目標であり，一次予防（低・中リスク）においてはLDL-C 低下率20〜30％も目標値としてなりうる．
***10時間以上の絶食を「空腹時」とする．ただし水やお茶などカロリーのない水分の摂取は可とする．それ以外の条件を「随時」とする．
「動脈硬化性疾患予防ガイドライン2022年版」（日本動脈硬化学会／編），日本動脈硬化学会，2022[5]を参考に作成

ⅲ．家族性複合型高脂血症

LDLまたはVLDLの増加，あるいは両者の増加を示す例が家族内に集積する遺伝性疾患である．発症頻度は1％と高く，冠動脈疾患の原因として重要である．

ⅳ．家族性Ⅲ型高脂血症

レムナントの増加する遺伝性疾患である．**アポE2**をもつため（アポE3が自然型），肝臓のレムナント受容体に認識されず，レムナントは肝臓に取り込まれずに**高レムナント血症**を生じる．高レムナント血症は冠動脈疾患の危険因子である．

ⅴ．内因性高TG血症（家族性Ⅳ型高脂血症）

VLDL増加を示す例が家族内に集積する遺伝性疾患である．高TG血症となる．

②二次性高脂血症

原因となる疾患や薬剤により続発性に発症する高脂血症である．主な原因には，**糖尿病**，**甲状腺機能低下症**，**クッシング症候群**，**閉塞性黄疸**，**経口避妊薬服用**，**飲酒**，**ステロイド服用**などがある．

D. 治療

食事療法，運動療法を行い，効果が十分でない場合，薬物療法を用いる．脂質異常症治療の目的は**動脈硬化進展の抑制**であり，糖尿病，高血圧，喫煙，年齢など，ほかの危険因子を考慮した治療が必要である（表19，表20A）．

1）食事療法（表20B，C）

①総摂取エネルギーと栄養素配分の適正化

ⅰ．摂取エネルギー量と栄養素のバランス

標準体重を目標に身体活動量に適した摂取エネルギー量と栄養素バランスを維持する．脂肪エネルギー比率を20〜25％，炭水化物エネルギー比率を50〜60％とする．

ⅱ．脂質（飽和脂肪酸と不飽和脂肪酸，コレステロール）

飽和脂肪酸，コレステロール摂取を減らす．脂身の少ない肉類を選び，肉類，乳製品，卵類の過剰摂取を避ける．飽和脂肪酸の摂取エネルギー比率は**4.5％以上，7％未満**とする．**トランス脂肪酸**の過剰摂取は酸化LDLを上昇，HDL-Cを低下させる．

不飽和脂肪酸，特に，魚油に含まれる**n-3系多価不飽和脂肪酸**（エイコサペンタエン酸：EPA，ドコサヘキサエン酸：DHA）はTG低下，血圧低下作用があり，積極的に摂取する．**n-6系多価不飽和脂肪酸**および1価不飽和脂肪酸の摂取量の増加は飽和脂肪酸の摂取と比較してLDLを低下させる．

ⅲ．炭水化物

炭水化物は糖質と食物繊維からなる．糖質の過剰摂取はTGを上昇させ，HDL-Cを低下させるので注意する．野菜，海藻，果物，いも類に多く含まれる**食物繊維**は腸管でのコレステロール吸収を抑制し，LDL-Cを低下させる．

ⅳ．たんぱく質

動物性たんぱく質は飽和脂肪酸やコレステロールを多く含むので，LDL-Cを上昇させる．大豆たんぱく質はコレステロールを低下させる可能性がある．

ⅴ．食塩とアルコール

食塩の過剰摂取は血圧を上昇し，**6 g/日未満**を目標にする．適量のアルコール摂取は冠動脈疾患を予防するが，過剰摂取は血圧，TGを上昇する．

表20 脂質異常症の治療

A 動脈硬化性疾患予防のための生活習慣の改善	
禁煙	・禁煙は必須．受動喫煙を防止
体重管理	・定期的に体重を測定する ・BMI＜25であれば適正体重を維持する ・BMI≧25の場合は，摂取エネルギーを消費エネルギーより少なくし，体重減少を図る
食事管理	・適切なエネルギー量と，三大栄養素（たんぱく質，脂質，炭水化物）およびビタミン，ミネラルをバランスよく摂取する ・飽和脂肪酸やコレステロールを過剰に摂取しない ・トランス脂肪酸の摂取を控える ・n-3系多価不飽和脂肪酸の摂取を増やす ・食物繊維の摂取を増やす ・減塩し，食塩摂取量は6 g未満/日をめざす
身体活動・運動	・中等度以上の有酸素運動を中心に，習慣的に行う（毎日合計30分以上を目標） ・日常生活のなかで，座位行動を減らし，活動的な生活を送るように注意を促す ・有酸素運動の他にレジスタンス運動や柔軟運動も実施することが望ましい
飲酒	・アルコールはエタノール換算で1日25 g以下にとどめる ・休肝日を設ける
B 動脈硬化性疾患予防のための食事療法	
①過食に注意し，適正な体重を維持する	・総エネルギー摂取量（kcal/日）は，一般に目標とする体重（kg）*×身体活動量（軽い労作で25～30，普通の労作で30～35，重い労作で35～）をめざす
②肉の脂身，動物脂，加工肉，鶏卵の大量摂取を控える	
③魚の摂取を増やし，低脂肪乳製品を摂取する	・脂肪エネルギー比率を20～25％，飽和脂肪酸エネルギー比率を7％未満，コレステロール摂取量を200 mg/日未満に抑える ・n-3系多価不飽和脂肪酸の摂取を増やす ・トランス脂肪酸の摂取を控える
④未精製穀類，緑黄色野菜を含めた野菜，海藻，大豆および大豆製品，ナッツ類の摂取量を増やす	・炭水化物エネルギー比率を50～60%とし，食物繊維は25 g/日以上の摂取を目標とする
⑤糖質含有量の少ない果物を適度に摂取し，果糖を含む加工食品の大量摂取を控える	
⑥アルコールの過剰摂取を控え，25 g/日以下に抑える	
⑦食塩の摂取は6 g/日未満を目標にする	
C 危険因子を改善する食事	
①高LDL-C血症と食事	・総エネルギー摂取量を適正に管理し，LDL-Cを上昇させる飽和脂肪酸，コレステロール，トランス脂肪酸の摂取量を減らす ・飽和脂肪酸は一価不飽和脂肪酸あるいは多価不飽和脂肪酸に置換する ・飽和脂肪酸は摂取エネルギー比率7％未満，コレステロールの摂取は1日200 mg未満に制限する ・食物繊維を積極的に摂取する ・脂肪含有量の多い肉の脂身や動物性の脂（牛脂，ラード，バター），加工肉製品，乳類，臓物類，卵類を制限する ・緑黄色野菜を含めた野菜および大豆・大豆製品の摂取を勧める
②高TG血症と食事	・適正体重を維持する．または適正体重をめざすように総エネルギー摂取量を考慮する ・炭水化物エネルギー比率を50～60％の設定のなかでやや低めにし，アルコールの過剰摂取を制限する ・果物や果糖含有加工食品の過剰摂取に注意する ・n-3系多価不飽和脂肪酸の摂取を増やす ・高カイロミクロン血症では，脂質エネルギー比率を15％≧に制限し，中鎖脂肪酸を主として用いる ・運動療法の併用が効果的である
③低HDL-C血症と食事	・適正体重を維持する．または適正体重を目指すように総エネルギー摂取量を考慮する ・炭水化物エネルギー比率をやや低めにし，トランス脂肪酸を減らす ・運動療法が効果的である
④メタボリックシンドロームと食事	・内臓脂肪量減少を目標とする体重と日常生活活動量をもとに総エネルギー摂取量を適正化する ・現在の体重から3％以上の減少を3～6カ月間で達成することを目標とし，急激な減量を避ける ・摂取エネルギーのうち50～60％を糖質として筋肉量を減らさないようにし，ビタミンやミネラルを多めに摂取する ・運動療法の併用が効果的である
⑤高血圧と食事	・減塩（6 g/日未満）を強化し，野菜・果物を積極的に摂取する ・飽和脂肪酸やコレステロールの摂取を控え，多価不飽和脂肪酸，低脂肪乳製品を積極的に摂取する ・適正体重を維持し，運動を行う ・過度なアルコール摂取を避ける
⑥糖尿病と食事	・エネルギー摂取比率は炭水化物を50～60％，たんぱく質20％以下を目安とし，残りを脂質とするが，脂質が25％を超える場合は，多価不飽和脂肪酸を増やすなど脂肪酸の構成に配慮する ・食物繊維は25 g/日以上の摂取を目標とする

＊18～49歳：[身長 (m)]^2×18.5～24.9 kg/m^2，50～64歳：[身長 (m)]^2×20.0～24.9 kg/m^2，65～74歳：[身長 (m)]^2×21.5～24.9 kg/m^2，75歳以上：[身長 (m)]^2×21.5～24.9 kg/m^{2}とする．

「動脈硬化性疾患予防ガイドライン2022年版」（日本動脈硬化学会/編），日本動脈硬化学会，2022[5)]を参考に作成

第4章 栄養障害と代謝疾患

②危険因子を改善する食事

i．高LDL-C血症の食事療法

飽和脂肪酸，コレステロール，トランス脂肪酸の摂取を減らす．飽和脂肪酸エネルギー比率は**7％未満**とする．コレステロール摂取は**200 mg/日未満に制限**する．脂肪含有量の多い肉の脂身や動物性の脂，乳類，臓物類，卵類を制限する．野菜および大豆・大豆製品の摂取を勧める．

ii．高TG血症の食事療法

炭水化物エネルギー比率をやや低めにする．アルコールの過剰摂取を制限する．高カイロミクロン血症では，脂肪エネルギー比率を**15％以下に制限**し，中鎖脂肪酸，n-3系多価不飽和脂肪酸を用いる．

iii．低HDL-C血症

TGとHDL-Cは逆相関を認め，TG値を低下させる食事療法が有用である．炭水化物エネルギー比率をやや低めにし，トランス脂肪酸を減らす．

2）運動療法

運動療法はリポたんぱく質リパーゼ（LPL）を活性化し，VLDLを低下，HDLを増加する．特に，高TG血症で有用である．1回20分以上の**有酸素運動**が有用であり，1日60分程度の速歩（200 kcal程度の運動）を週3回以上行うことが望ましい．

3）薬物療法

高LDL血症に対しては，**コレステロール合成阻害薬（HMG-CoA還元酵素阻害薬：スタチン系薬剤）**，**消化管でのコレステロール吸収抑制薬のエゼチミブ**，コレステロール吸着剤の陰イオン交換樹脂，コレステロールの胆汁酸への変換を促進するプロブコール，LDL受容体を分解するPCSK9を抑制するヒト抗PCSK9抗体製剤を用いる．高VLDL血症に対しては，**フィブラート系薬**，ニコチン酸誘導体，イコサペント酸エチル（EPA）製剤を用いる．

4）血漿交換

冠動脈疾患を合併した家族性高コレステロール血症ヘテロ型で，薬物療法で効果不十分の場合およびホモ型の場合に用いられる．

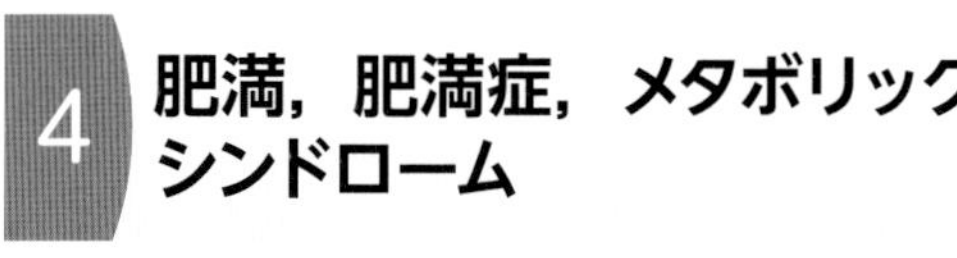

4 肥満，肥満症，メタボリックシンドローム

A. 病因と病態

1）食欲中枢

食欲を調節する**食欲中枢**（**摂食中枢**および**満腹中枢**）は**間脳の視床下部**に存在する．血糖値が上昇すると，満腹中枢が刺激されて満腹感を生じ摂食を中止する．血糖値が低下すると，摂食中枢が刺激されて空腹感を生じ食欲が亢進する（図6）．

2）遺伝性肥満

①レプチン

肥満遺伝子は脂肪細胞からレプチンを発現・分泌させる．レプチンは視床下部に存在する満腹中枢の受容体に結合し，満腹中枢を刺激して食欲を抑制する．レプチンの欠損，またはレプチン受容体の異常のために満腹中枢が刺激されず過食となり，肥満を生じる遺伝性肥満の存在が明らかにされている．**原発性肥満例**は**高レプチン血症**を認め，受容体への結合能低下が原因と考えられる．

②β3アドレナリン受容体および脱共役（だっきょうやく）たんぱく質

交感神経は**褐色脂肪細胞**のβ3アドレナリン受容体を刺激して**熱産生**を促進する．また，脱共役たんぱく質（uncoupling protein-1：UCP-1）はエネルギー代謝に関係する**ミトコンドリア内**で熱産生に関与する．β3アドレナリン受容体およびUCP-1遺伝子異常では熱産生が低下し，肥満の原因となる．

視床下部は交感神経系の中枢であり，レプチンによ

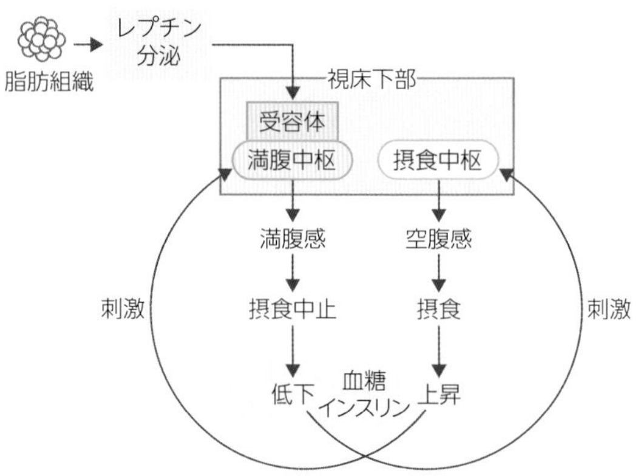

図6 食欲の調節

る満腹中枢刺激は交感神経系を活性化し，褐色脂肪細胞や骨格筋での熱産生やエネルギー消費を活発にし，肥満を抑制する．

3）やせ（るいそう）

脂肪組織や筋肉の減少により，標準体重の－20％以下に体重が減少した状態をいう．原因としては，①**神経性食欲不振症**や悪性腫瘍による食欲低下，②飢餓，③消化器疾患による食欲不振や栄養吸収障害，④糖尿病による栄養の喪失や脂肪細胞の異化亢進，⑤甲状腺機能亢進症や発熱時のエネルギー利用の亢進があげられる．

4）肥満の定義

肥満とは，「脂肪組織に脂肪が過剰に蓄積した状態」であり，正確には体脂肪量を測定する必要がある．非脂肪体重の増加は肥満とはいわず，したがって，「肥満＝過剰体重」ではない．

5）肥満の分類

①原発性肥満と二次性肥満

肥満の90％は，過食と運動不足を主な原因として生じる**原発性肥満**である．**二次性肥満**は特定の疾患から二次的に生じる肥満で，**内分泌性肥満（クッシング症候群**※9，**甲状腺機能低下症**※10，**インスリノーマ**※11 など），**視床下部性肥満**※12，**遺伝性肥満**※13，**薬剤性肥満**※14 がある．

②脂肪の分布による分類（図7）

脂肪の蓄積する部位により，**内臓脂肪型肥満**と**皮下脂肪型肥満**に分類される．内臓脂肪型肥満は体型の特徴から**上半身肥満**または**リンゴ型肥満**，皮下脂肪型肥満は**下半身肥満**または**洋梨型肥満**と表現される．

内臓脂肪型肥満は，皮下脂肪型肥満に比べて，糖尿病，高血圧，脂質異常症，動脈硬化性疾患などを合併する頻度が高い．

6）肥満の病因

①過食と運動不足

摂取エネルギーが消費エネルギーを上回る結果，体脂肪蓄積が増加し，肥満を生じる．**過食**が起こる原因としては食欲の調節機構の異常が考えられる．

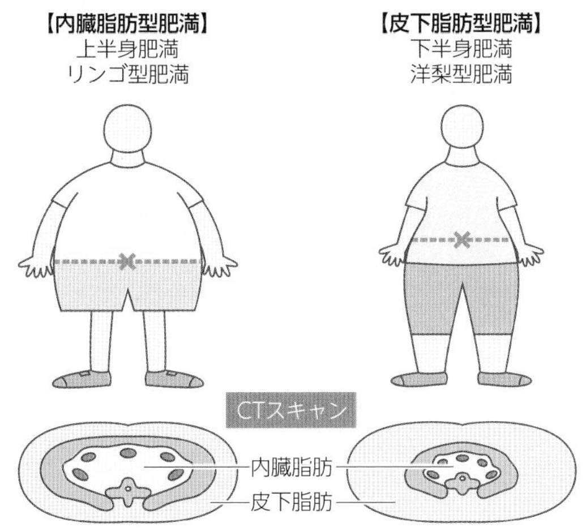

図7 脂肪の分布による分類

②摂食パターンの異常

肥満者に特有な摂食パターンがあり，それが肥満の原因となる．

- **かため食い**：食事回数が少ないと空腹感が強くなり，過食をする
- **ながら食い**：テレビなどに注意がいき，無意識のうちに過食をする
- **早食い**：満腹感を覚える前に過食してしまう
- **代理摂食**：空腹感がないのにさまざまな原因で過食をする

などがある．「代理摂食」には**イライラ食い**（精神的なイライラから過食してしまう），**つきあい食い**（食事を誘われると空腹でないのにつきあってしまう），**衝動食い**（おいしそうな料理を見るとつい食べてしまう），**残飯食い**（残すのがもったいないという気持ちから過食してしまう）などがある．

③遺伝的素因

レプチンを発現する**肥満遺伝子**や**脱共役たんぱく質（UCP-1）遺伝子**，**β3アドレナリン受容体遺伝子**の多型異常のように，遺伝的な変異により肥満が生じる．

※9 **クッシング症候群**：副腎皮質ホルモン（グルココルチコイド）の過剰により生じる疾患．体幹（躯幹（くかん））が肥満し四肢が細い中心性肥満を認める．

※10 **甲状腺機能低下症**：甲状腺ホルモン分泌減少により，代謝が低下して肥満になる．

※11 **インスリノーマ**：膵β細胞の腫瘍で，インスリンが過剰に分泌する．低血糖を防ぐために過食して肥満となる．

※12 **視床下部性肥満**：視床下部の腫瘍や炎症性疾患，外傷などにより食欲中枢が刺激されて肥満となる．

※13 **遺伝性肥満**：遺伝性の先天的異常により生じる肥満．多くは，知能低下，神経系異常（聴力障害，視力障害など），性腺発育異常，四肢などの外形異常を伴う．

※14 **薬剤性肥満**：ステロイド薬（副腎皮質ホルモン）の副作用などにより肥満を生じる．

B. 症状（合併症）（表21）

1）メタボリックシンドロームに関連する合併症

脂肪蓄積の分布異常である**内臓脂肪型肥満**による合併症である．内臓脂肪型肥満は高血圧，糖尿病，脂質異常症，インスリン抵抗性などの動脈硬化の危険因子を合併しやすく，これら因子が関連し合い動脈硬化性疾患を生じる．このような病態を**メタボリックシンドローム**という（**「本節F．メタボリックシンドローム」**を参照）．耐糖能障害，脂質異常症，高血圧，高尿酸血症・痛風，冠動脈疾患，脳梗塞・一過性脳虚血発作，非アルコール性脂肪性肝疾患はメタボリックシンドロームに関連する合併症である．

2）全身の脂肪細胞の増加による合併症

①月経異常・不妊

月経異常（無月経など）により不妊の原因となる．肥満是正は月経異常を改善する．

②呼吸器疾患

胸腔や気道に脂肪が蓄積するため，換気が低下し，血中の酸素濃度低下と二酸化炭素濃度上昇を生じる．血中酸素濃度低下や二酸化炭素濃度上昇は眠気，意識障害を生じ，**閉塞性睡眠時無呼吸症候群**※15や**肥満低換気症候群**※16を発症する．

③運動器疾患

体重増加による加重負荷は**変形性膝関節症**，変形性脊椎症の原因になる．変形性膝関節症は中高年に多発する膝関節痛を伴う疾患であるが，体重増加は症状を悪化させる．

表21　肥満に起因ないし関連する健康障害（2022年）

肥満症の診断基準に必須な健康障害
1．耐糖能障害（2型糖尿病・耐糖能異常など）
2．脂質異常症
3．高血圧
4．高尿酸血症・痛風
5．冠動脈疾患
6．脳梗塞・一過性脳虚血発作
7．非アルコール性脂肪性肝疾患
8．月経異常・女性不妊
9．閉塞性睡眠時無呼吸症候群・肥満低換気症候群
10．運動器疾患（変形性関節症：膝関節・股関節・手指関節，変形性脊椎症
11．肥満関連腎臓病

「肥満症診療ガイドライン2022」（日本肥満学会／編），ライフサイエンス出版，2022[6]より引用

3）肥満関連腎臓病

肥満症と腎障害を合併した病態で，BMI25以上の肥満を有し，尿検査のたんぱく質定性試験（＋1）以上で，糖尿病性腎症，高血圧性腎硬化症が否定されたものをいう．

C. 診断

1）肥満の診断

①体脂肪量の測定

i．皮脂厚計による方法

皮脂厚計で**肩甲骨下部**と**上腕部**の2カ所の皮下脂肪をはさみ，その厚みを測定する．合計した数値が男性40 mm，女性45 mmを超えた場合，異常と判定する．

ii．インピーダンス法

生体に微量の電流を流し，その抵抗により体脂肪量を計算する．

②体格指数（body mass index：BMI）（第1章 表1を参照）

体重(kg)/身長$(m)^2$を計算する．日本人では18.5未満を低体重，18.5以上25.0未満を普通体重，25.0以上を肥満，35.0以上を高度肥満とする．

③体脂肪蓄積状態による方法

i．ウエスト，ヒップの測定

日本人では**ウエスト周囲長**が男性85 cm，女性90 cm以上，**ウエスト／ヒップ比**が男性1.0，女性0.9以上を上半身肥満とする．

ii．CTスキャンによる方法

へその高さで腹部CTスキャンを撮影し，**腹腔内の内臓脂肪面積**（V）が100 cm^2以上，また，**腹壁皮下脂肪面積**（S）を求め，V/S比が0.4以上を内臓脂肪型肥満とする．

2）肥満症および高度肥満症の診断

①肥満症の診断

肥満（BMI ≧ 25.0）と診断されたもののうち，以下のいずれかの条件を満たす場合，肥満症と診断し，疾患単位として扱う．

- 肥満に起因ないし関連する健康被害を有するか健康障害の合併が予想される場合で，減量を要するもの

※15　**閉塞性睡眠時無呼吸症候群**：脂肪による気道閉塞のために睡眠時の一次的な呼吸停止を繰り返し，換気量が低下する．

※16　**肥満低換気症候群**：胸腔の脂肪蓄積のために呼吸が浅くなり，換気量が低下し，1日中眠い状態が続く．

- ウエスト周囲長によるスクリーニングで内臓脂肪蓄積が疑われ，腹部CT検査によって確定診断された内臓脂肪型肥満

②高度肥満症の診断

高度肥満（BMI ≧ 35）のなかでも，医学的な観点から減量治療が必要なものを高度肥満症と判定する．高度肥満症で注意すべき病態は睡眠呼吸障害，皮膚疾患，運動器疾患，心理的・精神的問題などがある．

D. 治療

肥満症の治療（表22）には，①食事療法，②運動療法，③行動療法，④薬物療法，⑤外科療法があるが，基本は食事療法と運動療法である．この両者を進めながら行動療法による生活指導を取り入れる．減量は1カ月に3 kg程度を目安にする．

1）食事療法

低エネルギー食，低炭水化物食，低脂肪食，高たんぱく質食が基本であるが，できる限り炭水化物50～60％，たんぱく質15～20％，脂肪20～25％の栄養バランスを保つようにする．

①エネルギー量

低エネルギー食と**超低エネルギー食**（very low calory diet：**VLCD**，600 kcal/日以下）が用いられる．

ⅰ．低エネルギー食

25 ≦ BMI ＜ 35の肥満症では，25 kcal/目標体重(kg)/日以下を目安に開始し，現在の体重から3～6カ月で3％以上の減少を目指す．当初の指示エネルギーで減量が得られなくなった場合は，さらに低い摂取エネルギー量を再設定する．

35 ≦ BMIの高度肥満症では，20～25 kcal/目標体重(kg)/日以下を目安に開始し，現在の体重から5～10％の減少を目指す．減量が得られない場合は600 kcal/日以下の超低エネルギー食（VLCD）の選択を考慮する．

ⅱ．超低エネルギー食（VLCD）

長期治療は困難で，通常1～3週間，3カ月を限度とする．不整脈などの副作用が出現する可能性があり，原則的に入院して行う．栄養バランスを確保することは困難で，必要なたんぱく質，ビタミン，ミネラルを確保するために規格食品（フォーミュラ食）が用いられる．ただし①心筋梗塞，脳梗塞発症時および直後，②重症不整脈およびその既往，③肝不全，重篤な肝・腎障害，④インスリン治療中の糖尿病，⑤全身性消耗疾患，⑥うつ病およびその既往，⑦妊婦および授乳中の女性はVLCD禁忌である．

②炭水化物（糖質）

炭水化物を極度に制限すると脂肪の分解によるケトン体が増加するので，80～100 g/日の確保は必要である．菓子類やジュースなどの嗜好品は禁止する．

③たんぱく質

たんぱく質の必要量を確保することは体組織の崩壊を防ぎ，生体に必要なアミノ酸を供給するために重要である．体組織の崩壊は尿酸を増加させる．1.0～1.2 g/目標体重(kg)/日は必要である．

④脂肪

脂肪は20 g/日以上とし，不可欠脂肪酸（必須脂肪酸）の確保が必要である．

⑤ビタミン，ミネラル

不足に十分注意する．1,000 kcal/日未満の食事ではビタミン，ミネラルが不足するので，別に補充する必要がある．

⑥飲酒，香辛料

アルコールは高エネルギーであり，避けるべきである．香辛料も食欲を増進し，エネルギー過剰摂取の原因となるので避ける．

表22　肥満症治療の流れ

肥満症
①現体重の3％以上の減量目標を設定
②体重，ウエスト周囲長の経時的計測
③肥満症治療食（25 kcal/kg標準体重/日以下）および運動療法の導入＋行動療法
④目標達成の評価
⑤達成した場合：現治療法の継続 未達成の場合：肥満症治療食の強化，薬物療法の導入
高度肥満症
①現体重の5～10％以上の減量目標を設定 （合併する健康障害に応じて減量目標を設定）
②体重，ウエスト周囲長の経時的計測
③肥満症治療食（20～25 kcal/kg標準体重/日以下）および運動療法の導入＋行動療法 （食事療法による減量を優先し，適切な範囲の運動療法を選択する）
④目標達成の評価
⑤達成した場合：現治療法の継続 未達成の場合：肥満症治療食の強化（超低エネルギー食の導入も含む） 薬物療法の導入，外科療法

「肥満症診療ガイドライン2016」（日本肥満学会/編），ライフサイエンス出版，2016[6]を参考に作成

2）運動療法

運動は体脂肪の消費，インスリン抵抗性の改善，心肺機能の増強をもたらす効果がある．有酸素運動が有用で，運動強度は（220－年齢）×0.75の心拍数，ややきつい程度を目安にする．1回10～30分を1日1～2回，週3回以上を目安にする．コントロール不良の高血圧・糖尿病，肝・腎障害，症状のある心血管疾患，BMI≧35以上の重症肥満，急性感染症を合併する場合は，運動療法禁忌である．

3）行動療法

日常生活のなかで肥満に結びつく行動を明らかにし，それを改善する療法である．早食い，かため食い，間食，ながら食い，代理摂食などの食行動異常を改善するために，規則正しい食事（時間，場所，回数），間食の禁止，食物からの隔離，ながら食いの禁止，**咀嚼**（そしゃく）**の矯正**，**箸置き**などを指導する．

4）薬物療法

わが国では，BMI≧35以上の場合，**食欲抑制薬**（**マジンドール**）が使用可能である．食事・運動療法の補助として使用される．

5）外科療法

BMI≧40あるいはBMI≧35以上で重症の合併症のある肥満症が適応である．**胃縮小術**や**消化吸収抑制術**（**小腸バイパス術など**）が行われる．

E. 小児肥満

1）特徴

成人肥満と同様に原発性肥満が多い．糖尿病や高血圧などの生活習慣病の合併も多い．小児肥満は運動嫌い，不登校などのトラブルが生じやすく，それがさらに肥満を増強するという悪循環に陥りやすい．治療は発育期であることを考慮する．

2）評価法

肥満度，**カウプ指数**，**ローレル指数**などの評価法が使用される．

- **肥満度**：〔（実測体重－標準体重）/標準体重〕×100を計算する．20％以上30％未満を軽度肥満，30％以上50％未満を中等度肥満，50％以上を高度肥満とする
- **カウプ指数**：乳幼児に用いる．〔体重（kg）/身長（cm）^{2}〕×10^4．22以上を肥満とする
- **ローレル指数**：児童に用いる．〔体重（kg）/身長（cm）^{3}〕×10^7．160以上を肥満とする

F. メタボリックシンドローム

内臓脂肪蓄積，**高血圧**，**糖尿病**，**脂質異常症**，**インスリン抵抗性**など複数の動脈硬化危険因子を合併し，最終的に動脈硬化性疾患を引き起こす**動脈硬化高リスク状態**である．個々の危険因子は軽症でも，重複することにより大きな動脈硬化リスクとなるのが特徴である．

1）病因と病態（概略図，p.62）

過食，運動不足などの生活習慣の乱れから生じる内臓脂肪蓄積が基盤的成因である．脂肪蓄積の増加した脂肪細胞は**腫瘍壊死因子－α**（tumor necrosis factor-α：**TNF-α**），**遊離脂肪酸**（free fatty acid：**FFA**），**プラスミノーゲン活性化抑制因子－1**（plasminogen activator inhibitor-1：**PAI-1**），**レプチン**，**レジスチン**，**アンジオテンシノーゲン**などの**アディポサイトカイン**という機能物質を分泌する（図8）．

TNF-α，FFA，レジスチンは**インスリン抵抗性**を促進し，**糖尿病**，**高TG血症**，**低HDL-C血症**を惹起する．また，代償性に生じた高インスリン血症は高血圧を惹起する．レプチンは食欲を抑制するが，その過剰は交感神経系の活性化を介して高血圧を惹起し，アンジオテンシノーゲンは直接高血圧を惹起する．PAI-1は血栓溶解を抑制する作用があり，直接動脈硬化促進に働く．

これら因子はお互いに関連しながら最終的に動脈硬化性疾患を惹起する．**アディポネクチン**は善玉のアディポサイトカインで，インスリン抵抗性を改善し，糖尿病や動脈硬化を抑制する作用があり，脂肪蓄積が増加すると分泌が減少する．

2）診断

日本のメタボリックシンドロームの診断基準（表23）は，**ウエスト周囲長**で示される内臓脂肪蓄積の存在が必須項目で，これに高TG血症または低HDL-C血症の脂質異常症，高血圧，空腹時高血糖の3項目のうち2項目以上で診断される．

ウエスト周囲長は軽呼気時，へその高さで測定する．

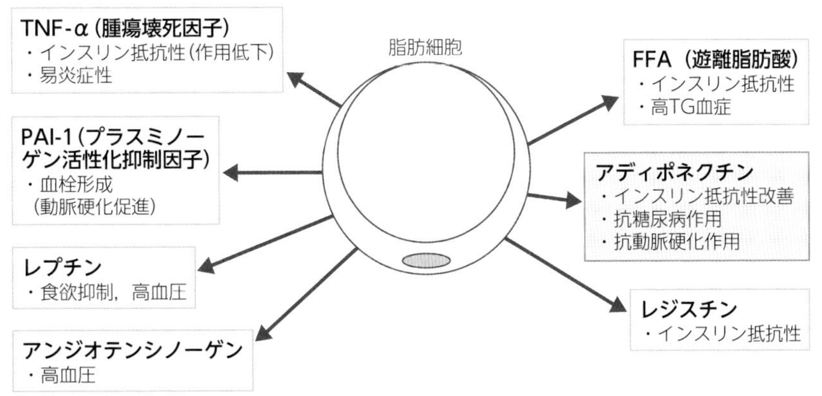

図8 主なアディポサイトカインの種類と作用

脂肪組織は単なる脂肪蓄積組織でなく，機能臓器である．アディポネクチンは善玉のアディポサイトカインである

男性85 cm，女性90 cmのウエスト周囲長基準はCTスキャンで測定した内臓脂肪面積100 cm^{2}に相当する．脂質異常症，高血圧，糖尿病に対する薬剤治療を受けている場合は，それぞれの項目ありとする．高LDL-C血症はメタボリックシンドロームのリスクとは異なるため，診断基準の項目には含まれない．

3）治療

治療目標は**動脈硬化性疾患の発症・再発の予防**である．食事・運動療法は，基盤的成因である生活習慣の乱れ，内臓脂肪蓄積を改善し，各動脈硬化危険因子を同時に治療することが可能である．

まず，1つの危険因子をみつけたら，ほかの危険因子の有無を検査し，どのような危険因子をもつ症例かを総合的に把握する．ウエスト周囲長を測定し，それを目安にして，脂質異常，高血圧，高血糖の経過をみる．内臓脂肪は皮下脂肪に比較して代謝の活発な組織であり，食事・運動療法によく反応する．喫煙は動脈硬化の直接の危険因子であり，禁煙する．

表23 メタボリックシンドローム診断基準

腹腔内脂肪蓄積	
ウエスト周囲長 （内臓脂肪面積100 cm^{2}に相当）	男性≧85 cm 女性≧90 cm
上記に加えて以下のうち2項目以上	
高TG血症≧150 mg/dL かつ/または 低HDLコレステロール血症<40 mg/dL（男女とも）	
収縮期血圧≧130 mmHg かつ/または 拡張期血圧≧85 mmHg	
空腹時高血糖≧110 mg/dL	

メタボリックシンドローム診断基準検討委員会：メタボリックシンドロームの定義と診断基準．日本内科学会誌：94：794-809，2005[7]より引用

5 高尿酸血症，痛風（つうふう）

高尿酸血症は尿酸の産生過剰や排泄低下により血中尿酸濃度が上昇する状態で，**痛風**の原因となる．

A. 病因と病態

1）尿酸の代謝（図9）

細胞の**核たんぱく質**はたんぱく質分解酵素により**核酸**とたんぱく質に分解され，核酸は核酸分解酵素により多数の**ヌクレオチド**に分解される．ヌクレオチドは**塩基**（**プリン**または**ピリミジン**），**五炭糖**（**リボース**または**デオキシリボース**）およびリン酸から構成される．プリン塩基には**アデニン**と**グアニン**があり，分解されてヒポキサンチンおよびキサンチンを経て**尿酸**になる．体内には約1,200 mgの尿酸プールがあり，その約60 %にあたる700 mgが1日に生成され，排泄されている．

第4章 栄養障害と代謝疾患

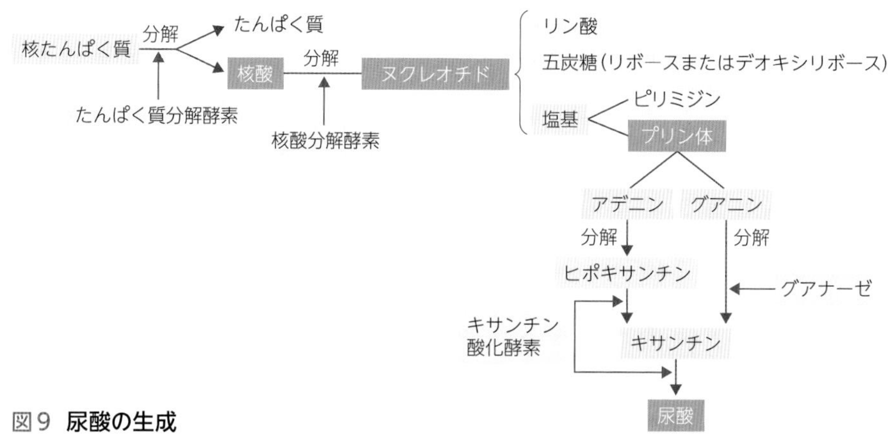

図9　**尿酸の生成**

2）尿酸の生成

①組織中核たんぱく質の分解

心筋梗塞，胃がん，飢餓，熱傷，白血病などで組織や白血球の崩壊が著しいときに，核たんぱく質の分解により尿酸が増加する．

②食事性プリン体の摂取

プリン体の多い食品を摂取すれば，プリン体から尿酸を生じる．

③プリン体の生合成

体内でヌクレオチドが合成され，尿酸を生じる．

3）尿酸の排泄

尿中へ1日500 mg，その他，汗，消化液とともに1日200 mg排泄される．

4）分類

高尿酸血症は尿酸増加の成因により，①**産生過剰型**，②**排泄低下型**，③両者の混合型に分類される．さらに，原発性および二次性に分類される．

①産生過剰型高尿酸血症

原発性としてはプリン体の合成増加，二次性としては①腫瘍，炎症，熱傷による組織崩壊による核たんぱく質分解の亢進，②食事によるプリン体摂取増加により尿酸が増加する．

②排泄低下型高尿酸血症

①**腎不全**，②**サイアザイド系降圧利尿薬**，**ピラジナマイド**（**抗結核薬**）などの薬剤，③アシドーシス，重症糖尿病，飢餓などによる尿の酸性化により，尿酸排泄が低下する．

B. 痛風

痛風は体内の尿酸増加により**尿酸結晶**が析出し，**急性関節炎**，**痛風結節**，**尿酸結石**，腎障害を生じる疾患である．

1）病因と病態

①遺伝因子

尿酸代謝に関連する遺伝性の酵素欠損により高尿酸血症となる場合がある．

②年齢と性

中年男性に多いが，若年化傾向にある．男女比は50：1で圧倒的に男性に多い．

③生活習慣

たんぱく質，アルコールの過剰摂取，肥満，糖尿病および飢餓は尿酸を増加する．

④薬物

サイアザイド系降圧利尿薬，ピラジナマイド（抗結核薬）は尿酸の尿排泄を低下させる．

2）症状

①急性関節炎発作

過飽和状態の尿酸は関節内で針状結晶を析出する．針状結晶は炎症物質の分泌を刺激し，急性関節炎を生じる．結晶生成は温度の低下や酸性化により増加し，下肢の小関節，特に，**第一中足趾節関節**に生じやすい．

足の運動，寒冷，ストレス，疲労，高プリン体食品・アルコールの過剰摂取などをきっかけに，突然発症し，患部の発赤，熱感，腫脹，疼痛を生じる．1日で炎症は最高になり，白血球増加，赤沈※17亢進，CRP

（C-reactive protein）増加を認め，3～10日で鎮静化する．

②痛風結節

尿酸結晶を結合組織が取り巻く形で，関節周囲や耳殻に痛風結節を生じる．これが進行すると骨・軟骨の破壊が起こる．

③腎障害

尿細管内の尿酸結晶析出や尿細管変性により腎障害を生じる．また，尿路での尿酸結晶析出により腎盂腎炎を生じることも多い．

④尿酸結石

尿酸結晶から結石を生じる．全症例の20～30％に認める．

⑤その他

肥満，糖尿病，高血圧，動脈硬化症の合併が多い．

3）診断

肥満の中年男性に多く，次の項目により診断される．

①高尿酸血症
②特徴ある下肢の急性関節炎（繰り返す単関節炎，24時間で最大になる局部の発赤，腫脹，疼痛，熱感，第一中足趾節関節に好発，X線による骨の打ち抜き像）の存在
③関節液菌培養陰性
④関節液内または痛風結節内に尿酸結晶を認める

4）治療

関節炎発作および高尿酸血症の治療を行う．

①食事療法

高エネルギー食は尿酸を増加しやすく，肥満予防のためにも避ける．プリン体を多く含む臓物（肝臓，脳），獣鳥肉，大豆，ビールを避け，プリン体の少ない穀類，いも類，乳製品を摂る．高脂肪食は尿酸の尿中排泄を抑制する．炭水化物は肥満を予防するためにも過剰摂取に注意する．

その他，尿中への尿酸排泄を促進するため1日2リットル以上の水分を摂取する（尿量が1日2リットル以上となることが望ましい）．尿酸は酸性化により溶解度が低下するため，**酸性食品**（肉，卵など）を避け，**アルカリ食品**（野菜，牛乳，果物など）を摂取する．アルコール，特に，ビールは尿酸を増加させ，痛風発作を誘発するので避ける．

②薬物療法

痛風発作には炎症を抑制する**コルヒチン**や**非ステロイド性抗炎症薬**を用いる．尿酸排泄低下型の高尿酸血症には**尿酸排泄促進薬**（**プロベネシド**など），産生過剰型の高尿酸血症には**尿酸合成阻害薬**（**アロプリノール**）を用いる．

※17　**赤沈（赤血球沈降速度）**：赤血球が試薬液内を沈んでいく速さを見る検査．炎症時には速くなる．

6　先天性代謝異常症

生体内の代謝を行う酵素の先天性遺伝子異常により，体内に異常代謝産物が蓄積，あるいは生体に必要な代謝産物の欠乏を生じる結果，発症する疾患である．個々の先天性代謝異常の発生頻度は低率だが，疾患の種類が多い（約5,000種）ため，患者数は少なくない．

代謝異常を起こす物質から，糖質，アミノ酸，脂質，糖たんぱく質，糖脂質，核酸，ビタミン，微量元素などの代謝異常に分類される．

A. 先天性糖質代謝異常（表24）

1）糖原病

余剰のグルコースは**グリコーゲン**に変換されて肝臓や筋肉に貯蔵されるが，必要に応じて再びグルコースに分解される．糖原病はグリコーゲンを合成，分解する酵素の異常により，組織のグリコーゲンの蓄積異常を生じる疾患である．異常酵素により糖原病0～Ⅸ型に分類される．

①糖原病Ⅰ型〔フォン・ギエルケ病（von Gierke病）〕

グルコース-6-リン酸（**G-6-P**）をグルコースに変換する酵素である**グルコース-6-ホスファターゼ**（**G-6-Pase**：図10①）の欠損により起こる糖原病である．グリコーゲンはG-6-Pを経てグルコースに分解されるので，G-6-Pase欠損は肝臓・腎臓のグリコーゲン過剰蓄積と慢性的な低血糖を生じる．

乳児期から空腹時のけいれん，意識障害などの低血糖症状，肝・腎腫大，ケトン尿，人形様顔貌，出血傾向，発育障害，痛風などの症状が出現する．

治療は，グルコース，でんぷんを持続的に投与して

第4章 栄養障害と代謝疾患

表24　先天性糖質代謝異常の種類と特徴

疾患	代謝異常	症状	治療
糖原病（Ⅰ型）	グリコーゲン代謝に関連する酵素欠損	低血糖，肝・腎腫大，ケトン尿，人形様顔貌，出血傾向，発育障害，痛風	グルコース，でんぷんを投与し，低血糖阻止
ガラクトース血症	ガラクトースからグルコースへの代謝過程の異常	哺乳低下，嘔吐，下痢，黄疸，肝腫大，低血糖，白内障，発育障害，知能障害	乳糖除去ミルク
乳糖不耐症	ラクターゼ欠損など	哺乳後の激しい嘔吐，下痢，栄養失調，肝・腎障害	乳糖を単糖に置換したミルクを使用

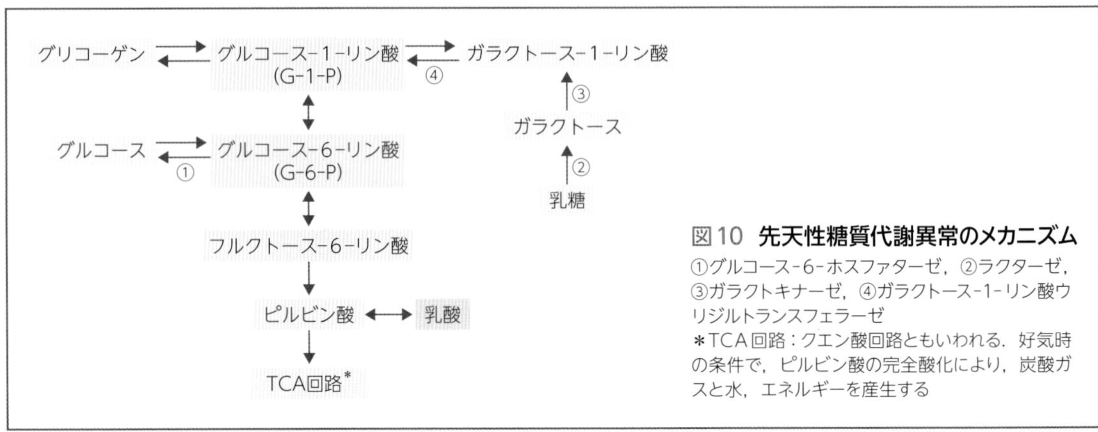

図10　先天性糖質代謝異常のメカニズム
①グルコース-6-ホスファターゼ，②ラクターゼ，③ガラクトキナーゼ，④ガラクトース-1-リン酸ウリジルトランスフェラーゼ
＊TCA回路：クエン酸回路ともいわれる．好気時の条件で，ピルビン酸の完全酸化により，炭酸ガスと水，エネルギーを産生する

血糖を維持し，利用できない果糖，ガラクトースは制限する．

②その他の糖原病

糖原病Ⅱ型〔ポンペ病（Pompe病）〕，糖原病Ⅲ型〔コリ病（Cori病）〕，糖原病Ⅳ型〔アンダーソン病（Anderson病）〕などがあり，組織のグリコーゲン過剰蓄積を認める．

2）ガラクトース血症

乳汁中の乳糖は**ラクターゼ**（図10②）によりグルコースとガラクトースに分解され，ガラクトースは**ガラクトキナーゼ**（図10③），**ガラクトース-1-リン酸ウリジルトランスフェラーゼ**（図10④）などの酵素によりグルコース-1-リン酸（G-1-P）を経てグリコーゲンやグルコースに変換される．これらの酵素の欠損によりガラクトース血症を生じる．

ガラクトース-1-リン酸ウリジルトランスフェラーゼ欠損が最も重症で，全身組織にガラクトースが蓄積し，生後数日から哺乳不良，嘔吐，下痢，肝腫大，黄疸，低血糖，白内障，発育障害，知能障害を認める．治療は，乳糖除去ミルクなどガラクトース制限食とする．

3）乳糖不耐症

血液，尿中に乳糖を認め，哺乳後の激しい嘔吐，下痢，栄養失調を生じ，肝・腎障害を起こす．ラクターゼ（図10②）欠損による型もある．治療は，乳糖を単糖に置換したミルクを使用する．

B. 先天性アミノ酸代謝異常（表25）※18

1）フェニルケトン尿症

フェニルアラニンをチロシンに変換する**フェニルアラニン水酸化酵素**（図11①）欠損により組織・血中のフェニルアラニンが増加する．生後6カ月までに発症し，けいれん，発達遅延，知能障害を認める．また，チロシン減少はメラニン色素減少を生じ，皮膚の色素脱失を起こす．

治療は，**フェニルアラニン除去・チロシン添加ミルク**の投与となるが，フェニルアラニンは必須アミノ酸で，過度の制限は発育障害を起こすため，適切な血中濃度の調節が必要である．

※18　**新生児スクリーニング検査**：先天性アミノ酸代謝異常症，ガラクトース血症，先天性甲状腺機能低下症，先天性副腎過形成症など20種類の先天性代謝異常症について，出生後4～6日にタンデムマス法による新生児のスクリーニングが実施されている．

表25　先天性アミノ酸代謝異常の種類

疾患	代謝異常	症状	治療
フェニルケトン尿症	フェニルアラニン水酸化酵素欠損	知能障害，けいれん，発達遅延，皮膚色素脱失	フェニルアラニン除去・チロシン添加ミルク
ホモシスチン尿症	シスタチオニン合成酵素などの欠損	水晶体脱臼，緑内障，白内障，知能障害，けいれん，骨粗鬆症，血栓症	低メチオニン・高シスチン食
メープルシロップ尿症	分岐鎖α-ケト酸脱水素酵素欠損	哺乳困難，嘔吐，けいれん，昏睡，呼吸障害，メープルシロップ様尿臭	分岐鎖アミノ酸（バリン，ロイシン，イソロイシン）制限食
チロシン血症	チロシン代謝にかかわる酵素異常	発達遅延，肝腫大・肝不全，知的障害，けいれん	チロシン・フェニルアラニン制限食

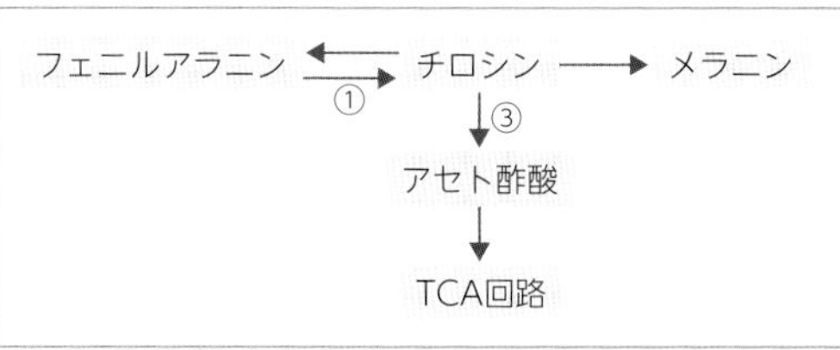

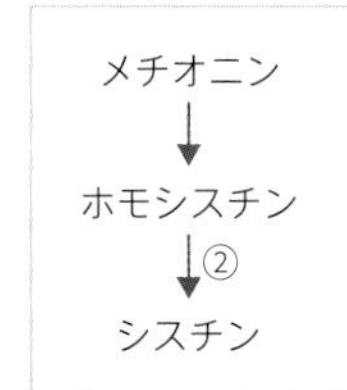

図11　先天性アミノ酸代謝異常のメカニズム
①フェニルアラニン水酸化酵素，②シスタチオニン合成酵素，③チロシン代謝にかかわる酵素

2）ホモシスチン尿症

ホモシスチンの代謝異常によりホモシスチン，メチオニンの増加，シスチンの減少を生じる．遺伝性の酵素（シスタチオニン合成酵素など）欠損によるものとビタミンB_{12}や葉酸欠乏によるものがある．

メチオニン増加は症状を起こさないが，ホモシスチン増加は血栓症による肺梗塞，けいれん，知能障害を起こす．**シスタチオニン合成酵素**（図11②）欠損症は，3歳以後に，水晶体亜脱臼，緑内障，白内障，視神経萎縮（いしゅく），骨格異常（骨粗鬆症），血栓症を起こす．低メチオニン・高シスチン食を投与する．ビタミンB_6に反応する型もある．

3）メープルシロップ尿症（楓糖（かえでとう）尿症）

分岐鎖アミノ酸（バリン，ロイシン，イソロイシン）から生成される分岐鎖α-ケト酸を代謝する脱水素酵素欠損により，体内に分岐鎖アミノ酸および**分岐鎖α-ケト酸**が蓄積する．尿はメープルシロップ臭がする．出生後数日以内にけいれん，昏睡，呼吸障害，哺乳困難を生じる．治療は，分岐鎖アミノ酸制限食を投与する．ビタミンB_1に反応する型もある．

4）チロシン血症

チロシン代謝にかかわる酵素（図11③）の異常により，チロシンとフェニルアラニンが増加する疾患で，発達遅延，肝腫大，知的障害，けいれんを生じる．治療は，**チロシン・フェニルアラニン制限食**を投与する．

C. 先天性脂質代謝異常

遺伝性の原因により，脂質代謝異常を生じる疾患群である．原発性高カイロミクロン血症，家族性高コレステロール血症，家族性複合型高脂血症，家族性Ⅲ型高脂血症，家族性Ⅳ型高脂血症などを生じる．詳細は脂質異常症の家族性高脂血症（表18）を参照．

D. その他の先天性代謝異常（表26）

1）ウイルソン病

銅は胆汁中に排泄されるが，銅の転送にかかわる遺伝子異常により胆汁中に排泄されず，肝臓や全身に蓄積する．学童期に肝障害や溶血（ようけつ）性貧血で発症し，**錐体（すいたい）外路（がいろ）症状**※19や**カイザー・フライシャー角膜輪**※20を認める．治療は，亜鉛，銅のキレート剤である**D-ペニシラミン**やトリエンチンを投与する．

2）リソソーム病

リソソームは細胞内で不要となった老廃物を分解する細胞内小器官である．分解酵素の異常により老廃物

※19　**錐体外路症状**：運動の調和が障害され，舞踏（ぶとう）病，振戦（しんせん），筋硬直などを生じる．

※20　**カイザー・フライシャー角膜輪**：角膜下に銅を含む色素が蓄積し，茶，緑，黄の角膜輪を認める．

第4章　栄養障害と代謝疾患

表26 その他の先天性代謝異常の種類

	代謝異常	症状	治療
ウイルソン病	銅の転送に関係する遺伝子異常	肝障害，溶血性貧血，錐体外路症状（歩行障害，筋緊張亢進），カイザー・フライシャー角膜輪	D-ペニシラミンにより銅の排泄促進
ムコ多糖症	ムコ多糖の分解酵素異常（ハーラー症候群，ハンター症候群，モルキオ症候群などがある）	ムコ多糖蓄積，肝・脾腫大，特異な顔貌，関節障害，角膜混濁，心障害，知的障害，難聴	
スフィンゴリピドーシス	リソソーム加水分解酵素の異常（ゴーシェ病，ニーマンピック病，テイ・サックス病などがある）	スフィンゴリピドが蓄積，肝・脾腫，発達遅延，除脳硬直状態	

が蓄積して臓器障害を生じる疾患をリソソーム病と言う．ムコ多糖症，スフィンゴリピドーシスなどがある．

①ムコ多糖症

ムコ多糖※21の分解酵素の異常により，未分解ムコ多糖が増加する．肝・脾腫大，特異な顔貌，関節障害，角膜混濁，心障害，知的障害，難聴などを生じる．ハーラー症候群，ハンター症候群，モルキオ症候群などがある．

②スフィンゴリピドーシス

リソソーム加水分解酵素の異常によりスフィンゴリピドが蓄積する疾患である．肝・脾腫，発達遅延，除脳硬直状態※22を認める．ゴーシェ病，ニーマンピック病，テイ・サックス病などがある．

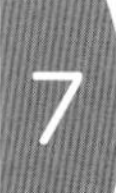

7 ビタミン欠乏症・過剰症

ヒトに必要な栄養素には，たんぱく質，炭水化物，脂質，ミネラル，水分のほかにビタミンがある．ビタミンは生体内の代謝を円滑に進めるためには不可欠な栄養素で，その必要量は微量であるが，体内ではほとんど生成されないため大部分は外部から摂取しなければならない．

A. ビタミン過剰症

ビタミンには**脂溶性ビタミン**（A，D，E，K）と**水溶性ビタミン**（B群，C）があり，後者は多く摂ってもすぐに排泄されるのでビタミン過剰症を起こさないが，前者は体内からの排泄が遅いため過剰症を起こす．

1）ビタミンA過剰症

長期にわたるビタミンAの過剰摂取により生じる．症状は体重減少，頭痛，めまい，不安，微熱，下痢，鼻出血，食欲不振，皮膚の萎縮，脱毛，肝・脾腫，骨脆弱による骨折などである．摂取中止により症状は消失する．

2）ビタミンD過剰症

くる病や**骨軟化症**，関節炎にビタミンDを長期投与したときに，副作用として過剰症を起こすことがある．全身組織に石灰沈着を生じる．食欲不振，悪心，嘔吐，下痢，貧血，不眠，脱力感，多飲，多尿，尿路結石，腎性高血圧，小児の成長障害などの症状を認める．血清リンやカルシウム値は高値となる．ビタミンD投与中止で回復する．

B. ビタミン欠乏症

ビタミン欠乏症には，食事性欠乏，消耗性疾患における利用亢進による欠乏，慢性の消化管，肝臓，腎臓の障害でみられるビタミンの吸収や活性化障害による欠乏がある．最近では，アルコール依存症や薬剤による二次性ビタミン欠乏症が問題になっている．

1）ビタミンA欠乏症

アルコール多飲者，吸収不良症候群，乳幼児への不完全な人工栄養，消耗性疾患に続発することが多い．**暗順応障害**，**夜盲症**，**皮膚粘膜の乾燥角化**を起こす．治療は，ビタミンA製剤の内服，ビタミンAの多い肝油，牡蠣，牛乳，卵黄，のり，緑黄色野菜などの食品を摂取する．

2）ビタミンB_1欠乏症

摂取不足と消耗性疾患，妊産婦，授乳婦，激しい肉体労働，甲状腺機能亢進症，アルコール依存症などによる利用亢進が原因となる．**脚気**，**ウェルニッケ脳症**※23を生じる．脚気の主な症状は，神経障害（知覚障害，運動障害，腱反射の減弱など），循環器障害（心不全），

※21 **ムコ多糖**：糖含量のきわめて高い糖たんぱく質．動物の結合組織を中心にあらゆる組織に存在する．

※22 **除脳硬直状態**：脳幹を切断したときに生じる症状．すべての伸筋群の緊張が亢進する．四肢は伸展し，体幹は弓なりに反り返る．

※23 **ウェルニッケ脳症**：ビタミンB_1欠乏症で生じる．アルコール多飲者が多い．眼振，外眼筋麻痺や歩行失調，意識障害を認める．

消化器障害（食欲不振，便秘など），浮腫などである．治療は，ビタミンB_1製剤の内服，ビタミンB_1の多い胚芽米，豆類，豚肉，魚などの食品を摂取する．

3）ビタミンB_2（リボフラビン）欠乏症

摂取不足と利用亢進が原因となる．また，透析や抗うつ薬，向精神薬内服により発症することがある．口角炎，舌炎，角膜炎を生じる．治療は，ビタミンB_2製剤の内服とビタミンB_2の多い牛乳，卵，肉類，レバー，豆類，チーズ，緑黄色野菜などの食品を摂取する．

4）ニコチン酸（ナイアシン）欠乏症

ビタミンB群の一種．摂取不足と利用亢進が原因となる．また，イソニアジド（INH，抗結核薬）服用中に発症することがある．皮膚炎，認知症，下痢，知覚異常，意識障害，口角炎，舌炎，口内炎などを認める．**ペラグラ**[※24]を生じる．治療は，ニコチン酸製剤の内服とニコチン酸の多いレバー，肉類，小麦，牛乳などを摂取する．

5）ビタミンB_6欠乏症

摂取不足はまれであるが，抗結核薬（INH），経口避妊薬，パーキンソン病治療薬（ドーパミン）使用中に生じることがある．皮膚炎，皮膚の着色，舌炎，口内炎，口角炎，神経炎などを認める．治療は，ビタミンB_6製剤の内服とビタミンB_6の多いレバー，卵，乳製品，肉類などを摂取する．

6）葉酸欠乏症

ビタミンB群の一種．慢性胃炎，吸収不良症候群，アルコール依存症，経口避妊薬，葉酸拮抗薬により生じる．**巨赤芽球性貧血**（きょせきがきゅう）を生じる．治療は，葉酸製剤の内服と葉酸の多い緑黄色野菜，肉類，卵，豆類などの食品を摂取する（**「第12章1-C．巨赤芽球性貧血」**参照）．

7）ビタミンB_{12}欠乏症

胃炎，吸収不良症候群や胃切除後に発症する．**巨赤芽球性貧血**（**悪性貧血**）を生じる．神経症状がみられる．治療は，経口投与は無効で，ビタミンB_{12}製剤の筋肉注射を行う（**「第12章1-C．巨赤芽球性貧血」**参照）．

8）ビタミンC欠乏症

アルコール依存症にみられることがある．**壊血病**（かいけつびょう）を生じ，口腔粘膜，歯肉からの出血を認める．治療は，ビタミンC製剤の内服と新鮮な野菜，果物を摂取する．

9）ビタミンD欠乏症

ビタミンDは腸管でのカルシウム吸収を促進する．摂取不足や身体への日光照射不足によるビタミンD活性化障害などが原因となる．**くる病**や**骨軟化症**を生じる．治療は，カルシウムと活性型ビタミンD製剤を服用し，ビタミンDの多い肝油，卵黄，魚類を摂取する（**「第13章2．骨軟化症，くる病」**参照）．

10）ビタミンK欠乏症

出血傾向を生じる．治療は，ビタミンK製剤の投与とビタミンKの多い植物油，緑黄色野菜，卵，乳製品を摂取する．

8 ミネラル欠乏症・過剰症

A. ナトリウム異常症

1）低ナトリウム血症

①病因と病態

血清ナトリウム値が135 mEq/L以下を低ナトリウム血症という．多量の水分摂取（**水中毒**）あるいは**抗利尿ホルモン**（antidiuretic hormone：**ADH**）の分泌が亢進し，血液中のナトリウムが希釈されて起こる．ADHの分泌亢進は，がん，結核，中枢神経疾患などで生じる（**ADH分泌異常症候群**）．

②症状

食欲不振，嘔吐，倦怠感を認め，120 mEq/Lでは意識障害を生じる．

③治療

水制限およびナトリウムを補給する．

2）高ナトリウム血症

①病因と病態

血清ナトリウム値が150 mEq/L以上を高ナトリウム血症という．ナトリウムの喪失以上に水分が喪失した場合（**熱中症**など）に生じる．

②症状

意識障害，けいれんなど中枢神経症状を認める．

※24 **ペラグラ**：ニコチン酸欠乏による全身疾患．紅斑，水疱，潰瘍，色素沈着などの皮膚症状，消化器症状，神経症状を認める．

③治療

水分補給を行う．

B. カリウム異常症

体内のカリウムの多くは細胞（赤血球）内液に含まれ，細胞外液（血清中）には4～5 mEq/L存在するにすぎない．

1）低カリウム血症

①病因と病態

血清カリウム値が3.5 mEq/L以下を低カリウム血症という．低カリウム血症は，①カリウムの摂取不足，②利尿薬などによる尿中へのカリウム喪失，③下痢や嘔吐など消化管からのカリウム喪失，④カリウムの細胞内への移動によって起こる．インスリン過剰，アルカローシスはカリウムの細胞への移動を生じる．アルドステロン症では腎臓におけるカリウム排泄が促進され，低カリウム血症となる．

②症状

低カリウム血症では，筋力低下，心電図で**T波の平低下**，便秘を生じる．ジギタリス中毒を起こしやすい．

③治療

カリウム補給は経口で行うのが安全である．経静脈的に投与する場合は，不整脈発生を防ぐため，毎時20 mEq以下の速度で注入しなければならない．

2）高カリウム血症

①病因と病態

血清カリウム値が5.0 mEq/L以上を高カリウム血症という．高カリウム血症は，①腎不全や尿細管障害によるカリウム排泄障害，②多量の細胞の壊死などによる細胞内カリウムの放出，③アシドーシスやインスリン欠乏などによる細胞内から血中（細胞外）へのカリウム移動などによって起こる．

②症状

高カリウム血症では，心電図でT波の増高（**テント状T波**），不整脈，しびれ感，脱力感，悪心，嘔吐などを生じる．

③治療

食事でカリウム制限（野菜の茹でこぼし，果物を避ける）を行う．7.0 mEq/L以上は心停止を生じることがあり，急速に低下させる必要がある．緊急の場合は，カルシウム製剤やインスリン・グルコースの静脈内投与，イオン交換樹脂の経口または注腸投与，透析療法を行う．

C. カルシウム異常症

体内のカルシウムの99 %は骨に存在し，血清中にはわずかな量しか存在しない．血清カルシウム値は8.5～10 mg/dLに調節されているが，この調節には，**副甲状腺ホルモン**（parathyroid hormone：**PTH**），**活性型ビタミンD**，**カルシトニン**がかかわっている．これらは，腸管でのカルシウム吸収，腎臓でのカルシウム排泄，骨吸収と骨形成などをコントロールして，血清カルシウム値を一定に保っている．

血清中のカルシウムの1/2はフリーのイオンとして存在し，残りの1/2はアルブミンなどのたんぱく質と結合している．したがって，低アルブミン血症では見かけ上，血清カルシウム値は低値となり，次のような補正が必要である．

補正カルシウム値（mg/dL）＝測定カルシウム値（mg/dL）＋〔4－血清アルブミン値（g/dL）〕

1）低カルシウム血症

①病因と病態

補正カルシウム値が8.5 mg/dL以下を低カルシウム血症という．低カルシウム血症は，①副甲状腺機能低下症，②ビタミンD欠乏症，③慢性腎不全などで生じる．慢性腎不全では腎臓におけるビタミンD活性化が障害される．

②症状

手足の筋肉が**けいれん**（**テタニー**）し，不整脈・心不全，うつ状態になることがある．**クボステック徴候**※25や**トルソー徴候**※26がみられる．

③治療

治療は，経口的に活性型ビタミンD製剤やカルシウム製剤を投与する．

※25　**クボステック徴候**：耳介（じかい）の前方で顔面神経を叩くと，眼瞼（がんけん）や口角にけいれんを起こす．

※26　**トルソー徴候**：血圧計のマンシェットで上腕を圧迫すると，手のけいれんにより出産介助時の助産婦手位となる．

2）高カルシウム血症

①病因と病態

血清カルシウム値が10.5 mg/dL以上を高カルシウム血症という．高カルシウム血症は，①悪性腫瘍による骨融解，②副甲状腺機能亢進症，③活性型ビタミンDの過剰投与により生じる．

②症状

全身倦怠感，易疲労感，食欲不振，吐気，抑うつ状態，意識障害，多飲・多尿，筋力低下などの症状を認める．

③治療

治療は，副甲状腺機能亢進症については外科的副甲状腺切除を行う．悪性腫瘍による高カルシウム血症は骨融解抑制作用のあるカルシトニンや**ビスホスホネート**を投与する．

D. マグネシウム異常症

マグネシウムは，骨や歯の形成および多くの体内の酵素反応やエネルギー産生に寄与している．マグネシウムの摂取量増加による降圧効果，2型糖尿病発症抑制効果が報告されており，一方，低マグネシウム血症による，骨粗鬆症，高血圧，糖尿病などの生活習慣病のリスクの上昇が報告されている．

低マグネシウム血症の症状には吐気，嘔吐，眠気，脱力感，筋肉のけいれん，食欲低下などがあるが，通常の食生活においてマグネシウム欠乏症はまれである．また，マグネシウムの過剰摂取によって下痢を生じる．

E. リン異常症

リンは，カルシウムとともに骨格を形成するとともにATP形成などエネルギー代謝に必要な成分である．PTHは腎臓の近位尿細管でのリン再吸収を抑制し，尿中リン排泄量を増加させることにより，血中リン濃度を調節している．リンは多くの食品に含まれており，通常の食事では不足することはないため，患者数は少ない．

F. 微量ミネラル異常症

鉄，亜鉛，銅，マンガン，ヨウ素，セレン，クロム，モリブデンなどの微量ミネラルの欠乏症および過剰症がある．過剰症はサプリメントの不適切な使用が問題となる．

1）鉄異常症

鉄は，ヘモグロビンや各種酵素を構成し，その欠乏は貧血や運動機能，認知機能低下を招く．月経血などの慢性的出血や妊娠・授乳中の需要増大が欠乏の原因となる．

2）亜鉛異常症

亜鉛は，主に骨格筋，骨，皮膚，肝臓，脳，腎臓などに分布する．亜鉛欠乏の症状は，皮膚炎，味覚障害，慢性下痢などである．亜鉛欠乏症は，亜鉛非添加の高カロリー輸液時，低亜鉛濃度の経腸栄養剤による栄養管理時に報告されている．

3）銅異常症

銅は，体内では筋肉や骨，肝臓中に分布する．銅欠乏症には先天的な疾患であるメンケス病と銅の摂取不足による後天的なものがある．メンケス病は，銅を吸収する酵素欠損により銅欠乏を生じ，知能低下，発育遅延，中枢神経障害などを認める．後天的な原因としては，銅非添加の高カロリー輸液や経腸栄養剤の使用があり，貧血，好中球減少，脊髄神経系異常などを認める．先天的銅過剰症にウイルソン病がある（**「本章6．先天性代謝異常症」**を参照）．

4）マンガン異常症

マンガンは，骨に多く，その他生体内組織に一様に分布している．欠乏症の症状は骨の異常，成長障害などがある．

5）ヨウ素異常症

70～80％は甲状腺に存在し，甲状腺ホルモンを構成する．甲状腺ホルモンは，エネルギー代謝を亢進させ，脳，末梢組織，骨格などの発達と成長を促す．ヨウ素欠乏は甲状腺機能低下症を生じる．

6）セレン異常症

セレンは，抗酸化作用や甲状腺ホルモン代謝において重要である．セレン欠乏症は，心筋障害を起こす克山（ケシャン）病などの原因となる．完全静脈栄養中に血中セレン濃度の低下を生じ，下肢筋肉痛，皮膚乾燥，心筋障害を認める．

7）クロム異常症

3価クロムは，糖代謝に関連してインスリン作用を活性化するとの報告がある．

9 アシドーシス，アルカローシス

血液中に存在するさまざまな緩衝物質の働きにより，血液のpHは7.4付近に保たれている（酸塩基平衡）．酸塩基平衡が障害され，血液が酸性に傾く状態を**アシドーシス**，アルカリ性に傾く状態を**アルカローシス**という（表27）．

A. アシドーシス

1）病因と病態

①呼吸性アシドーシス

慢性閉塞性肺疾患などで起こる**呼吸機能障害**（**換気障害**）により血中に二酸化炭素（CO_2）が蓄積して生じる．

②代謝性アシドーシス

体内で乳酸やケトン体などの酸が過剰に産生された場合（糖尿病など），腎臓からの酸排泄が障害された場合（腎不全），**重炭酸イオン**（HCO_3^-）が大量に喪失した場合に生じる．

2）症状

心収縮力が低下して心不全や不整脈を起こす．頭痛，意識障害，けいれんなど中枢神経症状を認める．カリウムの細胞内から血液中への移動が促進され，高カリウム血症となる．

呼吸性アシドーシスでは腎臓から酸の排出を促進しようとする反応が生じ，血中重炭酸イオン濃度が上昇する（拮抗性代謝性アルカローシス）．一方，代謝性アシドーシスでは，代償的に呼吸数を増加して二酸化炭素を排出しようとする反応が生じ，**血中二酸化炭素分圧**は低下する（拮抗性呼吸性アルカローシス）．

3）治療

呼吸性アシドーシスは，肺胞換気を促進し二酸化炭素の排出を促進するために人工呼吸器を用いる．

代謝性アシドーシスは，乳酸やケトン体を産生する病態を改善するため，重曹（重炭酸イオン）などのアルカリ剤を投与する．

B. アルカローシス

1）病因と病態

①呼吸性アルカローシス

過換気などによって二酸化炭素が過剰に排出されて，血中二酸化炭素分圧が低下する．

②代謝性アルカローシス

嘔吐による胃酸の喪失や利尿薬投与による尿中への酸の喪失によって生じる．血中の重炭酸イオン濃度は上昇する．

2）症状

頭痛，意識障害を生じる．カリウムは血液中から細胞内へ移動して，低カリウム血症となる．

3）治療

呼吸性アルカローシスは，紙袋をかぶり，自身の呼出した二酸化炭素を吸入する．

代謝性アルカローシスでは，脱水があれば生理食塩水を輸液する．輸液により尿中重炭酸イオンの排泄が促進されて改善する．低カリウム血症例では，カリウム補給によりアルカローシスも改善する．

表27 アシドーシスとアルカローシスの特徴

		病態	原因
アシドーシス	呼吸性	血中 CO_2 分圧増加 代償性に血中 HCO_3^- 増加	慢性閉塞性肺疾患による呼吸機能障害（換気障害）
	代謝性	血中 HCO_3^- 減少 代償性に血中 CO_2 分圧低下	糖尿病，腎不全
アルカローシス	呼吸性	血中 CO_2 分圧低下	過換気
	代謝性	血中 HCO_3^- 増加	嘔吐による胃酸喪失 アルカリ剤過剰服用

第4章 チェック問題

問 題

- □ □ **Q1** 1型糖尿病と2型糖尿病の特徴を比較しながら説明せよ．
- □ □ **Q2** 高LDLコレステロール血症の食事療法について説明せよ．
- □ □ **Q3** メタボリックシンドロームについて説明せよ．
- □ □ **Q4** 痛風について説明せよ．
- □ □ **Q5** ビタミン欠乏症について，各ビタミンが欠乏したときに生じる症状を説明せよ．

解答&解説

A1 1型は自己免疫異常を基盤にした膵β細胞の破壊により絶対的なインスリン欠乏に至る糖尿病で，2型はインスリン分泌低下にインスリン抵抗性が加わり発症する糖尿病である．1型は自己抗体を認めるが，2型は認めない．遺伝性は2型の方が強い．1型は若年で急激な発症が多いが，2型は中年以降に肥満の合併とともに徐々に発症することが多い．(p.65)

A2 飽和脂肪酸，コレステロール，トランス脂肪酸の摂取を減らす．飽和脂肪酸エネルギー比率は4.5％以上7％未満とする．コレステロール摂取は200 mg/日未満に制限する．脂肪の多い肉類，乳製品，卵類を制限する．水溶性食物繊維を増やす．(p.81, 82)

A3 内臓脂肪蓄積，高血圧，糖尿病，脂質異常症，インスリン抵抗性など複数の動脈硬化危険因子を合併し，最終的に動脈硬化性疾患を引き起こす動脈硬化高リスク状態である．個々のリスクは軽症でも，重複することにより大きな動脈硬化リスクとなるのが特徴である．(p.86)

A4 体内の尿酸増加により尿酸結晶が析出し，急性関節炎，痛風結節，尿酸結石，腎障害を生じる疾患である．中年男性に多く，プリン体，アルコールの過剰摂取がリスクとなる．(p.88)

A5 ビタミンA欠乏症は暗順応障害，夜盲症，皮膚の乾燥角化，ビタミンB_1欠乏症は脚気，ウェルニッケ脳症，ニコチン酸欠乏症はペラグラ，葉酸およびビタミンB_{12}欠乏症は巨赤芽球性貧血，ビタミンC欠乏症は壊血病，ビタミンD欠乏症は骨軟化症，くる病，ビタミンK欠乏症は出血傾向を生じる．(p.92, 93)

糖尿病，肥満，脂質異常症

病態を把握して，改善目標をたてる

肥満あるいは肥満傾向である方が多い．身長，体重（BMI），できれば体脂肪率などのデータもほしい．血液検査データでは，血糖，コレステロール（HDL，LDL），中性脂肪などから糖尿病や脂質異常症の評価をして，食生活や生活活動との関係を評価・判断する．食事内容は，朝・昼・夕食に分けて聞きとる．摂取時間も確認する．**女性では間食（菓子，果物），男性では外食・アルコールの摂取状況が血糖コントロールの鍵となることが多い**．

また，食事摂取だけでなく，日常の生活活動による消費エネルギー量を把握する．仕事内容，歩いている時間などを聞きとる．可能であれば万歩計の装着をアドバイスする．万歩計を装着することで，患者さん自身が現在の活動量を知ることができる．まずは国民の平均的値である6,000～7,000歩/日が確保できているかどうかを確認する．日常生活のなかでできるところから，改善目標をたてる．

モニタリング

体重変化，HbA1c，血糖，グリコアルブミン，コレステロール（HDL，LDL），中性脂肪などを確認する．臨床検査データが改善したときは，食事療法の効果であることを判断する前に，薬剤の処方や変更，インスリンの増量がないか確認する．

HbA1cは約1カ月前，グリコアルブミンは約2週間前の血糖コントロール状況を反映している．この2つの指標の変化をみて，今の食生活の善し悪しを評価することもできる．

体重減少は食事療法の効果と判断してよい．ただし，1カ月で2 kg以上の減量では注意が必要である．極端なダイエットになっていないかを調べ，この場合尿中のケトン体が（－）であることも確認する．

1週間の体重減少量100 gは，1日あたりのエネルギーバランスが約－100 kcalに相当する．したがって，1週間で0.5 kgの減量は1日あたり約－500 kcalに相当し，1カ月で2 kg以上体重を減らすのは容易ではない．もし，そのような減量をしている場合は尿中ケトン体の出現がないことを確認し，より好ましい減量を指導する．肥満者の指導で注意すべきことは，急激な減量を避け，リバウンドを起こさないようにすることである．

継続した栄養指導を心がける．減量によって血糖値や中性脂肪，コレステロール値の改善がみられる．努力が結果として現れると，患者さんにとって食事療法継続への励みとなる．必ず，うまくいったところを探し出し，その努力を評価するための引きだし（知恵）をたくさん準備しておくことを心がける．

「患者さん」と一言でいっても，十人十色である．気さくな方，緊張気味な方，全く無関心な方などさまざまである．初回栄養指導では，**生活背景，食事内容（摂取栄養量），食事担当者は誰か，食事療法への意気込み（したくない場合もある）**などを把握する．食事調査は必要な項目であることを，患者さんも納得できているので，初回は質問しやすい．できれば，詳しく日常生活パターンとも関連づけて聞く．たとえば，**間食の内容，時間，誰と一緒か，その頻度**などを質問しつつ，患者さんの性格，食事療法への意気込みなども観察する．食事療法のやる気の有無がすぐに予測できる場合もあるが，それはまれであるため，継続した栄養指導を行うようにする．少し掘り下げた質問も可能である．話を聞いて，その内容を繰り返したり，納得した言葉がけをすることで信頼関係を築き，患者さんの存在感を保つように心がける．

第5章 内分泌系疾患

Point

1. ホルモンとは，ある特定の腺細胞から血中に分泌され，血流により特定の臓器や組織に運ばれ，きわめて少量で種々の生理機能を調節する化学物質であることを理解する．
2. 視床下部―下垂体―ホルモン分泌臓器系というホルモン調節システムが働いている．下位のホルモン増加は，上位ホルモン分泌を抑制し，下位ホルモン分泌を低下させるネガティブフィードバックシステムに働くことを理解する．
3. グルココルチコイドは抗炎症作用，免疫抑制作用があり，ステロイドとして多くの疾患で投与されていることを理解する．

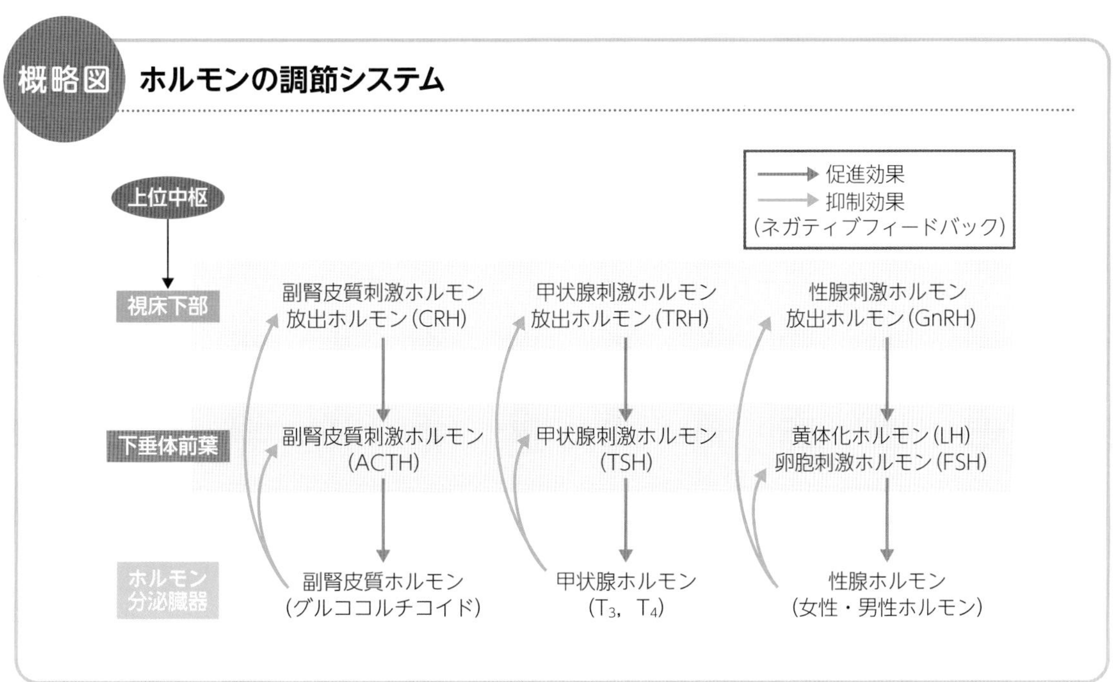

1 ホルモンの特徴と調節システム

A. ホルモンとは（表1）

ホルモンとは，①ある特定の腺細胞から血中に分泌され，②血流によって特定の臓器や組織に運ばれ，③きわめて少量で種々の生理機能を調節する化学物質である．ホルモンを産生する細胞を**内分泌細胞**という．内分泌細胞は集合して内分泌腺を形成する．内分泌腺には，**視床下部**，**脳下垂体**，**甲状腺**，**副甲状腺**，**膵臓**，**副腎**，**性腺**などがある（視床下部，下垂体，甲状腺，副甲状腺の位置を図1に示す）．**ホルモンを産生し，生体を調節するシステムを内分泌系**という．ホルモンが作用する臓器を**標的器官**という．

B. ホルモンの作用と調節システム

ホルモンは標的器官において特異的な受容体に結合して作用を発揮する．ホルモンが生体の機能を調節するために，巧妙な調節システムが働いている（概略図）．すなわち，**視床下部—下垂体—ホルモン分泌臓器系**である．

表1　代表的なホルモンと略語

分泌臓器	ホルモン名		略語
視床下部	甲状腺刺激ホルモン放出ホルモン		TRH
	副腎皮質刺激ホルモン放出ホルモン		CRH
下垂体前葉	成長ホルモン		GH
	乳腺刺激ホルモン（プロラクチン）		
	黄体化ホルモン		LH
	卵胞刺激ホルモン		FSH
	甲状腺刺激ホルモン		TSH
	副腎皮質刺激ホルモン		ACTH
下垂体後葉	抗利尿ホルモン（バソプレシン）		ADH
	オキシトシン		
甲状腺	甲状腺ホルモン	トリヨードチロニン	T_3
		チロキシン	T_4
	カルシトニン		
副甲状腺	副甲状腺ホルモン（パラトルモン）		PTH
副腎皮質	グルココルチコイド	（主にコルチゾール）	
	ミネラルコルチコイド	（主にアルドステロン）	
副腎髄質	カテコールアミン	アドレナリン	
		ノルアドレナリン	
膵ランゲルハンス島	インスリン		
	グルカゴン		

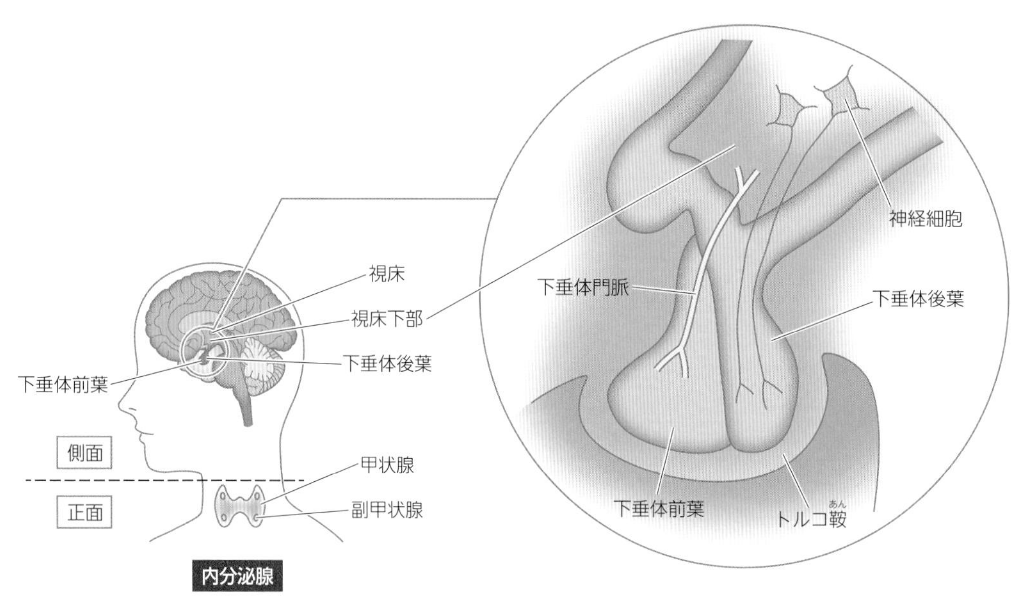

図1　内分泌腺（視床下部，脳下垂体，甲状腺，副甲状腺）の位置

視床下部—下垂体—副腎皮質系を例にすると，上位中枢の刺激が視床下部に作用すると，視床下部から副腎皮質刺激ホルモン放出ホルモン（corticotropin-releasing hormone：CRH）が分泌される．CRHは下垂体門脈を通じて血行性に下垂体に達し，副腎皮質刺激ホルモン（adrenocorticotropic hormone：ACTH）分泌を刺激する．下垂体より分泌されたACTHは血流により副腎皮質に達し，副腎皮質ホルモン（グルココルチコイド）の分泌を刺激する．

血中の副腎皮質ホルモンが増加し，その作用が亢進するとCRHおよびACTH分泌を抑制して，血中副腎皮質ホルモン濃度を低下させようとする反応が生じる．このように下位ホルモンが上位ホルモンの分泌を抑制して，下位ホルモンの血中濃度を調節するシステムを**ネガティブフィードバック**という．

2 脳下垂体異常

下垂体前葉ホルモンには，①**成長ホルモン**（**GH**；growth hormone），②**プロラクチン**（**乳腺刺激ホルモン**），③**黄体化ホルモン**（**LH**；luteinizing hormone），④**卵胞刺激ホルモン**（**FSH**；follicle stimulating hormone），⑤**甲状腺刺激ホルモン**（**TSH**；thyroid stimulating hormone），⑥**副腎皮質刺激ホルモン**（**ACTH**），**下垂体後葉ホルモン**には，①**抗利尿ホルモン**（**ADH**；antidiuretic hormone），②**オキシトシン**がある．

下垂体前葉ホルモンは，下垂体門脈により運ばれてきた**視床下部ホルモン**により刺激され分泌される．下垂体後葉ホルモンは，視床下部の神経細胞の細胞部分で生成され，軸索により後葉に運ばれ分泌される（図1）．

A. 下垂体性巨人症，先端巨大症（末端肥大症）

1）病因と病態

下垂体腺腫により下垂体からのGH分泌が亢進して起こる疾患で，骨発育が停止する前に発症すると下垂体性巨人症，骨発育が停止してから発症すると先端巨大症（末端肥大症）を発症する．

2）症状

発育期に発症すると均整のとれた高身長となる．骨発育の停止後も分泌過剰が続くと，手足，鼻，耳，口，口唇の肥大，下顎，眉弓，頬骨の突出，皮膚，皮下組織，舌の肥大，内臓の腫大が起きる．また，GHの作用により糖尿病，高血圧，脂質異常症が生じ，動脈硬化性疾患を発症する．腫瘍が視神経を圧迫すると半盲を生じる．

3）診断

特徴的な体型と容貌から本症が疑われる．早朝空腹時の血中GH濃度が10 ng/mL以上であれば本症と診断できる．また，ブドウ糖負荷試験でもGHの抑制を認めない．MRIによりトルコ鞍を検索し，下垂体腫瘍を確認する．

4）治療

外科的に腫瘍摘出が第一選択である．手術の効果が不十分であれば薬物療法や放射線療法を行う．

B. 下垂体性低身長症（下垂体性小人症）

1）病因と病態

視床下部・下垂体の障害あるいは遺伝子異常のために，下垂体前葉からのGH分泌が低下し，著明な低身長を生じる疾患である．しばしば他の下垂体前葉ホルモンの分泌低下を伴うことがあり，**汎下垂体機能低下症**※1の一部としてGH分泌低下を認める場合もある．

病因としては，視床下部・下垂体に明らかな異常を認める器質性と明らかな異常を認めない特発性がある．器質性の原因としては，脳腫瘍，先天的奇形，外傷などがある．特発性の大部分は，出産時の頭部の変形により生じる下垂体茎の断裂が原因と考えられる．また，GH産生に関連する遺伝子異常により発症するものもある．

2）症状

均整のとれた低身長を認める．身体の成熟が遅れ，顔貌は年齢よりも幼い．低血糖発作を認める．

3）診断

診断基準は，低身長であること，2種類以上の**分泌刺激負荷試験**※2でGHの分泌低下を認めることである．尿中GH濃度の低下も診断に有用である．

※1　**汎下垂体機能低下症**：腫瘍，梗塞，外傷，感染など，さまざまな原因により下垂体前葉ホルモンの分泌不全を生じる疾患．後葉ホルモンの分泌不全を伴うこともある．

※2　**分泌刺激負荷試験**：GHの分泌刺激試験としては，インスリン負荷試験，アルギニン負荷試験，グルカゴン負荷試験などがある．

4）治療

ヒト成長ホルモンの皮下注射を継続する．

C. 尿崩症（にょうほうしょう）

1）病因と病態

下垂体後葉から分泌される**抗利尿ホルモン（ADH，バソプレシン）**の欠乏により発症する疾患である．ADHは**腎集合管**で水分の再吸収を促進する．ADHの欠乏は多尿や尿の濃縮障害を生じる．病因としては，視床下部・下垂体の腫瘍，外傷，奇形，感染症などの器質的病変による続発性，原因の明らかでない特発性，および遺伝性（家族性尿崩症）がある．

2）症状

著明な多尿（3〜4 L/日以上）と口渇（こうかつ），多飲，脱水を認める．

3）診断

多尿，口渇，多飲，脱水などの症状を認める．血漿浸透圧は高値で血漿ADH濃度は低値を示す．尿比重，尿浸透圧は低値である．**水制限試験**※3で尿浸透圧の上昇がなく，バソプレシン投与が有効である．

4）治療

合成バソプレシン製剤（デスモプレシン）点鼻薬が用いられる．脱水には水分補給を行う．

D. ADH不均衡症候群

1）病因と病態

血漿浸透圧に対してADH作用が不適切に増加し，体液貯留，低ナトリウム血症を生じる疾患である．原因としてはADH産生肺がん，慢性閉塞性肺疾患，脳疾患などがある．

2）症状

低ナトリウム血症が高度になると，頭痛，食欲不振，意識障害を生じる．

3）診断

低ナトリウム血症，血漿浸透圧の低下を認める．腎機能は正常で脱水症状は認めない．低ナトリウム血症では，尿中ナトリウム排泄は20 mEq/日以上で，高浸透圧尿を認める．

4）治療

1日500 mL程度の水制限を行う．重症では高張食塩水を投与する．

※3 **水制限試験**：4時間の水制限を行い，尿および血漿浸透圧の変化をみる．正常では尿量が減少し，尿浸透圧が上昇し（尿浸透圧/血漿浸透圧比が1以上），尿崩症では，尿浸透圧の上昇がなく，尿浸透圧/血漿浸透圧比は1を超えない．

3 甲状腺異常

甲状腺ホルモンには**トリヨードサイロニン（T_3）**と**サイロキシン（T_4）**がある．甲状腺ホルモンの合成・分泌は視床下部の**甲状腺刺激ホルモン放出ホルモン**（thyrotropin-releasing hormone：**TRH**），下垂体前葉の**甲状腺刺激ホルモン（TSH）**の調節を受けており，また，甲状腺ホルモンが増加すると**ネガティブフィードバックシステム**によりTRH，TSH分泌は抑制される（**概略図**）．

甲状腺ホルモン作用の亢進により，代謝亢進，耐糖能異常，脂質代謝異常を生じる．副甲状腺ホルモンと拮抗する作用をもち，カルシウム代謝に関係する**カルシトニン**は甲状腺から分泌される．

A. 甲状腺機能亢進症（表2）

甲状腺ホルモンの過剰状態により生じる疾患で，**バセドウ病，プランマー病，TSH産生下垂体腺腫**などがある．バセドウ病の病因は**自己免疫機序**（甲状腺のTSH

表2 甲状腺機能亢進症と低下症の症状・検査所見

	甲状腺機能亢進症	甲状腺機能低下症
病名	バセドウ病， プランマー病など	クレチン病（先天性）， 橋本病（自己抗体）など
症状	甲状腺腫 頻脈（ひんみゃく），心悸（しんき）亢進 食欲亢進 体重減少 多汗 下痢 無月経 活動力亢進 体温上昇 眼球突出，手指振戦（しんせん）	甲状腺腫 徐脈（じょみゃく） 食欲低下 体重増加 皮膚乾燥 便秘 月経頻度増加 活動力低下 体温低下 貧血，圧痕（あっこん）を残さない浮腫
検査	コレステロール低下 TSH低下 TSH受容体抗体陽性（バセドウ病） 遊離T_3，T_4高値	コレステロール上昇 TSH上昇 CK上昇 抗甲状腺ペルオキシダーゼ抗体（橋本病） 抗サイログロブリン抗体陽性（橋本病） 遊離T_3，T_4低下

受容体に対する自己抗体の持続的刺激作用）による．20～30歳の女性に好発する．プランマー病は甲状腺ホルモンを分泌する良性の甲状腺結節性腫瘍である．

1）症状

①**甲状腺腫**（バセドウ病はびまん性，プランマー病は結節性），②**眼球突出**，眼裂開大などの眼症状，③**頻脈**，心悸亢進などの心血管症状，④**手指振戦**，筋力低下，不安焦燥感などの神経・精神症状，⑤その他，**食欲亢進**，**体重減少**，**発汗亢進**，**下痢**，**無月経**などを認める．甲状腺に**血管雑音**を聴取する．

2）診断

甲状腺ホルモン過剰症状の臨床症状と甲状腺腫（バセドウ病はびまん性，プランマー病は結節性）を認める．血中甲状腺ホルモン（遊離T_3，T_4）高値，TSH低値，血清コレステロール値を示す．バセドウ病は**TSH受容体陽性**を認める．

3）治療

①**抗甲状腺薬療法**，②**放射線療法**，③**外科手術**がある．抗甲状腺薬療法は簡便であるが，治療期間が長く，再発を繰り返すこともあり，**無顆粒球症**などの副作用がある．放射線療法は永久治癒が期待できるが，甲状腺機能低下症の発症が多く，若年者，妊娠・授乳時は禁忌である．外科手術も永久治癒が期待できるが，甲状腺機能低下症の可能性がある．

B．甲状腺機能低下症（表2）

1）病因と病態

甲状腺ホルモンの作用低下により発症する疾患である．視床下部（TRH），下垂体（TSH），甲状腺（T_3，T_4）のいずれの段階の障害でも生じる．

原発性は，**先天性甲状腺機能低下症（クレチン病）**，**慢性甲状腺炎（橋本病）**，甲状腺機能亢進症に対する放射線療法および外科手術後の甲状腺機能低下症がある．二次性は，TRH分泌低下，TSH分泌低下をきたす疾患による．

2）症状

①クレチン病

クレチン病は動作が鈍く不活発，低体温を新生児期に認める．知能の発達が遅延し，発育が障害され低身長となる．

②橋本病

橋本病は自己免疫疾患の1つであり，男女比は圧倒的に女性が多い（男性の20倍）．初期の甲状腺機能は正常，亢進，低下とさまざまであるが，進行すると低下症になる．ほかの自己免疫疾患（**関節リウマチ**，**全身性エリテマトーデス**などの**膠原病**）を合併することがある．

③共通の症状

機能低下症状として**圧痕を残さない浮腫**，**易疲労感**，**体温低下**，**冷え性**，**皮膚乾燥**，**薄い毛髪**，**嗄声**，**巨舌**，**徐脈**，**便秘**，**貧血**，**精神活動の鈍化**などを認める．

3）診断

甲状腺機能低下の症状とびまん性甲状腺腫を認める．原発性甲状腺機能低下症の血液検査では，甲状腺ホルモン（遊離T_3，T_4）の低下，TSHの上昇，血清コレステロール値の上昇，**クレアチンキナーゼ（CK）**値の上昇を認める．心電図では徐脈，低電位を認める．

橋本病では，**γグロブリン**が増加し，自己抗体である**抗甲状腺ペルオキシダーゼ**（thyroid peroxidase：**TPO）抗体**（**抗マイクロゾーム抗体**），**抗サイログロブリン抗体**が陽性である．

4）治療

甲状腺ホルモン（T_4）補充療法を続ける．ヨードは甲状腺ホルモンの主原料であるが，過剰摂取は甲状腺機能を低下させるので注意する．

4 副甲状腺異常（図2）

副甲状腺は甲状腺の背面に左右上下4個あり（図1），**副甲状腺ホルモン（パラトルモン，PTH**；parathormone）を分泌する．PTHは，①骨に作用してカルシウムを血中に溶出する（骨吸収），②腎臓からのカルシウム再吸収を促進し，③腎臓でビタミンDを活性化して腸管からのカルシウム吸収を増加する，④腎臓からのリンの再吸収を抑制する作用があり，血中カルシウム濃度を増加させ，血中リン濃度を低下させる．

血中カルシウム濃度が増加するとPTH分泌が抑制され，血中カルシウム濃度が低下するとPTH分泌が増加する．また，血中カルシウム濃度が増加すると甲状腺

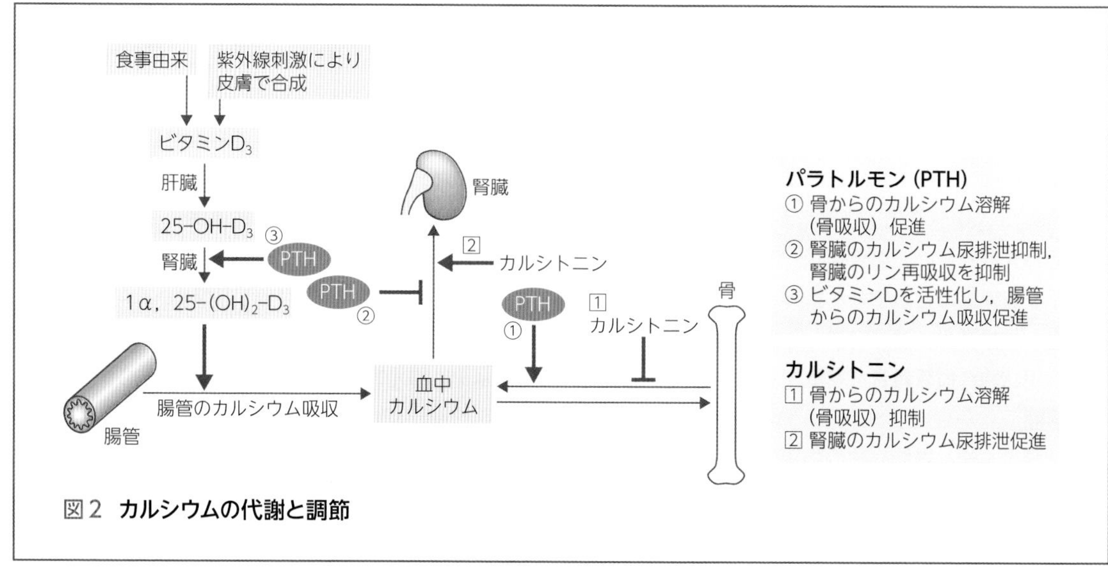

図2 カルシウムの代謝と調節

から**カルシトニン**が分泌され，血中カルシウム濃度を低下させる．

A. 副甲状腺機能亢進症

1）病因と病態

PTHの過剰分泌により発症する疾患である．**副甲状腺機能亢進症**は，副甲状腺の腺腫，過形成，がんによりPTHの過剰分泌を生じる**原発性**，**慢性腎不全**など低カルシウム血症をきたす疾患で，二次的に副甲状腺過形成を生じ，PTH過剰分泌を生じる**続発性**，副甲状腺以外の**PTH産生腫瘍**（腎がん，肺がんなど）からPTH過剰分泌を生じる**偽性**に分類される．

2）症状

PTHの過剰分泌により，血中カルシウム濃度の増加および血中リン濃度の低下を認める．骨では**骨吸収**の亢進により，**骨粗鬆症**，骨嚢胞，**異所性石灰化**を生じ，**病的骨折**を起こす．

腎臓では高カルシウム血症の結果，尿中カルシウム排泄が多くなり，**腎結石**，**腎石灰化**，**尿路結石**を生じる．高カルシウム血症は全身倦怠感，食欲不振，吐気，嘔吐，口渇感，筋力低下などを生じる．また，意識障害，うつ状態などの精神神経症状，胃・十二指腸潰瘍，膵炎などの消化器症状を認める場合がある．

3）診断

血清生化学検査では，高カルシウム血症，低リン血症，PTHの高値を認める．骨病変の進行例では**アルカリホスファターゼ**（alkaline phosphatase：**ALP**）の値が上昇する．X線検査では，骨の脱灰像，病的骨折を認める．超音波検査，CTスキャン，MRIなどの画像検査で副甲状腺の腫瘤陰影を認める．

4）治療

原発性では外科的療法を行う．高カルシウム血症に対しては，カルシトニンなどを投与する．

腎不全などの続発性では活性型ビタミンD_3製剤，カルシウム製剤を投与する．

B. 副甲状腺機能低下症

1）病因と病態

PTHの分泌および作用の低下により発症する疾患である．**原因不明の特発性**と甲状腺がんの外科手術後にみられる**続発性**がある．また，PTH受容体の異常（偽性），副甲状腺のカルシウム受容体異常，作用のないPTHが分泌される，などによるものも知られている．

2）症状

PTH作用不全による低カルシウム血症を生じ，①**テタニー**（**筋肉のけいれん**），**クボステック徴候**※4，**トルソー徴候**※5，②記憶力低下，てんかん発作，錐体外路症状※6

などの神経症状，③不穏状態，不安感，うつ状態などの精神症状，④皮膚の乾燥，色素沈着，湿疹などの皮膚症状を認める．

3）診断

低カルシウム血症および高リン血症を認める．低アルブミン血症がある場合は血中カルシウム濃度の補正が必要である（**「第4章8-C. カルシウム異常症」**を参照）．特発性では血中PTH濃度は低下し，腎機能は正常である．特発性では，外因性PTH投与により尿中リン排泄が増加する（**エルスワース・ハワード試験**※7 **陽性**）．

4）治療

慢性の低カルシウム血症では活性型ビタミンD製剤を投与する．**テタニー発作**がみられる例ではカルシウム製剤を経静脈的に補給する．

5 副腎異常

副腎は腎臓の上部に左右1対あり，皮質と髄質からなる．副腎皮質は**グルココルチコイド，ミネラルコルチコイド，性ホルモン**を分泌する．副腎髄質は**カテコールアミン（アドレナリン，ノルアドレナリン）**を分泌する（図3）．

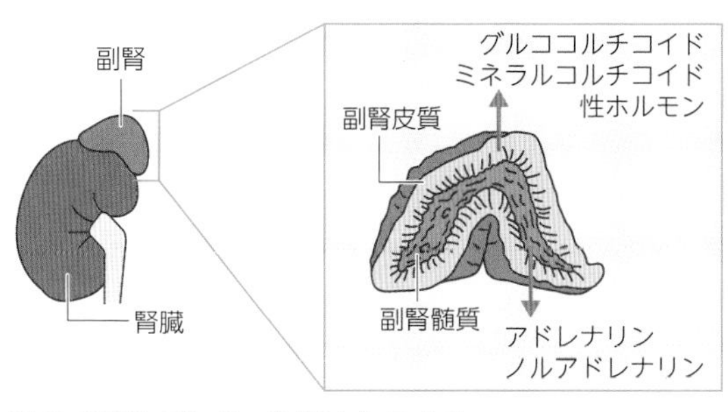

図3 副腎で生成，分泌されるホルモン
「FLASH薬理学」（丸山敬／著）羊土社，2018[4]より引用

A. グルココルチコイドの作用，ステロイド薬の副作用

グルココルチコイドは抗炎症作用，免疫抑制作用があり，**ステロイド薬**として多くの疾患で投与されている．

1）グルココルチコイドの作用（表3）

①**糖代謝作用**：脂肪，たんぱく質を糖質に変換する（**糖新生**）作用があり，血糖は上昇する．**肝グリコーゲン**を増加させる

②**たんぱく質代謝作用**：たんぱく質異化を促進する．肝臓ではアミノ酸利用を促進する

③**脂質代謝作用**：脂肪組織での脂肪分解を促進する．脂肪沈着を促進する．血清コレステロール値，血清トリグリセリド（トリアシルグリセロール，TG）値を増加させる

④**電解質代謝作用**：ナトリウムの貯留，カリウムの排泄を促進する

⑤**水代謝作用**：ADHと拮抗し，尿排泄を増加させる

⑥**骨・軟骨代謝作用**：骨基質を減少し，**骨粗鬆症**を惹起（じゃっき）する

⑦**心血管作用**：ナトリウム貯留，レニン（p.107, Column参照）増加により高血圧を惹起する

表3 グルココルチコイドの作用

①糖代謝作用	糖新生・肝グリコーゲンの増加，血糖上昇
②たんぱく質代謝作用	たんぱく質異化の促進，肝臓ではアミノ酸利用促進
③脂質代謝作用	脂肪組織での脂肪分解促進，脂肪沈着，血中コレステロール増加，TG増加
④電解質代謝作用	ナトリウムの貯留，カリウム排泄促進
⑤水代謝作用	ADHと拮抗し，尿排泄増加
⑥骨・軟骨代謝作用	骨粗鬆症の惹起
⑦心血管作用	ナトリウム貯留，レニン増加による高血圧の惹起
⑧中枢神経系への作用	興奮性の亢進，精神障害の出現
⑨血液への作用	赤血球増加，白血球減少
⑩免疫・炎症への作用	抗炎症，抗免疫（アレルギー）作用

※4 **クボステック徴候**：「**第4章8-C. カルシウム異常症**」(p.94) を参照．
※5 **トルソー徴候**：「**第4章8-C. カルシウム異常症**」(p.94) を参照．
※6 **錐体外路症状**：パーキンソン病に代表される症状．運動麻痺はないが，運動の発動や速度が障害される．大脳基底核の障害による．
※7 **エルスワース・ハワード試験 (Ellsworth-Howard test)**：特発性と偽性副甲状腺機能低下症（PTH受容体異常）を鑑別するために行う．外因性PTH投与により，尿中リン排泄の変化をみる．特発性は尿中リン排泄が増加するが（陽性），偽性は増加しない．

⑧**中枢神経系への作用**：興奮性を亢進させる．精神障害を生じる

⑨**血液への作用**：赤血球を増加させ，白血球を減少させる

⑩**免疫・炎症への作用**：抗炎症，抗免疫（アレルギー）に作用する

2）ステロイド薬の副作用

①**抗免疫作用**により感染症を増悪させる

②**骨粗鬆症**を生じ，**骨折**を起こす

③動脈硬化を促進する

④急速なステロイド減量により副腎不全を生じる

⑤**消化性潰瘍**

⑥**糖尿病**を増悪させる

⑦精神障害を生じる

⑧脂肪沈着により，**中心性肥満**※8，**満月様顔貌**（がんぼう），**野牛肩**（やぎゅうかた）（バッファローハンプ）※9，**皮膚線条**を生じる

⑨多毛，皮下出血，発汗異常を生じる

⑩**白内障**を生じる

⑪浮腫，高血圧，心不全を生じる

⑫**月経異常**

などを認める．

B. クッシング症候群（クッシング病を含む）

1）病因と病態

副腎皮質からグルココルチコイド（コルチゾール）が過剰分泌され発症する疾患で，副腎腺腫，がん，過形成による．このうち，下垂体腺腫により副腎皮質刺激ホルモン（ACTH）が過剰分泌し，グルココルチコイド分泌が増加する場合を**クッシング病**という．また，異所性ACTH産生腫瘍や視床下部の副腎皮質刺激ホルモン放出ホルモン（CRH）により副腎のグルココルチコイドの分泌が増加する場合もある．クッシング病が2/3を占めて最も多く，副腎腺腫によるものが30％，副腎がんは約1～5％である．

2）症状

コルチゾールの分泌過剰の持続により脂肪沈着を生じ，**満月様顔貌**，**野牛肩**，**中心性肥満**，**皮膚線条**を認める．また，**無月経**，**多毛**，皮下出血，ざ瘡（そう）（にきび），浮腫，精神障害，**糖尿病**，**高血圧**，**骨粗鬆症**などを認める．

3）診断

血中コルチゾールの過剰分泌とその代謝産物である**尿中17-OHCS**（ヒドロキシコルチコステロイド），**17-KS**（ケトステロイド）の増加を認める．血中ACTHはクッシング病，異所性ACTH分泌腫瘍では増加，副腎の腺腫，過形成，がんでは低下を認め，鑑別可能である．デキサメサゾン2 mgおよび8 mgの負荷でともに血中コルチゾール値，尿中17-OHCS・17-KS値の低下がない場合は副腎の腺腫，がん，過形成，8 mgの負荷でのみ低下を認める場合はクッシング病と診断される（**デキサメサゾン抑制試験**）．

頭部のMRI，CTスキャン，腹部のMRI，CTスキャン，副腎シンチグラフィなどの画像診断を行う．

4）治療

外科的に副腎腫瘍を摘出することが治療の第一選択である．クッシング病の場合も下垂体腺腫摘出を行う．

肥満は，適正なエネルギーを摂取し標準体重に是正する．糖尿病の食事療法を行う．高血圧には食塩制限を行い，低たんぱく血症になりやすいので高たんぱく質食とする．骨粗鬆症では高カルシウム食，カリウム排泄増加に対して高カリウム食を摂取する．

C. 原発性アルドステロン症

1）病因と病態

副腎皮質から分泌されるミネラルコルチコイドである**アルドステロン**の分泌増加により発症する疾患である．アルドステロンは腎臓の**遠位尿細管**および**集合管**細胞に作用して，ナトリウムの再吸収とカリウム・水素イオン（H^+）の分泌を促進し，**高血圧**，**低カリウム血症**，**代謝性アルカローシス**を惹起する．

アルドステロンは，**レニン-アンジオテンシン-アルドステロン系**（図4）の調節を受け，腎臓のレニン分泌増加による続発性高アルドステロン症を発症することもある．原発性アルドステロン症は副腎腫瘍，過形成による．

※8　**中心性肥満**：体幹は脂肪沈着するが，手足は細い．

※9　**野牛肩（バッファローハンプ）**：首の後部や鎖骨上部の脂肪沈着

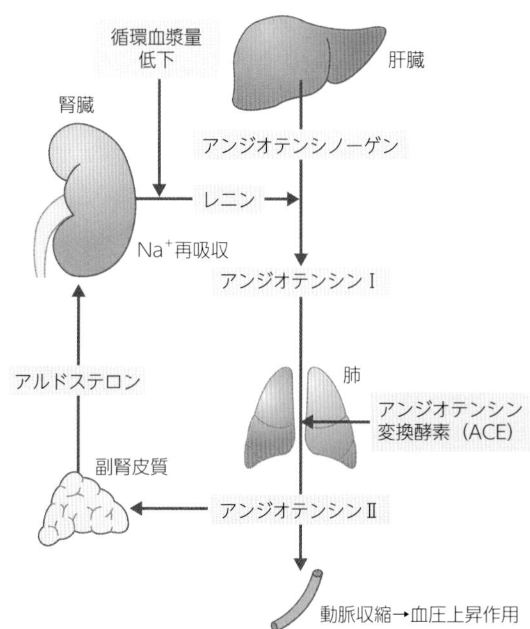

図4　レニン-アンジオテンシン-アスドステロン系
曽根博仁：第10章　内分泌系.「栄養科学イラストレイテッド　解剖生理学　人体の構造と機能　第3版」，羊土社，2020[5]より引用

2）症状

低カリウム血症により，口渇，多尿，筋力低下，脱力感，四肢麻痺を生じる．代謝性アルカローシスは**テタニー症状**を生じる．また，高血圧により腎機能障害を生じる．

3）診断

血中カリウム低値，アルドステロン高値，レニン低値を認める．血中コルチゾール値は正常である．

腹部CTスキャン，副腎シンチグラフィなどの画像検査で腫瘤を認める．

4）治療

腫瘍の場合は外科的手術が行われる．薬物療法は**抗アルドステロン薬**を用いる．ナトリウム貯留には食塩制限を行い，低カリウム血症には高カリウム食を摂取する．

D. アジソン病

1）病因と病態

慢性に経過する原発性副腎皮質機能低下症で，副腎皮質ホルモンの分泌低下を認める．副腎皮質機能低下症は，副腎低形成などの**先天性**と**特発性副腎萎縮**，**副腎結核**による**後天性**に分類される．また，視床下部のCRH，下垂体のACTH分泌不全による続発性によるものもある．

2）症状

副腎皮質ホルモン（コルチゾール，アルドステロン，性ホルモン）の分泌減少により，全身倦怠感，易疲労感，脱力感，筋力低下，**食欲不振**，**体重減少**，感情不安定，**体毛脱落**，**皮膚の色素沈着**がある．

3）診断

内分泌検査では，血中コルチゾール値低下，尿中17-OHCS・17-KS値低下，血中ACTH値増加を認める．血清検査では，血清ナトリウム低値，カリウム高値，低血糖を認める．

Column

レニン-アンジオテンシン-アルドステロン系（図4）

循環血漿量や血圧をコントロールするシステムである．腎臓の細動脈には傍糸球体装置があり，血漿量や血圧の低下を感知するとレニンが分泌される．

レニンは肝臓から分泌されるアンジオテンシノーゲンに作用してアンジオテンシンⅠを生成する．アンジオテンシンⅠは，アンジオテンシン変換酵素（ACE）によりアンジオテンシンⅡに変換される．アンジオテンシンⅡは動脈の受容体を介して強力な血管収縮作用をもつとともに，副腎皮質に作用してアルドステロンを分泌させる．

アルドステロンは腎臓の遠位尿細管および集合管においてナトリウムの再吸収を促進し，血漿量増加，血圧上昇を引き起こす．循環血漿量が増加し，血圧が上昇するとレニン分泌は低下する．

このシステム系を抑制する降圧薬には，アンジオテンシン変換酵素阻害薬（ACE阻害薬），アンジオテンシンⅠ受容体阻害薬（ARB），直接レニン阻害薬があり，現在，これらが臨床で最も多く使用されている．

画像検査では，副腎結核の単純X線検査で副腎の石灰化を認める．CTスキャン，MRI，副腎シンチグラフィで副腎萎縮を認める．

4）治療

グルココルチコイド（コルチゾール）を補充する．低血糖がある場合には，高エネルギー・高炭水化物食とする．低ナトリウム血症には食塩の補給をする．高カリウム血症ではカリウムの多い食品を避ける．

E. 褐色細胞腫（かっしょく）

1）病因と病態

副腎髄質細胞あるいは**交感神経節細胞**から発生する腫瘍で，**カテコールアミン**（**アドレナリン**，**ノルアドレナリン**）を産生・分泌する．腫瘍の90％は良性で，90％は副腎に発生し，このうち10％は両側性である．カテコールアミンは**血圧上昇**，**心拍数増加**，**血糖上昇**，脂肪分解・放出作用を認める．

2）症状

発作性の高血圧を伴う例は約60％を占め，250/120 mmHgの著明な上昇を示すことがある．頭痛，心悸亢進，**発汗過多**，めまい，顔面蒼白，吐気，不安感，全身倦怠感，**四肢の振戦**などを生じる．治療をしない場合，**高血圧**による**脳出血**，**心不全**，**腎不全**を生じる場合がある．

3）診断

発作性の高血圧などの症状から褐色細胞腫が疑われる．検査では，たんぱく尿，血糖上昇，血中カテコールアミンおよび尿中カテコールアミンとその代謝産物（**バニリルマンデル酸**，vanillylmandelic acid：**VMA**）の増加を認める．

画像検査では，腹部CTスキャン，MRI，副腎シンチグラフィで腫瘍陰影を認める．

4）治療

交感神経遮断薬により高血圧をコントロールした後に，外科的摘出術を行う．

チェック問題

問題

- □□Q1 ホルモンのフィードバックシステムについて説明せよ.
- □□Q2 甲状腺機能亢進症と低下症の特徴を比較せよ.
- □□Q3 血中カルシウム濃度の調節機構について説明せよ.
- □□Q4 クッシング症候群の症状について説明せよ.

第5章 内分泌系疾患

解答&解説

A1 視床下部—下垂体—ホルモン分泌臓器系において，下位ホルモンの増加は上位ホルモン分泌を抑制し，下位ホルモンの分泌を低下させようとするネガティブフィードバックシステムが働いている．(p.100, 101)

A2 甲状腺機能亢進症は眼球突出，手指振戦，頻脈，食欲亢進，体重減少，多汗，下痢，無月経，活動力亢進，血清コレステロール低下，TSH低値，遊離T_3，T_4高値などを認める．一方，低下症は活動力低下，皮膚乾燥，体重増加，徐脈，便秘，月経頻度増加，食欲低下，血清コレステロール上昇，TSH上昇，遊離T_3，T_4低下を認める．(p.102, 103)

A3 血中カルシウム（Ca）濃度が低下すると，副甲状腺ホルモン（PTH）の分泌が増加し，骨からのCa吸収亢進，腎臓でのCa再吸収促進，ビタミンDの活性化による腸管からのCa吸収促進が起こり，血中Ca濃度は増加する．血中Ca濃度が増加すると，PTH分泌が低下，カルシトニン分泌が亢進し，骨からのCa吸収抑制，腎臓でのCa排泄が促進され，血中Ca濃度は低下する．(p.103, 104)

A4 コルチゾール分泌増加により，脂肪沈着〔満月様顔貌，野牛肩（バッファローハンプ），中心性肥満，皮膚線条〕，無月経，多毛，糖尿病，高血圧，骨粗鬆症，皮下出血，精神障害を認める．(p.106)

甲状腺機能亢進症

急激なやせ，疲労感への対応

甲状腺機能亢進症では代謝が亢進しているので，少々食べ過ぎても太ることはなく，むしろ，エネルギー，たんぱく質，ビタミン，ミネラルなどの栄養素の不足を招きやすい．今まで通りの食事摂取では，体重は減少する．

急激にやせたことに対する不安がある場合は，その原因について説明が必要である．また，体力は消耗しやすくなっていて疲れやすく，ストレスがたまりやすいので，十分な休養・睡眠，適度な運動などでストレスをためないことも重要となる．

急激なやせ，疲労感などの症状は，治療により徐々に改善することを理解させ，がむしゃらに食べるのではなく，**栄養バランスのとれた食事摂取**が基本であることを説明する．可能であれば，エネルギー消費量を測定して，代謝亢進の実態を確認してもらい，目標エネルギー量を提示する．

疲れやすさを感じる方も多く，そのような場合は特にバランスのとれた十分な栄養量の確保が重要となる．食事摂取状況を確認して不足栄養量を補充できるようアドバイスする．また，ヨードを多く含む食品の制限については，すでに理解できている患者が多いが，**海藻類に含まれるヨードに注意して**，極端に偏った食べ方をしないよう指導する．

薬服用後の注意

薬を飲み始めて効き始めると，そのままの食事では逆に太り過ぎになることもあるので，注意が必要である．

聞き役に回ることも大切

ストレスが発症の原因とも考えられているため，聞き役に回ることも必要となる．十分な休養，適度な睡眠・運動で，ストレスをためないことについても注意を払う．

第6章 消化器系—消化管疾患

Point

1. 消化管は口腔，咽頭，食道，胃，小腸（十二指腸，空腸，回腸），大腸（盲腸，虫垂，上行結腸，横行結腸，下行結腸，S状結腸，直腸），肛門からなることを理解する．
2. 口腔，咽頭は，歯科や耳鼻科領域と内科（外科）領域とオーバーラップするが，消化，吸収に携わる器官としてまとめて理解する．
3. 消化器系の病気としては，大きく分けて，炎症と悪性腫瘍がある．さらに，器質的な病変がなくても，消化管の運動機能調節異常のような機能的疾患も多いことを理解する．
4. 自覚症状は，悪心，嘔吐，腹部不快感，腹部膨満感，腹痛など，いわゆる消化器症状が主であるが，早期がんなどは無症状例も多いことを理解する．

概略図　消化器系の構造

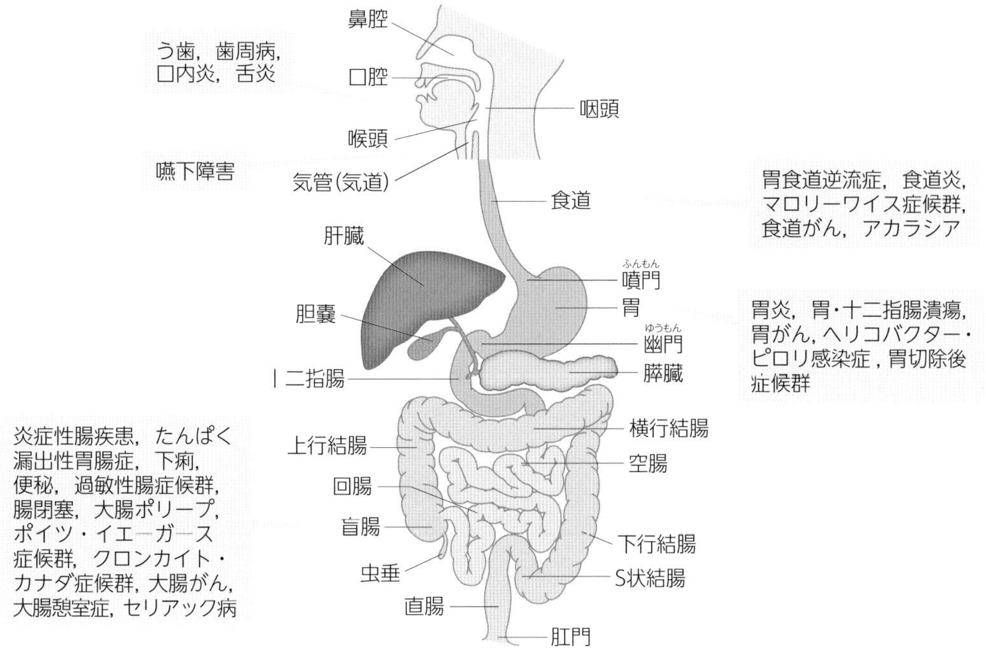

1 口腔疾患[1)〜3)]

A. う歯（う蝕）

1）病因と病態

歯の硬組織の脱灰と有機性基質の崩壊を伴う口腔細菌による感染から引き起こされる．主要因として，①歯質の感受性，②う蝕を誘発する食物，③う蝕を誘発する微生物，④社会環境などがあげられる．

2）症状

歯の色が変化する（健全エナメル質の透明感がなくなる，褐色になる）．冷たい水や熱いお茶を飲んだときにしみる．歯髄に達すると歯髄炎を起こし，強い痛みがみられる．やがて歯が崩壊して，歯の根だけが残る．

3）診断

視診による．

4）治療

侵された歯質を取り除き，プラスチックや金属などのクラウンで補填する．歯髄まで進行したものでは歯髄を取り除き，髄腔を充填後，クラウンをかぶせる．

B. 歯周病（歯周疾患）

1）病因と病態

歯垢（プラーク）中の細菌が原因となって生じた炎症性疾患で，歯肉炎と歯周炎に大別される．また，強い咬合力によって引き起こされた咬合力性外傷も含まれる．

歯肉炎は歯肉のみに炎症病変が生じたもので，歯根膜や歯槽骨は破壊されていない段階のものである．**歯周炎**は歯肉炎が進行して，歯根膜や歯槽骨などの深部歯周囲組織に及んだものである．

歯周病は，生活習慣病の1つとして位置づけられ，心疾患，糖尿病，早産，骨粗鬆症，呼吸器疾患，喫煙などとの関連が注目されている．

2）症状

①歯肉の発赤腫脹，②疼痛，③歯肉出血，④スティップリング（stippling）※1の消失，⑤歯肉の増殖や退縮，⑥ポケット形成，⑦ポケットからの排膿，⑧歯の動揺，⑨口臭，⑩歯垢歯石の沈着などがあげられる．

3）診断

症状に準ずる．

4）治療

歯垢歯石の除去，歯の治療，ブラッシングを行う．

C. 口内炎

1）病因と病態

口腔粘膜に現れる炎症性の病変で，歯肉に生じれば歯肉炎，舌にできれば舌炎である（「**D. 舌炎**」を参照）．

2）症状

アフタ性口内炎では，直径2〜10 mmの境界明瞭な類円形の強い接触痛のある潰瘍ができる．通常1〜2週間で治癒するが，原因は不明である．

3）診断

視診，症状から診断する．

4）治療

自然治癒する．ステロイド軟膏の塗布で疼痛緩和を図ることもある．

D. 舌炎

1）病因と病態，症状

- **萎縮性舌炎**：舌の粘膜や，舌表面にある乳頭が萎縮する．原因として，加齢，糖尿病，貧血，ビタミンB群欠乏症などがあげられる．平坦，ときに発赤，腫脹，潰瘍，強い灼熱感を伴う
- **ペラグラ性舌炎**：食事の偏り，慢性アルコール中毒などのために，ビタミンB群（特にニコチン酸）が欠乏して生じる．腫脹，発赤，痛みの後，萎縮，潰瘍を生じる
- **外傷性舌炎**：とがった歯や入れ歯などにより，慢性的な力が加わり，褥瘡性潰瘍を生じる．舌側縁部に好発し，強い接触痛が生じる
- **急性びまん性舌炎**：外傷や歯の炎症が広がる場合，原因不明の場合もある．腫れて硬くなり，自発痛や運動痛が生じる．会話，食事が不自由となる．その後，膿瘍形成，高熱，悪寒戦慄が生じることもある
- **硬化性舌炎**：第3期梅毒の炎症が舌に生じたもので

※1 **スティップリング（stippling）**：健康な歯肉では歯肉線維が上皮を引っ張り，みかんの皮にみられるような小さな穴状の表面となる（スティップリング）．炎症により歯肉が腫脹すると，スティップリングは消失する．

ある．びまん性に大きくなり，硬くなる．粘膜が厚くなり，溝が形成される

- **剥離性舌炎**：舌の表面が剥離し，炎症を起こす病気の総称である．地図状舌※2，天疱瘡※3，扁平苔癬※4などでみられる．ひりひりとしみる
- **表在性舌炎**：舌の表面に浅在性にみられる舌炎の総称である．アフタ性舌炎，カタル性舌炎，舌ヘルペス，舌扁桃肥大，鵞口瘡※5，扁平苔癬，天疱瘡，多型浸出性紅斑などで認められる．ひりひりとしみる
- **ハンター舌炎**：ビタミンB_{12}欠乏によって生ずる悪性貧血の粘膜症状のひとつ．舌粘膜は萎縮し，発赤，灼熱感，疼痛，味覚障害などが生じる
- **プランマー・ヴィンソン（Plummer-Vinson）症候群**：鉄欠乏の最終形態である．低色素性貧血で，嚥下困難・口角炎・舌異常（嚥下障害）を合併するものをプランマー・ヴィンソン症候群とよぶ．鉄欠乏性貧血の7〜19％を占める

2）診断

視診，症状から診断する．

3）治療

基本的に原因疾患の治療を行う．ペラグラ性舌炎では，ニコチン酸，ニコチン酸アミドを多く含んだ高いビタミン，高たんぱく質食を摂取する．急性びまん性舌炎では，栄養管理，安静，抗菌薬投与を行う．

2 上部消化管疾患[4)]

A. 胃食道逆流症（GERD）

1）病因と病態

胃食道逆流症（gastro-esophageal reflux disease：GERD）は，胃内容物が食道内に逆流することによって食道に傷害がみられたり，さまざまな不快な症状が出現している状態である．①内視鏡的に食道に粘膜傷害を認める**逆流性食道炎**と，②胸焼け，呑酸といった逆流によっておこる不快な自覚症状があるにもかかわらず，粘膜傷害を認めない**非びらん性胃食道逆流症**（non-erosive gastro-esophageal reflux disease：NERD）に分けられており，GERDの半数以上がNERDである．

症状，診断，治療については本節「**B．食道炎**」の項目を参照．

B. 食道炎

1）病因と病態

「**A．胃食道逆流症（GERD）**」のうち，本来はpHが中性である食道内に過剰に酸性の胃液が逆流することで起こる，食道下部の粘膜のびらんが**逆流性食道炎**である．食道と胃の接合部（噴門）は，安静時には一定の力（下部食道括約部圧）で閉鎖し，酸性の胃内容物が食道に逆流するのを防いでいる．**食道裂孔ヘルニア**（図1）は，食道の短縮によって噴門が横隔膜裂孔より上にずれてしまった状態で，その場合，噴門の逆流防止機能が十分に発揮できなくなる．

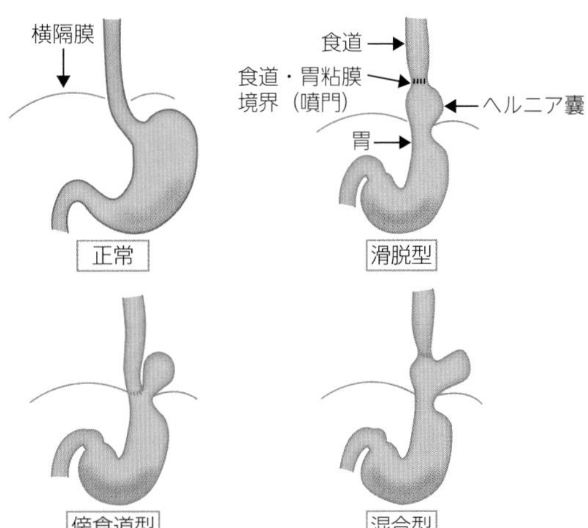

図1　食道裂孔ヘルニアの分類

- 滑脱型食道ヘルニア：最も頻度が高い．胃の上部がまっすぐに胸部に入り込むため，胃酸が逆流しやすく，逆流性食道炎を引き起こしやすい
- 傍食道型食道ヘルニア：傍食道型は，胃の一部が食道裂孔から胸腔に入り込んでしまったもので，頻度は約1割程度である．飛び出した部分が横隔膜に挟まれるため，出血や循環障害が生じることがある

「新臨床内科学 第8版」（高久史麿，他/監），医学書院，2002[5)]を参考に作成

※2　**地図状舌**：舌中央部表面にみられる赤色斑で，形が地図のようになっている．幼児，女性に多い，原因不明．舌がぴりぴりしたり，辛いものがしみる．

※3　**天疱瘡**：全身に広く水疱を生ずることを特徴とする疾患で，自己免疫疾患と考えられている．指頭で摩擦するような機械的刺激によって，一見健康そうな皮膚の表層がはがれ，表皮組織が裂けたところが水疱となる．

※4　**扁平苔癬**：40歳以上の女性に多い．網状または丘疹状頬粘膜，潮紅やびらんを生じると刺激痛が起こる．

※5　**鵞口瘡**：乳幼児の口の粘膜にできるカンジダ感染症．

表1　逆流性食道炎における生活習慣の改善

1．胸やけを起こしやすい食事習慣の回避
・大量摂取（暴飲暴食） ・早食い ・すすり飲み
2．胸やけを起こしやすい食物の回避
・高脂肪食（フライ，天ぷらなど） ・甘味食（ケーキなど） ・柑橘類 ・酸味の強い果物
3．胸やけを起こしやすい生活動作
・食後すぐの横臥 ・前屈姿勢 ・強い腹圧のかかる動作（重いものを持ち上げるなど）
4．胸やけを起こしにくくする就寝姿勢
・上半身挙上 ・左を下にした睡眠

「消化器病診療（第2版）」（日本消化器病学会／監，「消化器病診療（第2版）」編集委員会／編），医学書院，2014[4]より引用

2）症状

みぞおちから胸の中央部にかけて上がってくるような熱感を伴う不快感（胸やけ）を感じる．特に食後，食べ過ぎの後，横臥したり前屈することで増強する．

3）診断

上部内視鏡検査，食道内pHモニタリングなどから診断する．

4）治療

- 薬物（プロトンポンプ阻害薬，proton pump inhibitor：PPI）による胃酸分泌抑制
- 噴門形成術（外科手術）
- 生活習慣の改善（表1）

C. マロリーワイス（Mallory-Weiss）症候群

1）病因と病態

強い嘔吐に伴って，噴門に粘膜裂傷が生じる病態で，上部消化管出血の主原因の1つである．飲酒が契機となることが多いが，咳，妊娠など腹圧の急激な上昇をきたすあらゆる原因で起こる．

2）症状

前駆症状がなく，突然，強い悪心とともに大量の出血が生じる．

3）診断

内視鏡検査による．

4）治療

90％が自然止血するが，内視鏡的止血術を行うこともある．

D. 食道がん

1）病因と病態

- 喫煙と飲酒が食道がんの発がんと強く関連する．また，**アルデヒド脱水素酵素**（aldehyde dehydrogenase 2：**ALDH2**）のヘテロ欠損者の飲酒習慣が危険因子となる[6]
- 男女比　5：1
- 腐食性食道炎（薬品誤嚥など），食道アカラシア（本節「**1．嚥下障害**」を参照），Barrett食道※6などが前がん病変とされている

2）症状

無症状からつかえ感が生じるようになり，その後，つかえ，嚥下障害が生じる．

3）診断

X線造影，上部消化管内視鏡検査による．

4）治療

①内視鏡的治療，②外科的根治術，③放射線療法，④化学療法，⑤ステント挿入術などが行われる．

E. 胃炎

1）病因と病態

- **急性胃炎**と**慢性胃炎**に分類される
- 急性胃炎は何らかの成因により，胃粘膜における急性の炎症性変化が惹起された状態である．病理組織学的には，好中球を主体とする炎症性細胞浸潤と，浮腫，出血，びらん，充血，滲出液などの所見を認める．急性胃炎の原因を表2に示す
- 慢性胃炎の多くはヘリコバクター・ピロリ（*H. pylori*）感染が原因で，病理組織学的に胃粘膜に炎症や萎縮を認めたものを「慢性胃炎」と診断する
- 慢性胃炎の頻度はヘリコバクター・ピロリ感染率とほぼ一致し，年代とともに増加する
- 慢性胃炎の原因として，まれに自己免疫性胃炎（悪性貧血など），好酸球性胃炎などがある

※6　**Barrett食道**：胃液の逆流により下部食道の扁平上皮がびらん，脱落をきたし，不完全型の腸上皮仮生を有する円柱上皮（酸に強い）に置き換えられた状態．

表2 急性胃炎の原因

1．薬物
・非ステロイド性抗炎症薬の服用 ・アレンドロン酸ナトリウム（骨粗鬆症治療薬　ボナロン®）など
2．腐食性化学物質
3．食事
・アルコール ・嗜好食品 ・食物アレルゲン
4．感染
・アニサキス ・ヘリコバクター・ピロリ ・その他，細菌など
5．ストレス
・精神的ストレス ・肉体的ストレス
6．全身性疾患
7．医原性
・内視鏡後 ・放射線治療後 ・経カテーテル肝動脈塞栓術後

「消化器病診療（第2版）」（日本消化器病学会／監，「消化器病診療（第2版）」編集委員会／編），医学書院，2014[4]より引用

2）症状

急性胃炎では，突発性に出現する上腹部痛，心窩部圧痛，悪心，嘔吐などが生じる．重症例では吐血，下血がみられることがある．慢性胃炎では無症状の場合もある．

3）診断

上部消化管内視鏡検査を行う．急性胆嚢炎，急性膵炎との鑑別には超音波検査が有用である．

4）治療

- 急性胃炎の治療は，第一には誘因の除去である．薬物治療（胃酸分泌抑制薬，粘膜防御因子増強薬，制酸薬，抗コリン薬），安静，食事療法なども行われる
- 萎縮性胃炎を認める場合は，胃がんの危険因子となるため，定期的な経過観察が必要である
- ヘリコバクター・ピロリ感染による萎縮性胃炎の場合は，除菌治療を行う

F. 胃・十二指腸潰瘍

1）病因と病態

ヘリコバクター・ピロリ感染（後述）と**非ステロイド性抗炎症薬**（non-steroidal anti-inflammatory drugs：**NSAIDs**）の内服が2大病因である．NSAIDsが関与していない胃・十二指腸潰瘍は，ヘリコバクター・ピロリの除菌によって潰瘍再発が抑制される．

2）症状

心窩部痛，空腹時痛，夜間痛，腹部膨満感，悪心，嘔吐，食欲不振，胸やけ，吐下血などがあげられる．

3）診断

X線検査，上部内視鏡検査による．

4）治療（図2）[7]

- 潰瘍からの出血のうち，噴出性出血，湧出性出血，露出血管を有する例は内視鏡的止血の適応となる
- ヘリコバクター・ピロリの除菌
- 維持療法（薬物療法）として第一選択は，プロトンポンプ阻害薬（PPI，胃酸分泌抑制薬）を用いる

G. 胃がん

1）病因と病態

①病因

胃がんの発症機序は明確ではないが，胃がん発生に遺伝子変異，環境要因の関与が考えられているほか，WHOによりヘリコバクター・ピロリ感染が発がん要因（carcinogen）と指定されている[8]．

②分類

がんの進達度により，浸潤が粘膜内または**粘膜下層**までにとどまる**早期胃がん**（図3に肉眼分類を示す），粘膜下層を越える**進行胃がん**（図4に肉眼分類を示す，**進行型分類**）に分けられる．**転移の有無**は考慮しない．

③転移

胃がんの転移は全身いずれの部位にも及ぶが，特別な名称のついたものがある．

- **Virchow（ウイルヒョウ）転移**：左鎖骨上窩リンパ節転移
- **Schnitzler（シュニッツラー）転移**：Douglas（ダグラス）窩への直接播種
- **Krukenberg（クルーケンベルグ）腫瘍**：卵巣への脈管行性ないしは播種性転移

2）症状

無症状から腹部膨満感，悪心，嘔吐，食欲不振，胸やけ，吐下血が生じるようになる．

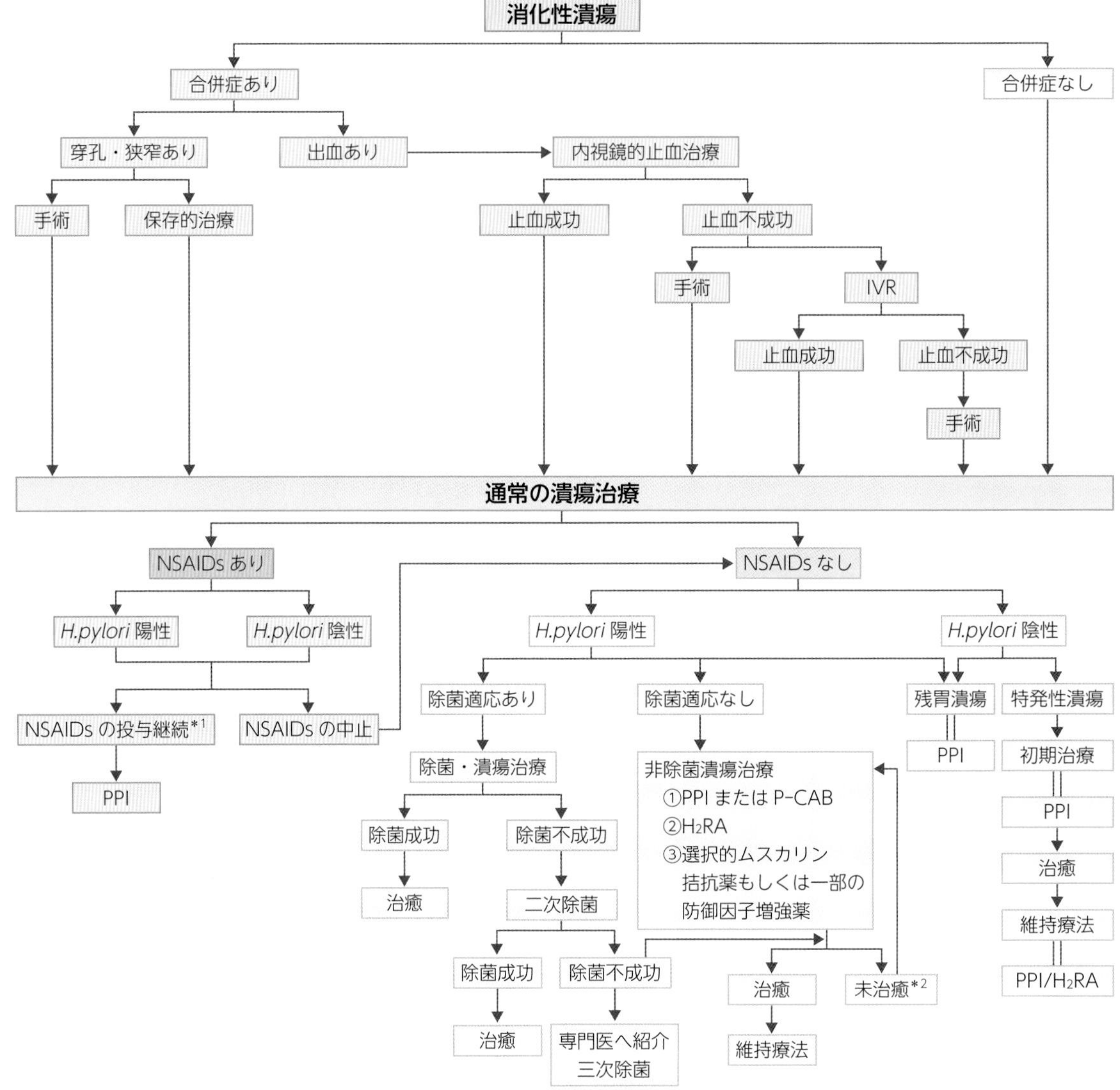

図2 消化性潰瘍治療のフローチャート

＊1 禁忌である．中止不能のため，止むを得ず投与する場合 ＊2 特発性潰瘍を検討
「消化性潰瘍診療ガイドライン 2020 改訂第3版」（日本消化器病学会／編），南江堂，2020[7]より引用

IVR（interventional radiology）：画像下治療，NSAIDs：非ステロイド性抗炎症薬，PPI：プロトンポンプ阻害薬，RA：受容体拮抗薬，*H.pylori*：ヘリコバクター・ピロリ，P-CAB：カリウムイオン競合型アシッドブロッカー

3）診断

上部消化管内視鏡検査と生検を行う．超音波，CTなどによる転移の有無の確認を行う．

4）治療

内視鏡的切除も含め，切除が基本となる．非切除治療として，免疫療法，放射線療法，化学療法，温熱化学療法，レーザー照射治療などがある．

H. ヘリコバクター・ピロリ（*H. pylori*）感染症[10]

1）病因と病態

1979年，オーストラリアのロイヤル・パース病院の病理専門医ウォーレンが，胃炎を起こしている胃粘膜にらせん菌（図5）が存在していることを発見し，研修医としてやってきたマーシャルとともに培養に成功した．さらに1984年，マーシャルは培養したこのらせ

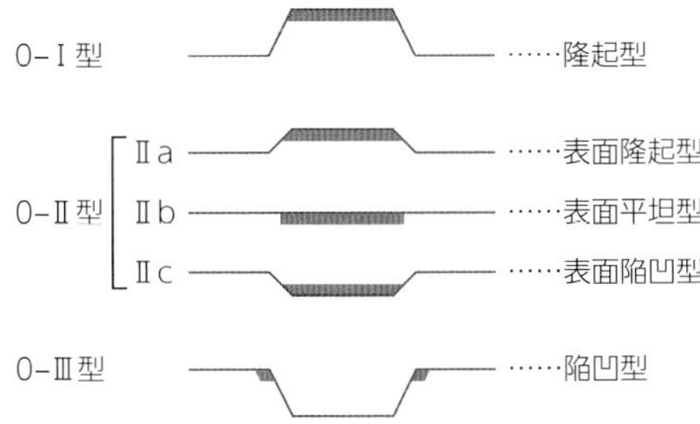

図3　早期胃がんの肉眼分類：0型（表在型）

「胃癌取扱い規約 第15版」（日本胃癌学会／編），金原出版，2017[9]より引用

・0−Ⅰ型（隆起型）：明らかな腫瘤状の隆起が認められるもの
・0−Ⅱ型（表面型）：明らかな隆起も陥凹も認められないもの
　−Ⅱa型（表面隆起型）：表面型であるが，低い隆起が認められるもの
　−Ⅱb型（表面平坦型）：正常粘膜に見られる凹凸を越えるほどの隆起・陥凹が認められないもの．または肉眼的に病変の存在を認めがたいもの
　−Ⅱc型（表面陥凹型）：わずかなびらん，または粘膜の浅い陥凹が認められるもの
・0−Ⅲ型（陥凹型）：明らかに深い陥凹の存在するもの
0型は，早期胃がんの亜分類で，単一の分類型を示さないことも多い（隆起と陥凹が混在する，陥凹の浅い部分と深い部分があるなど）．そのときはより広い病変から＋でつないで表現する（「Ⅱa＋Ⅱc」など）

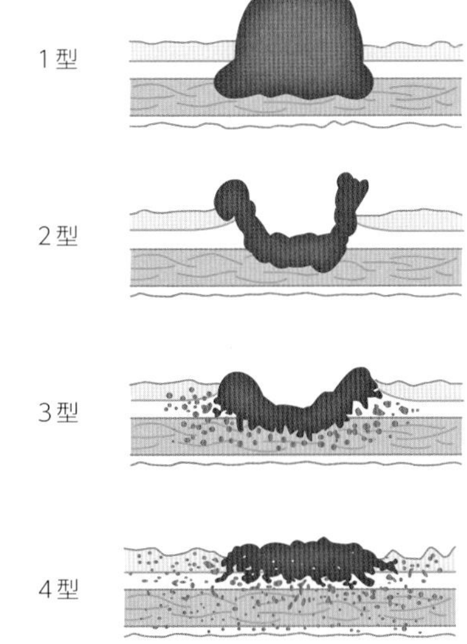

図4　進行胃がんの肉眼分類（進行型分類）

「胃癌取扱い規約 第15版」（日本胃癌学会／編），金原出版，2017[9]より引用

・1型（腫瘤型）：明らかに隆起した形態を示し，周囲粘膜との境界が明瞭なもの
・2型（潰瘍限局型）：潰瘍を形成し，潰瘍を取り巻く胃壁が肥厚して周堤を形成し，周堤と周囲粘膜との境界が比較的明瞭なもの
・3型（潰瘍浸潤型）：潰瘍を形成し，腫瘍を取り巻く胃壁が肥厚して周堤を形成するが，周堤と周囲粘膜との境界が不明瞭なもの
・4型（びまん浸潤型）：著明な潰瘍形成も周堤もなく，胃壁の肥厚・硬化を特徴とし，病巣と周囲粘膜との境界が不明瞭なもの
・5型（分類不能）：上記分類に当てはまらないもの

ん菌を自ら飲み込み，急性胃炎が起こることを証明した．2人は2005年，ノーベル生理学・医学賞を受賞している．

ヘリコバクター・ピロリは，胃粘膜に感染して胃炎を惹起するが，胃粘膜の慢性炎症を背景として，萎縮性胃炎，胃・十二指腸潰瘍，胃がん，胃MALTリンパ腫（「B細胞性リンパ腫」とよばれるもので，消化管，特に胃に好発する良性腫瘍），胃過形成性ポリープなど，種々の上部消化器疾患の併発を引き起こす．ほかに特発性血小板減少性紫斑病や小児の鉄欠乏性貧血など，消化管以外の疾患との関連性も指摘されている．

ピロリ菌はウレアーゼという酵素をもっており，胃の中の尿素を分解してからアンモニアをつくり，このアンモニアが胃酸を中和する．

2）症状

無症状からさまざまな症状（本節**「E．胃炎」，「F．胃・十二指腸潰瘍」**を参照）を引き起こす．

Column

サバに当たった？〜アニサキスのしわざ

生魚（特に生鯖（さば）が多い）を食べたときには，胃アニサキス症を診ることがある．胃アニサキス症の症状は，食後数時間のうちに始まる激しい腹痛と嘔吐である．

嘔吐に際しての吐物は胃液のみで，下痢を認めないことが一般的な食中毒と異なる特徴でもある．これはアニサキスの虫体が寄生のために胃壁や腸壁を食い破ろうとするために生じる症状である．

激痛（急性腹症）のため，診断の確定を待たず緊急開腹せざるをえないこともある．病歴をよく聞いて，上部消化管内視鏡で観察すると胃壁に虫が食いついているのが見える．生検鉗子（かんし）で取ってやると，痛みが嘘のようにすぐ消え，患者さんから喜ばれる．

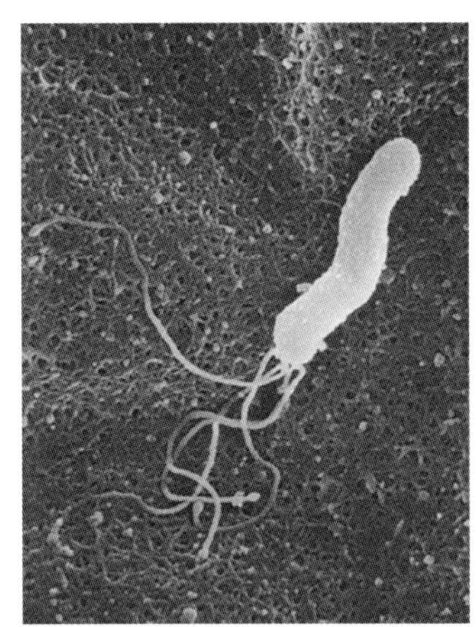

図5　ヘリコバクター・ピロリ

3）診断

下記の検査法のいずれかを用いる．複数用いることで，感染診断の精度はさらに高くなる．

- **内視鏡による生検組織を必要とする検査法**
  ①迅速ウレアーゼ試験，②鏡検法，③培養法
- **内視鏡による生検組織を必要としない検査法**
  ①尿素呼気試験，②抗ヘリコバクター・ピロリ抗体測定，③便中ヘリコバクター・ピロリ抗原測定

4）治療

プロトンポンプ阻害薬（PPI）＋アモキシシリン（抗菌薬）＋クラリスロマイシン（抗菌薬）を1週間投与する（一次除菌）．除菌不成功の場合は二次除菌を行う．

I．嚥下障害[4), 5), 11)]（図6）

1）病因と病態

嚥下障害は，食物，唾液，水分が飲み込みにくい状態をいう．特に水分は固形物より飲み込みにくいことが多く，無理に飲み込もうとすると，気管に入ってむせたり，**誤嚥**による肺炎を起こしたりする．

嚥下運動は食物が口に入ってから胃に至るまでの一連の運動で，**口腔期**，**咽頭期**，**食道期**の3期に分けられる．臨床的には，部位別に口腔咽頭性嚥下障害と食道性嚥下障害の2つに，機序的には，機械的狭窄と神経筋運動障害の2つに大別される（**表3**）．また，精神的要因の強い例として「常にのどや食道にものが詰まっているような感じがする」という訴えがある（**ヒステリー球**）．

嚥下運動のしくみを以下に示す．

- 食物が舌の随意運動により咽頭に運ばれる

↓

- 咽頭粘膜の刺激は，脳神経の舌咽（Ⅸ），迷走（Ⅹ）神経を介して延髄網様体の嚥下中枢を興奮させる

↓

- 運動神経を介して，咽頭筋が収縮する

↓

- 嚥下反射を介して，輪状咽頭筋が弛緩する

↓

- 上部食道括約筋（upper esophageal sphincter：UES）が弛緩して，食物が食道に運ばれる

↓

- 嚥下時には，迷走神経を介して，下部食道括約筋（lower esophageal sphincter：LES）が弛緩して，食塊は胃に運ばれる

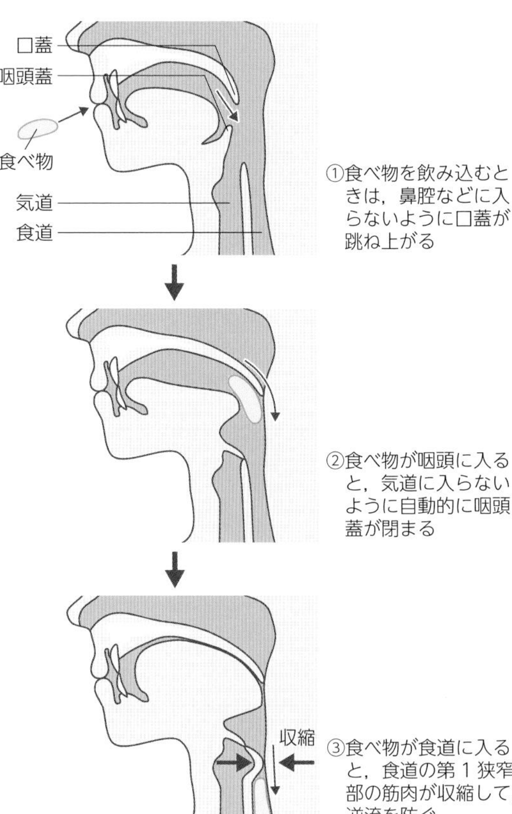

図6　嚥下運動のしくみ

表3　嚥下障害をきたす疾患

1. 口腔咽頭性嚥下障害の病因
A. 神経筋疾患
①中枢神経障害 脳血管障害，パーキンソン病，ウイルソン病，多発性硬化症，筋萎縮性側索硬化症，脳腫瘍，脊髄癆 ②末梢神経障害 延髄灰白髄炎，末梢神経失調（ジフテリア，ボツリヌス，糖尿病） ③運動終末板障害 重症筋無力症 ④筋肉障害 筋ジストロフィー，原発性筋炎，代謝性筋障害（甲状腺中毒症，粘液水腫，ステロイド薬筋障害），アミロイドーシス，全身性エリテマトーデス（SLE）
B. 局在性病変
炎症，新生物，Plummer-Vinson症候群，外因性圧迫，外科的切除
C. 上部食道括約筋（UES）運動障害
緊張性障害，低下性障害，弛緩障害（輪状咽頭アカラシア），閉鎖不全，弛緩遅延
2. 食道性嚥下障害の病因
A. 神経筋障害（運動障害）
アカラシア，強皮症，びまん性食道けいれんなど
B. 機械的閉塞（内因性）
潰瘍による狭窄，がん，異物，良性腫瘍など
C. 機械的閉塞（外因性）
血管圧迫，縦隔異常，頸椎骨関節症

関口利和：嚥下困難．「内科学」（金澤一郎，他／編），pp205-207，医学書院，2006[11]より引用

2）症状

- **口腔咽頭性嚥下障害**：脳神経の三叉（Ⅴ），顔面（Ⅶ），舌咽（Ⅸ），迷走（Ⅹ），舌下（Ⅻ）神経の障害が関与する．嚥下を始める動作の初期に障害が発現し，食物の鼻腔内への逆流，咳，構音障害，鼻声が続発する．この期での嚥下障害は，脳卒中発作や筋疾患などの疾患の一部分症状である場合が多い
- **食道性嚥下障害**：食道の器質的，あるいは機能的通過障害で起こる

3）診断

器質的疾患については，内視鏡，胸部X線検査などで行い，機能的疾患については，筋電図，頭部画像診断などで行う．

4）治療

原因疾患にもとづいてそれぞれの治療を行う．

J．球麻痺と仮性球麻痺における嚥下障害（表4）

1）球麻痺（bulbar paralysis）※7

①病因と病態

延髄と橋にある脳神経の運動神経核の障害によって，発語・発声・嚥下・呼吸・循環などの障害をきたすものをいう．多くは同時に口輪顔面筋・咀嚼筋麻痺も伴う．

代表的な原因疾患として筋萎縮性側索硬化症（ALS），ギラン・バレー症候群，多発性硬化症，重症筋無力症などがある．

②症状

下部脳神経〔顔面（Ⅶ），舌咽（Ⅸ），迷走（Ⅹ），舌下（Ⅻ）神経〕の運動神経核が両側性・進行性に障害されて嚥下・構音障害をきたし，さらには三叉神経運動核障害も加わって咀嚼障害をきたす．舌萎縮がみられるのが特徴である．呼吸障害，唾液分泌亢進，心調律異常なども起こる．

2）仮性球麻痺（pseudobulbar paralysis）

①病因と病態

延髄に障害がないにもかかわらず，障害があるのと同様の症状を呈する状態で，大脳皮質と下位運動脳神経核である舌咽（Ⅸ）・迷走（Ⅹ）・副（Ⅺ）・舌下（Ⅻ）神経核を結ぶ経路（皮質核路）の両側性障害が原因となり，これらの脳神経が支配する筋群の筋力低下により生じる軟口蓋・咽頭・喉頭・舌などの運動麻痺をさす．

仮性球麻痺をきたす疾患としては多発性脳血管障害・進行性核上性麻痺などの神経変性疾患，多発性硬

表4　球麻痺と仮性球麻痺

	球麻痺	仮性球麻痺
障害麻痺	延髄の運動性脳神経核の障害	両側の核上性の障害
舌萎縮	＋	－
左右差	左右差があることが多い	左右差なし
咽頭または催吐反射，下顎反射	低下，消失	亢進することが多い
嚥下障害	固形物が飲み込みにくい	液体が飲み込みにくい

※7　**球麻痺**：球（bulb）とは延髄のことである．昔の解剖学者が延髄を脊髄の球状延長とみていたためにこうよんでいた．

化症，脳炎，梅毒，脳腫瘍などがある．

②症状

構音障害と嚥下障害を生じ（球症状），下顎反射亢進，錐体路徴候などを伴うことが多い．舌萎縮は起きない．大脳皮質障害に起因する場合は片側（へんそく）障害でも生じうる．

K. アカラシア

1）病因と病態

原因は不明であるが，アウエルバッハ神経叢（しんけいそう）の変性消失があり，食道壁に存在する抑制神経系の障害と考えられる．

2）症状

嚥下障害（特に流動物），口腔内への逆流，胸痛や背部痛，体重減少などがみられる．

3）診断

診断はX線造影および食道内圧測定による（①一次蠕動波（ぜんどうは）の減少または消失，②下部食道括約筋（LES）圧の上昇，③LESの嚥下性弛緩減少の不全または消失，④食道内静止圧の陽圧，⑤異常収縮波の出現などがみられるが，①，③が診断に必須である）．

4）治療

- LES圧を低下させるための薬物（カルシウム拮抗薬，ニトロ化合物）
- ブジーやバルーンによる強制拡張術
- **手術**：狭窄を解除し，逆流を防止する種々の術式がある（詳細は省略）．フラスコ型，S状型，食道拡張が強く（横径3.5 cm以上），薬物や拡張術で効果がない場合などが適応となる

L. 胃切除後症候群

1）早期ダンピング症候群[5)]

①病因と病態

未消化で高張の食物が空腸に急速に流入すると，上部腸管の急激な拡張をもたらし，同時に腸の細胞外液が腸管内腔に大量に移動して，循環血漿量の減少と消化管ホルモン分泌亢進をきたす．その結果，多彩な症状が時間的異相のもとに発現する．

②症状

食後30分以内，多くは10分前後に冷や汗，動悸，めまい，しびれ感が生じる．炭水化物の摂取が誘因となることが多く，朝食後に強く出る．

③診断

第4回日本消化器外科学会総会で提起された判定法を適用する．重症度により以下の4群に分け，食後30分以内に全身症状がA，Bのうち1つでもある場合を早期ダンピング症候群としている．

A：冷や汗，動悸，めまい，失神
B：顔面紅潮，顔面蒼白，全身熱感，全身脱力感，嗜眠（しみん）感，頭重・頭痛，胸内苦悶（くもん）
C：腹鳴，疝痛（せんつう），下痢
D：悪心・嘔吐，腹部膨満，腹部不快感

④治療

- 高たんぱく質食，高脂肪食，低炭水化物食をとらせ，液体成分を減らし，乾燥した固形物を中心とし，水分は夜間にとるようにする
- 1回の食事量を制限し，頻回に摂食する
- 食後1時間くらい横臥位（おうがい）を保つ
- 薬物療法としては，抗セロトニン薬，抗ヒスタミン薬，自律神経遮断薬などを服用する

2）晩期ダンピング症候群

①病因と病態

糖質の急速な吸収によって一過性に過血糖が生じ，これに反応してインスリン分泌が亢進し，反動的に低血糖をきたす．

②症状

食後2～3時間してから脱力感，めまい，冷や汗などの症状が出現する．

③診断

病歴と症状から診断する．胃全摘術後に多い．

④治療

糖分の補給を行う．

3 下部消化管疾患

A. 炎症性腸疾患 (inflammatory bowel disease：IBD)

1) クローン病

①病因と病態

病因は不明であるが，何らかの環境因子（病原体や食事性抗原など）が異常な免疫反応を引き起こし，特定の素因を有する人に発症すると考えられている．**若い成人**（男性は20代～30代前半，女性は10代後半～20代）にみられ，消化管のどの部位にも起こりうる．

②症状

腹痛，下痢，体重減少，発熱，全身倦怠感，肛門部病変，血便，貧血，腸閉塞症状，小児では発育障害がみられる．慢性炎症を反映して炎症反応の亢進（赤沈亢進，CRP上昇），血小板増加，血中アルブミン低下，総コレステロール低下がみられる．

③診断（図7）[12]

内視鏡または消化管造影および病理組織学的所見をもとに以下の所見を確認する（図8）．

- 主要所見：A.**縦走潰瘍**，B.**敷石像**，C.**非乾酪性類上皮性肉芽腫**
- 副所見：a.縦列する不整形潰瘍またはアフタ，b.上部消化管と下部消化管の両者に認められる不整形潰瘍またはアフタ
- 診断上，①A＋B，②a＋C，③b＋Cなどが揃った場合に確診となる
- 便培養により感染性腸炎を除外する

④治療

完治する治療法はなく，病勢をコントロールして患者のQOL（quality of life，生活の質）を高めることになる．内科的治療が基本であるが，外科的治療も念頭におく．

- **緩解導入療法**：軽症～中等症の場合，5-アミノサリチル酸（5-ASA）製剤．栄養療法（900 kcal/日）．中等症～重症ではグルココルチコイド（ステロイド薬）．

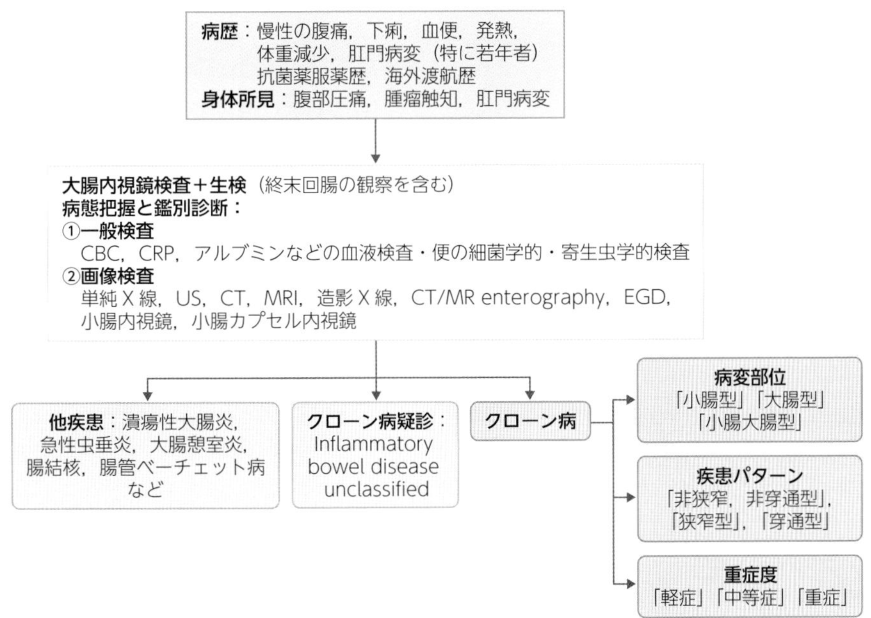

図7 クローン病の診断的アプローチ
厚生労働省科学研究費補助金 難治性疾患等政策研究事業「難治性炎症性腸管障害に関する調査研究」（鈴木班）令和元年度分担研究報告書　潰瘍性大腸炎・クローン病診断基準・治療指針　令和元年度 改訂版（令和2年3月31日），2020より引用
「炎症性疾患（IBD）診療ガイドライン2020 改訂第2版」（日本消化器病学会/編），南江堂，2020[12]より引用

第6章 消化器系─消化管疾患

成分栄養剤や消化態栄養剤などの経腸栄養療法．抗TNF-α抗体製剤の投与も考慮

- **緩解維持療法**：在宅経腸栄養療法，アザチオプリン，5-ASA製剤
- **保存的治療でQOLが保たれない場合**：外科的療法を考慮する
- **再発・再燃防止**：栄養・薬物療法，食事指導（暴飲暴食や刺激物を避ける，**低脂肪・低残渣・高たんぱく質・高エネルギー**），禁煙などの生活指導を行う

2）潰瘍性大腸炎

①病因と病態

大腸のびまん性非特異的炎症で，病因は不明である．免疫担当細胞を中心とした腸管局所での過剰な免疫応答を引き起こしていることが，発症と炎症の持続に関与していると考えられている．発症年齢は25～30歳にピーク．有病者数は30代で最多，40～50代まで幅広い年代層でみられる．

②症状

慢性の**粘血便**がみられ，**再燃と緩解**を繰り返す．8年以上経過すると，**大腸がんのリスク**が上昇する．**腸管外合併症**を伴うことがある．①眼病変（強膜炎，ブドウ膜炎），②皮膚病変（結節性紅斑，壊死性膿皮症），③関節炎（末梢関節炎，強直性脊椎炎）などがみられる．

③診断

内視鏡検査（陰窩膿瘍の存在，腺管のねじれ，萎縮，胚細胞消失などの慢性炎症所見，図9）あるいは注腸X線検査を行う．

④治療

罹患範囲と重症度に応じて決定するが，緩解導入療法と緩解維持療法に分けて考える．薬物治療に抵抗性，大量出血，大腸がん合併の場合には，外科的治療を考慮する．

ⅰ．直腸炎型

- 5-アミノサリチル酸（5-ASA）の局所注入を行い，サラゾスルファピリジン（**サラゾピリン®**座薬），メサラジン（ペンタサ®）注入で維持する
- ステロイド局所注入による緩解導入療法を行う

ⅱ．左側大腸炎型・全大腸炎型

【軽症～中等症】

- 5-ASA，メサラジン（ペンタサ®）の経口投与，またはペンタサ®注腸あるいは併用を行う
- 上記で効果不十分の場合，経口ステロイド薬（プレドニゾロン）を追加する
- 緩解維持は5-ASA製剤の経口投与にて行う

【重症例】

- 禁食，プレドニゾロンを点滴静注する
- 1週間以内に効果不十分の場合には，シクロスポリン静注療法，あるいは外科的治療などを考慮する
- 緩解維持は5-ASA製剤＋6-メルカプトプリン，またはアザチオプリン（いずれも免疫抑制薬）にて行う

B．たんぱく漏出性胃腸症 (protein-losing gastroenteropathy)

1）病因と病態

血漿たんぱく質，とくにアルブミンが消化管の粘膜を介して管腔内に漏出することによって起こる低たんぱく血症を主徴とする症候群である．

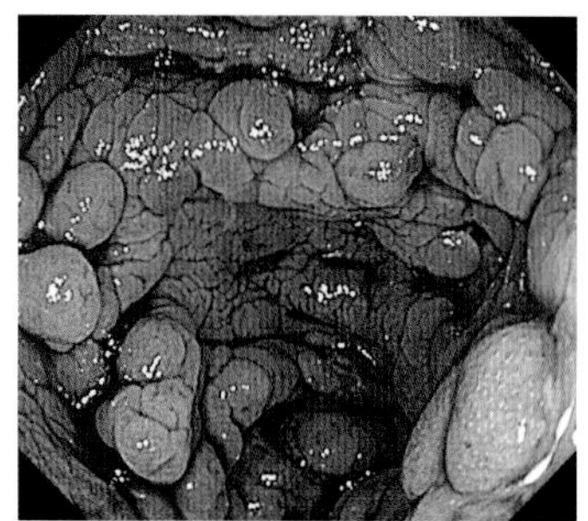

図8　クローン病の内視鏡所見（敷石状）
植木敏晴先生（福岡大学筑紫病院消化器内科）よりご提供

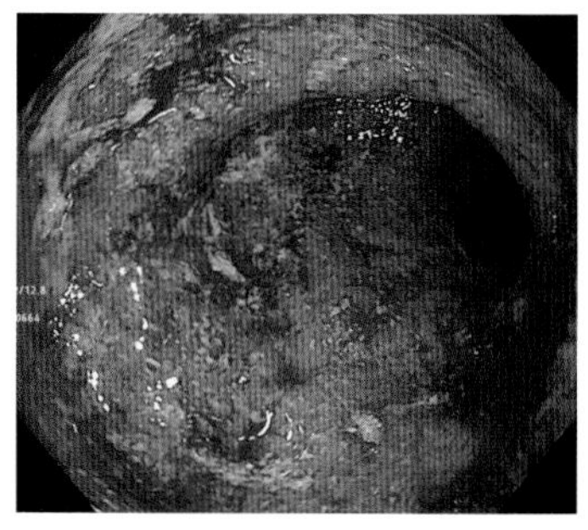

図9　潰瘍性大腸炎の内視鏡像
小林 拓：ステロイド抵抗例の次の一手．「チェックリストでわかる！IBD治療薬の選び方・使い方」（小林 拓，他/編），pp145-153，羊土社，2015[13]より転載

たんぱく漏出の機序として，主に下記の3つがあげられるが，これらが単独あるいは複合してたんぱく漏出を起こすと考えられている．

①リンパ系の異常

腸壁から静脈に至るリンパ管の形成不全や閉塞による腸リンパ管拡張症，収縮性心外膜炎，悪性リンパ腫，腸結核，クローン病，非特異性多発性小腸潰瘍症等で腸リンパ系の異常がみられ，たんぱく漏出が起こる．

②毛細血管透過性の亢進

アレルギー性胃腸症，アミロイドーシス等では消化管の血管透過性が亢進し，たんぱく漏出を生じる．

③消化管粘膜上皮の異常

潰瘍性大腸炎やクローン病，クロンカイト・カナダ（Cronkhite-Canada）症候群（本節「**I. クロンカイト・カナダ症候群**」参照），メネトリエ（Menetrier）病[※8]，消化管の潰瘍性病変や悪性腫瘍等でたんぱく漏出を生じる．

2）症状

浮腫が主な症状で，顔面や下肢等の限局性のものから，**胸水**や**腹水**を伴う場合もある．リンパ系の異常にもとづく症例では，**乳び性の胸水・腹水**がみられる．

そのほか，下痢，悪心・嘔吐，腹部膨満感，腹痛，脂肪便等の消化器症状や，免疫異常，発育障害を伴うことがある．

3）診断

血液検査では，低たんぱく血症，低コレステロール血症，低カルシウム血症，鉄欠乏性貧血等がみられる．消化管へのたんぱく漏出を証明する検査として，α1-アンチトリプシンクリアランス試験（便中のα1-アンチトリプシン定量）が行われる．さらに原因疾患の診断には，消化管造影X線検査，内視鏡検査，生検による組織検査，リンパ管造影等を行う．メネトリエ病では胃造影検査や内視鏡検査により巨大皺襞像がみとめられる．

4）治療

腸リンパ管拡張症では，低脂肪食の摂取，中鎖脂肪酸を含む経腸栄養剤を投与する．薬物療法としては，通常は利尿剤やアルブミン製剤を投与するが，ステロイド薬の投与が有効な場合もある．また，メネトリエ病では，H_2受容体拮抗薬やプロトンポンプ阻害薬（PPI）等が有効な場合がある．続発性の症例では，原因疾患に対する治療を十分に行うことが重要である．

保存的治療で効果がなく，病変が限局している場合には，外科的切除も適応となる．

C. 下痢

1）病因と病態，症状

下痢とは水分含有量の多い便を頻回に排泄する状態と定義される．通常の便の水分含有量は60～70％程度であり，80％以上が下痢と定義される．下痢はその持続期間により，2週間以内の**急性下痢**，2週間以上の**遷延性下痢**（せんえんせい），4週間以上の**慢性下痢**に分類される．

急性下痢の約90％以上は，ウイルス性，細菌性，原虫性などの感染性が多くを占める．非感染性の急性下痢は，暴飲暴食，心因性下痢，薬剤の副作用などで起こる．慢性下痢の原因は多様であるが，過敏性腸症候群，炎症性腸疾患，吸収不良症候群，腸管慢性感染症，大腸腫瘍などがあげられる．

2）診断

下痢の診断を進めるうえでは，急性か慢性かの判断が重要である．

急性下痢は感染に由来する可能性が高く，感染源に対する迅速診断キット，便培養，生検などを適宜行う．

慢性下痢の診断は，原因が多彩であり困難であることも多い．糖尿病や膠原病（こうげん），甲状腺機能亢進症などの鑑別も念頭におく．各種画像診断（腹部超音波検査，腹部CT検査，消化管造影検査，消化管内視鏡検査など）が必要となる．これらの検査を施行したうえで器質的疾患の存在や食事・薬剤の影響などが否定された場合には，機能性の消化管障害を考えて過敏性腸症候群を鑑別にあげる必要がある．

3）治療

各病態に対応する．症状に応じて輸液を行う．

D. 便秘

1）病因と病態

週2日以下しか排便がない状態と定義される．以下に分類される．

※8　**メネトリエ（Menetrier）病**：胃の巨大皺襞（しゅうへき）（しわ，ひだ）と低たんぱく血症を特徴とした病気で，過形成性胃炎（かけいせいせい）ともよばれることがある．まれに小児にも起こることがあるが，一般的には中年以降に発症する．

第6章 消化器系―消化管疾患

①特発性便秘（単純性，けいれん性，弛緩性）

単純性便秘は生活習慣などを背景に起こる．けいれん性便秘は腸管の過剰緊張のため，便の通過障害が起こる．弛緩性便秘は腸管の運動機能低下による．

②続発性便秘

器質性疾患による狭窄，閉塞，外部からの圧迫による．また糖尿病や脊髄障害などによる麻痺性イレウスや向精神薬によるものもこれに分類される．

2）症状

腹部膨満感などが生じる．

3）診断

病歴から急性発症か慢性発症かの判別，特に急性例ではイレウスなどとの鑑別が重要である．

4）治療

各病態に対応する．

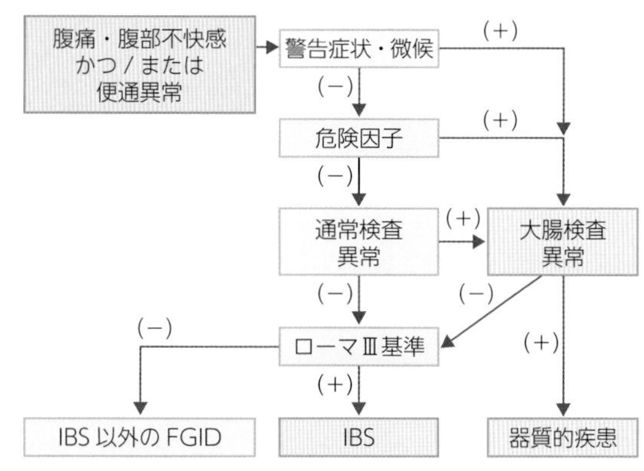

図10 IBSの診断フローチャート

IBSの診断にはローマⅢ基準が用いられるが，ここでは割愛する．
「機能性消化管疾患診療ガイドライン2020—過敏性腸症候群（IBS）改訂第2版」（日本消化器病学会／編），南江堂，2020[15]
FGID：機能性消化管障害

E. 過敏性腸症候群 (irritable bowel syndrome：IBS)

1）病因と病態

発症機序は不明であるが，①消化管運動の異常（大腸運動の亢進，小腸の異常運動），②消化管知覚過敏，③心理的異常（抑うつや不安，ストレスの身体化）の関与が考えられる．腸管と脳の間には自律神経，ホルモンなどを介する相互連絡があり，**“脳腸相関”**の結果として，症状が引き起こされる[14]．

2）症状

腹痛と便通異常が慢性に持続する機能的疾患である．主要文明国では人口の10～15％にみられる．血便，発熱，体重減少はない．

3）診断（図10）

厚生労働省のIBSの診断ガイドラインに沿うが，症状の原因となる器質的疾患を除外する．

4）治療

薬物療法，必要に応じて心身医学的治療を行う．食事摂取において，カプサイシンを多含する香辛料や大量のアルコールは増悪要因である．

表5 腸閉塞（イレウス）の発生原因による分類

機械的イレウス
単純性イレウス（閉塞性イレウス）
1. 腸壁自体の器質的変化によって起こるもの ・癒着・屈曲によるもの ・腫瘍によるもの ・索状物によって腸管の一部が緊圧されて起こるもの ・外部から腸管が圧迫されて起こるもの（卵巣腫瘍など） ・炎症によるもの（クローン病など） 2. 先天性腸管閉鎖 3. 腸管内腔の異物によって起こるもの（硬便，胆石，腸石，回虫など）
複雑性イレウス（絞扼性イレウス）
1. 癒着などによる索状物によって腸管の一部が緊圧されて起こるもの 2. ヘルニアの嵌頓症 3. 腸重積症 4. 腸軸捻転症
機能的イレウス
麻痺性イレウス
1. 汎発性腹膜炎 2. 開腹術後，腹部打撲，脊髄損傷，腸間膜領域の急性虚血性病変，頭蓋内血管障害，腹部大神経叢付近の出血や炎症，ヒステリーなどの精神疾患によるもの，向精神薬の大量内服など
けいれん性イレウス
1. 鉛中毒，ヒステリーなどの精神疾患によるもの 2. 腸管に鈍力・損傷・異物などが作用し，反射的に起こるものなど

「消化器病診療（第2版）」（日本消化器病学会／監，「消化器病診療（第2版）」編集委員会／編），医学書院，2014[4]より引用

F. 腸閉塞（イレウス）

1）病因と病態（表5）

種々の原因により腸管内容の肛門側への通過に障害

をきたした状態をさす．機械的イレウスと機能的イレウスに大別される．

①**機械的イレウス**は，器質的疾患による腸管内腔の狭窄や閉塞が原因となり通過障害をきたすもので，イレウスの90％を占める．

- 腸管の内腔に腫瘍や癒着，壁外からの圧迫などにより，狭窄・閉塞が生じ，腸管の血流障害を伴わないものを**単純性（閉塞性）イレウス**という．
- 索状物（さくじょうぶつ）による腸管の圧迫，鼠径（そけい）ヘルニアの嵌頓（かんとん）などによって，腸管の血流障害を伴うものを**複雑性（絞扼性（こうやくせい））イレウス**という．

②**機能的イレウス**は，器質的病変を伴わないもので，腸管の運動麻痺やけいれんにより，正常な蠕動運動が行えず，内容物の停滞をきたす．腹部手術後や腹膜炎などで起こる．

2）症状

排便および排ガスの消失，腹部膨満感，嘔吐，機械的イレウスでは腹痛が生じる．水分，電解質の喪失により代謝性アルカローシスとなり，脱水となる．

3）診断

立位腹部X線写真上で鏡面像（**ニボー**）の存在（図11）を認める．病歴（手術の既往の有無），CTや造影検査などにより，原因と病態の確定を行う．

4）治療

単純性イレウスと機能的イレウスは，まず，絶食と輸液による保存的治療を行う．ただし，単純性イレウスの場合も腫瘍などによるものであれば，手術が必要となる．複雑性イレウスは手術治療が第一選択である．

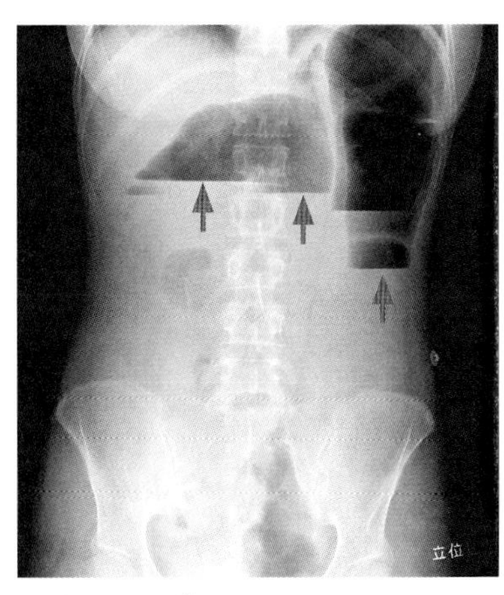

図11　**イレウスのニボー**

立体正面像．液面形成（↑）

永田信二：便秘・下痢の患者に対しての検査の進め方は？治療薬の選択も知りたいです．「消化器診療の疑問，これで納得！」レジデントノート，15：1391-1398，2013[16]より転載

G. 大腸ポリープ

ポリープとは，粘膜に被われた隆起一般をさす用語であるので，複数の疾患が含まれる．**頻度が高く，臨床的取り扱いが重要なのは，大腸腺腫（せんしゅ）と早期大腸がんである．**

消化管にポリープが多数存在する状態を消化管ポリポーシスという．遺伝性のものと非遺伝性のものとに大別される．**遺伝性消化管ポリポーシスは好発がん性で，臨床上重要である．**

1）大腸腺腫

①病因と病態

大腸腺腫および腺がんの発生機序としてよく知られているのは，「多段階の遺伝子の異常（APC，K-ras，ほか）が積み重なることにより，正常大腸粘膜が腺腫を経て腺がんとなる」とする説である（**第2章 図6** p.48参照）．

②症状

特異的な症状はない．下血，便通異常，腹痛をきたすことがある．

③診断

便潜血検査，注腸造影検査，大腸内視鏡検査によって診断する．

④治療

早期がんで粘膜下層への浸潤がない場合は内視鏡的治療を行う．内視鏡的に粘膜下層への深部浸潤が疑われる場合は外科的治療を行う．

2）家族性大腸腺腫症 (familial adenomatous polyposis：FAP)

①病因と病態

APC遺伝子の異常にもとづく，常（じょう）染色体性優性遺伝による．

②症状，診断

本項「**1）大腸腺腫**」に準ずる．

③診断

病歴および，本項「**1）大腸腺腫**」に準ずるが，少なくとも100個以上の腺腫を確認する．

④治療

発端者を中心として家系図を作成し，無症状のうちに早期発見する．大腸切除術が第一選択である．直腸がんを認めない場合は，大腸全摘と回腸・肛門吻合術，結腸全摘と回腸・直腸吻合術などを行う．

H. ポイツ・イエーガース(Peutz-Jeghers)症候群

皮膚粘膜の色素沈着と消化管の過誤腫性ポリポーシスを合併する，常染色体優性遺伝性疾患である．

I. クロンカイト・カナダ(Cronkhite-Canada)症候群

たんぱく漏出性胃腸症（**本節B参照**）による低栄養状態と，皮膚色素沈着，爪の萎縮，脱毛などの徴候を伴う非遺伝性疾患で，病因は不明である．

J. 大腸がん

1）病因と病態

大腸腺腫（ポリープ）の多段階発がんによって大腸がんが発生するとされているが，前がん病変なしに発生する例も少なくないとされる．まれであるが，家族性大腸腺腫症，遺伝性非ポリポーシス大腸がんのように遺伝性疾患が原疾患の場合もある．10年以上経過した全大腸炎型潰瘍性大腸炎は，大腸がんの発生母地となる．

2）症状

早期がんでは自覚症状に乏しい．進行がんでは，下血，便通異常，腸閉塞症状などが生じる．

3）診断

便潜血検査，注腸造影検査，大腸内視鏡検査，腹部超音波・CT検査による転移巣の有無，腫瘍マーカー（CEA，CA19-9）によって診断する．

4）治療

早期がんで粘膜下層への浸潤がない場合は内視鏡的治療を行う．内視鏡的に粘膜下層への深部浸潤が疑われる場合は外科的治療を行う．術後補助化学療法，非治癒切除あるいは非切除例には化学療法を行う．

K. 大腸憩室症

1）病因と病態

大腸壁の一部が嚢状に突出したものである．先天性と後天性があり，先天性は腸管壁全層にわたり突出し（真性憩室），後天性は筋層を欠く仮性憩室である．ほとんどは後天性で，腸管内圧の上昇により，栄養血管が腸管筋層を貫く部位に一致して粘膜が脱出，貫入するために起こる．加齢とともに増加する．

2）症状

無症候で偶然発見されることが多い．高齢者の下血，腹痛の原因となることもある．

3）診断

注腸造影検査（図12），大腸内視鏡検査によって診断する．

4）治療

高食物繊維食を摂取し，便通を良好に保つ．有症状例では，腹痛時に抗コリン薬，鎮痛薬を服用する．憩室炎では，急性期は絶食，補液，抗生物質を摂取する．穿孔，腹膜炎，高度の狭窄，瘻孔，保存的治療が無効である場合は手術を行う．出血が持続する場合は，内視鏡的止血術を行う．

L. セリアック病 (celiac disease)

グルテン腸症（gluten-enteropathy）ともいう．小麦などに含まれるたんぱく質，グルテンに対する免疫反応が引き金になって起こる自己免疫疾患である．小腸粘膜絨毛が萎縮して平坦化し，栄養素の全般的な吸収障害をきたす．多くは，先天性，遺伝性である．治療法はグルテンフリー食品摂取によって，症状悪化を防ぐことである．

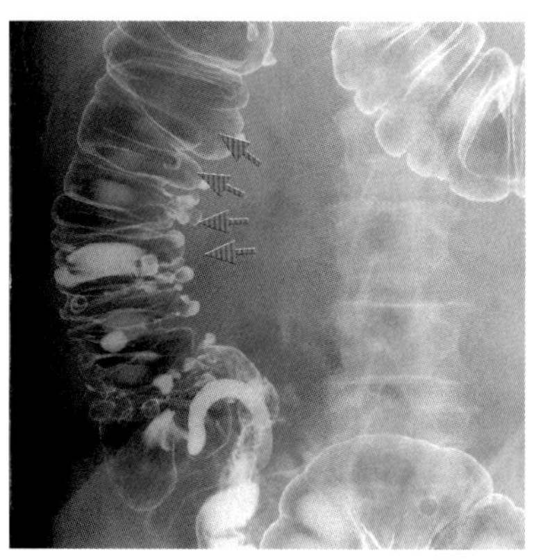

図12 右側大腸憩室のX線写真
医療法人 佐田厚生会佐田病院よりご提供
◀は憩室をあらわす

第6章 チェック問題

問 題

□ □ Q1 嚥下障害で構音障害を伴う病態をあげて説明せよ.

□ □ Q2 胃・十二指腸潰瘍の主な原因を2つあげて説明せよ.

□ □ Q3 ダンピング症候群について説明せよ.

□ □ Q4 クローン病と潰瘍性大腸炎の組織像の相違点を説明せよ.

□ □ Q5 過敏性腸症候群について説明せよ.

解答&解説

A1 嚥下運動は食物が口に入ってから胃に至るまでの一連の運動で，口腔期，咽頭期，食道期の3期に分けられる．嚥下を始める動作の初期に障害が発現すると，食物の鼻腔内への逆流，咳，構音障害，鼻声が続発する．この期での嚥下障害は，脳卒中発作や筋疾患などの疾患の一部分症状である場合が多い．(p.118, 119)

A2 ヘリコバクター・ピロリ感染と非ステロイド性抗炎症薬（NSAIDs）の内服が2大病因である．NSAIDsが関与していない胃・十二指腸潰瘍は，ヘリコバクター・ピロリの除菌によって潰瘍再発が抑制される．(p.115)

A3 早期ダンピング症候群は，未消化で高張の食物が空腸に急速に流入すると，上部腸管の急激な拡張をもたらし，同時に，腸の細胞外液が腸管内腔に大量に移動して，循環血漿量の減少と消化管ホルモン分泌亢進をきたす．その結果，食後30分以内に冷や汗，動悸，めまい，しびれ感が生じる．
晩期ダンピング症候群は，糖質の急速な吸収によって一過性に過血糖が生じ，これに反応してインスリン分泌が亢進し，反動的に低血糖をきたす．食後2～3時間してから脱力感，めまい，冷や汗などの症状が出現する．(p.120)

A4 クローン病ではすべての消化管の部位に起こりえる．非連続性病変で敷石状，縦走潰瘍，敷石像，非乾酪性類上皮性肉芽腫を呈する．潰瘍性大腸炎では，陰窩膿瘍，慢性炎症像を呈する．(p.121, 122)

A5 腹痛と便通異常が慢性に持続する機能的疾患である．文明国の人口の10～15％に認められ，ストレスなど，脳腸相関の可能性が考えられる．(p.124)

潰瘍性大腸炎，逆流性食道炎

潰瘍性大腸炎

潰瘍性大腸炎の活動期の重症例では，腸管の安静や低栄養状態の改善を目的に，中心静脈栄養が用いられる．必要量は，エネルギー30～35 kcal/kg/日，たんぱく質1.5～2.0 g/kg/日を目安とする[1]．乳製品の摂取については，活動期に乳糖不耐（ふたい）になることもあるため，注意が必要であるが，寛解期においてはほとんどの患者で症状の増悪がないと考えられている[2]．

また，食物繊維においては，多量の摂取には注意が必要であるが，水溶性の食物繊維は，極端な制限は必要ないとされている．これは，水溶性の食物繊維をもとに腸内細菌叢によって生じる酪酸（らくさん）などの短鎖脂肪酸が大腸粘膜細胞のエネルギー源として必要であるためである[3]．さらに大腸粘膜上皮に対し，抗炎症作用の効果も報告されている[4]．寛解期では，栄養バランスのよい食事を基本とし，暴飲暴食を避けた食生活を提案する．食事療法では，患者の誤った食事制限に注意が必要である．時に，クローン病の食事療法と混同して，必要以上に制限を行っているケースもあるため，栄養指導では，病態の理解度や食事摂取状況の確認が重要である．また，再燃と寛解を繰り返すことが多いため，QOL（quality of life）が保てるよう**病態とライフスタイルに合わせた食事療法のサポートが必要となる**．

逆流性食道炎

逆流性食道炎の改善には，食事療法だけでなく，生活指導もあわせて行うと効果的である．

まず，食事療法では，①胃酸分泌を亢進させる食事を控えること，②胃食道逆流（gastroesophageal reflux：GER）を引き起こしやすい食事や飲み物を控えること，③一過性下部食道括約筋弛緩（transient lower esophageal sphincter relaxation：TLESR）が誘発されやすい暴飲暴食，早食い，炭酸飲料を控えることがあげられる．

胃酸分泌の亢進やGERを引き起こしやすい食事や飲み物は，高脂肪食，アルコール飲料，カフェインを含む飲料，酸味や辛味の強い野菜や香辛料，酸度の強い柑橘類などがある．また，さつまいも（焼きいも）や饅頭（まんじゅう）などの和菓子を食べると胸やけするという訴えが多い．

生活指導では，①肥満の解消，②禁煙，③お腹に圧力がかかる体勢への注意（前屈み姿勢や骨粗鬆症による猫背姿勢，肥満，妊娠時の体型など）が大切である．特に，肥満とGERの関連性が報告されており，内臓脂肪の蓄積によって腹腔内圧が上昇し，GERが誘発される．また，肥満は，過剰な食事摂取や高脂肪食の摂取と関連している．特に高脂肪食の摂取においては，脂肪の摂取により，コレシストキニンの分泌が増加し，その結果，胃排出機能が低下し，胃壁伸展によるGERを伴うTLESRが誘発される[5]．また，逆流性食道炎は，**高齢者に多く，さらに自律神経障害を伴う糖尿病患者にも多い**[6]．

したがって，食事指導をする際には，患者の普段の食生活を聞き取り，胸やけなどの症状が起こりやすい食品は確認しながら対応する必要がある．また，**肥満に注意が必要な患者には，増悪要因であることを理解させ，肥満防止の指導が必要となる**．

文　献

1）IBD診療ビジュアルテキスト（日比紀文/編），pp189-192，羊土社，2016
2）長堀正和，渡辺守：潰瘍性大腸炎の内科治療．日内会誌，98：54-60，2009
3）馬場忠雄：下部消化管疾患（炎症性腸疾患）．「カラー版疾病の成り立ちと栄養ケアー目で見る臨床栄養学UPDATE 第2版」pp9-17，医歯薬出版，2015
4）Hanai H, et al : Germinated barley foodstuff prolongs remission in patients with ulcerative colitis. Int J Mol Med, 13 : 643-647, 2004
5）「肥満と消化器疾患 第2版」（日本消化器病学会/編），pp112-116，金原出版，2015
6）植竹智義，他：逆流性食道炎の基礎病態/合併症～加齢変化と老年性疾患．日本臨牀，58：110-114，2000

第7章 消化器系—肝・胆・膵疾患

Point

1 肝臓，膵臓は消化器系のうち実質性器官であるが，病気は大きく分けて，炎症と悪性腫瘍であることを理解する．

2 肝臓は非常に多彩な機能を有しているため，肝機能不全が生じると多彩な症状が出現する．症状発現のメカニズムを理解する．

3 肝炎を起こす原因ウイルスのうち，A，B，C型ウイルスの特徴を理解する．

4 胆道系と膵臓は解剖学的にファーター乳頭部周辺で近接しており，炎症などの病変が波及することも珍しくないため，相互関係を理解する．

5 膵臓は消化酵素を分泌（外分泌）する重要な臓器であるが，同時にインスリン分泌などを担当する内分泌器官でもある．内分泌機能と外分泌機能の相関に注意が必要であることを理解する．

概略図 肝・胆・膵系の構造

肝炎，肝硬変，ウイルソン病，
ヘモクロマトーシス，
脂肪肝，ウェルニッケ脳症，
ウェルニッケ・コルサコフ症候群，
肝細胞がん

膵炎，
膵がん

肝臓
下大静脈
門脈
肝動脈
胆嚢
膵臓

胆石症，
胆嚢炎，
胆嚢がん

総胆管
ファーター乳頭部
十二指腸
上腸管動脈
上腸管静脈

胆嚢管
胆嚢
幽門口
膵尾部
膵体部
膵管
膵頭
総胆管
膵管

1 肝疾患[1)]

A. 急性肝炎の概要

肝細胞内で肝炎ウイルスが特異的に増殖することによって起こる，肝臓の急性炎症性疾患である．原因ウイルスとしては，A，B，C，D，E型肝炎ウイルスなどがある．国内での発生数はA型：35％，B型：29％，C型：9％，D，E型はきわめて少ない．

感染経路は，A型肝炎は経口感染，B型，C型は非経口感染であり，主として血液が感染源となる．

1）血液中のマーカーとなる酵素

①トランスアミナーゼ（AST，ALT）

肝細胞の中に存在して，肝細胞が壊れると血液中に漏れ出てくることから“逸脱(いつだつ)酵素”ともよばれる．**AST**（aspartate aminotransferase），**ALT**（alanine aminotransferase）ともアミノ基（NH_2）を他の物質へ移す酵素である．ASTは肝臓以外に心筋，骨格筋，赤血球にも含まれるので，心筋梗塞や筋肉トレーニング後にも上昇することがある．

ASTは，**GOT**（glutamic-oxaloacetic transaminase），ALTは，**GPT**（glutamic-pyruvic transaminase）と同義で用いられている．

②乳酸脱水素酵素〔lactate dehydrogenase：LD（LDH）〕

すべての組織に存在する．組織由来のアイソザイムがあり，LD1，LD2は心筋と赤血球，LD5が肝臓由来である．

③胆道系酵素

胆汁うっ滞の指標に用いられる．

- **ALP**（alkaline phophatase，**アルカリフォスファターゼ**）：毛細胆管の内側に局在し，胆道系の閉塞で障害されると血中へ漏出する．アイソザイムがあり，ALP1は胆道，ALP3は骨，ALP5は小腸由来である
- **γ(ガンマ)-GT（γ-GTP）**（gamma-glutamyl transpeptidase）：肝細胞の膜に存在し，グルタチオン代謝に関与する．アルコール性肝障害で上昇する（アルコールによる産生増加）

B. A型急性肝炎

1）病因と病態

RNAウイルスである**A型肝炎ウイルス**（hepatitis A virus：**HAV**）の**経口感染**による．一過性感染で**終生免疫**を得る．

2）症状

潜伏期間は4週間であり，不顕性感染もある．80％以上に発熱（38度以上）を伴う．感冒(かんぼう)様症状に続いて，食欲不振，全身倦怠感(けんたいかん)を生じる．顕性黄疸(おうだん)は3週間で消失する．

トランスアミナーゼ（**AST，ALT**）の血中濃度の上昇がみられる．初期はAST＞ALT，以後AST＜ALT（半減期がALTのほうが長いため）となる．ビリルビンはALT値に約1週間遅れてピークを示す（図1）．

3）診断

IgM型HA抗体の存在を確認する．発症から1週間後は10～20％は陰性であるので，発症から2週間以後に再検する．またはHAV遺伝子の検出を行う．

Column

黄疸の見分け方

ビリルビンは黄色い色素である．体内のビリルビンの量が過剰になると皮膚などに沈着し，肌が黄色く見えるようになる．この状態を黄疸という．

黄疸にはいろいろな原因がある．若い人が生ガキを食べてしばらくして，「顔色が黄色くなった」と訴えることがあれば，ほぼ急性A型肝炎と思ってよい．大抵の場合は病状も軽く，完全治癒するが，まれに命にかかわる劇症肝炎になることがあるので，注意が必要である．

閉塞性黄疸（胆管が詰まった場合）は，原因は胆石症，膵(すい)がんなどで，この場合は胆汁が消化管に流れなくなるので，便の色が灰色，ないしは白くなってくる．

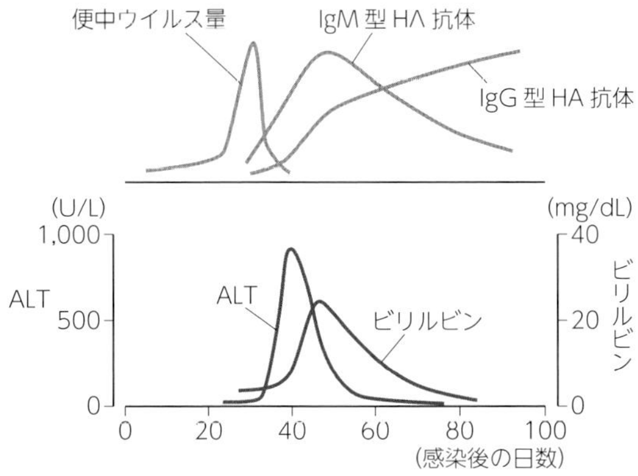

図1　A型急性肝炎の経過

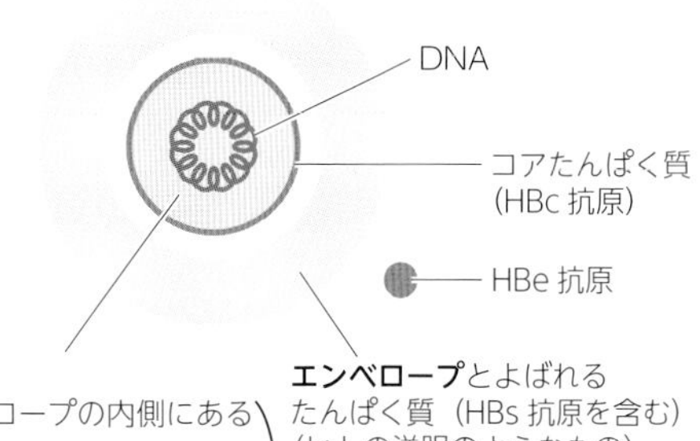

図2　HBVの断面構造

4）治療

- 重症化，劇症化が懸念されなければ，安静にし，栄養の補給を行う〔糖質を主体に総エネルギー量1,200～1,800 kcal，たんぱく質：0.5～1.5 g/体重(kg)，脂質：20 g以下〕.
- 食事摂取不十分の場合は，10％ブドウ糖液＋ビタミンB_1 10～20 mg，ビタミンB_2 10～20 mg，ビタミンC 1,000 mgを静脈栄養にて摂取する.

C. B型急性肝炎

1）病因と病態

DNAウイルスである**B型肝炎ウイルス**（hepatitis B virus：**HBV**）の感染による．成人の場合，急性肝炎では一過性感染で**終生免疫**を得る．感染経路は非経口感染で，**キャリア**※1パートナーとの性交渉などによると考えられる.

2）症状

潜伏期間は6週間で，成人でのHBV感染は70～80％が不顕性感染，20～30％が急性肝炎を発症するが，予後はよい．AST，ALTの動向や経過はA型急性肝炎と同様だが，経過がやや長い．一部で慢性化する（本節「**F．B型慢性肝炎**」を参照）.

3）診断

HBs抗原陽性と**IgM型HBc抗体出現**の2つが確認できると確定診断となる.

※1　**肝炎ウイルスのキャリア**：肝臓の中に肝炎ウイルスが住みついている（持続的に感染している）状態．詳細は本項「**6）HBVキャリアの肝炎発症とウイルスマーカーの変化**」を参照.

4）治療

本節「**B．A型急性肝炎**」に準ずる．自然治癒傾向が強い.

5）HBVの抗原，抗体

HBVの構造を図2に示す．以下の6つの因子がB型急性肝炎のウイルスマーカーとなる.

- **HBs抗原**：エンベロープを構成するたんぱく質．ちぎれた形のものも血中に存在する．したがって，血中の値が高いからといって肝炎が活動性であるとは限らない
- **HBs抗体**：中和抗体で，ウイルス粒子を破壊する．HBs抗体の存在は過去の感染経験を示す
- **HBc抗原**：コアたんぱく質．シグナルたんぱく質がつかないと細胞の外へ出ていかず，細胞内に留まり，その中にウイルスの遺伝子やたんぱく質を含有する
- **HBc抗体**：中和抗体ではなく，感染中に発現する．キャリアは長期間刺激を受けているため，抗体が多量に産生されているので高値を示す
- **HBe抗原**：HBVが感染した細胞から分泌されるたんぱく質．HBc抗原にシグナルたんぱく質が結合したもの．シグナルたんぱく質が結合すると，細胞膜を通って細胞の外に出ていくことができる．したがって，血中のHBe抗原値が高いということは，ウイルスの増殖が活発であることを意味する
- **HBe抗体**：キャリアでは，HBe抗原の量が圧倒的に多いため，HBe抗体はHBe抗原にトラップ（結合）された形となり，検査では検出されない．HBe

抗原のみが検出される

キャリアでHBe抗原が減少し，HBe抗体が検出されるようになるということは，ウイルスの増殖が減っていることを意味し，これを“セロコンバージョン”という．

6）HBVキャリアの肝炎発症とウイルスマーカーの変化

①乳幼児感染の場合（図3，表1）

①免疫機構は，1歳になるころに完成する．したがって，出産中にHBVをもつ母の血液で子が感染（産道感染）すると，HBVを異物と判断できない

②このときはHBVを自分の体の一部と思い込むため，感染した肝細胞は攻撃されず，肝炎は起きない．これを「**無症候性キャリア（ヘルシーキャリア）**」という．**ヘルシーキャリア**におけるウイルスマーカーは，HBs抗原陽性，HBs抗体陰性，HBe抗原陽性，HBe抗体陰性，HBV量（＋）となる

③生体が成長するにつれ，免疫機構が発達し，感染した肝細胞を“おかしい”と認識して，攻撃を始める．これがキャリアからの発症となり，20～30代で多い

④6カ月以上肝機能性障害が続くと慢性肝炎となり，10～20年後，**肝硬変**へと進行する

⑤一方，HBe抗原が陰性化，HBe抗体陽性（セロコンバージョン）となると，肝炎は鎮静化する

②成人感染の場合

成人がHBVに感染すると，HBVに対する免疫応答が起こり，急性肝炎を発症する．多くの場合は一過性感染となるため，HBe抗原が陰性となる．その後HBs抗体が陽性になることで（HBs抗原セロコンバージョン），肝炎が鎮静化していく．

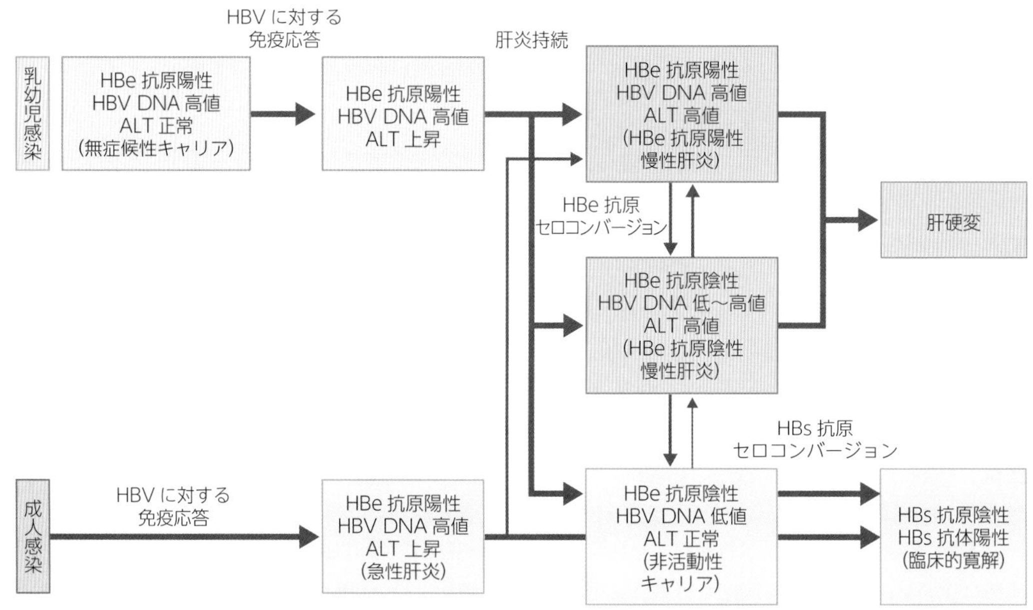

図3 HBV持続感染者の自然経過

「B型肝炎治療ガイドライン（第3.3版）」（日本肝臓学会肝炎診療ガイドライン作製委員会/編），2021[2]より引用

表1 ヘルシーキャリアから肝炎発症，鎮静化までの抗原・抗体値，ウイルス量の変化

	HBs抗原	HBs抗体	HBe抗原	HBe抗体	ウイルス量	ALT量
ヘルシーキャリア	＋	－	＋	－	＋	正常
肝炎発症	＋	－	＋	－	＋	上昇
肝炎鎮静化	＋	－	－	＋	↓ or －	正常

一方，感染したHBVが排除されず，6カ月以上肝炎が続くと慢性肝炎となる．

D. C型急性肝炎

1）病因と病態

輸血〔特にRNAウイルスである**C型肝炎ウイルス**（hepatitis C virus：**HCV**）の発見以前に受けた輸血〕，入れ墨，針刺し事故など，感染源は血液である．

2）症状

基本的にA，B型肝炎と同じである．ただし現在は感染機会が減り，発生そのものが珍しくなっている．

3）診断

肝炎発症前にHCVマーカーがすべて陰性であり，その後，血清トランスアミナーゼ（AST，ALT）の上昇とHCVマーカーの陽性化（HCV-RNA陽性，HCV抗体陽性）により診断する．

4）治療

20％はウイルスが排除されて治癒するが，60～80％が慢性化する（本節「**G．C型慢性肝炎**」を参照）．

E. 慢性肝炎の概要

肝内の炎症性変化が慢性的に持続する疾患群で，少なくとも6カ月以上持続する肝実質の炎症があり，通常，肝機能異常を伴う．

F. B型慢性肝炎

1）病因と病態

HBV感染のみでは発症せず，生体の免疫反応（細胞性免疫※2）が肝細胞障害にかかわる[1]．

この免疫応答の差により，一過性感染で肝炎が治癒する場合と，肝炎が慢性化する場合がある．HBVのキャリアの多くは母子感染による．

2）症状

自覚症状がない場合が多い．軽度の全身倦怠感，易（い）疲労感，食欲不振などが生じる．

※2 **細胞性免疫，体液性免疫**：活性化したリンパ球による免疫応答を"細胞性免疫"とよび，T細胞が主体である．移植組織に対する拒絶反応，がん細胞に対する免疫，ウイルスに対する免疫などに重要である．一方，体液性免疫はB細胞が主体で，細胞膜表面の受容体が抗原をとらえると，それが引き金となって芽球（がきゅう）化し，抗体産生細胞へ分化して，抗体を産生する．

3）診断

- HBVの持続感染の確認（HBs抗原の持続的な陽性，HBc抗体の高値）
- HBe抗原，HBe抗体，血中ウイルス量の検索で病期を判断
- 腹部超音波検査，肝生検

4）治療

- 抗ウイルス薬〔インターフェロン，核酸アナログ（ラミブジン等）〕によりHBVを排除する
- 対症療法〔ウルソデオキシコール酸，グリチルリチン製剤（強力ネオミノファーゲンシー®など）〕により肝炎の進行を防ぐ

G. C型慢性肝炎

1）病因と病態

HCVの感染による（特にHCV発見以前の輸血歴など）．感染源は血液であるが，母子感染，性感染，家族内感染は少ない．

わが国の慢性肝炎，肝硬変，肝細胞がん症例の70～80％はHCV陽性である．感染すると60～80％は**慢性肝炎**へ移行する．自然治癒はほとんどない．

2）症状

自覚症状がない場合も多い．軽度の全身倦怠感，易疲労感，食欲不振などが生じる．

3）診断

①スクリーニングとしてのHCV抗体検査

抗原はウイルス粒子内のたんぱく質であり，HCV抗体はHBs抗体と異なり，中和抗体ではない．したがって，持続感染（慢性肝炎）があると抗体価が高い．感染して2～3カ月経たないと陽性化しないので，急性肝炎の診断には使えない．

②RT-PCR法によるHCV定量

PCRはDNAしか増幅できないため，RNAからDNAに逆転写（reverse transcription：RT）して増幅する．

③HCV遺伝子型の検索

HCVは患者抗体によってⅠ型とⅡ型に分類される．**日本人ではⅠ型が75％を占めるが，**インターフェロンが効きにくい．

④腹部超音波検査，肝生検

4）治療

- **抗ウイルス薬**：インターフェロン単独療法，インターフェロン＋リバビリン（エイズの治療薬として開発）併用療法，プロテアーゼ阻害薬，によりHCVを排除する
- 対症療法（ウルソデオキシコール酸，グリチルリチン製剤）により肝炎の進行を防ぐ
- 瀉血療法により，体内に異常蓄積された鉄分を減らす

H. 肝硬変

1）病因と病態

長期間にわたる肝細胞の変性，壊死，脱落の繰り返しにより，肝細胞の再生と結合組織の新生が起こり，肝全体に**再生結節**（**偽小葉**）が生じる．

原因は，HBV，HCV感染によるものが80％で，現在はHCV感染によるものが70％を占める．死因の70％以上が肝細胞がんである．

2）症状[3)]

代償期では特徴的な自覚症状はない．軽度の全身倦怠感，易疲労感，食欲不振などがみられる．

非代償期では，上記の症状の増悪，腹水（漏出液※3），黄疸，意識障害（肝性昏睡）などがみられる（重症度分類は表2を参照）．

①解剖学的な変化にもとづく症状

門脈圧は8～10 mmHgであり静脈圧（4 mmHg）とあまり変わらないにもかかわらず，大量の血液を肝臓に送り込んでいる．肝臓の線維化のため，血液が送り込まれにくくなると，バイパス※4を通るようになる（**食道静脈瘤**，痔核，腹壁静脈の怒張，脾腎シャント※5）．その結果，破裂により大量出血が起こる．血液が肝臓を通らないため，エンドトキシン（菌体成分）や腸内細菌がつくるアンモニアが処理されず，全身を回ることとなり，肝性脳症の原因の1つとなる．

門脈は腸全体，脾臓，膵臓，胆嚢の毛細血管から血液を集め肝臓に入る．肝硬変により肝臓内の血管抵抗が増大すると，門脈系全体の圧亢進が生じる（**門脈圧亢進**）．また，脾臓から門脈への血流が阻害されるため，脾臓が腫大し，**脾機能亢進**（血球破壊の亢進）が生じる．

②肝臓の代謝機能の異常による症状

- 糖代謝異常（糖尿病）
- たんぱく質代謝異常（尿素回路の障害が起こり，アンモニアの処理ができなくなることで**肝性脳症**を生じる）
- 脂質代謝異常（コレステロール合成能低下）

表2 Child-Pugh（チャイルド・ピュー）分類

項目	ポイント		
	1点	2点	3点
脳症	ない	軽度	ときどき昏睡
腹水	ない	少量	中等量
血清ビリルビン値（mg/dL）	2.0未満	2.0～3.0	3.0超
血清アルブミン値（g/dL）	3.5超	2.8～3.5	2.8未満
プロトロンビン活性値（％）	70超	40～70	40未満

各項目のポイントを加算しその合計点で分類する．
Child-Pugh　A：5～6点　（軽度）
　　　　　　B：7～9点　（中等度）
　　　　　　C：10～15点　（高度）
日本肝移植研究会：肝移植症例登録報告．移植，47：416-428，2012[4)]より引用

※3　**滲出液，漏出液**：滲出液とは，炎症などが原因で血管透過性が亢進した場合に出るもので，液性状はたんぱく質や細胞成分が多く含まれる．比重1.020以上と高い．例えば，がん性腹膜炎で貯留する液も何らかの原因で炎症が起こった結果出てくるものなので滲出液である．血性のこともある．
漏出液とは，低アルブミン血症や静脈圧の上昇が原因となり血管より水分がしみ出たもので，液性状はたんぱく質や細胞成分が少ない．比重1.012以下と低い．例えば，肝不全（肝硬変）で貯留する腹水は漏出液．低アルブミン血症と門脈圧亢進が関与する．

※4　**バイパス**：門脈系に注ぐ静脈は，食道下部および直腸下部でほかの体循環の静脈と連絡し，また，臍周囲の皮静脈とも吻合している．肝硬変で門脈の血流が障害されると，大量の血液がこれら吻合部の静脈を通って心臓に還る（バイパス）ため，これらの静脈は拡張し，静脈瘤が形成される．臍周囲の皮静脈が拡張して静脈瘤となった状態を「メドゥーサの頭（caput Medusae，カプートメドゥーサ）」とよぶ．

※5　**脾腎シャント**：脾静脈は上腸間膜静脈を経て門脈に入るが，門脈の血流が障害されると腎静脈との静脈吻合が形成される（脾腎シャント）．これらの門脈をバイパスする静脈の経路を「門脈側副路」という．

③肝機能障害による症状

- アルブミン合成能の低下により膠質浸透圧が低下し，浮腫，腹水（漏出液）がみられる
- 凝固因子の低下により出血傾向がみられる
- ビリルビン代謝障害により黄疸が生じる

④肝性脳症（肝性昏睡）

肝不全状態でみられる意識障害，精神神経症状である．軽度の意識障害から昏睡に至る．**羽ばたき振戦**（flapping tremor）が特徴的である．

3）診断

- 汎血球減少（脾機能亢進による）
- プロトロンビン時間延長
- 血液生化学検査（コリンエステラーゼ低下など）
- 身体所見，病歴（慢性肝炎など）
- 腹部超音波検査，CTなど

4）治療[5)]

①原因療法

HBV，HCVには抗ウイルス療法を行う（本節「**F. B型慢性肝炎**」「**G. C型慢性肝炎**」を参照）

②一般療法

疲れが残らない程度の運動を行い，高カロリー（40 kcal/kg），高たんぱく質（1.5～2.0 g/kg）食を摂取する．耐糖能異常や肝性脳症がある場合は病態に応じて制限する（図4）．

③合併症に対する治療

ｉ．腹水

食塩制限（5～7 g/日），水分制限（尿量程度），膠質浸透圧の是正（アルブミンや凍結血漿の投与），利尿薬，腹水穿刺（1,000 mL/日を限度）などで治療を行う．

ii．肝性脳症

アンモニア産生抑制（便秘対策：ラクツロース※6による排便，乳酸菌製薬による腸内pH低下によるアンモニア吸収抑制）やアンモニア源の制限（たんぱく質制限食：40 g/日以下），制酸薬による消化管出血予防が重要である．

脳症出現時には，増悪因子のコントロール（原因となる利尿薬，睡眠薬の中止，消化管出血の止血），代謝性アルカローシスの是正（カリウム，ブドウ糖補給，感染症に抗生物質を投与），ラクツロース浣腸，特殊（分岐鎖）アミノ酸製剤を点滴投与し，覚醒後はすみやかに経口投与に切りかえる（ただし，溶液は酸性なので，腎不全によるアシドーシスの合併時は注意）などの薬物療法を行う．

※6　**ラクツロース**：体内にほとんど吸収されることなく大腸に到達し，細菌による分解を受けて有機酸（乳酸，酢酸など）を生成する．その結果，腸管内のpHを低下させ，腸管でのアンモニア産生およびアンモニアの腸管吸収が抑制され，血中のアンモニアを低下させる．また，その浸透圧作用により緩下作用を示す．

I. ウイルソン（Wilson）病（肝レンズ核変性症）

1）病因と病態

常染色体劣性遺伝による**銅**代謝異常にもとづく銅中毒症である．銅の受け渡しをつかさどるたんぱく質の異常をきたし，肝細胞内に銅が蓄積する．主として肝臓と脳が侵される．10～40代（典型的には20代前半）で発症する．

2）症状

肝硬変，肝代償不全として発症する．神経症状（基底核，ときに橋，髄質，視床，小脳，皮質下領域に障害）が生じる．構音障害，嚥下障害，**カイザー・フライシャー（Kayser-Fleischer）角膜輪**（角膜周囲に銅が蓄積する）がみられる．

3）診断

病歴，血中セルロプラスミン（銅輸送たんぱく質，酵素でもある）低値，カイザー・フライシャー角膜輪，頭部MRIなどから診断する．

4）治療

食事療法として低銅食（1日1 mg以内），薬物療法としてD-ペニシラミンを服用する．

J. ヘモクロマトーシス

1）病因と病態

ヘモクロマトーシスとは先天的または後天的な原因によって，体内の貯蔵鉄（健康な人の体内鉄含量は1～3 g）が異常に増加し，肝臓，膵臓，心臓，皮膚，関節，下垂体，精巣などの諸臓器の実質細胞に過剰に沈着し，その結果それぞれの臓器の障害をもたらす病気である．

原発性（特発性）と続発性（大量輸血，鉄剤・鉄の過剰摂取，無効造血，アルコール多飲，肝硬変など）とに分けられ，原発性ヘモクロマトーシスは，常染色体潜性遺伝形式をとる．

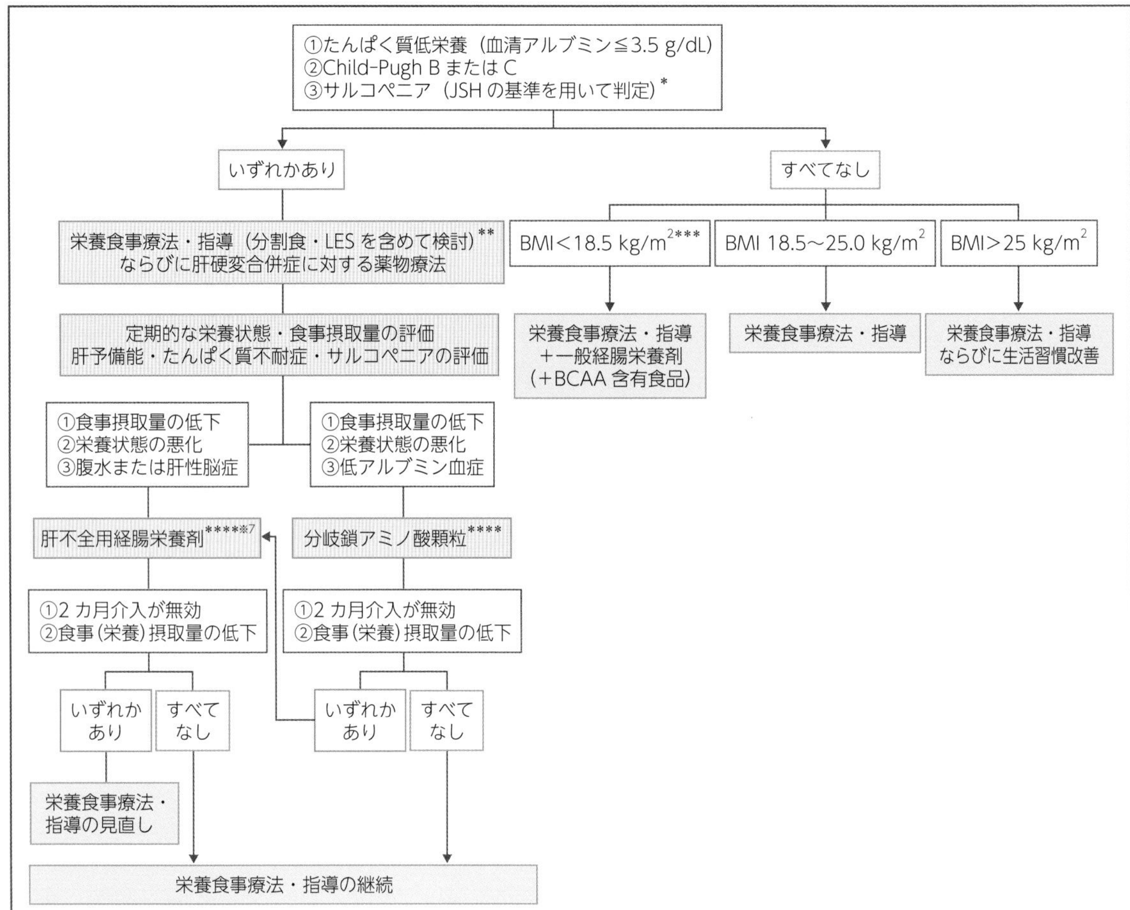

図4 肝硬変の栄養療法

* 栄養状態の評価についてはgold standardとなる方法はなく，栄養摂取の状態や体組成の評価，血液生化学的な計価を用いて総合的に行う．エネルギー低栄養評価には非たんぱく質呼吸商（npRQ）が推奨されているが，日常診療で用いられることは少ない．%AC（Arm circumference）＜95と早朝空腹時遊離脂肪酸（FFA）＞660 μEq/Lが，npRQ＜0.85の指標となる．栄養学的な介入後などの動的評価にはFFAが適するが，肝硬変の栄養評価におけるFFAの測定は保険適用外である．肝細胞がん（切除，RFA，塞栓，動注，化学療法など）や静脈瘤（EIS，EVL，BRTOなど）の治療を行う際には，より積極的に栄養食事療法・指導を行い，たんぱく質・エネルギー低栄養の改善をめざす．サルコペニアの判定は日本肝臓学会（JSH）の基準を用いて行う．筋力に関しては握力を評価する．骨格筋量の評価にはbioelectrical impedance（BIA法）あるいはCTによる第3腰椎（L3）レベルの測定で得られた骨格筋指数を用いる．各測定法は，それぞれが利点と欠点を有する．

** エネルギー必要量を設定し，分割食（1日3～5回の食事）や就寝前軽食（LES），BCAA含有食品による介入などの栄養食事療法・指導を行う．定期的に栄養評価を行い，栄養状態や食事量の改善を認めない場合，腹水・肝性脳症などの合併症を認めた場合，低アルブミン血症の改善を認めない場合は，すみやかに肝不全用経腸栄養剤や分岐鎖アミノ酸顆粒の投与をたんぱく質不耐症に注意しながら開始する．

*** BMI＜18.5 kg/m^2はたんぱく質・エネルギー低栄養やサルコペニアの高危険群であるため，定期的に栄養評価を行い，一般経腸栄養剤やBCAA含有食品による介入を行う．

**** 肝不全用経腸栄養剤の効能効果は「肝性脳症を伴う慢性肝不全患者の栄養状態の改善」，分岐鎖アミノ酸顆粒の効能効果は「食事摂取量が十分にもかかわらず低アルブミン血症を呈する非代償性肝硬変患者の低アルブミン血症の改善」である．血清アルブミン値が3.5 g/dL以下の低アルブミン血症が適用対象となる．分岐鎖アミノ酸製剤を2カ月以上投与しても低アルブミン血症の改善が認められない場合，あるいは1カ月の介入で食事（栄養）摂取量やBTR（BCAA to tyrosine ratio）に改善が認められない場合は，重症化予防のために，他の治療に切り替えるなど適切な処置を行う必要がある．

「肝硬変診療ガイドライン2020（改訂第3版）」（日本消化器病学会／編），南江堂，2020[5]より引用

※7 **分岐鎖アミノ酸とフィッシャー比**：BCAA（branched chain amino acid；分岐鎖アミノ酸）とは，バリン，ロイシン，イソロイシンの3つのアミノ酸総称である．この3つのアミノ酸はヒトが体内でつくることができない必須アミノ酸とよばれている．AAA（aromatic amino acid；芳香族アミノ酸）は，その構造にベンゼン環などの芳香族基を有するアミノ酸である．BCAAは筋肉で代謝されてアンモニアを解毒すると同時に肝臓のエネルギー源になりやすいアミノ酸である．また肝硬変患者の血液中アミノ酸を分析すると，BCAAとAAA（フェニルアラニン・チロシン）の比率（フィッシャー比）が低下している．つまり，BCAAが減少しAAAが増加したアミノ酸インバランスがみられる．したがってBCAAを多く摂取しAAAを減らすことでアミノ酸バランスを整え，肝臓のエネルギー不足を補うと，肝臓でアルブミンが多くつくられるようになって肝硬変の予後を改善できる．

2）診断

診断は，血清鉄濃度，トランスフェリン飽和度，フェリチン濃度などの著しい増加などで疑い，組織への鉄沈着を確認する方法として，肝生検組織の鉄染色，鉄含有量の測定などを行う．画像診断では，腹部単純CTとMRIが行われる．

3）治療

瀉血は最も効果的で，かつ安価な治療法である．鉄キレート療法は，鉄の排泄促進薬であるデスフェラールを投与して，鉄の尿中への排泄の促進を図るものだが，効果は瀉血よりも劣る．

肝硬変になる前に瀉血療法をはじめた場合は，健常人とほぼ同様の寿命を保つが，肝硬変を合併すると，5年後，10年後の生存率はそれぞれ90％と70％である．

K. 脂肪肝[1]の概要

脂肪肝とは，画像診断あるいは組織診断で診断される疾患群で，**アルコール性脂肪肝**と**非アルコール性脂肪性肝疾患**（nonalcoholic fatty liver disease：**NAFLD**）に大別される．NAFLDは，アルコール性肝障害をきたすほどの飲酒歴がない脂肪肝の総称である．NAFLDには，病態が進行することのまれな**非アルコール性脂肪肝**（nonalcoholic fatty liver：**NAFL**＝単純性脂肪肝：simple steatosis[6]）と，肝硬変や肝細胞がんへと進行することのある重症型の**非アルコール性脂肪肝炎**（nonalcoholic steatohepatitis：**NASH**）とがある．NAFLDの10～20％がNASHである（**図5**）．

脂肪肝は日本人成人の30～50％に認められ，そのうちアルコール性脂肪肝は10～20％，NAFLDは20～40％である．NAFLDの有病率は，男性は30～60代で30％前後，女性は20代では数％であるが年齢とともに徐々に増加し，閉経後では20～30％と上昇する．高度肥満例では約80％，糖尿病では30～50％がNAFLDを呈する．

L. NAFLD・NASH

1）病因と病態

遊離脂肪酸（FFA）の肝臓への流入と燃焼，中性脂肪の合成，超低比重リポたんぱく質（VLDL）の肝臓からの分泌過程のアンバランスが主な病因である．過食，高インスリン血症は脂肪細胞から遊離脂肪酸を肝臓へ流入させる（**表3**）．

NAFLDは，メタボリックシンドローム（**「第4章-4. F」参照**）を病因とするが，メタボリックシンドロームの発症と増悪危険因子でもあり悪循環を呈する．そのほか，クッシング症候群，甲状腺機能低下症，成長ホルモン欠損症などの内分泌疾患，脂質異常症，薬剤，高度の栄養障害などが病因となる．

NAFLDの10～20％が，脂肪化に壊死，炎症，線維化を伴う進行性のNASHへと病態が進行する※8．

※8　現時点ではNAFLDの1つで，重症型と考えられている．アルコール性肝炎に類似した炎症，肝細胞風船様腫大，線維化を肝組織に認める．

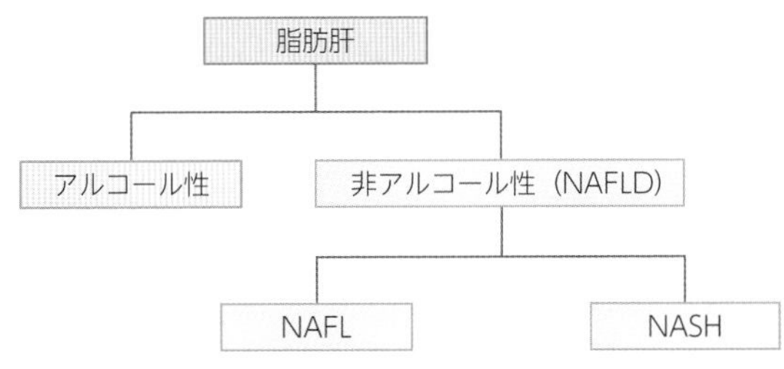

図5　脂肪肝の分類
「消化器病診療（第2版）」（日本消化器病学会／監，「消化器病診療（第2版）」編集委員会／編），医学書院，2014[1]より引用

表3　NAFLD・NASHの病因

栄養性	薬剤性	代謝性，遺伝性	その他
・たんぱく質不足（栄養失調） ・完全非経口栄養 ・急速な体重減少	・グルココルチコイド ・合成女性ホルモン ・メトトレキサート	・肥満 ・糖尿病 ・脂質異常症 ・メタボリックシンドローム ・妊娠性急性脂肪肝	・肝臓中毒物質 　石油化学製品 　毒キノコ 　有機溶剤

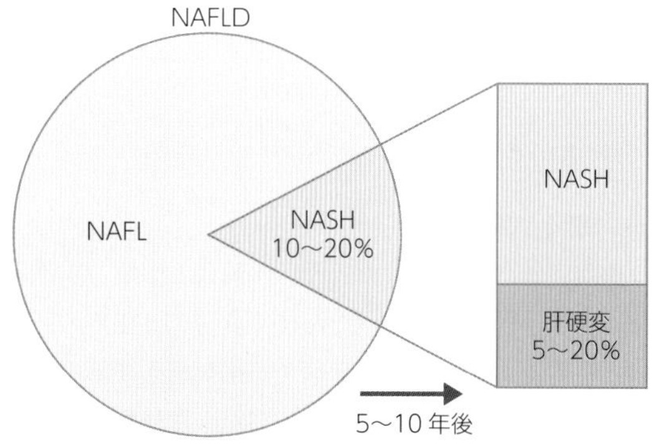

図6 NAFLDの予後
「NASH・NAFLDの診療ガイド2021」(日本肝臓学会/編), 文光堂, 2021[6)]より引用

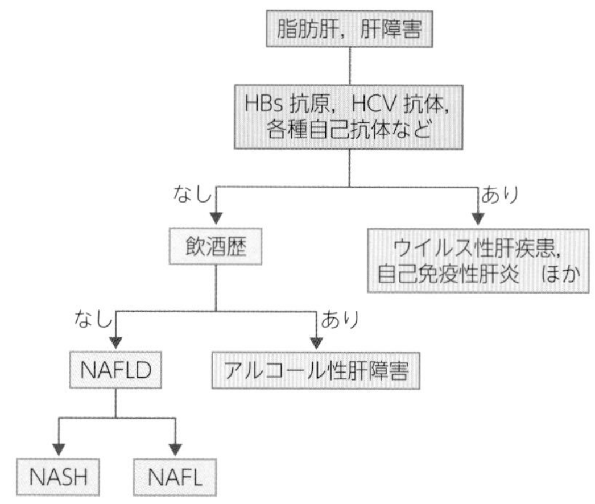

図7 NAFLDのスクリーニング診断
「消化器病診療(第2版)」(日本消化器病学会/監,「消化器病診療(第2版)」編集委員会/編), 医学書院, 2014[1)]より引用

NASHの5〜20%は，5〜10年後に肝硬変に移行する(**図6**)．NASH肝硬変では，約10%が5年後に肝細胞がんを発生する．

2) 症状

自覚症状がないことが多い．

3) 診断(図7)

- 明らかな飲酒歴がない(アルコール量20 g/日以下)
- ウイルス性(HCV，HBV)，自己免疫性のような成因の明らかな慢性肝疾患を認めない
- トランスアミナーゼ(AST < ALT)，γ-GTPの軽度上昇が特徴的であるが，30〜60%の症例は正常範囲内である
- 腹部超音波検査，CT，MRI

4) 治療と予後

- 運動・食事療法を基本とする肥満の改善と生活習慣病の治療
- NASH予防のため抗酸化剤(ビタミンE)や肝庇護(かんひご)剤などの投与

脂肪肝の多くは良性可逆性病変で，飲酒や生活習慣の改善により治癒する．しかし，脂肪肝でも，放置すれば肝硬変や肝細胞がんをきたす場合もあるので治療が必要である．肝硬変の成因の約14%がアルコール性肝疾患で約4%がNAFLDである．

M. アルコール性肝疾患

1) 病因と病態

大量かつ常習的なアルコール摂取に起因する肝障害で，多くの症例はアルコール依存に陥っている．アルコール性肝疾患の比率は，非特異的変化群が3%，脂肪肝が18%，アルコール性肝線維症が14%，アルコール性肝炎が16%，大酒家(たいしゅか)慢性肝炎が10%，肝硬変が39%程度である．

アルコール代謝が亢進し，過剰のNADH(還元型ニコチンアミドアデニンジヌクレオチド)が産生されると，NADH/NAD(ニコチンアミドアデニンジヌクレオチド)比が増大し，中性脂肪が過剰に産生され，肝細胞内に脂肪が沈着する．アセトアルデヒドやサイトカインによる肝臓障害も想定される．

2) 症状

肝臓由来の症状は**「E．慢性肝炎の概要」**に準ずる．

3) 診断

- **飲酒量**を正確に把握することがきわめて重要である．日本酒換算で平均3合/日以上を5年以上続けていることを確認する．かつ禁酒によりAST，γ-GT(γ-GTP)の値および肝腫大が著明に改善することを確認する
- 肝炎ウイルスマーカーが陰性である
- 病型診断は肝生検によるが，脂肪肝と肝硬変は画像検査で鑑別する
- 腹部超音波検査，CTなどで胆囊炎と鑑別する

4）治療

- 断酒
- 高たんぱく質食（1～1.5 g/kg）
- 脂肪肝，肝硬変，糖尿病，肥満を合併する場合は，糖質や脂肪摂取量，総エネルギー量を調節する
- 肝性脳症を伴うときはたんぱく質摂取量を控える
- ビタミンB群の経口投与
- 外眼筋麻痺，失調性歩行，言語不明瞭など，ウェルニッケ脳症（後述）が疑われる場合には急速に大量の活性型ビタミンB_1を投与

N. ウェルニッケ（Wernicke）脳症とウェルニッケ・コルサコフ（Wernicke-Korsakoff）症候群[7)]

1881年にWernickeによって眼筋麻痺，意識障害，失調性歩行を呈する3症例が報告された．これらは，第3脳室，第4脳室周辺の出血性の変化が認められたため，急性出血性灰白脳炎として報告され，後に**ウェルニッケ脳症**とよばれるようになった．

数年遅れて，Korsakoffによりアルコール依存症の患者に多発神経炎と健忘を主徴とする症例が報告され，コルサコフ症候群として知られるようになった．

その後，これらはともにチアミンの欠乏に起因することが明らかとなり，1971年に**ウェルニッケ・コルサコフ症候群**と称するようになった．現在では，急性期は神経徴候を主体としたウェルニッケ脳症の病像を呈し，慢性期にかけては精神症状を主体としたコルサコフ症候群の病像を呈する1つの疾患単位として扱われている．

O. 肝細胞がん（肝がん）

1）病因と病態

肝細胞がん（hepatocellular carcinoma：**HCC**）は慢性肝炎，肝硬変などの慢性肝疾患を背景疾患として発症し，肝臓原発の悪性腫瘍の95％を占める．

90％は肝炎ウイルス感染を成因とし，17％はHBs抗原陽性，72％はHCV抗体陽性である．

2）症状

無症状から腹水，黄疸，食欲不振などが生じるようになる．

3）診断（表4）

- 腫瘍マーカー（α-fetoprotein：AFP，protein induced by vitamin-K absence or antagonist-Ⅱ：PIVKA-Ⅱ）
- 画像検査（造影CT，造影MRI，造影超音波検査など）

4）治療

肝細胞がんの進行度と肝予備能によって，適切な治療法を選択する（図8）．

- 外科的肝切除
- 内科的局所療法（ラジオ波焼灼療法，経皮的エタノール注入療法，経皮的マイクロ波凝固療法）
- 血流遮断（肝動脈塞栓術など）
- 化学療法（抗がん薬服用など）
- 肝移植

表4　肝細胞がんの診断法

腫瘍マーカー
・AFP（α-fetoprotein） ・AFP L3分画 ・PIVKA-Ⅱ（protein induced by vitamin-K absence or antagonist-Ⅱ）
画像検査
・腹部超音波検査，造影超音波検査 ・腹部CT検査，ヘリカルCT検査 ・腹部MRI検査，造影MRI検査 ・血管造影検査 ・CT＋動脈門脈造影 ・CT＋肝動脈造影

「消化器病診療（第2版）」（日本消化器病学会／監，「消化器病診療（第2版）」編集委員会／編），医学書院，2014[1)]より引用

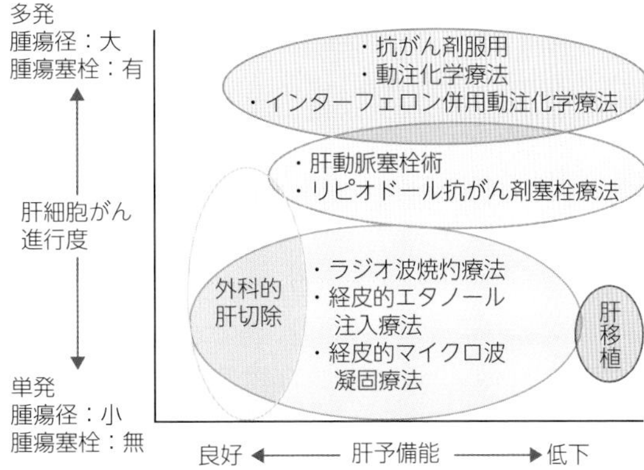

図8　肝細胞がんの治療選択

「消化器病診療（第2版）」（日本消化器病学会／監，「消化器病診療（第2版）」編集委員会／編），医学書院，2014[1)]より引用

2 膵・胆道疾患

A. 胆石症

1）病因と病態

胆汁の構成成分により，胆道内に形成された結石を**胆石**という．胆石症は臨床的には，①**胆嚢結石症**，②**総胆管結石症**，③**肝内結石症**に分けられる．

形成される胆石の種類とその割合は，コレステロール胆石が約60％，ビリルビンカルシウム石と黒色石がそれぞれ20％程度である．肝臓から排出された**コレステロール**は，**胆汁酸**や**レシチン（リン脂質）**を媒体としてミセル[※9]を形成し，胆汁中に溶存する．胆汁酸とレシチンに対してコレステロールの濃度が過剰になると（**過飽和胆汁**），コレステロール胆石が形成される．

過飽和胆汁の生成の要因には，加齢，肥満，女性，妊娠，過激なダイエット，経口避妊薬などがあり，食習慣，人種，民族，遺伝的素因も深く関係する．また，胆嚢運動機能低下の関与も大きく，長期にわたる非経口栄養療法は胆嚢結石の危険因子となる．

ビリルビンカルシウム石の形成には，胆汁うっ滞に伴う胆道の慢性細菌感染が起因となる．黒色石はビリルビン由来成分を主体とするが，発症機序に感染を伴わず，胆嚢内に形成される．

2）症状

無症状の場合も多い．胆石疼痛（発作時，右季肋部から心窩部に生じ，右背部～右肩に放散痛を伴う），右季肋部圧痛が生じたり，胆管胆石の発作時には一過性発熱，黄疸，トランスアミナーゼ（AST，ALT）が上昇する．

3）診断（図9）[8)]

腹部超音波検査，腹部CT，MRCP（magnetic resonance cholangiopancreatography，磁気共鳴胆道膵管造影），ERCP（endoscopic retrograde cholangiopancreatography，内視鏡的逆行性胆膵管造影）など，画像検査による．

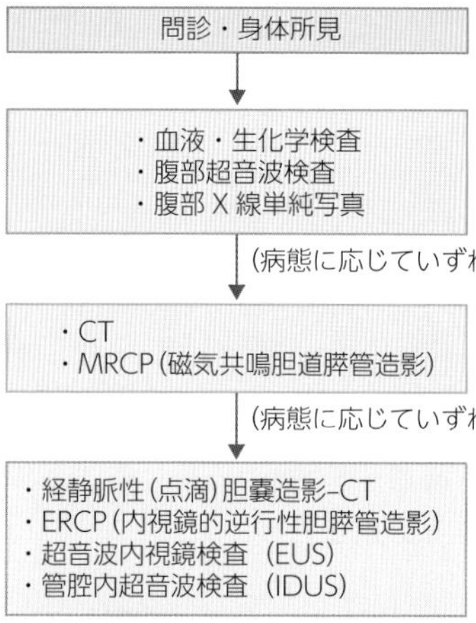

問診・身体所見
↓
・血液・生化学検査
・腹部超音波検査
・腹部X線単純写真
↓（病態に応じていずれか選択）
・CT
・MRCP（磁気共鳴胆道膵管造影）
↓（病態に応じていずれか選択）
・経静脈性（点滴）胆嚢造影–CT
・ERCP（内視鏡的逆行性胆膵管造影）
・超音波内視鏡検査（EUS）
・管腔内超音波検査（IDUS）

図9 胆石症診断のフローチャート
「胆石症診療ガイドライン」（日本消化器病学会／編），南江堂，2016[8)]より引用

4）治療

①胆嚢結石症

- **保存的待機療法**：無症状胆石，胆石に関連する合併症のない症例
- **経口溶解療法**：①コレステロール胆石，②胆石径1 cm以下，③良好な胆嚢機能保持の3条件を満たす場合．特に浮遊胆石には効果が高い
- **体外衝撃波結石破砕術**：①コレステロール胆石，②胆石径2 cm以下，③胆石3個以内，④良好な胆嚢機能保持の4条件を満たす場合
- **腹腔鏡下胆嚢摘出術**：重篤な心肺疾患合併，著しい腹腔内癒着併存，高度な胆嚢炎合併などの症例以外ほとんどの場合に適応する
- **胆嚢摘出術**：腹腔鏡下胆嚢摘出術の困難例や適応外の症例

②総胆管結石症

内視鏡的治療（内視鏡的乳頭括約筋切開術，内視鏡的乳頭バルーン拡張術），外科的治療などを行う．

③肝内結石症

経皮的経肝胆道内視鏡治療，内視鏡的乳頭括約筋切開術，体外衝撃波結石破砕術などにより，除石を試みる．肝区域切除を考慮することもある．

※9 **ミセル**：界面活性剤が水溶液として融合してできたコロイド

B. 胆嚢炎

1）原因と病態

一般に胆嚢炎は，胆嚢に発生する急性炎症を意味する．原因は，何らかの器質的もしくは機能的障害による胆汁排泄の障害（**胆汁うっ滞**）に細菌感染（**大腸菌，グラム陰性桿菌**）が加わり，発症する．原因疾患では胆嚢結石が最も多く，胃切除後や長期絶食治療中に発症する無石胆嚢炎もある．

2）症状

発熱，上腹部痛，特に右季肋部痛で発症することが多い．

3）診断

血液検査における炎症所見（白血球増加，CRP陽性など）や，超音波検査で確認する．腹部CTで胆嚢周囲への炎症の波及を検査する．

4）治療

絶飲食，輸液，抗生物質投与とうっ滞した胆汁のドレナージを行う．胆嚢穿孔や気腫性胆嚢炎は緊急手術の適応となる．

C. 胆嚢がん

1）病因と病態

胆石は胆嚢がんの危険因子である．胆嚢がんの半分以上に胆石が合併している．また膵胆道合流異常も，胆嚢がんの発生頻度が高い．

2）症状

初期病変では無症状だが，進行すると黄疸を生じる．

3）診断

超音波，腹部CTによる画像診断を行う．

4）治療

外科的根治手術を行う．

D. 膵炎

比較的頻度の多い膵炎として急性膵炎，慢性膵炎があり，自己免疫性膵炎の頻度は少ない．

1）急性膵炎

①病因と病態

膵臓で合成される各種の消化酵素は，非活性型の前駆体で貯蔵されるが，何らかの原因で異所性に酵素が活性化されることによって膵炎が起こる．

急性膵炎は膵臓の急性の炎症性疾患であるが，ほかの隣接する臓器や遠隔臓器にも影響を及ぼしうるものである．急性膵炎の10～20％は，活性化した膵酵素やサイトカインの膵外逸脱によって，全身性炎症反応症候群が生じ，重症化することがある（重症急性膵炎）．重症急性膵炎の致死率は20～30％であり，重症度判定と適切な治療の選択が重要である．

急性膵炎の成因としてアルコール多飲（37％），胆石（23％）が多い．ただし成因には性差があり，男性はアルコール，女性は胆石が多い（図10）．高中性脂肪（トリグリセリド）血症も原因となる．また女性では成因が特定できない特発性も多い．アルコールによる急性膵炎の発症にいたる分子メカニズムは現在も明らかではないが，炎症メディエーター産生に関与する転写因子NF-κ（カッパ）Bの活性化に影響を与えている可能性が報告されている．

胆石の存在は急性膵炎の再発の危険因子である．最小の胆石が5 mm以下の場合には急性膵炎の発症率が4倍以上になる．

②症状

急性膵炎の臨床症状は，腹痛，背部への放散痛，食欲不振，発熱，悪心・嘔吐，腸雑音の減弱などがみられるが，ほかの急性腹症との鑑別が必要である．

急性膵炎の発生頻度は，49/10万人/年，男性が女性の2倍である．男性は60歳，女性は70歳にピークがある．再発率はアルコール性では46％と高い．胆石性膵炎では，初回時に胆石に対する処置が行われないと32～61％に再発がみられる[9]．

全体の死亡率は2.1％であるが，10.1％は重症化する．

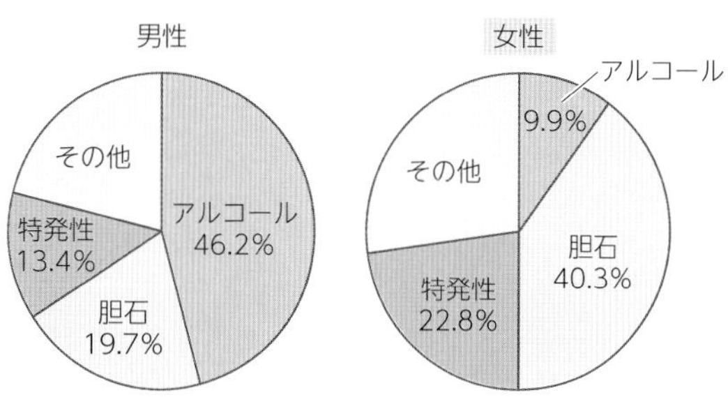

図10　急性膵炎の成因と割合
「急性膵炎診療ガイドライン2015 第4版」（急性膵炎診療ガイドライン2015改訂出版委員会/編），金原出版，2015[9]を参考に作成

第7章　消化器系—肝・胆・膵疾患

重症急性膵炎の致死率は15％である．長期予後は，13～24％に内分泌（糖尿病）または外分泌機能障害（脂肪便など）が残る[9]．

③診断

「急性膵炎臨床診断基準」（厚生労働省，2008）[10] にしたがう．

- 上腹部に急性腹痛発作と圧痛がある
- 血中または尿中に膵酵素の上昇がある
- 超音波，CTまたはMRIで膵に急性膵炎に伴う異常所見がある

上記3項目中2項目以上を満たし，ほかの膵疾患および急性腹症を除外したものを急性膵炎と診断する．ただし，慢性膵炎の急性増悪は急性膵炎に含める．膵酵素は膵特異性の高いもの（膵アミラーゼ，リパーゼなど）を測定することが望ましい．

④治療

入院加療が原則である．急性膵炎の初期治療は，絶飲食と適切な輸液であり，ほとんどは軽快する．重症急性膵炎は死亡率が高いことから，重症度判定を行い，重症度にもとづいた治療が望ましい（**図11**）．重症膵炎や臓器障害が出現したものに対して，高次医療施設〔集中治療，内視鏡的治療，インターベーション治療（interventional radiology：IVR）が施行でき，胆膵領域を専門とする医師が常勤する施設〕への搬送が勧められている．

鎮痛薬として，ブプレノルフィン塩酸塩（レペタン®）を初回投与0.3 mg静注，2.4 mg/日の持続静脈内投与を行う．あるいは，塩酸ペンタゾシン（ソセゴン®，ペンタジン®30 mgを6時間ごとに静脈内投与する．

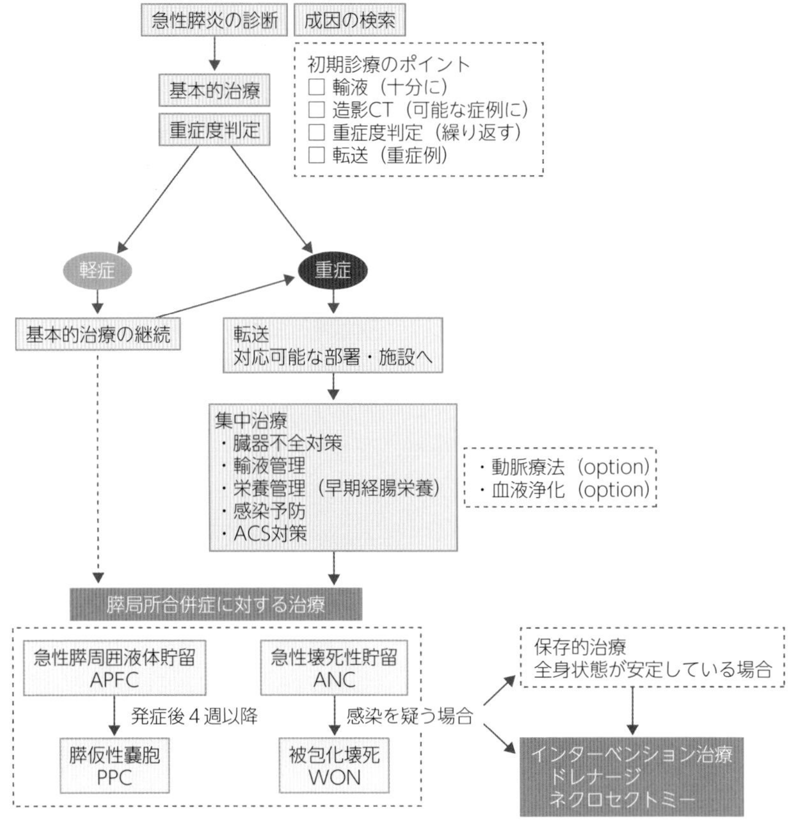

図11　急性膵炎の基本的診療方針

ACS：腹部コンパートメント症候群
「急性膵炎診療ガイドライン2015 第4版」（急性膵炎診療ガイドライン2015改訂出版委員会／編），金原出版，2015[9] より引用

軽症例では予防的抗菌薬などの投与は不要である．重症膵炎では，膵組織への移行性のよいカルバペネム系，ニューキノロン系の予防的投与を行う．

たんぱく分解酵素阻害薬〔ガベキサートメシル酸塩（エフオーワイ®）〕投与は，600 mg/日（点滴静注）まで，保険診療で認められている．有効性や投与量については異論もあり，現在も検討が必要とされている．

胆石性膵炎では，内視鏡的乳頭括約筋切開術による総胆管内結石除去のほか，胆嚢内結石の精査を行う．

重症化し，感染性膵壊死，膵膿瘍などの感染の合併がみられた時は外科的治療の絶対的適応となり，壊死組織を切除する．膵仮性嚢胞が6週間程度の経過観察後，消失しない場合には外科的治療を行う．

2) 慢性膵炎[11]

膵臓の内部に不規則な線維化，細胞浸潤，実質の脱落，肉芽組織などの慢性変化が生じ，進行すると膵外分泌・内分泌機能の低下を伴う病態である．膵内部の病理組織学的変化は，基本的には膵臓全体に存在するが，病変の程度は不均一で，分布や進行性もさまざまである．これらの変化は，持続的な炎症やその遺残（いざん）により生じ，多くは非可逆性である．

慢性膵炎では，腹痛や腹部圧痛などの臨床症状，膵内・外分泌機能不全による臨床症候を伴うものが典型的である．臨床観察期間内では，無痛性あるいは無症候性の症例も存在し，このような例では，臨床診断基準をより厳密に適用すべきである．

自己免疫性膵炎と閉塞性膵炎は，治療により病態や病理所見が改善することがあり，可逆性である点から，現時点では膵臓の慢性炎症として別個に扱う．

①病因と病態（図12）

慢性膵炎の急性増悪の病態は，それを生じさせた成因別（アルコール性，胆石性など）の急性膵炎と同様である．

急性膵炎，慢性膵炎ともに，飲酒は増悪因子である．アルコールとその中間代謝産物であるアセトアルデヒドは，膵臓の線維化を促進する．

慢性膵炎の発生頻度は52.4/10万人/年である．禁酒や胆石の治療が適切でない場合，罹患年数が長いほど膵臓がんの発生頻度が上昇する[12]．

②症状

慢性膵炎は代償期，移行期，非代償期の経過をたどる．代償期は腹痛が主症状である．非代償期は，膵臓の内・外分泌機能不全の症状（糖尿病，消化吸収不全）が主となる．移行期は両者の症状が重複する（図13）．

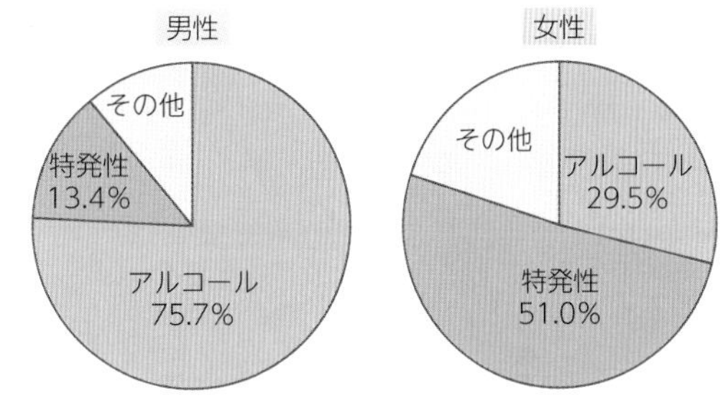

図12　慢性膵炎の成因と割合

下瀬川徹，他：慢性膵炎の実態に関する全国調査．厚生労働科学研究費補助金難治性疾患克服研究事業難治性膵疾患に関する調査研究平成20年度～22年度総合研究報告書，185-189，2011[12] を参考に作成

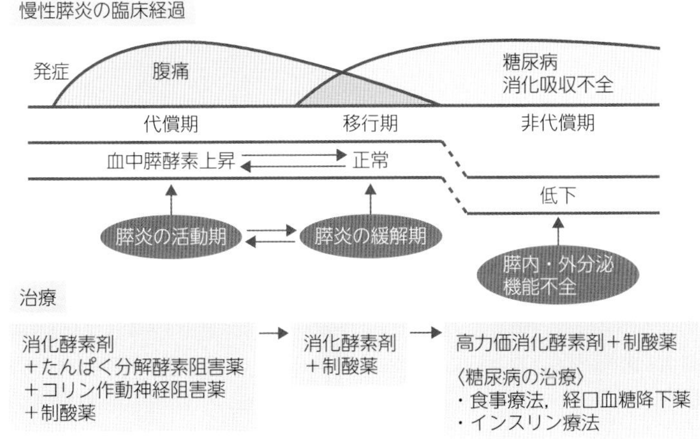

図13　慢性膵炎の臨床経過と治療

第7章 消化器系—肝・胆・膵疾患

経過中約80％に腹痛がみられ，頻度の高い順に腹痛，背部痛，食欲低下，全身倦怠感，体重減少，悪心嘔吐，下痢などがある．

③診断

「慢性膵炎臨床診断基準2019」（日本膵臓学会/編）[11]（**表5**）にしたがう．

④治療

慢性膵炎では症状に対しての対症療法が中心である．アルコール性慢性膵炎では禁酒が第一であるが，アルコール依存症が背景にあることも多いため，精神科や心療内科の受診が必要となることもある．

代償期は食事摂取による腹痛の出現に対する疼痛対策が主である．1日の脂肪摂取量は30～40 gとし，たんぱく質は60～80 gを目安とする[13]．

主膵管拡張をきたす狭窄（きょうさく）や膵石（すいせき）がある場合には内視鏡治療，体外衝撃波結石破砕術を行う．鎮痛薬として，非ステロイド性抗炎症薬（NSAIDs）を第一選択とする．無効の場合は，非麻薬性の鎮痛薬を使用する．抗不安薬，抗うつ薬を用いる場合もある．

非代償期では疼痛は軽減されていることが多く，（高力価）消化酵素，インスリン補充を行う．疼痛の原因は膵液の流出が妨げられることによって起こることが多いため，内視鏡的処置により膵液の流れを改善させたり，衝撃波結石破砕，また膵管と腸を吻合する外科手術を行うこともある．

表5　慢性膵炎臨床診断基準 2019

慢性膵炎の診断項目	
①特徴的な画像所見 ②特徴的な組織所見 ③反復する上腹部痛または背部痛 ④血中または尿中膵酵素値の異常 ⑤膵外分泌障害 ⑥1日60 g以上（純エタノール換算）の持続する飲酒歴または膵炎関連遺伝子異常 ⑦急性膵炎の既往	
慢性膵炎確診	a，bのいずれかが認められる a. ①または②の確診所見 b. ①または②の準確診所見と，③④⑤のうち2項目以上
慢性膵炎準確診	①または②の準確診所見が認められる
早期慢性膵炎	③～⑦のいずれか3項目以上と早期慢性膵炎の画像所見が認められる

注1．他の膵疾患，特に膵癌，膵管内乳頭粘液性腫瘍（IPMN）との鑑別が重要である．
注2．①，②のいずれも認めず，⑤～のいずれかのみ3項目以上有する症例のうち，早期慢性膵炎に合致する画像所見が確認されず，他の疾患が否定されるものを慢性膵炎疑診例とする．疑診例にはEUSを含む画像診断を行うことが望ましい．
注3．③～⑦のいずれか2項目のみ有し早期慢性膵炎の画像所見を示す症例のうち，他の疾患が否定されるものは早期慢性膵炎疑診例として，注意深い経過観察が必要である．
付記．早期慢性膵炎の実態については，長期予後を追跡する必要がある．
日本膵臓学会膵炎調査研究委員会慢性膵炎分科会：慢性膵炎臨床診断基準2019．膵臓，34：270-281，2019[11]より引用

Column

お酒・タバコと膵がん

アルコールを分解する酵素にALDH2（aldehyde dehydrogenase 2，アルデヒドデヒドロゲナーゼ2）がある．日本人の半数近くはこの酵素の働きが弱く，飲酒時に顔が赤くなったり動悸がしたり，悪心がしたりする．

お酒を飲んで顔が赤くなるタイプの人が，無理矢理お酒を飲み続けると食道がんができやすくなる．また習慣的に煙草を吸っていると，お酒で赤くなるタイプは，そうでないタイプに比べ，膵がんになる確率が数倍高い．

3）自己免疫性膵炎

①病因と病態

高γグルブリン血症，高IgG血症，高IgG4血症や自己抗体の存在，ステロイド治療が有効など，自己免疫機序の関与を示唆する所見を伴う特徴を有する．そのため，その発症に自己免疫機序の関与が疑われる膵炎を自己免疫性膵炎という．

②症状

上腹部不快感，胆管狭窄による閉塞性黄疸，糖尿病が生じる．

③診断

日本膵臓学会による「自己免疫性膵炎診療ガイドライン2020」[14] にもとづく．腫瘤を形成する場合は膵がんとの鑑別が重要である．

④治療

ステロイドが用いられる．初期投与 30～40 mg/日を1～2週間投与し，その後1～2週間ごとに5 mgずつ減量して，維持量（2.5～10 mg/日）とする．

E．膵がん

1）病因と病態

主に膵管上皮から発生し，進行が早く，早期から転移をきたす．発症機序は不明だが，家族内発生，糖尿病，喫煙は危険因子である．5年生存率は10％程度で，予後は悪い．

2）症状

腹痛，黄疸，腰背部痛，体重減少，食欲不振，全身倦怠などがみられる．

3）診断

症状は非特異的なものが多いので，膵がんを念頭において，画像診断を行う．

日本膵臓学会による「膵癌診療ガイドライン2019年版 第5版」[15] にしたがう．治療のアルゴリズムに沿って，膵がんの病態を切除可能例（cStage 0，Ⅰ，Ⅱ），切除手術境界（cStage Ⅱ，Ⅲ），切除不能局所進行例（cStage Ⅲ），遠隔転移例（cStage Ⅳ）の4つに分類して，膵がん治療の標準的治療法を適応する（図14）．

4）治療

①手術療法（外科切除）

膵臓のまわりの重要な血管への進展や遠隔転移を起こしていない場合（cStage Ⅰ，Ⅱ，Ⅲ）が適応となり．全体の約20％を占める．外科切除後にがんが再発した場合には再切除は困難なことが多く，抗がん薬治療に切り替える．

②化学療法（抗がん薬治療）

膵がんは早期に発見することが非常に難しい病気であるために，診断時にはすでに切除ができない例が大部分であり，その多くは膵臓以外の臓器に遠隔転移を起こしている．

ゲムシタビン塩酸塩（ジェムザール®）はピリミジン骨格を有する代謝拮抗薬で，細胞内において三リン酸化物に代謝され，DNAの合成を阻害する．しかもゲムシタビン塩酸塩は腫瘍への蓄積効果が高く，膵がんの化学療法においては，これまで，第一選択薬の標準治療薬であった．その後，2006年にはTS-1（ティーエスワン®），2014年にはFOLFIRINOX（フォルフィリノックス）療法，パクリタキセル（アブラキサン®）が保険適用を受け，治療選択肢が増えてきた．

③放射線療法

明らかな遠隔転移はないが，膵がんがまわりの重要

Column

沈黙のがん

膵がんの症状は，がんが膵臓のどの位置にあるか，そのタイプ，ステージ（病期）によって異なる．診断につながるものとしては，一般的に黄疸，腹痛，背中や腰の痛み，原因不明の体重減少や食欲の減退などがある．

しかし，初期の段階ではそれらの症状がほとんど現れず，症状が出てしまってからでは遅いことが多い（無症状は約15％）．このため，膵がんはときに「沈黙のがん」ともよばれている．幸い，最近は有効な放射線治療や抗がん薬治療により，延命効果が得られるようになってきた．

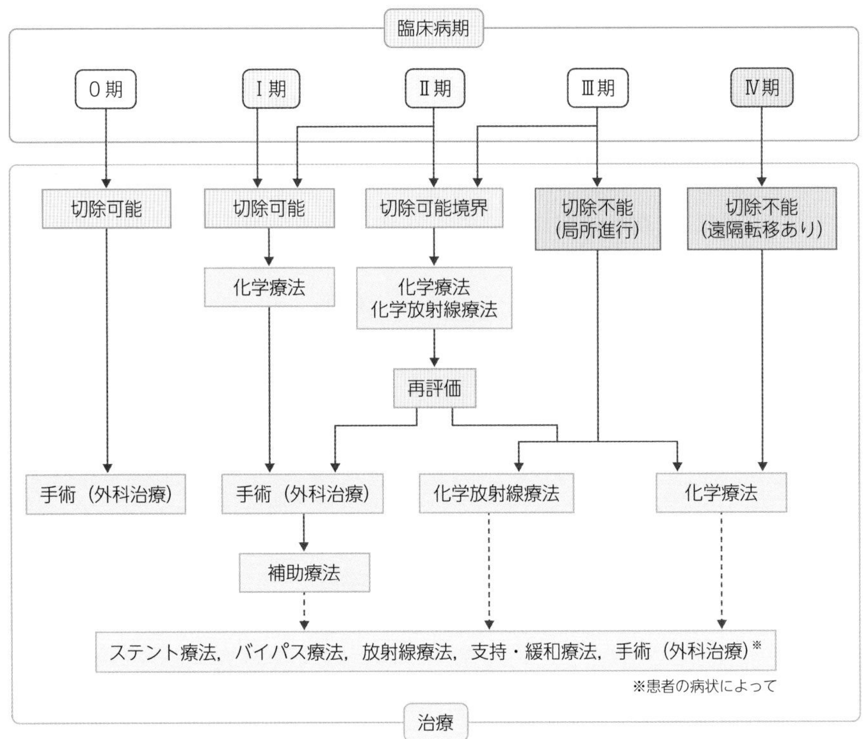

図14 膵臓がんの治療の選択

「膵癌診療ガイドライン 2019年版」（日本膵臓学会／編），金原出版，2019[15]より引用

な血管へ進展しており，外科切除が困難なものを局所進行膵がんといい，化学放射線療法が適応となる．放射線療法は疼痛を軽減する作用が期待される．

④対症療法

疼痛のコントロールなど，症状を和らげることを目的とした治療として，支持療法，緩和ケア，ホスピスケア，内視鏡的にステントを挿入する減黄術（げんおう）※9が行われる．

※9 **減黄術**：膵頭部がんでは，総胆管に浸潤し閉塞性黄疸をきたすことが多い．総胆管内にステントを留置して胆汁の流出を確保することで黄疸の軽減を図る．

第7章 チェック問題

問題

☐☐ **Q1** A型急性肝炎，B型急性肝炎，C型急性肝炎のうち，最も慢性化する頻度の高いものはどれか説明せよ．

☐☐ **Q2** 肝硬変の非代償期にみられる腹水の特徴について説明せよ．

☐☐ **Q3** 非アルコール性脂肪性肝疾患（NAFLD）の原因として重要な病態は何か説明せよ．

☐☐ **Q4** 非アルコール性脂肪性肝炎（NASH）について説明せよ．

☐☐ **Q5** 急性膵炎，慢性膵炎の成因として，重要なものを2つあげよ．

解答&解説

A1 成人でのA型，B型肝炎ウイルス感染による急性肝炎は，基本的に一過性の急性肝炎の形態をとり，終生免疫を得て，予後はよい．C型肝炎は60～80％以上が慢性化し，肝硬変から肝臓がんの発生リスクとなる．（p.130～133）

A2 肝硬変の場合に生じる腹水は漏出液で，比重は低く，たんぱく質含有量が少なく，細胞成分も少ない．一方，がん性腹膜炎などで生じる腹水は滲出液で，比重は高く，たんぱく質含有量が多く，細胞成分も多い，ときに血性のこともある．（p.134）

A3 メタボリックシンドロームの危険因子でもある肥満，糖尿病や脂質異常症などのインスリン抵抗性を基盤とする疾患である．明らかな飲酒歴がなく（アルコール量20 g/日以下），ウイルス性（HCV，HBV），自己免疫性のような成因の明らかな慢性肝疾患は認めず，トランスアミナーゼ（AST < ALT），γ-GTPの軽度の上昇がみられることが多い．（p.137, 138）

A4 現時点ではNAFLDの1つで，重症型と考えられている．アルコール性肝炎に類似した炎症，肝細胞風船様腫大，線維化を肝組織に認め，肝硬変から肝細胞がんへ進展しうる．肝細胞がんの基盤肝疾患の2～5％はNASHである．NAFLDの10～20％がNASHで，無治療の場合，5～10年で5～20％が肝硬変に進行する．（p.137, 138）

A5 いずれの成因としても，アルコール多飲と胆石が重要である．ただし，成因には性差があり，男性はアルコール，女性は胆石が多い．（p.141, 143）

脂肪肝，慢性膵炎

脂肪肝

脂肪肝にはアルコールによるものと，アルコールによらないいわゆる過栄養や運動不足が原因で内臓脂肪型肥満を基盤に発症する非アルコール性脂肪肝疾患（nonalcoholic fatty liver disease：NAFLD）がある．

そのなかには，線維化へ進行する病型である非アルコール性脂肪肝炎（nonalcoholic steatohepatitis：NASH）が含まれる．NAFLDは，これまで肝機能検査で軽度の異常が出るだけで，健康障害とはあまり関係がないとされてきたが，**肥満，糖尿病，脂質異常症などの生活習慣病の合併症が多い症例ほどNASHの発症リスクが高くなる**[1]．

したがって，生活習慣病の病態に見合った食事療法を行うのが基本である．しかし，これといった自覚症状がないため，なかなか食事療法の継続や生活習慣の改善が困難である症例も多々あり，**治療に対する動機づけ**が重要となる．

また，高度肥満者にとって標準体重までの減量を目標とすると，ハードルが高すぎる場合もある．最近では，体重の７％を減量するとNAFLDが有意に改善することが報告されており[2]，短期の減量の目標として用いるには有用ではないかと考えている．

食事療法の目安としては，エネルギー量を25～35 kcal/日，脂肪量を総エネルギーの20％以下とすることを目標とする[3]．また，アルコールは禁止にすることが望ましく，ほかの疾患が合併している症例では病態を考慮して目標栄養量を設定する．

一方で，「日頃から食事に気をつけていて，健康によいとされるものを意識して食べているのになぜ脂肪肝なのか」と不満を訴えるケースもある．実際に食事調査を行うと，“主食がほんのわずかで，おかずがたっぷり”というたんぱく質と脂質に偏った食事であることが多い．具体的に何に気をつけているのかを尋ねると，「1日30品目以上の食品を摂ることを目標にし，体重が増えないようにごはんを減らしている」という回答が多い．このようなケースの場合，**健康によいとされる食事の考えを変えることが必要になってくるため，現状の食生活状況を正確に把握することが重要である**．

慢性膵炎

慢性膵炎の病期は大別すると代償期，非代償期に分別され（図13参照），治療方針とともに食事療法が異なる．したがって，**慢性膵炎の食事療法は病期を把握し，食事療法の違いを理解しながら低栄養を予防することが重要である**．

腹痛がしばしば反復される代償期では，アルコールは厳禁とし，低脂肪食とする．コレシストキニンの分泌を刺激しないよう，1回の脂質摂取量を10 g以下とし，脂質を30 g/日以下とすることが腹痛予防に有用であるとされている[4]．さらに胃液分泌を刺激する香辛料，カフェインを含む飲料，炭酸飲料などには，濃度，摂取量，時間などに注意する必要がある．

一方，腹痛が消失している非代償期では，脂質の制限をできるだけ緩和し，十分な消化酵素剤を併用しながら，脂質は40～50 g/日を目安とする．

また，非代償期になると，慢性膵炎に合併する糖尿病（膵性糖尿病）と消化吸収不良が顕性化する．膵性糖尿病は，通常の２型糖尿病とは異なり，膵ランゲルハンス島β細胞とともにα細胞も障害される．そのため，インスリンのみならず，グルカゴンの分泌量も低下しており，インスリン治療中の患者では低血糖をきたしやすい．そのうえ，脂質の摂取が十分でない場合，相当量の炭水化物を摂取しなければならないため，血糖コントロールが難しくなる症例も多い．したがって，**膵性糖尿病では通常の２型糖尿病とは病態が異なることを念頭においた栄養管理が必要である**．

食事療法を指導するにあたり，食品名をあげて食事を制限することは，栄養の偏りや低栄養，ひいてはQOLの低下を招くケースもある[5]．**非代償期の慢性膵炎では，脂肪の制限はあまり必要でなく，十分な消化酵素，インスリン投与にもとづく栄養管理が必要になる**．

文　献

1）八辻賢，他：NAFLD と NASH の疾患概念と診断基準．臨床栄養，109：732-736，2006
2）Promrat K, et al：Randomized controlled trial testing the effects of weight loss on nonalcoholic steatohepatitis. Hepatology, 51：121-129, 2010
3）松浦文三，他：栄養療法．臨床栄養，116：724-729，2010
4）丹藤雄介，他：膵炎患者および健常者における経口脂肪負荷による血中CCK分泌動態の臨床検討．「消化管ホルモン16」（消化管ホルモン研究会/編），医学図書出版，pp52-55, 1997
5）三上恵理，他：長期にわたる植物ステロールとエネルギー制限により低栄養を呈した一例．消化と吸収，31：183-189，2009

循環器系疾患

Point

1. 「心不全」の種類と重症度を把握し，循環動態と治療内容を理解することが，水分量の設定と食塩制限などの食事療法や，運動など生活レベルを考えるうえで必要であることを理解する.
2. 脂質異常や高血圧，糖代謝異常を早期に発見すること，そして生活習慣の改善と薬物の適切な使用によって，これら「動脈硬化」の危険因子をコントロールすることが，「虚血性心疾患」，「心不全」，「脳卒中」の予防に最も重要であることを理解する.

概略図　心臓の解剖

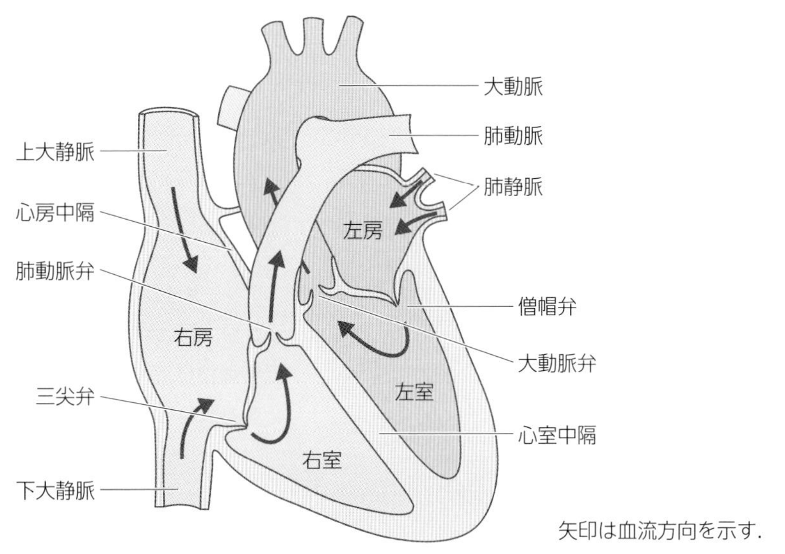

「健康・栄養科学シリーズ　人体の構造と機能及び疾病の成り立ち　各論　改訂第2版」(国立研究開発法人医薬基盤・健康・栄養研究所/監，香川靖雄，他/編)，南江堂，2013[1]を参考に作成

1 心不全

1）病因と病態

心不全とは，心筋梗塞，弁膜症，心筋症などの原因によって，血液を拍出するポンプとしての心臓の機能が低下し，身体が必要とする血液量を供給できない状態である．

①低心拍出性心不全

心不全といえば，通常は低心拍出性である**“うっ血**※1**性心不全”**をさす．労作時呼吸困難，息切れ，尿量減少，四肢の浮腫，肝腫大などの症状が出現して生活の質的低下（QOL低下）が生じ，日常生活が障害される．**致死的不整脈**の出現も高頻度にみられ，**突然死**の頻度も高い．

②高心拍出性心不全

低心拍出性心不全に対して，貧血や甲状腺機能亢進症，脚気心（ビタミン B_1 欠乏症），褐色細胞腫では**高心拍出性心不全**を呈する．また高血圧による高血圧性心不全も認められる．このような病態では原疾患の治療が必要である．

③急性心不全・慢性心不全

急速に心不全に陥る場合を**急性心不全**といい，突然に起こる状態を**ショック**という（表1）．急性心筋梗塞や肺塞栓，大量出血などでみられる．ゆっくり機能が低下している状態，あるいは薬物療法などで低左心機能ながら症状が安定している状態を**慢性心不全**という．陳旧性心筋梗塞，心筋症，弁膜症などでみられる．安定していたが，何らかの原因で（脱水，多量飲水，感染症など）心不全の症状が悪化した場合，**慢性心不全の急性増悪**という．

慢性心不全はポンプ失調としてみなすだけでなく，**交感神経系**や**レニン－アンジオテンシン－アルドステロン系**に代表される神経内分泌系因子や酸化ストレスが著しく亢進している病態と考えられる（**第5章 図4**参照）．

表1　急性心不全と慢性心不全

急性心不全	特徴	急速に心不全症状が出現する状態
	原因	急性心筋梗塞，弁の機能不全，心筋炎，肺塞栓，重症の高血圧，慢性心不全の急性増悪，頻脈性不整脈の持続など
	症状	呼吸困難，ショック
慢性心不全	特徴	ゆっくり機能が低下している状態，あるいは薬物療法などで低左心機能でありながら，症状が安定している状態
	原因	陳旧性心筋梗塞，心筋症，弁膜症，高血圧など
	症状	全身倦怠感，運動耐容能の低下，食欲不振，四肢冷感，夜間尿，乏尿，脈圧の低下など

藤岡由夫：慢性心不全．「NSTのための臨床栄養ブックレット4 疾患・病態別栄養管理の実際－呼吸・循環系の疾患」（山東勤弥，他／編）文光堂，pp40-51，2009[2]より引用

④左心不全・右心不全

左心室または左心房の機能不全によって起こる場合を**左心不全**とよび，心筋梗塞や心筋症，弁膜症などの原因で起こる．一方，右心室または右心房の機能不全による場合を**右心不全**とよび，肺塞栓，肺高血圧症，心筋症，弁膜症，先天性心疾患などで起こる（図1）．

⑤心不全の病態・治療にかかわる因子

心不全の病態やそれに応じた治療を決めるうえで，一般的には，**前負荷**※2，**後負荷**※3，**心収縮力**，**心拍数**の4つの因子を含めて考えることが基本である．心不全治療では心筋の収縮力保持および心保護作用，そして過剰になった**前負荷**の軽減を図ることが中心になる．そのため**水分と食塩制限**が治療の基本になり，栄養コントロールのうえで基礎となる．また尿量を増加させる**利尿薬**に加えて，悪循環を遮断するために神経・液性因子の影響を抑制する治療〔**交感神経系**を抑制する**β遮断薬**や**レニン－アンジオテンシン－アルドステロン系**を抑制する**アンジオテンシン変換酵素（ACE）阻害薬**や**アンジオテンシンⅡ受容体拮抗薬（ARB）**，**ミネラルコルチコイド受容体拮抗薬（アルドステロン拮抗薬）**など〕が症状や予後を改善させることが証明されている．

※1　**うっ血**：静脈血の流出が抑制されて，組織や臓器に静脈血が停滞すること．血栓や圧迫などで静脈の閉塞が起こると生じる．また，左心室と左心房圧が上昇して肺静脈圧が上がると肺うっ血が起こる．一方，充血とは，細い血管のレベルで拡張が起こり，組織や臓器に流れる動脈血が増加すること．炎症性に生じたり，ある組織の血流が悪くなってその他の組織に流入する血液が増えたりする場合に起こる．

※2　**前負荷**：心臓（特に左心室）に戻ってくる血液量を示し，左心室拡張末期（収縮する直前）において心筋にかかる負荷（心室が充満した容積）を意味する．正常では，前負荷が大きいほど心拍出量は増加する．通常は肺動脈楔入圧（※3参照）または左心室拡張末期圧で代用する．

※3　**後負荷**：心臓が血液を拍出する際にかかる抵抗を示す．正常では，後負荷が小さいほど心拍出量は増加する．通常は左心室では大動脈圧，右心室にとっては肺動脈圧で代用する．

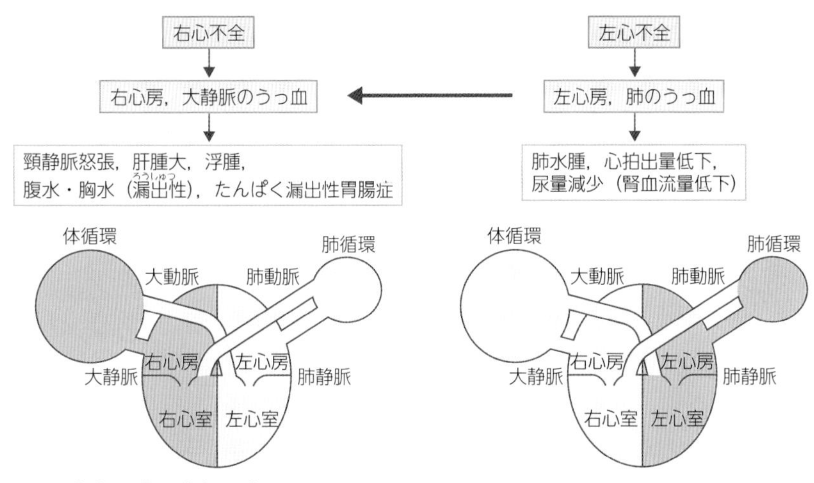

図1　左心不全と右心不全
藤岡由夫：循環器系，「人体の構造と機能および疾病の成り立ち－疾病の成因・病態・診断・治療 第2版」（竹中 優／編）医歯薬出版，pp142-158，2021[3] より引用

⑥収縮不全・拡張不全

心筋の収縮力低下による心不全を**収縮不全**といい，古くから心不全と認識されてきた病態である．これに対し，画像診断の進歩により，左室収縮能が正常で，拡張機能が低下して心不全症状を呈している場合があることが明らかにされ，**拡張不全**とよばれている．高齢者に多くみられる．拡張不全でも水分と食塩制限が治療の基本になる．なお，最近では"収縮不全"を"左室収縮性が低下した心不全（HFrEF）"，"拡張不全"を"左室収縮性が保持された心不全（HFpEF）"とよぶことが多い．

2）症状

臓器の低灌流※4とうっ血によってさまざまな症状が出現する．左心不全の特徴は**肺うっ血**が起こることであり，**発作性夜間呼吸困難**や，仰臥位では呼吸が苦しく座位をとらざるを得ない状態（**起座呼吸**），さらには**心臓喘息**とよばれる呼吸困難（喘鳴を伴って，気管支喘息と判別が難しい）が起こる．

これに対して右心不全は肺うっ血を伴わず，**浮腫**（立位の時間が長いと重力により下腿に浮腫が起こる．心不全が増悪して，または臥床時間が長いと顔面にも及ぶ），**腹水**，**頸静脈怒張**などを呈する．ただし左心不全が徐々に増悪すると右心不全症状もあわせて呈することになる（**両心不全**）．臨床でよく用いられる心機能の指標として**NYHA（New York Heart Association，ニューヨーク心臓協会）分類**などがある（表2）．また身体所見から簡便に重症度を評価するために使われている分類が**Nohria-Stevenson（ノリア・スティーブンソン）分類**である（図2）[4]．

また心不全の病期の進行については心不全ステージ分類が用いられる．このステージ分類は適切な治療介入を行うことを目的にしており，無症候であっても高リスク群であれば早期に治療介入することが推奨されている．高血圧や脂質異常などリスク因子をもつが

表2　NYHA分類

クラスⅠ	心疾患はあるが，通常の身体活動で症状がなく，身体活動が制限されることがない
クラスⅡ	心疾患があり，そのために身体活動に軽度から中等度の制限がある．安静時には無症状であるが，通常の身体活動で動悸，疲労，呼吸困難，または狭心痛などの心愁訴を生じる
クラスⅢ	心疾患があり，そのために身体活動に高度の制約がある．安静時には無症状であるが，通常以下の身体活動で動悸，疲労，呼吸困難，または狭心痛などの心愁訴を生じる
クラスⅣ	心疾患があり，いかなる身体活動にも苦痛を伴う．安静時にも症状があり，労作によって増強する

クラスⅡを以下の２つに分ける場合もある
・クラスⅡs：身体活動に軽度の制限がある
・クラスⅡm：身体活動に中等度の制限がある

※4　**低灌流**：組織や臓器に流入する血液量が少ないこと．

第8章 循環器系疾患

弁膜症や心筋梗塞など器質的心疾患がなく，心不全症候のない患者を「**ステージA　器質的心疾患のないリスクステージ**」，器質的心疾患を有するが，心不全症候のない患者を「**ステージB　器質的心疾患のあるリスクステージ**」，器質的心疾患を有し，心不全症候を有する患者を既往（きおう）も含め「**ステージC　心不全ステージ**」と定義している（図3）．さらに，おおむね年間2回以上の心不全入院を繰り返し，有効性が確立しているすべての薬物治療・非薬物治療について治療ないしは治療が考慮されたにもかかわらずNYHA心機能分類Ⅲ度より改善しない患者は「**ステージD　治療抵抗性心不全ステージ**」とされ，これらの患者は，補助人工心臓や心臓移植などを含む特別の治療，もしくは終末期ケアが適応になる．

3）診断

● **身体所見**：**心雑音**，**肺雑音**を聴取する．脈拍や血圧

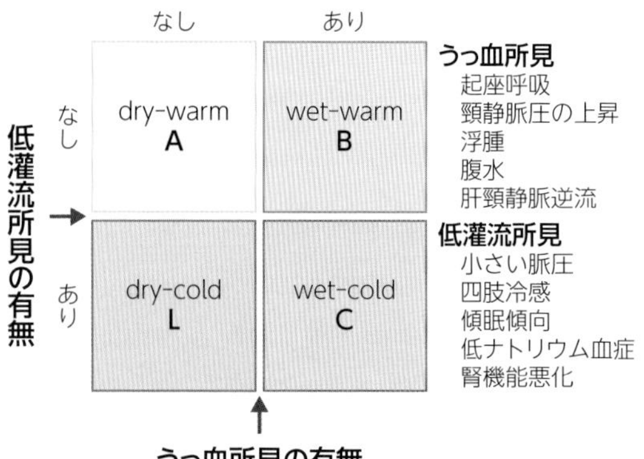

Profile A：うっ血や低灌流所見なし（dry-warm）
Profile B：うっ血所見はあるが低灌流所見なし（wet-warm）
Profile C：うっ血および低灌流所見を認める（wet-cold）
Profile L：低灌流所見を認めるがうっ血所見はない（dry-cold）

図2　Nohria-Stevenson分類

日本循環器学会／日本心不全学会合同ガイドライン「急性・慢性心不全診療ガイドライン 2017 改訂版」（日本循環器学会／編）（https://www.j-circ.or.jp/cms/wp-content/uploads/2017/06/JCS2017_tsutsui_h.pdf）[5] より引用

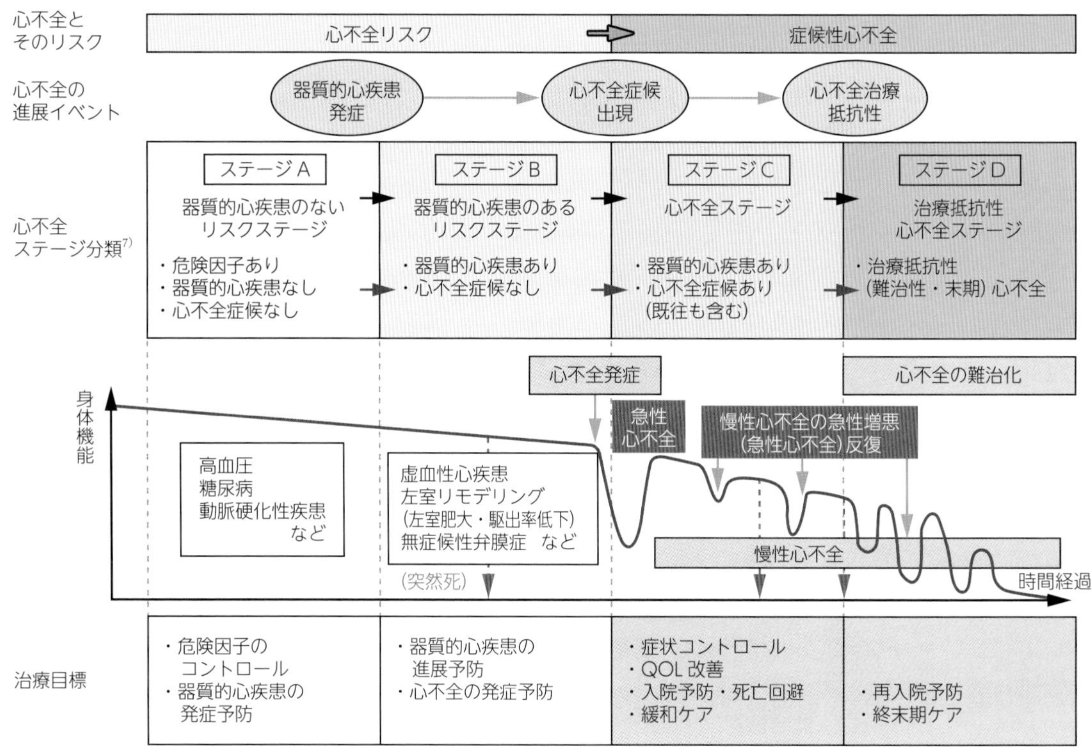

図3　心不全とそのリスクの進展ステージ

日本循環器学会／日本心不全学会合同ガイドライン「急性・慢性心不全診療ガイドライン 2017改訂版」（日本循環器学会／編）（https://www.j-circ.or.jp/cms/wp-content/uploads/2017/06/JCS2017_tsutsui_h.pdf）[5] より引用
「脳卒中，心臓病その他の循環器病に係る診療提供体制の在り方について」（厚生労働省）（https://www.mhlw.go.jp/file/05-Shingikai-10901000-Kenkoukyoku-Soumuka/0000173149.pdf）[6] より改変

の異常を把握する

- **血液検査**：**貧血**の有無，白血球数やCRPなどで炎症の程度，および生化学検査で肝腎機能の把握，電解質異常（**カリウム**，**ナトリウム**など）とともに，リンパ球数，総たんぱく質やアルブミン値，コレステロール値による栄養状態の把握が必要である．また血液ガス分析によって酸素や二酸化炭素の分圧や，アシドーシス・アルカローシスの有無を確認する．**脳性ナトリウム利尿ペプチド**（**BNP**）は循環血液量の負荷も含めた心室筋障害の指標とされ，心不全の診断および予後の判定に有用である
- **心電図・X線検査**：心電図によって虚血性変化や不整脈の有無，胸部X線検査によって**肺うっ血**や**心陰影拡大**（**CTR拡大**）などの所見を認める．経過を追って変化を確認する
- **心臓超音波検査**（**心エコー**）：非侵襲的であり，心腔の拡大や壁肥厚，弁異常，逆流の程度，収縮能，拡張能などの指標を検索するために有用である
- **マルチスライスCT/MRI**：近年，マルチスライスCTやMRIの進歩により，冠動脈硬化や心筋の器質的異常や心機能の把握が可能になってきた
- **スワン・ガンツカテーテル**：必要に応じてスワン・ガンツカテーテルを挿入し，肺動脈楔入圧※5や心内圧を測定し心拍出量（心係数）を測定する

4）治療

①急性心不全の治療

原則は**前負荷を軽減**することと，**収縮力を増加**させることになる．前負荷の軽減として**利尿薬**や静脈拡張のための**硝酸薬**，**心房性ナトリウム利尿ペプチド**を経静脈的に投与する．また心収縮力の増加に**カテコールアミン**などの強心薬を用いる．重症の場合は**ペースメーカ**や**経皮的心肺補助循環装置**（**PCPS**），**人工呼吸器**などの機器を用いる．

身体的・精神的に安静を保ち，急性期は絶食が基本で，少しずつ飲水量を増やすことはできるものの，原則は末梢もしくは**中心静脈栄養**（total parenteral nutrition：**TPN**）である．当初は**グルコース**投与が基本である．

②慢性心不全の治療

一般管理（**表3**）は急性心不全と同様に身体的・精神的な負荷を避け，栄養管理，適度の運動処方を考慮する．栄養管理では**水分とカリウムやナトリウムなどの電解質の調節**が最も重要であり，さらに必要なエネルギーや栄養素を確保することが大切である．症状が改善してくれば経口摂取が可能になるが，重症であれば経腸栄養，静脈栄養，経内視鏡的胃瘻造設術（PEG）なども考慮する．

薬物療法は，**利尿薬**，**ACE阻害薬**や**ARB**，**β遮断薬**が中心であるが，ジギタリスや強心薬，抗不整脈薬など，また心内や血管内血栓のリスクがある場合に**抗凝固薬**（**ワルファリン**※6など）も使用される．薬物の副作用について，利尿薬では低ナトリウム血症，低カリウム血症を引き起こす可能性があり〔ただしミネラルコルチコイド受容体拮抗薬（アルドステロン拮抗薬）では高カリウム血症〕，ACE阻害薬やARBでは高カリウム血症に注意し，カリウム制限食が必要な場合はその程度を検討する必要がある．ワルファリン内服患者は納豆やビタミンKを多く含有する食品の摂取制限が必要である．ジギタリスなどで食欲低下をきたす．

※5 **肺動脈楔入圧**：先端にバルーンがついたスワン・ガンツカテーテルで測定する．カテーテルを静脈系から挿入し，右心房・右心室を経て肺動脈に到達させ，末梢の枝に楔入させて（突っ込んで）測定した楔入圧（肺動脈毛細管圧ともいう）は，左心房圧および左心室拡張末期圧に近似した値となり，心不全の評価に用いられる．

Column

心筋のエネルギー源

心筋はエネルギー源として脂肪酸，グルコース，乳酸を用いる．通常は脂肪酸のβ酸化によるエネルギー産生が主であり，飢餓状態になると脂肪酸の利用率が上昇し，また食後はグルコースの利用率が上がる．

狭心症などで虚血に陥った心筋では脂肪酸の燃焼が抑制される，グルコースへの依存率が高まるとともに，心筋細胞内に脂肪酸の蓄積が起こり，収縮力低下や不整脈発生に関与する．

表3　慢性心不全の一般管理

心不全患者，家族および介護者に対する治療および生活に関する教育・支援内容
・息切れやむくみ，食思不振など心不全の主要症候とその対処方法について，患者および家族，あるいは介護者に充分に説明する．3日間で2 kg以上の体重増加（体液貯留の指標）など増悪の徴候を認めた場合の医療機関への受診の必要性や連絡方法，アクセスを説明する．そのためにも毎日の体重測定（毎朝，排尿後）や症状などのセルフモニタリングが必要である．患者手帳の記入を促し，医療者は記録された情報を活用する
・心不全増悪因子として感染症の知識を提供し，インフルエンザや肺炎などワクチンの必要性を説明し，情報を提供する
・飲水量の測定方法，効果的な減塩方法について具体的に説明し，減塩による食欲低下などの症状を観察する
・定期的に栄養状態を観察する．嚥下機能などの身体機能や生活状況に応じた栄養指導に努める
・食事量の減少や食欲低下は心不全増悪の徴候の可能性があることを説明する
・過度のアルコール摂取の危険性を説明し，個人に応じた摂取量を助言する
・喫煙はすべての患者で禁止すべきである
・運動耐容能，骨格筋量や筋力，定期的な日常生活動作，転倒リスクなどを評価し，日常生活上の身体活動の留意点を具体的に説明する
・入浴は重症度や生活環境に応じた方法を指導する
・旅行中の注意事項（服薬，飲水量，食事内容，身体活動量），旅行に伴う食事や身体活動量の変化や気候の変化などによる心不全増悪の危険性，急性増悪時の対処方法について説明する．旅行前の準備に関する情報提供を行う．治療薬の種類（一般名），投薬量がわかる資料を持参するよう説明する
・性行為による心不全悪化の可能性を説明し，必要時に専門家を紹介する
・NYHA分類Ⅱ度以下では妊娠・出産は可能であることが多いが死亡例もあり，個々の病態を把握しリスクを検討する
・継続的に精神症状を評価し，日常生活におけるストレスマネージメントの必要性とその方法を説明する．必要に応じて，精神科医，臨床心理士などのコンサルテーションを実施する

日本循環器学会／日本心不全学会合同ガイドライン「急性・慢性心不全診療ガイドライン2017改訂版」（日本循環器学会／編）（https://www.j-circ.or.jp/cms/wp-content/uploads/2017/06/JCS2017_tsutsui_h.pdf）[5] および日本循環器学会／日本心不全学会合同ガイドライン「2021年JCS/JHFSガイドライン フォーカスアップデート版 急性・慢性心不全診療」（日本循環器学会／編）（https://www.j-circ.or.jp/cms/wp-content/uploads/2021/03/JCS2021_Tsutsui.pdf）[8] を参考に作成

2 動脈硬化

1）病因と病態

①動脈硬化の定義

動脈硬化とは血管壁が肥厚，硬化や石灰化をきたした病変の総称である．**粥状硬化**，**中膜硬化**，**細動脈硬化**の3者を含むが，通常はこのうち臨床的に最も重要な粥状硬化を狭義の動脈硬化とよんでいる．

中膜硬化はメンケベルグ型ともよばれる中膜の線維化や石灰化が起きる．内腔狭窄は生じないが，血管の弾力性が減少するため，高齢者の収縮期高血圧症や**大動脈瘤**，**大動脈解離**の原因になる．さらに粥状硬化が加わると大動脈瘤，大動脈解離がより起こりやすい．

細動脈硬化は内膜の硝子様変性や中層の線維性肥厚が特徴であり，腎や脳にみられる．高血圧が原因で内膜は肥厚し，細動脈内腔は狭くなる．外層が薄いことから脳の穿通枝では小動脈瘤ができる．

②粥状硬化の機序

血管壁で細胞の増殖，脂質の沈着，結合組織の増加をきたした病変が粥状硬化であり，その機序には以下のような仮説が考えられている（図4）．

A. 脂質異常や高血圧，過酸化脂質，喫煙などにより，血管内腔を被っている一層の**内皮細胞**が傷害される．

B. 内皮傷害により，細胞表面に**接着分子**が発現され，**単球**や**Tリンパ球**が血管の内皮下に侵入する．単球は**マクロファージ**に分化する．**低比重リポたんぱく質（LDL）**などのリポたんぱく質も血管壁に入る．LDLの主な脂質はコレステロールである．

C. LDLは血管壁内で酸化される．マクロファージは

※6　**ワルファリン〔ワルファリンカリウム（商品名：ワーファリン）〕**：ワルファリンはビタミンKと拮抗的に働き，ビタミンK依存性凝固因子（第Ⅱ，Ⅶ，Ⅸ，Ⅹ因子）合成を抑制して凝固を阻害する．阻害の指標として，プロトロンビン時間の遅延時間を正常対照と比較したPT-INR（prothrombin time-international normalized ratio）が用いられる．ワルファリンを少量ずつ増量してPT-INR 2.0～3.0（高齢者では1.6～2.6）を目標に調整する．ワルファリンはビタミンKと拮抗することから，腸内細菌叢によるビタミンK_2の生成，飲食物中のビタミンK_1（ただし納豆菌はビタミンK_2産生）などの外部要因により，薬効が変動する．

したがって，ビタミンKを豊富に含む納豆やクロレラ，青汁などはワルファリンの効果を減弱するため禁止する（特に納豆は強力である）．

なお，こうした食事の影響を受けない抗凝固薬として，心房細動患者の脳卒中予防を適応とするトロンビン直接阻害薬（ダビガトラン），経口直接Xa阻害薬（リバーロキサバン，アピキサバン，エドキサバン）が使用可能である．これらはPT-INRのモニタリングが不要であるが，凝固阻害の指標など薬効評価は今後の課題となっている．

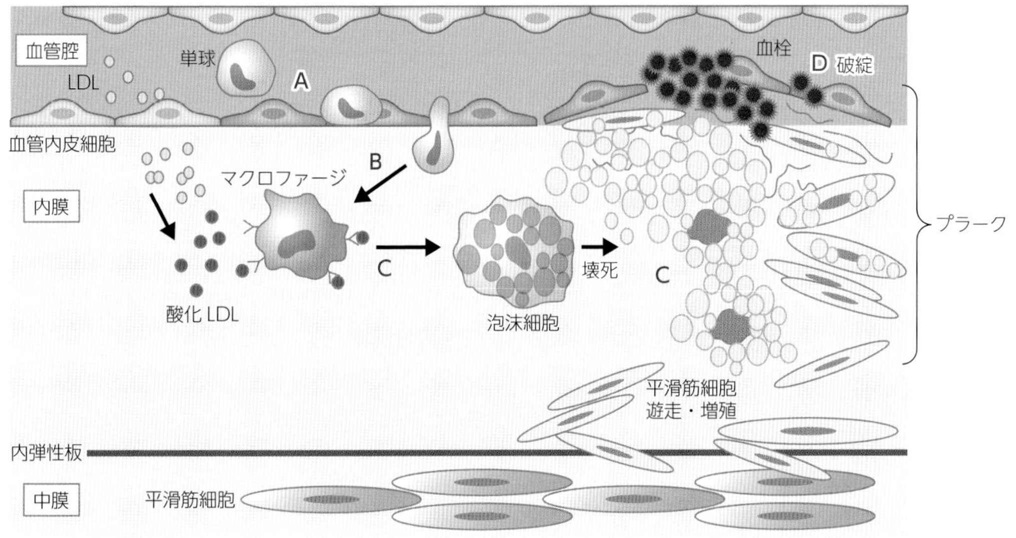

図4 粥状硬化の成り立ち

藤岡由夫：循環器系．「人体の構造と機能および疾病の成り立ち －疾病の成因・病態・診断・治療 第2版」（竹中 優／編），医歯薬出版，pp142-158，2021[3]を参考に作成

この**酸化LDL**を取り込んで脂質に富む**泡沫細胞**となり，やがて壊死に陥って**コレステロール**が残る．さらに中膜平滑筋細胞が内膜に遊走して増殖し，結合組織も増生し，**病変**（**プラーク**）が増大する．脂質に富むプラークを**粥腫**（**アテローム**）とよぶ．やがて**石灰化**を伴う複雑病変にまで進行する．

D. プラークが大きくなって血管腔が狭くなり，血流が低下してさまざまな症状を引き起こす．またプラークが破れて（**破綻**とよぶ）潰瘍や血栓を形成し，突然に血流が途絶することになる．破綻しやすいものを**不安定プラーク**といい，不安定狭心症や急性心筋梗塞を引き起こす原因になる．

LDLコレステロール値を低下させると，プラーク内の脂質が減り（**退縮**），プラークを被っている膜が線維化を強く起こして破綻しにくくなる．その結果，狭心症や心筋梗塞の発症を抑制できることが証明されている．

③動脈硬化の危険因子

冠動脈疾患を含む動脈硬化性疾患の危険因子を表4にあげる．これらの因子がそれぞれ重症であるほど，また複数の因子が重なるほど，発症の危険が増加することになる．

表4 考慮すべき危険因子

- 冠動脈疾患
- 糖尿病・耐糖能異常
- 慢性腎臓病（CKD）
- 非心原性脳梗塞・末梢動脈疾患（PAD）
- 年齢・性別
- 脂質異常症
- 高血圧
- 喫煙
- 早発性冠動脈疾患の家族歴（第1度近親者）

「動脈硬化性疾患予防ガイドライン2017年度版」（日本動脈硬化学会／編），日本動脈硬化学会，2017[9]より引用

2）症状（表5）

動脈の支配領域において症状が認められる．重要な点は，動脈硬化は全身に生じるために同じ患者で**心筋梗塞**や**脳梗塞**などの疾患が重なることが多いこと，また下肢動脈の閉塞による壊疽や潰瘍を呈するほどの状態では，**糖尿病**の合併や**感染症**の発症が多く，予後も不良であることを認識しなければならない．

3）診断

- 下肢を支配する動脈の狭窄や閉塞によって，**動脈拍動**が触知しにくくなり，下肢の血圧が低下する．上肢の動脈血圧との比（**足関節上腕血圧比：ABI**）が低下する（0.9未満で血行障害）

表5　動脈硬化によって起こる疾患と症状

冠動脈	狭心症 心筋梗塞 心臓突然死	胸痛，呼吸困難，ショックなど
脳動脈	脳梗塞 脳出血	意識障害，しびれ，四肢麻痺，視野障害など
大動脈	大動脈瘤 大動脈解離	胸痛，背部痛，しびれ，ショックなど
腎動脈	腎硬化症 腎血管性高血圧症	腎機能障害，血圧上昇など
四肢動脈	閉塞性動脈硬化症	しびれ，冷感，間欠性跛行，安静時疼痛，潰瘍，壊疽など

藤岡由夫：循環器系.「人体の構造と機能および疾病の成り立ち－疾病の成因・病態・診断・治療 第2版」（竹中 優／編），医歯薬出版，pp142-158，2021[3]より引用

- 血流支配領域の皮膚温が低下する
- 頸部，腹部（臍周囲），鼠径部の**血管雑音**が聴診器で聞こえる
- 腹部では動脈瘤の血管拍動を触知する
- 胸腹部単純X線検査で大動脈の蛇行，拡張や石灰化陰影を認める
- 頸動脈エコー検査において**内膜中膜複合体（IMT）**の肥厚やプラークが観察できる
- CTやMRI，カテーテル検査による血管造影で血管の狭窄・閉塞を認める
- 冠動脈については本章「3．虚血性心疾患」で後述する

4）治療

①危険因子の改善

表4の危険因子を改善することが基本である．**禁煙**，病態に沿った食事療法，可能であれば運動療法を行う．

②薬物療法

症状がある場合や，食事・運動療法だけで血圧や血清脂質値などが目標値に達しない場合は**薬物療法**を取り入れる．血栓の予防も考慮する．

③血行再建術

薬物で症状がコントロールできない場合は，カテーテルによる血管形成術やバイパス術などの**血行再建術**の適応となる．将来に向けて遺伝子治療や幹細胞移植が開発されつつある．

3　虚血性心疾患

組織が酸素不足に陥って生じる乏血状態を**虚血**といい，心筋の虚血により一過性に胸痛などの胸部症状と心電図変化が出現することを**狭心症**という．狭心症ではクレアチンキナーゼ（CK）などの心筋逸脱酵素の上昇を伴わない．一定時間以上の虚血により心筋が**壊死**を起こし，胸痛と心電図変化とともに心筋逸脱酵素の上昇を伴う場合を**心筋梗塞**という．狭心症と心筋梗塞を合わせて**虚血性心疾患**という．

Column

心臓悪液質

心臓悪液質（cardiac cachexia）とは心臓疾患の期間が長く，栄養状態が高度に障害された状態である．一般には筋肉量，脂肪組織量，骨密度の減少を伴い，6カ月以上にわたり体重の減少（6％以上）を認める栄養不良状態をいう．

一方で心機能悪化や低たんぱく血症によって浮腫が容易に生じるため，見かけ上の体重が増えている場合がある．そして神経体液因子のバランスの異常があり，炎症性サイトカイン，血中カテコールアミン，コルチゾールなどが増加している．そのため悪液質を伴う心不全患者の予後は，伴わない心不全患者と比べて極端に悪い．

心不全患者ではさまざまな原因により食欲低下，食事摂取量低下をきたしており，心臓だけでなく多臓器の機能を低下させることになる．基礎代謝量が上昇する一方，エネルギー摂取量が減少しており，エネルギーバランスが負に傾く．また〝micronutrients（微量栄養素）〟とよばれるさまざまな栄養素（ビタミン類，セレン，L-カルニチンなど）が心不全患者の血液や心筋で欠乏し，病態を悪化させている可能性があり，micronutrientsの欠乏状態を食事摂取の面から補正することが必要であると考えられている．

A. 狭心症

1）病因と病態

主に冠動脈の動脈硬化による狭窄が原因となる．**LDLコレステロール**高値が最も強い因子であるが，LDLコレステロール値が高くなくても，ほかの因子の存在によって起こることを認識すべきである．

通常，軽度の狭窄では血流障害は起こらず無症状であるが，高度（少なくとも75％以上）になると労作によって心筋酸素需要量が増加して一過性に虚血をきたす．これを**労作性狭心症**という．また，臨床経過によって**安定狭心症**と**不安定狭心症**に分けられる（**表6**）．

動脈硬化以外の原因として，冠動脈内皮細胞の機能障害によって局所性および一過性に血管のけいれんが起こり虚血になる場合がある．この現象を**冠動脈攣縮**（**spasm**）といい，日本人に多い．攣縮の誘発因子としては**喫煙**やアルコール多飲がある．

表6　狭心症の分類

発作様式による分類
1. 労作性狭心症：労作時に起こる 2. 安静時狭心症：安静時に起こる．高度の狭窄の場合や冠動脈攣縮による場合がある
発症機序による分類
1. 器質性狭心症：冠動脈の動脈硬化病変による狭窄 2. 冠動脈攣縮：冠動脈の痙攣による狭窄 3. 血栓形成：動脈硬化病変の破綻やびらんによる血栓が生じて狭窄
臨床経過による分類
1. 安定狭心症：発作の発現形式や症状が3週間以上安定している 2. 不安定狭心症：最近3週間以内に ①新しく発症（新規発症） ②回数や強さが増加（増悪） ③安静時にも症状出現 以上の3つに当てはまる場合，心筋梗塞に移行しやすい

藤岡由夫：循環器系．「人体の構造と機能および疾病の成り立ち－疾病の成因・病態・診断・治療 第2版」（竹中 優／編），医歯薬出版，pp142-158，2021[3]より引用

2）症状

胸部症状として**胸痛**，**絞扼感**（締めつけられる感じ），**圧迫感**などがあり，ときに左肩への放散や背部痛，胸やけ，のどの痛みなどを訴えることもある．安静によって5～10分程度で消失する．冠動脈攣縮の場合は**早朝に起こることが多い**．なお胸痛を伴わない一過性の虚血を**無痛性心筋虚血**，心筋梗塞の場合を**無痛性心筋梗塞**といい，**高齢者**や**糖尿病患者**で多く認められるので注意する．

3）診断

- **発作時の心電図検査**：労作性狭心症の場合，非発作時は正常のことが多いが，発作時にはST低下やT波の変化を認める．冠動脈攣縮の発作時にSTが上昇する場合を**異型狭心症**という
- **運動負荷試験およびホルター心電図**：労作性狭心症では**運動負荷心電図検査**（**トレッドミル検査**など）で虚血を誘発して心電図の変化を確認する．ただし不安定狭心症の場合，負荷試験は危険であるため行わない．また24時間連続記録のできる**ホルター心電計**を装着して安静時，夜間や早朝の心電図の変化を確認する
- **心筋シンチグラフィ**：**運動負荷心筋シンチグラフィ**はエルゴメーターで運動負荷をかけて運動直後と3～4時間後の血流分布の異常な変化を，放射性物質を用いて確認する方法である
- **CT，MRI**：高解像度の**CT**や**MRI**を用いて冠動脈硬化による狭窄の有無や石灰化を確認する
- **冠動脈造影**：**カテーテル検査**で狭窄部位の同定または薬物負荷により冠動脈攣縮が起こることを確認する

4）治療

①薬物療法

硝酸薬，β遮断薬，カルシウム拮抗薬，抗血小板薬などがある．なお，重症の場合は安静を保ち，静脈点滴で硝酸薬やカルシウム拮抗薬を投与する．

②観血的治療

狭窄のある部位に対して，カテーテルを用いて**バルーン**による拡張や**ステント**挿入による血管形成術を行う．外科的には**冠動脈バイパス術**を行う．

③冠危険因子の改善

症状改善のためには，①，②の治療が効果的である．しかし長期予後の改善には，**禁煙**や食事療法を含めた生活習慣の改善が基本である．脂質異常，高血圧症，糖代謝異常のコントロールが不十分な場合には，これらに対する薬物療法が必要である．

特に**LDLコレステロール**値を低下させることが重要であり，LDLコレステロール値を強力に低下させるこ

とにより粥腫を安定化させて退縮させる効果が期待でき，狭心症の悪化や心筋梗塞の発症，死亡率を減少させることができる．その際には，コレステロール低下薬の**スタチン**が主に用いられる．また魚油に由来するn-3系不飽和脂肪酸，特に**エイコサペンタエン酸**（EPA）の摂取が勧められている．

B. 急性心筋梗塞

心筋虚血により心筋が**壊死**を起こした状態を**急性心筋梗塞**（acute myocardial infarction：AMI）という．なお発症後1カ月後からは**陳旧性心筋梗塞**（old myocardial infarction：OMI）とよばれる．

1）病因と病態

プラークが破綻すると，潰瘍や血栓を形成して高度な狭窄や閉塞が生じ，その結果突然に血流が途絶することが主要な原因と考えられている．発症の機序が同じであることから，不安定狭心症，急性心筋梗塞，突然死を合わせて**急性冠症候群**とよんでいる（図5）．急性冠症候群の場合，発症前の冠動脈の狭窄の程度は軽度（＜50％）であることの方が多い．したがって，普段は症状がなかったにもかかわらず，急に心筋梗塞が発症したということが起こりうる．また冠動脈攣縮によって長く虚血が続いても急性心筋梗塞は生じる．

動脈硬化の危険因子があると発症率が高く，また因子数が多いほど発症率が上昇する．表4の因子のほか，**精神的ストレス**も誘因になり，例えば，震災後に心筋梗塞発症の増加が認められている．

2）症状

一般に，冷汗などを伴う激しい**胸痛**が30分以上続き，ニトログリセリンを使っても症状は治まらない．肩，背部，頸部に放散することもある．しかし，ごく軽い場合や無症状の場合も認められる．急性期には心不全や不整脈などの**合併症**の有無が入院期間や死亡率に影響を及ぼす．陳旧期になっても再発の危険度は強く，**心室頻拍**や**心室細動**など，致死性の重症不整脈による突然死や意識障害，**心不全**が起こることがある（表7）．

3）診断

- **血液検査**：急性期には白血球（WBC）数の上昇に続いて，CK（クレアチンキナーゼ），AST（GOT，アスパラギン酸アミノトランスフェラーゼ），LD（LDH，乳酸脱水素酵素）が順に上昇する．炎症で上昇する**C反応性たんぱく質**（CRP），心筋に特異的なアイソザイムである**CK-MB**や**トロポニンT**などの上昇も診断の助けになる
- **安静時心電図検査**：T波尖高，ST上昇，異常Q波の出現，T波の陰性化などがある．心室期外収縮や心室頻拍，心室細動，心ブロック，心房細動などの**不整脈**も出現する
- **胸部単純X線検査**：心不全を起こしている場合，心陰影拡大や**肺うっ血**を認める
- **心臓超音波検査（心エコー）**：梗塞を起こした部位の壁運動異常や，乳頭筋不全による弁の異常などを認めることがある
- **心臓カテーテル検査**：冠動脈造影で閉塞部位を確認して治療に役立てる．心不全を疑う場合，スワン・ガンツカテーテルを用いて**肺動脈楔入圧**，**心内圧**と**心拍出量**の測定を行う

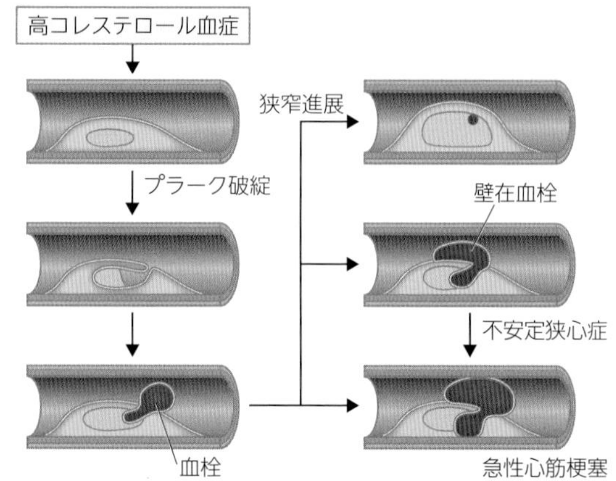

図5 プラーク破綻に伴う急性冠症候群の発症機序
Fuster V, et al：The pathogenesis of coronary artery disease and the acute coronary syndromes (1). N Engl J Med, 326：242-250, 1992[10] を参考に作成

表7 心筋梗塞の合併症

急性期	頻脈性不整脈，心ブロック，心不全，ショック，心破裂，乳頭筋不全による僧帽弁閉鎖不全，心室中隔穿孔
慢性期	頻脈性不整脈，心不全

藤岡由夫：循環器系．「人体の構造と機能および疾病の成り立ち－疾病の成因・病態・診断・治療 第2版」（竹中 優／編），医歯薬出版，pp142-158，2021[3] より引用

4）治療

原則として**冠動脈疾患集中治療室**（**CCU**）で絶対安静を保ち，当初は絶食である．酸素投与，薬物治療と観血的治療を組み合わせる．

①薬物療法

狭心症と同様であるが（p.157参照），初期には点滴静脈注射で投与する．合併症である心不全や不整脈に対する薬物治療を要することが多い．

②観血的治療

カテーテルによる**経皮的冠動脈形成術**（percutaneous coronary intervention：**PCI**）や，外科による**冠動脈バイパス術**（coronary artery bypass graft：**CABG**）がある．

③急性期以後の治療

治療の目的は再発予防と合併症の改善である．狭心症と同様，長期予後の改善には**禁煙**や食事療法を含めた生活習慣の改善が基本であり，**LDLコレステロール**などの脂質，**血圧**，**糖代謝**コントロールのための薬物療法が重要である．

特に**スタチン**や**β遮断薬**，**ACE阻害薬**あるいは**ARB**，**アスピリン少量療法**および抗血小板薬の使用が有効である．心腔内に血栓ができるような場合は抗凝固薬（ワルファリンなど）が使われる．**心臓リハビリテーション**※7も有用である．

※7 **心臓リハビリテーション**：心疾患患者用に作成された総合プログラム．運動療法，患者教育，生活指導，カウンセリングなどの活動を含む．

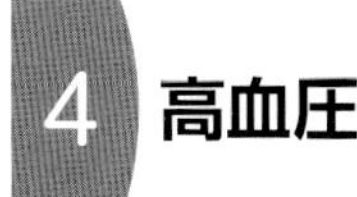

4 高血圧

A. 本態性高血圧および二次性高血圧

1）病因と病態

①定義

血圧とは心臓から送り出された血液が血管壁に与える内圧のことである．心臓が収縮するときに最大になる血圧を最高血圧（または**収縮期血圧**）という．また拡張期には最低になることから最低血圧（または**拡張期血圧**）という．最高血圧と最低血圧の差を**脈圧**といい，最低血圧に**脈圧**の1/3を加えて**平均血圧**とする．

心臓の収縮期において大動脈は拡張し，心臓の拡張期には，大動脈はその弾性が働いて収縮する．その結果，拡張期血圧が保たれ，収縮期はもちろん拡張期でも各臓器や末梢組織に血流が維持される．高齢者高血圧の特徴である**孤立性収縮期高血圧**では，加齢の影響で血管の弾性が減少することになり，拡張期血圧が低く，収縮期血圧が高い（脈圧が大きい）パターンとなる（表8）．

②血圧の調節

血圧の調節には**交感神経**や**副交感神経**の自律神経（血管運動中枢は延髄に存在），循環血液量，**カテコールアミン**や**レニン-アンジオテンシン-アルドステロン系**などの体液性因子が複合的に関与している．

ナトリウムの摂取量の増加（多くは食塩として）は血漿量の増加と交感神経の活性化を介して血圧を上昇させる．24時間蓄尿でみた食塩摂取量の多い集団では血圧が高く，個人の食塩摂取量と血圧との間にも正の関連がある．食塩摂取量の増加にもとづく血圧上昇の

表8 成人における血圧値の分類

分類	診察室血圧（mmHg）			家庭血圧（mmHg）		
	収縮期血圧		拡張期血圧	収縮期血圧		拡張期血圧
正常血圧	<120	かつ	<80	<115	かつ	<75
正常高値血圧	120～129	かつ	<80	115～124	かつ	<75
高値血圧	130～139	かつ/または	80～89	125～134	かつ/または	75～84
Ⅰ度高血圧	140～159	かつ/または	90～99	135～144	かつ/または	85～89
Ⅱ度高血圧	160～179	かつ/または	100～109	145～159	かつ/または	90～99
Ⅲ度高血圧	≧180	かつ/または	≧110	≧160	かつ/または	≧100
（孤立性）収縮期高血圧	≧140	かつ	<90	≧135	かつ	<85

「高血圧治療ガイドライン2019」（日本高血圧学会高血圧治療ガイドライン作成委員会/編），ライフサイエンス出版，2019[11]より引用

程度を**食塩感受性**とよび，高齢者，肥満者，糖尿病患者などでは食塩感受性が亢進しているとされている．体重増加（肥満）では**ナトリウム貯留**により血圧が上昇する．アルコール摂取直後には血管が拡張して降圧することがあるが，慢性的には交感神経を活性化させて血圧を上昇させる．また，**睡眠不足**や**精神的ストレス**は血圧を上昇させる要因になる．

③原因疾患

原因が明確でない**本態性高血圧**（ほんたいせい）と，明らかな基礎疾患がある**二次性高血圧**とに分類される（**表9**）．本態性高血圧は全体の高血圧患者の9割近くを占め，遺伝的素因が想定されているが，上記の環境因子も関与する．ただし若年の重症高血圧患者では，二次性高血圧の頻度が50％以上になる．

二次性高血圧では，近年，睡眠時無呼吸症候群が最も高い頻度であるとされ，診断の普及にともなってさらに増加すると考えられている．また，糸球体腎炎などの**腎実質性高血圧**（じんじっしつ）や，腎動脈狭窄などの**腎血管性高血圧**の頻度も高く，昇圧作用をもつホルモン産生腫瘍（**原発性アルドステロン症**※8，**先端肥大症**，**クッシング症候群**，**褐色細胞腫**※9，**バセドウ病**など）による内分泌疾患も認められる．近年，診断学の進歩により，**原発性アルドステロン症**が全体の高血圧者の3～10％程度を占めている可能性が報告されており，注意が必要である．

※8　**原発性アルドステロン症**：副腎皮質腺腫あるいは過形成によって，アルドステロンの分泌過剰（血漿アルドステロン濃度高値）により高血圧，レニン分泌の抑制，低カリウム血症，代謝性アルカローシスを呈する疾患である．男女比は1：1.5で女性に多い．心脳血管障害や腎障害など臓器障害が少なくない．片側の腺腫であれば手術を考慮する．薬物としてはミネラルコルチコイド受容体拮抗薬（アルドステロン拮抗薬）を用いる．

表9　二次性高血圧の原因疾患と示唆する所見，鑑別に必要な検査

二次性高血圧一般（示唆する所見） 若年発症の高血圧，中年以降発症の高血圧，重症高血圧，治療抵抗性高血圧，それまで良好だった血圧の管理が難しくなった場合，急速に発症した高血圧，血圧値に比較して臓器障害が強い場合，血圧変動が大きい場合		
原因疾患	示唆する所見	鑑別に必要な検査
腎血管性高血圧	RA系阻害薬投与後の急激な腎機能悪化，腎サイズの左右差，低カリウム血症，腹部血管雑音，夜間多尿	腎動脈超音波，腹部CTA，腹部MRA
腎実質性高血圧	血清クレアチニン上昇，たんぱく尿，血尿，腎疾患の既往	血清免疫学的検査，腹部CT，超音波，腎生検
原発性アルドステロン症	低カリウム血症，副腎偶発腫瘍，夜間多尿	PRA，PAC，負荷試験，副腎CT，副腎静脈採血
睡眠時無呼吸症候群	いびき，肥満，昼間の眠気，早朝・夜間高血圧	睡眠ポリグラフィー
褐色細胞腫	発作性・動揺性高血圧，動悸，頭痛，発汗，高血糖	血液・尿カテコールアミンおよびカテコールアミン代謝産物，腹部超音波・CT，MIBGシンチグラフィー
クッシング症候群	中心性肥満，満月様顔貌，皮膚線条，高血糖，低カリウム血症，年齢不相応の骨密度の減少・圧迫骨折	コルチゾール，ACTH，腹部CT，頭部MRI，デキサメタゾン抑制試験
サブクリニカルクッシング症候群	副腎偶発腫瘍，高血糖，低カリウム血症，年齢不相応の骨密度の減少・圧迫骨折	コルチゾール，ACTH，腹部CT，デキサメタゾン抑制試験
薬物誘発性高血圧	薬物使用歴，低カリウム血症，動揺性高血圧	薬物使用歴の確認
大動脈縮窄症	血圧上下肢差，血管雑音	胸腹部CT，MRI・MRA，血管造影
先端巨大症	四肢先端の肥大，眉弓部膨隆，鼻・口唇肥大，高血糖	IGF-1，成長ホルモン，下垂体MRI
甲状腺機能低下症	徐脈（じょみゃく），浮腫，活動性減少，脂質・CK・LDHの高値	甲状腺ホルモン，TSH，自己抗体，甲状腺超音波
甲状腺機能亢進症	頻脈，発汗，体重減少，コレステロール低値	甲状腺ホルモン，TSH，自己抗体，甲状腺超音波
副甲状腺機能亢進症	高カルシウム血症，夜間多尿，口渇感	副甲状腺ホルモン
脳幹部血管圧迫	顔面けいれん，三叉神経痛	頭部MRI
その他	（尿路異常，ナットクラッカー症候群，レニン産生腫瘍など）	

「高血圧治療ガイドライン2019」（日本高血圧学会高血圧治療ガイドライン作成委員会／編），ライフサイエンス出版，2019[11]より引用

CTA：computed tomography angiography（コンピュータ断層撮影血管造影法），MRA：magnetic resonance angiography（磁気共鳴血管造影法），CT：computed tomography（コンピュータ断層撮影法），PRA：plasma renin activity（血漿レニン活性），PAC：plasma aldosterone concentration（血漿アルドステロン濃度），MIBG：metaiodobenzylguanidine（メタヨードベンジルグアニジン），ACTH：adrenocorticotropic hormone（副腎皮質刺激ホルモン），MRI：magnetic resonance imaging（磁気共鳴像），TSH：thyroid stimulateong hormone（甲状腺刺激ホルモン），LDH：lactate dehydrogenase（乳酸脱水素酵素）

2）症状

高血圧だけでは自覚症状はほとんどない．重症では頭痛，悪心・嘔吐，視覚障害，けいれんなどの神経症状をきたす**高血圧性脳症**が起こる．高血圧は**脳梗塞**や**脳出血**，**虚血性心疾患**などの動脈硬化性疾患の主要な危険因子であり，**腎障害**や**心不全**の増悪因子である．

3）診断

随時血圧測定で，最高血圧が140 mmHg以上あるいは最低血圧90 mmHg以上を"高血圧"という（表8）．血圧測定には医療環境で測定する**診察室血圧**（**外来随時血圧**）測定と**家庭血圧**測定とがある．近年，**電子自動血圧計**を使った家庭血圧測定が勧められている．外来血圧が高血圧で，家庭血圧が正常な状態を**白衣高血圧**といい，有害か無害かはまだ確定していない．

一方，起床後早期に測定した家庭血圧が特異的に高い状況を**早朝高血圧**といい，早朝高血圧であるのに外来血圧が正常である場合を**仮面高血圧**とよぶ．**早朝高血圧**や**仮面高血圧患者**では心肥大，脳血管障害，腎障害などの危険が増加する．

4）治療

①目的

治療の目的は，高血圧の持続によってもたらされる**心血管病（脳血管障害や心不全など）の発症・進展・再発を抑制**し，死亡を減少させることである．そして高血圧患者が健常者と変わらぬ日常生活を送ることができるように支援することである．

②降圧目標（表10）

診察室における降圧目標は，75歳未満の成人，脳血管障害患者（両側頸動脈狭窄や脳主幹動脈閉塞なし），冠動脈疾患患者，CKD患者（たんぱく尿陽性），糖尿病患者，抗血栓薬服用中の患者では130/80 mmHg未満であり，75歳以上の高齢者患者，脳血管障害患者（両側頸動脈狭窄や脳主幹動脈閉塞あり，または未評価），CKD患者（たんぱく尿陰性）では140/90 mmHg未満である．

③生活習慣の改善

まず生活習慣の修正が大切であり，是正することによって降圧が可能である（表11）．食塩制限6 g/日未満，野菜・果物の積極的摂取，飽和脂肪酸，コレステロールの摂取を控える，多価不飽和脂肪酸，低脂肪乳製品の積極的摂取，適正体重の維持，運動療法，節酒，禁煙を勧める．

なお，カリウム制限が必要な腎障害患者では，野菜・果物の積極的摂取は推奨しない．肥満や糖尿病患者などエネルギー制限が必要な患者における果物の摂取は80 kcal/日程度にとどめる．さらに適度な運動，禁煙，寒冷刺激の防止，睡眠不足の解消などがあげられる．しかし，心不全や狭心症などの心血管病患者では，運動療法が心機能に負担にならない程度にとどめる注意が必要である．

表10　降圧目標

	診察室血圧（mmHg）	家庭血圧（mmHg）
75歳未満の成人*1 脳血管障害患者 （両側頸動脈狭窄や脳主幹動脈閉塞なし） 冠動脈疾患患者 CKD患者（たんぱく尿陽性）*2 糖尿病患者 抗血栓薬服用中	＜130/80	＜125/75
75歳以上の高齢者*3 脳血管障害患者 （両側頸動脈狭窄や脳主幹動脈閉塞あり，または未評価） CKD患者（たんぱく尿陰性）*2	＜140/90	＜135/85

＊1 未治療で診察室血圧130～139/80～89 mmHgの場合は，低・中等リスク患者では生活習慣の修正を開始または強化し，高リスク患者ではおおむね1カ月以上の生活習慣修正にて降圧しなければ，降圧薬治療の開始を含めて，最終的に130/80 mmHg未満を目指す．すでに降圧薬治療中で130～139/80～89 mmHgの場合は，低・中等リスク患者では生活習慣の修正を強化し，高リスク患者では降圧薬治療の強化を含めて，最終的に130/80 mmHg未満を目指す．

＊2 随時尿で0.15 g/gCr以上をたんぱく尿陽性とする．

＊3 併存疾患などによって一般に降圧目標が130/80 mmHg未満とされる場合，75歳以上でも忍容性があれば個別に判断して130/80 mmHg未満を目指す．

降圧目標を達成する過程ならびに達成後も過降圧の危険性に注意する．過降圧は，到達血圧のレベルだけでなく，降圧幅や降圧速度，個人の病態によっても異なるので個別に判断する．

「高血圧治療ガイドライン 2019」（日本高血圧学会高血圧治療ガイドライン作成委員会/編），ライフサイエンス出版，2019[11]より引用

※9　**褐色細胞腫**：副腎髄質由来の腫瘍で，カテコールアミン過剰により，高血圧や耐糖能異常を起こす．副腎外性，両側性，多発性，悪性がそれぞれ約10％を占める．治療抵抗性の高血圧を呈し，発作性に血圧上昇することもあり，他に頭痛，発汗，顔面蒼白などの症状がある．高血圧発作は，運動，ストレス，排便などで誘発される．血中カテコールアミン，24時間尿中カテコールアミン排泄量，代謝産物であるメタネフリンとノルメタネフリンの尿中排泄量などを確認する．CTやMRIで副腎腫瘍を認める．治療は腫瘍摘出が原則である．

表11　生活習慣の修正項目

1. 食塩制限6 g/日未満
2. 野菜・果物の積極的摂取*
   飽和脂肪酸，コレステロールの摂取を控える
   多価不飽和脂肪酸，低脂肪乳製品の積極的摂取
3. 適正体重の維持：BMI（体重［kg］÷身長［m］^{2}）25未満
4. 運動療法：軽強度の有酸素運動（動的および静的筋肉負荷運動）を毎日30分，または180分/週以上行う
5. 節酒：エタノールとして男性20～30 mL/日以下，女性10～20 mL/日以下に制限する
6. 禁煙

生活習慣の複合的な修正はより効果的である
*カリウム制限が必要な腎障害患者では，野菜・果物の積極的摂取は推奨しない
肥満や糖尿病患者などエネルギー制限が必要な患者における果物の摂取は80 kcal/日程度にとどめる
「高血圧治療ガイドライン 2019」（日本高血圧学会高血圧治療ガイドライン作成委員会/編），ライフサイエンス出版，2019[11]より引用

④薬物療法

一定期間生活習慣の修正を行っても降圧が不十分な場合は降圧薬を使用する．降圧の目的は血管や臓器の保護であり，心肥大の進展防止や退縮，腎障害や大動脈瘤の進行抑制などに対して厳重な血圧の管理が必要である．**利尿薬**，**ACE阻害薬**や**ARB**，**β遮断薬**，**カルシウム拮抗薬**が主に用いられる．

B. 妊娠高血圧症候群

1）病因と病態

妊娠時に高血圧を認めた場合，**妊娠高血圧症候群**（hypertensive disorders of pregnancy：**HDP**）とする[10]．妊娠高血圧腎症，妊娠高血圧，加重型妊娠高血圧腎症，高血圧合併妊娠に分類され，以前に病型分類に含まれていた子癇（しかん）は削除された（**表12**）．妊娠高血

表12　妊娠高血圧症候群の分類

病型分類	定義
妊娠高血圧腎症	①妊娠20週以降にはじめて高血圧を発症し，かつ，たんぱく尿を伴うもので，分娩12週までに正常に復する場合 ②妊娠20週以降にはじめて発症した高血圧に，たんぱく尿を認めなくても，以下のいずれかを認める場合で，分娩12週までに正常に復する場合 ・基礎疾患のない肝機能障害 ・進行性の腎障害 ・脳卒中，神経障害（けいれん・子癇・視野障害・頭痛など） ・血液凝固障害（血小板減少，DIC，溶血） ③妊娠20週以降にはじめて発症した高血圧に，たんぱく尿を認めなくても子宮胎盤機能不全（胎児発育不全，死産など）を伴う場合
妊娠高血圧	妊娠20週以降にはじめて高血圧を発症し，分娩12週までに正常に復する場合で妊娠高血圧腎症の定義に当てはまらないもの
加重型妊娠高血圧腎症	①高血圧が妊娠前あるいは妊娠20週までに存在し，妊娠20週以降にたんぱく尿，もしくは肝腎機能障害，脳卒中，神経障害，肺水腫，血液凝固障害のいずれかを伴う場合 ②高血圧とたんぱく尿が妊娠前あるいは妊娠20週までに存在し，妊娠20週以降にいずれかまたは両症状が増悪する場合 ③たんぱく尿のみを呈する腎疾患が妊娠前あるいは妊娠20週までに存在し，妊娠20週以降に高血圧が発症する場合 ④高血圧が妊娠前あるいは妊娠20週までに存在し，妊娠20週以降に子宮胎盤機能不全を伴う場合
高血圧合併妊娠	高血圧が妊娠前あるいは妊娠20週までに存在し，加重型妊娠高血圧腎症を発症していない場合
症候による亜分類	
重症について	①妊娠高血圧・妊娠高血圧腎症・加重型妊娠高血圧腎症・高血圧合併妊娠において，血圧が次のいずれかに該当する場合 収縮期血圧160 mmHg以上の場合 拡張期血圧110 mmHg以上の場合 ②妊娠高血圧腎症・加重型妊娠高血圧腎症において，母体の臓器障害または子宮胎盤機能不全を認める場合 （軽症という用語は，原則用いない．尿たんぱく量による分類は行わない）
発症時期による病型分類	早発型：妊娠34週未満に発症 遅発型：妊娠34週以降に発症

DIC：播種性血管内凝固症候群
「妊娠高血圧症候群新定義・臨床分類　第70回日本産科婦人科学会学術講演会　平成30年5月13日」，日本妊娠高血圧学会ホームページ（http://www.jsshp.jp/journal/pdf/20180625_teigi_kaiteian.pdf）[12]を改変し転載

圧症候群は**子癇**，**心不全**，**脳出血**などの合併症を起こして妊婦死亡の原因になり，また胎児の発育不全や低体重児，早産などの**周産期死亡**の原因になる．病態はいまだ明らかではないが，胎盤（たいばん）循環障害，母体循環障害，血管内皮障害，血液凝固線溶系の異常などが考えられている．

発症のリスク因子を表13に示すが，リスク因子，HDPを予知・予防する決定的な方法はない．そのため，臨床症状や検査データの変化をできる限り早期に把握することが重要である．

表13 妊娠高血圧症候群の主なリスク因子

妊娠前	妊娠関連
母体年齢≧35歳 特に40歳以上	初産
高血圧，妊娠高血圧腎症家族歴 （特に母親，姉妹）	妊娠間隔の延長 （特に5年以上）
糖尿病家族歴	父親側リスク因子 （primipaternity）
遺伝子多型，人種	前回妊娠高血圧症候群の既往
高血圧症，腎疾患	妊娠初期母体血圧比較的高値
糖尿病	多胎妊娠
肥満，インスリン抵抗性	尿路感染症，歯周病など
自己免疫疾患 （抗リン脂質抗体陽性を含む）	生殖補助医療
易血栓形成素因 （thrombophilia）	
甲状腺機能異常	

「妊娠高血圧症候群の診療指針 2015 -Best Practice Guide-」（日本妊娠高血圧学会／編），メジカルビュー社，2015[13]より引用

子癇とは，妊娠20週以降にはじめてけいれん発作を起こし，てんかんや二次性けいれんが否定されたものをいう．

2）治療

生活指導および栄養指導の指針を表14に示す．原則として安静を保ち，ストレスを避ける．**予防**には軽度の運動，規則正しい生活が勧められる．

- 高血圧が継続する場合は薬物療法が主体となる
- 急激な，あるいは過度の降圧は胎児胎盤循環不全を起こし，胎児はきわめて危険な状態になるため注意が必要である
- 第一選択の経口降圧薬として，メチルドパ※10，ラベタロール（$\alpha\beta$遮断薬），ヒドララジン※11，徐放性ニフェジピン（カルシウム拮抗薬．妊娠20週以降）が用いられる
- ACE阻害薬，ARBは胎児への影響が報告されており，いずれも絶対禁忌である
- 子癇発作やその切迫症状をもつ妊婦には硫酸マグネシウムや抗けいれん薬の投与を考慮する
- 産褥（さんじょく）期に薬物治療をする際には安易に母乳を中止するのではなく，母乳栄養の両立ができるかどうか客観的な情報をもとに，使用できる薬物を検討する

※10　**メチルドパ**：中枢性に交感神経を抑制する．
※11　**ヒドララジン（ヒドララジン塩酸塩）**：血管拡張作用を有する．

表14 妊娠高血圧症候群の生活指導および栄養指導の指針

生活指導		原則として安静を保ち，ストレスを避ける 予防には軽度の運動，規則正しい生活が勧められる
栄養指導	エネルギー	非妊娠時BMI 24以下の妊娠：30 kcal×理想体重（kg）＋200 kcal 非妊娠時BMI 24以上の妊娠：30 kcal×理想体重（kg） 予防には妊娠中の適切な体重増加が勧められる
	塩分摂取	7～8 g/日に制限する（極端な塩分制限は勧められない） 予防には10 g/日以下が勧められる
	水分摂取	1日尿量500 mL以下や肺水腫では前日尿量に500 mLを加える程度に制限するが，それ以外は制限しない．口渇を感じない程度の摂取が望ましい
	たんぱく質	理想体重×1.0 g/日 予防には理想体重×1.2～1.4 g/日が望ましい
	その他	動物性脂肪と糖質は制限し，高ビタミン食とすることが望ましい

注：重症，軽症ともに基本的には同じ指導で差し支えない．混合型ではその基礎疾患の病態に応じた内容に変更することが勧められる
日本産科婦人科学会周産期委員会，1998[14]を参考に作成

C. 本態性低血圧症

本態性低血圧症とは，心疾患や内分泌代謝疾患がなく，血圧が低く，症状を伴うものをいう．一般に収縮期血圧が100 mmHg以下のものをいい，二次性として糖尿病やパーキンソン病などの末梢神経障害や，降圧薬や向精神薬による薬物性低血圧の場合がある．症状として疲労感，めまい，頭痛，耳鳴り，動悸などを感じる．**適切な運動**が有効であるが，薬物療法を行うこともある．

5 不整脈

1）病因と病態

洞（房）結節に発した電気的興奮が**刺激伝導系**を伝わり，心筋を興奮させて，心臓の拍動が起きる（図6）．これを**洞調律**とよび，電気的刺激は自律神経によって調節され，正常では心臓の拍動は安静や運動に応じた規則正しいリズムを保っている（図7A）．正常成人では安静時で毎分50～80回の拍動数（**心拍数**）である．このリズムが乱れて異常が生じる病態を**不整脈**という．

洞結節で電気的刺激の発生に異常がある場合，異所性（洞結節以外）に電気的刺激が発生する場合，刺激伝導系に異常がある場合がある．**交感神経**は心拍数を増やし，逆に**副交感神経**は減らす．不整脈の原因疾患として心筋梗塞や心筋症などの心疾患や，甲状腺機能亢進症などの内分泌疾患，低カリウム血症などの電解質異常，薬物の副作用，遺伝性などがある．

2）症状

心拍数が増える**頻脈性不整脈**では，動悸や心悸亢進を訴える．心拍数が200/分以上になると，心室における血液の充満が不十分になり，心臓拍出量が低下するため，血圧が低下したり，呼吸困難や失神を起こすことがある．

一方，心拍数が少なくなる**徐脈性不整脈**では，脳循環障害を起こし，軽度ではめまいやふらつき，重症で意識障害をきたす．また心臓拍出量が低下し，うっ血性心不全をきたす．

3）診断

不整脈の出現中に12誘導心電図を記録し，その波形から診断する．**運動負荷心電図検査**（トレッドミル検査など）で運動中や後の不整脈，**24時間ホルター心電図検査**で就寝中などを含めた日常生活における不整脈を診断する．またカテーテル検査で刺激を誘発し不整脈を発生させて，異常な電気的興奮の部位や病態を確認する．

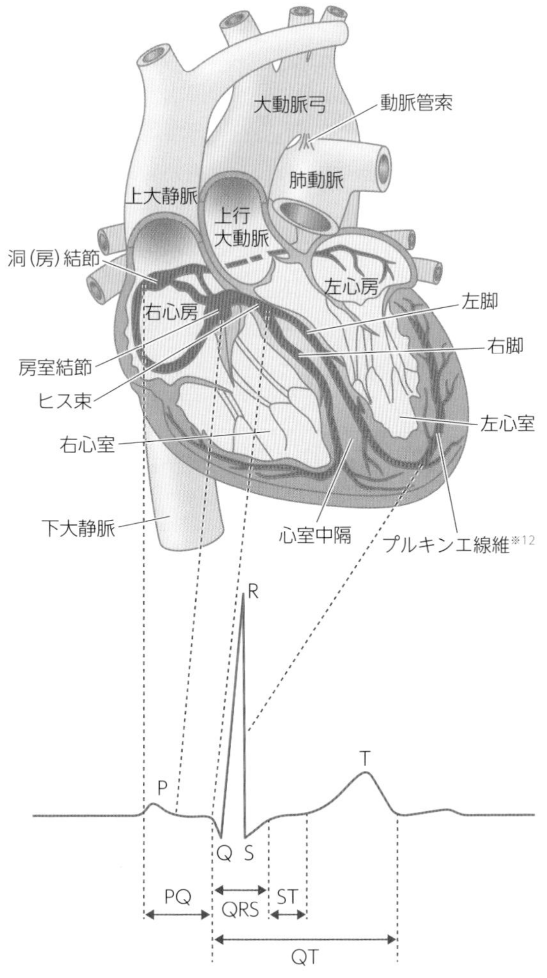

図6 心臓の刺激伝導系

P波：心房の興奮時に生じる波形
QRS波：心室の興奮時に生じる波形
T波：心室興奮の回復で生じる波形
それぞれの波形や，PQ，QRS，QTの間隔（時間），STの上昇や低下の波形から，不整脈，虚血性心疾患を診断する．
「カラーで学ぶ解剖生理学」（G.A.ティボドー，他／著，コメディカルサポート研究会／訳），p241，医学書院 MYW，1999[15] を参考に作成

※12 **プルキンエ線維**：心臓の刺激伝導系において，左右の脚の末梢が枝分かれして心筋固有筋に到達するまでの部分をいう．

①期外収縮

洞調律の周期よりも早期に発生する興奮による．その起源がヒス束より上部にある場合を**上室期外収縮**（premature supraventricular contraction：**PSVC**）または**心房期外収縮**（premature atrial contraction：**PACまたはAPC**），下部にある場合を**心室期外収縮**（premature ventricular contraction：**PVCまたはVPC**，図7B）という．

APCは心電図上洞性P波と異なる形のP波が洞調律よりも早期に出現する．通常，QRS波形は正常である．VPCはP波を伴わず幅広いQRS波が洞調律よりも早期に出現する．APCやVPCは通常，治療を必要としないが，急性心筋梗塞などでは薬物治療を考慮する．

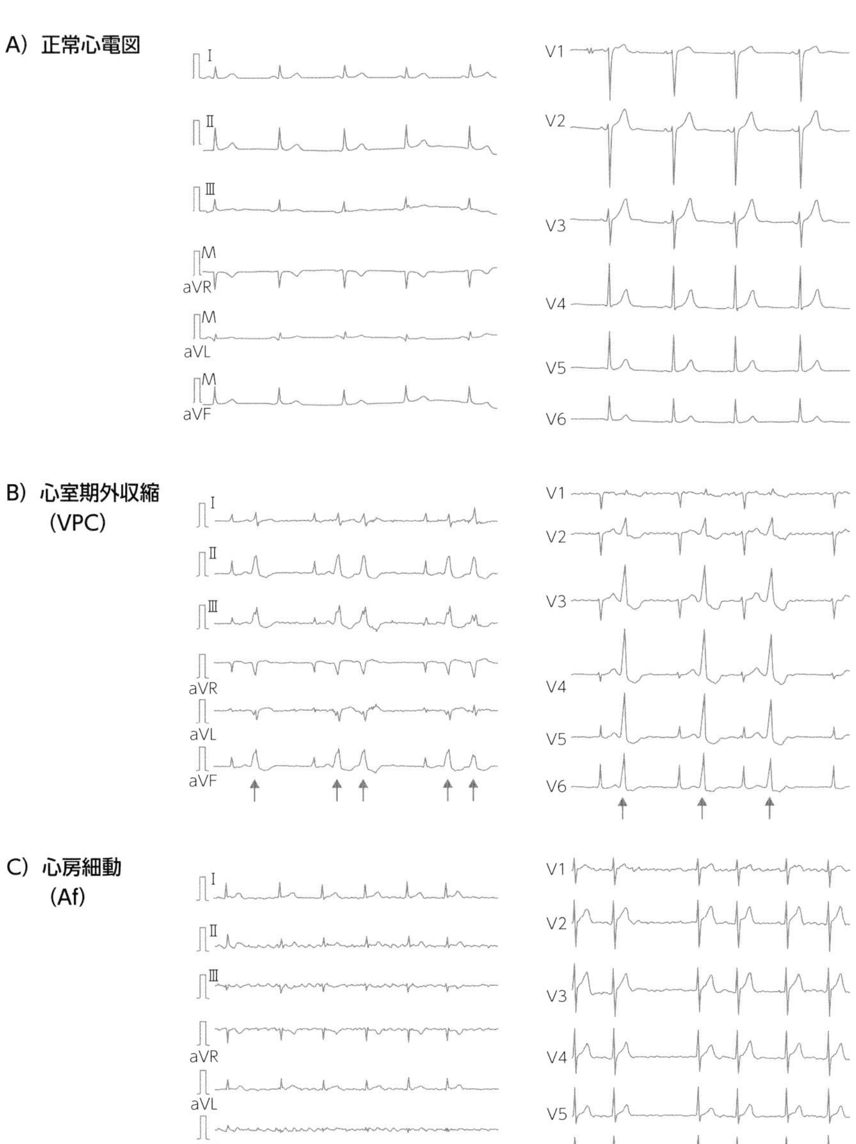

図7 正常（A）および不整脈（B，C）の12誘導心電図

A：正常洞調律である

B：四肢誘導（左側）を記録しているときには，VPC（QRS波の幅が広い）（↑）が単発または2連発で生じており，胸部誘導（右側）の記録のときには，正常とVPCが交互に生じる2段脈が認められる

C：基線が不規則で，QRS波の間隔も不規則である

②**発作性頻拍**

i．**発作性上室頻拍**

発作性上室頻拍（paroxysmal supraventricular tachycardia：**PSVT**）は，突発的に出現し急に消失する頻脈発作で，異常な刺激がヒス束より上部で生じるために起こる．その機序として**回帰性**（**"リエントリー"**という．副伝導路が関与する房室回帰性や房室結節回帰性がある）や自動能の亢進などがある．150～200/分あるいはそれ以上の頻拍を呈し，通常，心電図上QRS波形は正常幅である．動悸や血圧低下，意識障害を伴うことがある．治療は，迷走神経刺激，薬物治療，カテーテルによる**異常伝導路の焼却術（アブレーション）**などがある．

ii．**心室頻拍**

心室頻拍（ventricular tachycardia：**VT**）は，ヒス束より下部で生じる100/分以上の頻脈で，心電図上QRS波形は幅広く，さまざまな形を呈する．**心室細動**に移行して死に至る**致死性不整脈**である．**心筋梗塞**や**心筋症**などに伴うことが多い．その他，**ブルガダ症候群**※13，**先天性QT延長症候群**，**後天性QT延長症候群（薬物の副作用によることが多い）**，QT短縮症候群，J波症候群などでも起こる．原疾患の治療は必要であるが，発作時は**自動体外式除細動器**（automated external defibrillator：**AED**）などの除細動器で**電気的除細動**や薬物治療を行う．待機的には薬物治療に加え，アブレーションや**植え込み型除細動器**（implantable cardioverter defibrillator：**ICD**）の適応を考慮する．

iii．**心室細動**

心室細動（ventricular fibrillation：**Vf**）は，無秩序な電気的興奮のみが発生し，心電図上QRS波やT波は識別できない．心臓の拍出は停止しており，意識は消失し，致死的である．**電気的除細動**や**心臓マッサージ**を含めた**心肺蘇生術**が必要である．蘇生後の治療は心室頻拍に準じる．

iv．**WPW症候群**

WPW症候群（Wolff-Parkinson-White syndrome）は心房と心室を直接つなぐ**副伝導路〔Kent（ケント）束**など〕が存在し，心室の早期興奮が生じる病態である．心電図ではPQ間隔が短く，デルタ波を認める．頻脈発作がなければ経過観察であるが，PSVT（房室回帰性）や発作性心房細動が出現する場合は治療の対象である．薬物治療またはアブレーションを行う．

v．**心房細動**

心房細動（atrial fibrillation：**Af**，図7C）は心房の各部分で無秩序な電気的興奮が生じ，その興奮が心室へ不規則に伝導して，心室のリズムと収縮も不規則になる不整脈をいう．心電図ではP波が欠如し，細動波（f波）を認める．不規則な心房興奮のため心房収縮が失われ，心室の興奮も不規則になって，心室充満が不十分になり，心室からの拍出量が減少する．頻脈性だけでなく徐脈性になることもある．動悸などの胸部症状や全身倦怠感，さらに心機能低下を引き起こして**うっ血性心不全**，心内血栓形成を起こして**心原性脳塞栓**などの合併症を引き起こす．

Afに対する治療は，薬物治療，電気的除細動，アブレーションがある．心内血栓予防のため，**抗凝固療法（ワルファリン，ヘパリン**など．本章**「1-4）②慢性心不全の治療」**を参照）を考慮する．日常の診療現場ではよくみられる不整脈であり，心房細動の有病率は加齢とともに増加する．高血圧患者で増加し，**血圧管理**が重要である．**甲状腺機能亢進症**などの患者でも認められ，原疾患の治療が必要である．

vi．**心房粗動**

心房粗動（atrial flutter：**AFまたはAFL**）は，Afと異なり，心房内で発生した異常な電気的興奮が規則正しく心房内を旋回し，一定の頻度で心室に伝導する不整脈である．P波が欠如し，鋸歯状の粗動波（F波）を認める．薬物治療，電気的除細動，またはアブレーションを行う．

③**興奮伝導障害**

洞結節から，心房，房室結節，ヒス束，脚，心室筋へと伝導していく過程で，伝導障害が起こるものをいう．

i．**洞房ブロック**

洞房ブロックとは，洞結節と心房接合部の伝導障害のために，心電図上P波は間欠的に脱落する．

ii．**房室ブロック**

房室ブロック（atrio-ventricular block：**AVB**）と

※13 **ブルガダ症候群**：右胸部誘導で特徴的な心電図上ST変化を示し，安静時や睡眠中などに致死性不整脈である心室細動を生じて，突然死を起こす可能性のある症候群．

は心房から心室への伝導（房室伝導）が遅延または途絶するものである．Ⅰ度（PQ間隔が遅延），Ⅱ度（房室伝導がときどき途絶して，QRS波が間欠的に脱落），Ⅲ度（房室伝導が完全に途絶し，P波とQRS波が全く独立した周期で出現する．“**完全房室ブロック**”ともいう）．完全房室ブロックでは脳循環不全をきたし，ふらつきや失神を起こす．薬物治療もしくは**人工ペースメーカ埋込術**を行う．

ⅲ．脚ブロック

脚ブロック（bundle branch block：**BBB**）とは心室内刺激伝導系の右脚または左脚（図6）において興奮伝導が遅延または途絶するものである．心電図のQRS幅が0.12秒以上の場合に**完全脚ブロック**，未満を**不完全脚ブロック**という．

ⅳ．洞不全症候群

洞不全症候群（sick sinus syndrome：**SSS**）は洞結節の機能不全により，高度の徐脈，洞停止，洞房ブロックなどを生じる．Ⅰ群（洞性徐脈），Ⅱ群（洞停止または洞房ブロック），Ⅲ群（徐脈と頻脈を繰り返す症候群）に分けられる．心不全や脳循環不全〔めまいや失神発作を起こす場合，“**Adams-Stokes（アダムス・ストークス）発作**”という〕を起こす．薬物治療もしくは**人工ペースメーカ埋込術**を行う．

6 静脈血栓塞栓症

1）病因と病態

肺血栓塞栓症（pulmonary thromboembolism：**PTE**）と**深部静脈**[※14]**血栓症**（deep venous thrombosis：**DVT**）は一連の病態であることから，**静脈血栓塞栓症**（venous thromboembolism：**VTE**）と総称される．血栓が血流に乗って運ばれ，塞栓子として肺動脈を閉塞した場合を**肺血栓塞栓症**という（本節では**肺塞栓**として表記する）．肺塞栓には**急性肺塞栓**と**慢性肺塞栓**がある．急性肺塞栓の90％以上はDVTによる．肺組織は通常，肺動脈と気管支動脈による血液の供給を受けているため，肺塞栓を起こしても末梢域の組織の壊死を起こすことは少ないが，**出血性の壊死**を起こして胸痛，発熱や血痰などの症状が出る場合を**肺梗塞**という（肺塞栓の10～15％程度に発症）．

①急性肺塞栓

わが国では欧米と比べて少ないが，**女性に多く，60～70代**がピークである．年々増加しているが，後述の予防措置により減少に転じたという報告もある．**死亡率は10～30％で，心筋梗塞よりも高い．**

主に下肢や骨盤内の静脈内で形成された血栓が，ある動作をきっかけに遊離して，右心房，右心室を経て肺動脈で閉塞を起こし，血栓から放出される体液性因子（セロトニンやトロンボキサンA2など）と低酸素状態による肺血管攣縮が起こる．その結果，急速に肺高血圧（肺動脈圧の平均値が25 mmHg以上の上昇）や右心負荷，および低酸素血症が生じる．肺塞栓のおよそ半数は手術後の安静解除後の起立や歩行，排便・排尿などがきっかけで起こる．病院内発症が院外発症より多い．肥満は強い危険因子であり，骨盤や下肢の外傷，悪性腫瘍，妊娠，帝王切開や分娩，経口避妊薬の常用，まれながら血液凝固異常疾患などでも起こる．いわゆる**エコノミークラス症候群**は，長時間の飛行で狭い空間で座位をとり，脱水も加わってDVTを起こし，起立したときに急性肺塞栓を生じることをいうが，エコノミーだけでなく上位クラスでも，また自動車や船舶などでの長時間の座位（総じて旅行者血栓症ともよばれる），災害時の車中寝泊まり，長時間のテレビ鑑賞などでもみられる．

②慢性肺塞栓

器質化した血栓が肺動脈を閉塞・狭窄化し，3～6カ月以上持続している状態をいう．

③深部静脈血栓症（DVT）

深部静脈（多くは下肢）に生じた血栓症をDVTという．表在静脈に血栓を生じ，静脈壁の炎症を起こす場合は血栓性静脈炎といい，DVTやPTEを合併することが少なくない．静脈の血栓は**血流の停滞，静脈の内皮障害，血液の凝固能亢進**の3因子が関与する（表15）．また加齢も危険因子であり，発生率は増加傾向である．

2）症状

急性肺塞栓の主な症状は，突然の呼吸困難，胸痛，頻呼吸で，閉塞の度合いにより，ショック状態や突然死に至る例から症状が乏しい例もある．全肺血管床の

※14　**深部静脈**：四肢や骨盤内の深い部分にある比較的太い静脈．

表15 肺塞栓の危険因子

	後天性因子	先天性因子
血流停滞	長期臥床 肥満 妊娠 心肺疾患（うっ血性心不全，慢性肺性心など） 全身麻酔 下肢麻痺，脊椎損傷 下肢ギプス包帯固定 加齢 下肢静脈瘤 長時間座位（旅行，災害時） 先天性 iliac band，web，腸骨動脈による iliac compression	
血管内皮障害	各種手術 外傷，骨折 中心静脈カテーテル留置 カテーテル検査・治療 血管炎，抗リン脂質抗体症候群，膠原病 喫煙 抗リン脂質抗体症候群 高ホモシステイン血症 VTE の既往	高ホモシステイン血症
血液凝固能亢進	悪性腫瘍 妊娠 各種手術，外傷，骨折 熱傷 薬物（経口避妊薬，エストロゲン製剤など） 感染症 ネフローゼ症候群 炎症性腸疾患 骨髄増殖性疾患，多血症 発作性夜間血色素尿症 抗リン脂質抗体症候群 脱水	アンチトロンビン欠乏症 PC 欠乏症 PS 欠乏症 プラスミノーゲン異常症 異常フィブリノーゲン血症 組織プラスミノーゲン活性化因子インヒビター増加 トロンボモジュリン異常 活性化 PC 抵抗性（Factor V Leiden）* プロトロンビン遺伝子変異（G20210A）* ＊日本人には認められていない

「肺血栓塞栓症および深部静脈血栓症の診断，治療，予防に関するガイドライン 2017年改訂版」（日本循環器学会／編）（https://www.j-circ.or.jp/cms/wpcontent/uploads/2017/09/JCS2017_ito_h.pdf）[4] より引用

30％が閉塞すると**肺高血圧症**（**「第11章-3．COPD（慢性閉塞性肺疾患）」**を参照）を呈する．肺高血圧症になると，右心不全の症状がさまざまな程度で出現する（本章**「1．心不全」**を参照）．

肺梗塞を起こすと，血痰が出現し胸痛や発熱を伴う．

またDVTの症候（三大症候である**下肢の腫脹**，**疼痛**，**色調変化**）を認めることがある．

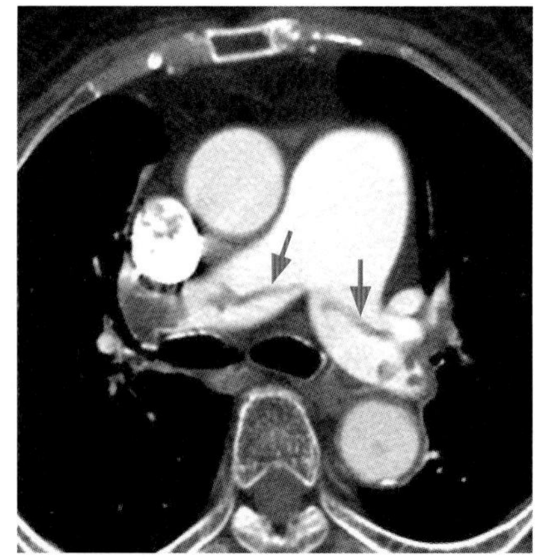

図8 急性肺血栓塞栓症［83歳，女性］
胸部造影CT：両側主肺動脈内に非造影の血栓を認める（➡）
星俊子：肺血栓塞栓症「胸部画像診断のここが鑑別ポイント改訂版」（酒井文和／編，土屋一洋／監），羊土社，2011[16] より転載

3）診断

- 一般の血液検査では特異的な所見はない．フィブリン分解産物を測定する**D-ダイマー**は，「それが上昇していなければ，肺塞栓はない」という除外診断に用いられる
- **動脈血血液ガス分析**では，肺胞低換気による低酸素血症，頻呼吸による低二酸化炭素血症と呼吸性アルカローシスが特徴である
- **心電図**では，洞性頻脈，右側胸部誘導の陰性T波，SⅠQⅢTⅢ，右脚ブロックなどが出現する
- **心エコー**では，右心室の負荷の程度に応じて，右室の拡大や壁運動低下がみられる
- **胸部X線写真**では，心拡大，右肺動脈下行枝の拡張，肺野の透過性亢進などがあるが，特徴的ではない
- **ヘリカルCT**※15や**MRアンジオグラフィ（MRA）**※16で血栓の確認と肺動脈の拡張を認める（図8）
- 肺動脈造影は現在でも主たる検査であり，**デジタルサブトラクションアンジオグラフィ（DSA）**による肺動脈造影，**カテーテル**による肺動脈造影がある．その他，カテーテルによる心内圧測定，**肺換気・血流シンチグラフィ**，**経食道心エコー**も用いられる

なお，DVTでは，下肢静脈エコーや，造影CTや

※15 **ヘリカルCT**：人体をらせん状（ヘリカル）に撮影して，1回の息止めで，従来型と比べて，より広範囲を短時間で撮影することが可能なコンピュータ断層撮影（CT）．

※16 **MRアンジオグラフィ（MRA）**：磁気共鳴イメージング（MRI）を用いて血管像を描出する方法．

MRIが主に用いられる.

4）治療

早期の診断と治療開始が重要である．まず酸素吸入や挿管による人工換気で呼吸管理を行う．心不全が重症であれば，**体外式膜型人工肺**（extracorporeal membrane oxygenation：ECMO）を使う．薬物療法として，**モンテプラーゼ**（遺伝子組み換え組織プラスミノーゲン活性化因子，t-PA）などの**血栓溶解療法**や，**抗凝固療法**を行う〔従来のヘパリン（注射薬），ワルファリン（経口薬）に加えて，皮下注射薬の合成ペンタサッカライド間接的Xa阻害薬（フォンダパリヌクス），経口薬の直接作用型Xa阻害薬（エドキサバン，リバーロキサバン，アピキサバン）が使用可能となった〕．またカテーテル治療として**血栓溶解療法**および**血栓破砕**（はさい）**・吸引術**がある．あるいは外科的血栓摘除術を行う．

急性肺塞栓の一次ないし二次予防として，下大静脈にフィルターを装着し，血栓が肺動脈に到達しないようにする方法を使う場合がある．

DVTの予防としては，術後に足を動かすこと，早期離床，**弾性**（だんせい）**ストッキング**や**弾性包帯**の利用，カフを巻いて行う**間欠的空気圧迫法**，抗凝固療法などがある．

7 脳血管障害

脳血管の動脈硬化などの病理的変化，灌流圧の低下，血栓塞栓閉塞などで脳組織に一過性もしくは持続性に**虚血**や**出血**をきたした状態をいう．**脳出血**（**脳内出血**，**くも膜下出血**），**脳梗塞**，**一過性脳虚血発作**（transient ischemic attack：TIA），脳血管奇形，高血圧性脳症などを含む（本節では，脳内出血は脳出血と表記）．

脳卒中とは主に脳出血，くも膜下出血，脳梗塞を意味する総称である．

1）脳出血の病因と病態

脳出血は脳内の血管が破裂して起こる．多くは**高血圧**が原因で，その他，**外傷**や**脳動静脈奇形**によるものなどがある．出血する場所によって，被殻（ひかく）出血，視床出血，橋出血，小脳出血に分類され，四肢麻痺，感覚障害，眼球運動障害などの症状がさまざまな程度で生じる．

2）くも膜下出血の病因と病態

脳を囲む膜（軟膜）と膜（くも膜）の間（くも膜下腔）に存在する動脈にできる**動脈瘤**の破裂によって生じる出血をいう．その他の原因として，**脳動静脈奇形**や外傷などがある．

3）脳梗塞の病因と病態（図9）

病型から，**ラクナ梗塞**，**アテローム血栓性脳梗塞**，**心原性脳塞栓**に分かれる．

①ラクナ梗塞

ラクナ梗塞は最も頻度が高く，高血圧や糖尿病，喫煙，加齢によって，脳動脈の**穿通枝**（せんつうし）の狭窄や閉塞（**細動脈硬化**）が生じるために起こる血行障害が原因である．

②アテローム血栓性脳梗塞

アテローム血栓性脳梗塞は主幹動脈のアテローム硬化病変が原因である．高血圧や糖尿病，脂質異常，喫煙，加齢などが原因で，脳血管障害のうち約3割の頻度であるが，近年，その割合が増加している．病変に生じる血栓や脂質を含む小さな塞栓子により一過性に血管が閉塞してTIAが生じることがある．症状は24時間以内に消失するため一過性であるが，症状が回復しても将来発生する大きな梗塞の予兆と考え，検査や治療などの対策を考える必要がある．

③心原性脳塞栓

心原性脳塞栓は**弁膜症**やその**人工弁手術後**，あるいは**心房細動**などにより，心腔内に生じた血栓が遊離して脳血管が詰まることによる．特に心疾患や高齢者にみられる発作性の心房細動は今後増加することが懸念されている．

4）診断

意識障害や悪心，頭痛の程度，そして神経学的所見（四肢麻痺や感覚障害，眼球運動障害など）から脳血管障害を疑い，CTやMRI撮影を施行する．必要に応じてカテーテル検査も行う．

5）治療

①急性期

脳卒中では**脳浮腫の軽減**と**血圧のコントロール**が基本である．しかし急速な，あるいは過度の降圧は避けなければならない．脳出血では血腫の場所や大きさ，症状の程度から手術療法や脳室ドレナージを行うことがある．

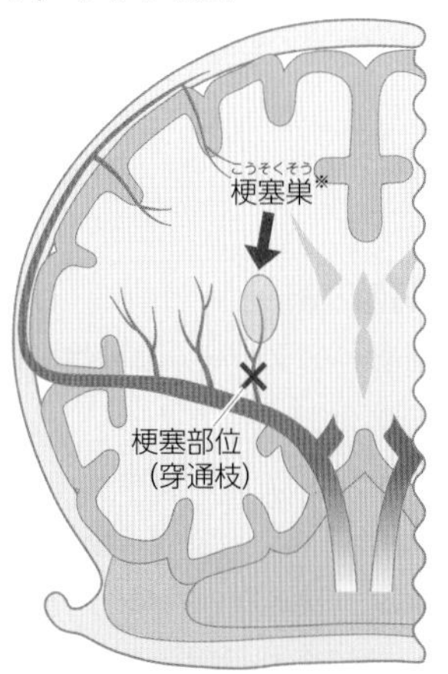

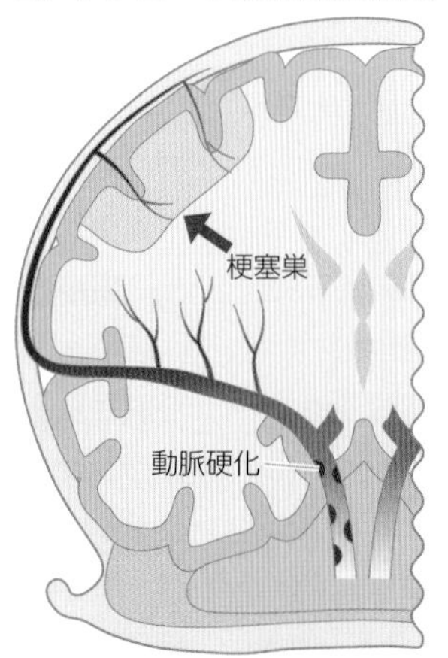

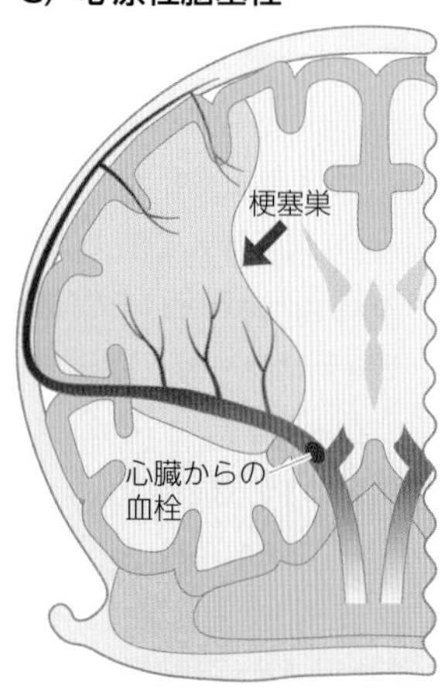

図9 脳梗塞の3病型

脳梗塞は，大別してラクナ梗塞，アテローム血栓性脳梗塞，心原性脳塞栓に分類される
A：ラクナ梗塞は，主幹脳動脈から枝分かれしている直径100～300 μmの細い血管である穿通枝に発症しやすい
B：アテローム血栓性脳梗塞は，中大脳動脈などの大きな動脈の動脈硬化によって発症する
C：心原性脳塞栓は，心臓でできた血栓が脳動脈に流れ込んで脳血管を閉塞して発症する
※梗塞巣：局所的に血流が低下し，虚血に陥って組織が壊死を起こした病変

脳梗塞では早期治療として**血栓溶解療法**〔**t-PA**（アルテプラーゼ）療法〕，抗血小板療法，脳保護作用をもつ抗酸化薬の投与を行うことがある．また，くも膜下出血では外科手術（破裂した動脈瘤頸部のクリッピング術）や血管内治療（瘤内塞栓術）などの治療を行う場合がある．

②慢性期

四肢や嚥下運動，発語などの**リハビリテーション**を早期から行うことが将来のQOL回復に向けて必要になる．そして血圧のコントロールが最も重要であるが，脳梗塞では再発予防のため，薬物による抗血小板療法や抗凝固療法，特に心房細動患者では不整脈の治療に加えて心内血栓の予防のための**抗凝固薬**（**ワルファリンなど**）療法を考慮する必要がある．

禁煙やアルコール摂取制限，減塩を含む食事療法，運動療法，コレステロール低下療法も勧められる．うつ状態に対する対策も考慮する．

頸動脈狭窄が高度な患者では外科的に頸動脈の**バイパス術**や**内膜剥離術**，あるいはカテーテルを用いた**ステント留置術**を考慮する．

第8章 チェック問題

問題

□□ **Q1** 左心不全と右心不全の違いは何か説明せよ.

□□ **Q2** 動脈硬化性疾患の危険因子とは何か説明せよ.

□□ **Q3** 狭心症と急性心筋梗塞の違いは何か説明せよ.

□□ **Q4** 高血圧症を治療する目的は何か説明せよ.

□□ **Q5** 脳梗塞の3つの病型とそれぞれの原因を述べよ.

解答＆解説

A1 左心不全では肺うっ血が起こることが特徴であり，発作性夜間呼吸困難や起座呼吸（起坐呼吸）などが起こる．一方，右心不全では肺うっ血を伴わず，浮腫，腹水，頸静脈怒張などを呈する．ただし左心不全が徐々に増悪すると右心不全症状もあわせて呈する．(p.150, 151)

A2 冠動脈疾患，糖尿病・耐糖能異常，慢性腎臓病（CKD），非心原性脳梗塞・末梢動脈疾患（PAD）など冠動脈疾患以外の動脈硬化性疾患の合併，年齢・性別，脂質異常症，高血圧，喫煙，早発性冠動脈疾患の家族歴（第1度近親者）があげられる．これらの因子がそれぞれ重症であるほど，また複数の因子が重なるほど，発症の危険が増加することになる．(p.155)

A3 狭心症は虚血により一過性に胸痛などの胸部症状と心電図変化が出現するものをいい，心筋の壊死は伴わない．心筋梗塞は一定時間以上の虚血により心筋が壊死を起こして，胸痛と心電図変化とともに心筋逸脱酵素の上昇を伴う場合をいう．(p.157, 158)

A4 治療の目的は，高血圧の持続によってもたらされる心血管病の発症・進展・再発を抑制し，死亡を減少させることである．そして高血圧患者が健常者と変わらぬ日常生活を送ることができるように支援することである．(p.161)

A5 病型から，ラクナ梗塞，アテローム血栓性脳梗塞，心原性脳塞栓に分かれる．ラクナ梗塞は穿通枝の細動脈硬化によって起こる．アテローム血栓性脳梗塞は主幹動脈のアテローム硬化病変が原因である．心原性脳塞栓は心腔内に生じた血栓が遊離して脳血管に詰まることによる．(p.169, 170)

心筋梗塞，心不全

心筋梗塞を契機に心不全を合併する患者の栄養管理を考える場合，発症から回復期までの各治療段階において対応が変更されることを理解しておかなければならない.

急性期

心機能が低下し，致死性の不整脈が頻発するような急性期においては，意識障害や呼吸状態の悪化，心拍出量低下による腸管浮腫などの影響により経口摂取や経腸栄養は危険であり，静脈栄養で管理する．この時期，点滴で許容できる水分量は極端に少なく，十分な栄養投与が困難となる．そのため，頻繁に栄養アセスメントを行い，腸管使用が可能である段階に至れば，タイミングを逸することなく少量から経腸栄養への移行を開始すべきである.

しかし，栄養量の充足を焦るあまり，腸管や循環動態の評価を十分に行わないままに安易に経腸栄養へ移行すると，さまざまな合併症を誘発するので注意を要する．特に急性心不全における下痢は致命的な電解質異常をきたすこともあるので，十分な病態の理解なしに経腸栄養を進めてはならない.

経腸栄養から経口栄養への移行期

急性期を脱し，人工呼吸器からの離脱が行われ，集中治療室から一般病棟に移動するような時期には，経腸栄養から経口栄養へ移行することになる．経口摂取を再開する際には，入院前の食事摂取に問題がなかったとしても，治療介入（気管切開や絶飲食など）の影響により摂食嚥下障害を発症している可能性も念頭におく必要がある．そして重要なことは，少量の経口摂取が可能になったとしても，新たなルートから十分な栄養量が確保（必要量の75％以上）できるようになるまでは，それまでの投与ルート（経腸栄養）を中止しないことである.

臨床現場では，少しでも経口摂取が始まると，十分な根拠なしに既存の栄養ルートが中止されることがある．いったん抜去した点滴や経鼻ルートの再確保は，一定のリスク（誤挿入，誤穿刺など）を伴うことや，患者の同意（苦痛）を得なければならないことからも容易ではない．臨床を担う管理栄養士として，適切な栄養管理を行ううえではルート管理についても十分に理解しておかなければならない.

退院後

心機能が回復し，経口摂取が問題なく可能となれば，退院後の食事に向けての教育が要求される．慢性心不全の食事療法は，塩分や水分をコントロールすることにより心臓への前負荷を軽減することが中心であり，糖尿病や脂質異常症などの合併症がある場合はエネルギーコントロールや脂質コントロールなど個別の対応が必要になる.

高齢者に対する注意

高齢者の心不全は増悪による再入院率が高いことが知られている．退院時に一度きりの教育を行っただけでは再入院を防ぐことができず，外来における定期的なアプローチが必要である．また，退院後も，多剤服用，独居，認知症の問題など多方面にわたる問題に医師，看護師，薬剤師，理学療法士，作業療法士，言語聴覚士，歯科衛生士，管理栄養士など多職種が十分に連携して対応することが重要である.

第9章 腎・尿路系疾患

Point

1. 腎・尿路系は，体の中でできた老廃物を濾過して，尿として体の外へ排出する器官である．腎臓で尿をつくり，尿管で尿を運び，膀胱に尿を溜めて，尿道から尿を排出する．この過程のいずれかに障害が起こると，尿の生成・排出に異常が発生することを理解する．
2. 腎疾患は，わが国において，臨床症候に基づく分類と病態に基づく分類があり，WHOの分類とは違いがあることを理解する．
3. 近年注目されているCKDとは，何らかの疾患による早期の腎機能低下から末期腎不全までを含む疾患概念であることを理解する．
4. 糸球体疾患は，症候による分類，病因による分類，さらに組織所見による分類が混在しているため，何に主眼を置いているのかを整理しながら理解する．

概略図 腎・尿路系の構造

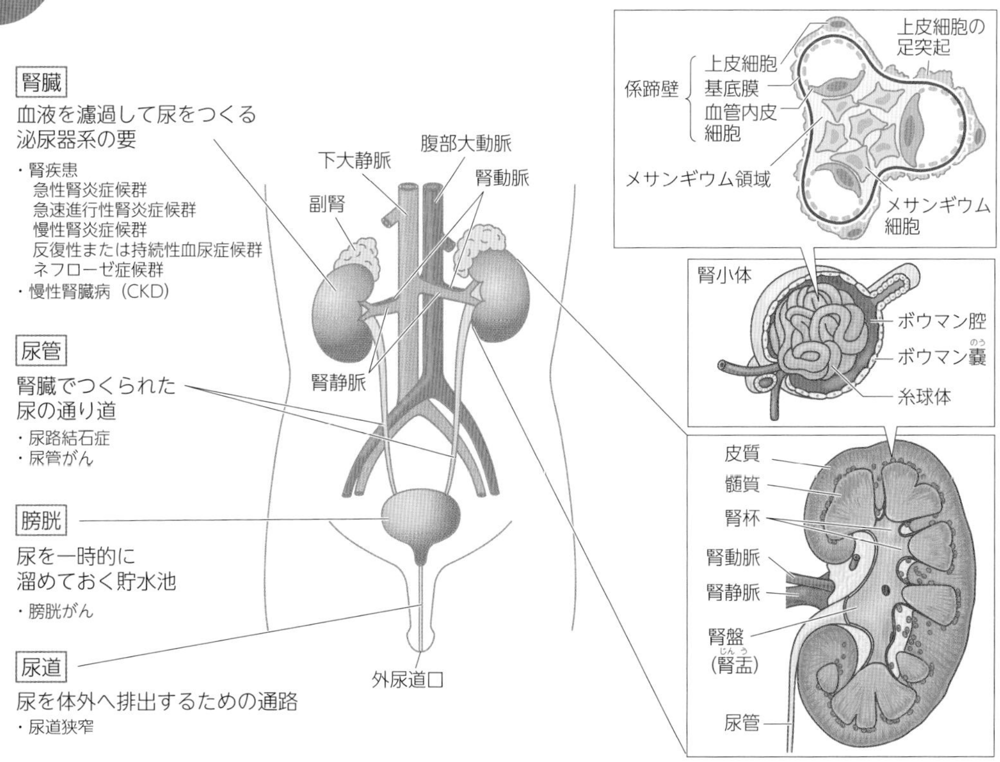

腎臓
血液を濾過して尿をつくる
泌尿器系の要
- 腎疾患
  - 急性腎炎症候群
  - 急速進行性腎炎症候群
  - 慢性腎炎症候群
  - 反復性または持続性血尿症候群
  - ネフローゼ症候群
- 慢性腎臓病（CKD）

尿管
腎臓でつくられた
尿の通り道
- 尿路結石症
- 尿管がん

膀胱
尿を一時的に
溜めておく貯水池
- 膀胱がん

尿道
尿を体外へ排出するための通路
- 尿道狭窄

下大静脈
腹部大動脈
腎動脈
副腎
腎静脈
外尿道口

上皮細胞の
足突起
係蹄壁
上皮細胞
基底膜
血管内皮
細胞
メサンギウム領域
メサンギウム
細胞

腎小体
ボウマン腔
ボウマン嚢
糸球体

皮質
髄質
腎杯
腎動脈
腎静脈
腎盤
（腎盂）
尿管

1 臨床症候分類

腎臓の障害は，臨床症候により図1，2の①～⑤に分類可能である．

2 急性腎炎症候群

急性腎炎症候群とは，血尿，たんぱく尿，高血圧，腎機能低下，ナトリウムや水分貯留（浮腫・乏尿）などを急激に発症する腎炎の総称（症候群）である．

数日で回復することが多いが，悪化するとネフローゼや腎不全に陥る．

以下に示す急性糸球体腎炎や，原発性/続発性の慢性糸球体腎炎（IgA腎症，紫斑病性腎炎，ループス腎炎など）の急性増悪期などをあわせて急性腎炎症候群という．

A. 急性糸球体腎炎

1）病因と病態

A群β溶血連鎖球菌（*Streptococcus pyogenes*）の咽頭，中耳，皮膚などへの感染後およそ1～2週間で起こる糸球体の急性炎症反応である．その他の細菌，ウイルス，真菌なども原因となる．

2）症状

発症すると，血尿，たんぱく尿を呈し，炎症が進行すると腎血流が低下して（**乏尿**），体液貯留，高血圧，浮腫，高尿素血症（尿毒症：昏迷・けいれんなど）に至る．治療により，**利尿期**，**回復期**を経て完治することが多いが，慢性糸球体腎炎へ移行することもある．小児では95%以上完治するが，成人では20%程度慢性化する．

3）診断

確定診断には，腎生検（腎臓の組織学的検査）による組織診断が必要である．急性びまん性増殖性糸球体腎炎の組織像を呈する．臨床的に典型的な場合には，腎生検は実施せず，臨床所見と検査所見から判定することもある．

4）治療

乏尿期・利尿期には入院のうえ安静を図る．自然治癒傾向が強いため，急性期における対症療法が中心となる．

腎炎発症後の抗菌薬は腎炎の予後には関係しないため，腎炎の改善を目的とした抗菌薬の使用は行わない．原疾患（咽頭や皮膚の感染症）の持続が確認されれば，菌体の供給を絶つ目的で，感受性のある抗菌薬を使用する（なおこのとき，A群β溶血連鎖球菌ならばペニシリン系が第一選択となる）．

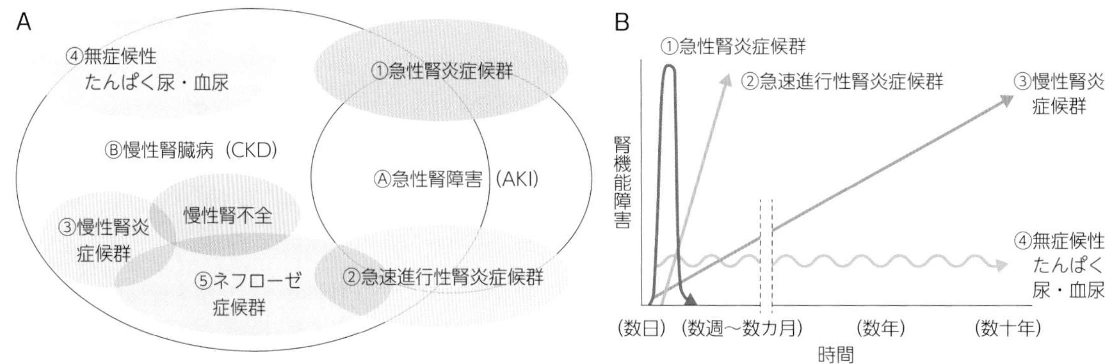

図1　腎疾患の分類と腎機能障害の経過

これらの疾患概念には重なる部分がある．また，AKI（acute kidney injury，p.183）からCKD（chronic kidney disease，p.184）への移行を示している．なお，現在，慢性腎炎症候群という用語は臨床的にほとんど用いられない．
A）は「病気がみえる vol.8 腎・泌尿器」（医療情報科学研究所/編），メディックメディア，2019[1]より引用

図2 腎疾患の分類

組織による診断名 ＼ 尿所見，症候名，原因		尿所見：血尿 顕微鏡的	尿所見：血尿 肉眼的	尿所見：たんぱく尿	症候に基づく診断名：①急性腎炎症候群	②急速進行性腎炎症候群	③慢性腎炎症候群（慢性腎臓病）	④無症候性たんぱく尿・血尿	⑤ネフローゼ症候群	病因による診断名：一次性（多くは組織診断名が疾患名となる）	病因による診断名：二次性（以下は代表的な疾患）
微小糸球体病変				(++)					●	・微小変化型ネフローゼ症候群 ・生理的たんぱく尿	・悪性リンパ腫（Hodgkin（ホジキン）リンパ腫）
		○						○			・菲薄基底膜病*
巣状分節性糸球体硬化症（FSGS）		○		(++)			○		●	・巣状分節性糸球体硬化症（FSGS）	・逆流性腎症 ・HIV関連腎症
管内増殖性糸球体腎炎		○	○	(−)〜(+)	●					・管内増殖性糸球体腎炎	・溶連菌感染後急性糸球体腎炎（PSAGN）
メサンギウム増殖性糸球体腎炎		○	○	(+)	○		●	●	○	・メサンギウム増殖性糸球体腎炎 ・IgA腎症	・IgA血管炎（紫斑病性腎炎） ・Alport（アルポート）症候群*
半月体形成性糸球体腎炎（管外増殖性糸球体腎炎）		○		(+)〜(++)		●	○			・半月体形成性糸球体腎炎	・ANCA関連腎炎 ・Goodpasture（グッドパスチャー）症候群 ・ループス腎炎 ・IgA血管炎（紫斑病性腎炎）
膜性腎症（MN）				(++)			○		●	・膜性腎症（MN）	・悪性腫瘍 ・自己免疫性疾患（SLEなど） ・HBV関連腎症
膜性増殖性糸球体腎炎（MPGN）		○		(++)	○	○	○		●	・膜性増殖性糸球体腎炎（MPGN）	・クリオグロブリン血症 ・HCV関連腎症
糖尿病性腎症〔原因疾患：糖尿病〕				(+)〜(++)			○		●		
ループス腎炎〔原因疾患：SLE〕		○	○	(−)〜(++)	○	○	○	○	●		
アミロイド腎症〔原因疾患：アミロイドーシス〕				(++)			○		●		

●：高頻度でみられるもの
○：比較的みられるもの
＊遺伝性・家族性
「病気がみえる vol.8 腎・泌尿器」（医療情報科学研究所/編），pp222-223，メディックメディア，2019[1]より改変して転載

①食事療法

成人の急性腎炎症候群に共通する食事療法は，表1に示す通りである．腎機能・血圧が安定したら，徐々に常食に復帰させる．なお持続性に尿たんぱくがみられる場合や，高血圧が残存する場合には，本章「**4-B. 3）慢性糸球体腎炎の食事療法**」に準拠して指導を行う．

②生活指導

成人の急性腎炎症候群の**回復期**には，厳しい活動制限を実施（3〜4メッツ[※1]以下）し，尿所見が正常化しても発症から2年程度は運動制限（5〜6メッツ以下）が必要となる場合もある．その他，病期に応じて対症的に利尿薬・降圧薬を使用する．

なお，小児や妊婦における生活指導については，

表1　急性腎炎症候群に共通する食事療法

		総エネルギー (kcal/kg*/day)	たんぱく質 (g/kg*/day)	食塩 (g/day)	カリウム (g/day)	水分
急性期	乏尿期 利尿期	35**	0.5	0～3	5.5 mEq/L以上のときは制限する	前日尿量＋不感蒸泄量
回復期および治癒期		35**	1.0	3～5	制限せず	制限せず

*標準体重　**高齢者，肥満者に対してはエネルギーの減量を考慮する．
日本腎学会：腎疾患患者の生活指導・食事療法ガイドライン．日本腎学会誌，39：1-37，1997[2]より引用

「腎疾患患者の生活指導・食事療法に関するガイドライン[2]」を参照されたい．

B. 原発性/続発性の慢性糸球体腎炎

原発性/続発性の慢性糸球体腎炎（IgA腎症，紫斑病性腎炎，ループス腎炎など）の急性増悪期も急性腎炎症候群に含まれる．詳細は，本章「**4．慢性腎炎症候群**」を参照．

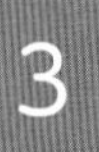

3 急速進行性腎炎症候群

急速進行性腎炎症候群とは，急性あるいは潜在（せんざい）性に発症して，肉眼的血尿，たんぱく尿，貧血をきたし，急速に進行して腎不全に至る症候群である．週～月単位で進行する．

A. 原発性（一次性）急速進行性腎炎

基底膜が著しく傷害され，その結果，大量のたんぱく質が流出し，しばしばネフローゼ症候群を合併する．また半月体※2形成（**半月体形成性糸球体腎炎**）や血栓形成により腎機能が著しく低下することによって，急性腎不全や高血圧などを引き起こす．

発症後1年以内に50％が，2年以内に75％が末期腎不全に陥る．

B. 続発性（二次性）急速進行性腎炎

ループス腎炎，紫斑病性腎炎などによるものが多い．

この症候群に含まれる疾患は，**薬物療法の対象となる場合が多い**．

4 慢性腎炎症候群

慢性腎炎症候群とは，1年以上たんぱく尿，血尿，高血圧を伴い，緩徐に腎不全に至る症候群である．現在，臨床的にはほとんど用いられない分類であり，CKDの概念に含まれる．

急性発症に引き続き，あるいは偶然に発見されたたんぱく尿，血尿が長期間（1年以上）持続しているものを**慢性糸球体腎炎**という．悪化すると，ネフローゼや腎不全に至る．慢性糸球体腎炎による末期腎不全患者数は減少傾向にある．これは腎炎の発症にかかわる感染症の減少が要因と考えられる．以下に示すIgA腎症によるものが最も多く，膜性腎症，紫斑病性腎炎，ループス腎炎，膜性増殖性糸球体腎炎，巣状分節性糸球体硬化症などがこの疾患に含まれる．

なお，これまで慢性腎不全・慢性腎機能不全・慢性腎炎症候群とよばれていた病態を，**CKD**（chronic kidney desease，**慢性腎臓病**）として統一し，重症度分類（ステージ）によって腎臓機能低下の程度を表すようになっているが（本章「**8．慢性腎臓病（CKD）**」を参照），ここでは従来の慢性腎炎症候群の概念に沿って解説する．

※1　**メッツ（METs：metabolic equivalent）**：身体活動の強度を表す単位（運動によるエネルギー消費量が安静時の何倍にあたるかを示す）．
・1METs（メッツ）＝座って安静にしている状態
・3METs（メッツ）＝通常歩行
・5METs（メッツ）＝最大酸素摂取量の50％強度の運動，すなわち，運動中の脈拍が110～130/分程度

安静時運動量の倍数でさまざまな運動が数値化される．「消費エネルギー量＝METs×時間×体重（kg）×1.05」のようにして消費エネルギーを算出することもできる．

※2　**半月体**：糸球体血管壁が破綻して，ボウマン腔に細胞増殖が起きたもの．三日月または半月状にみえる．

A. 原発性（一次性）慢性腎炎

1）IgA腎症

①病因と病態

世界で最も頻度の高い糸球体腎炎である（わが国の原発性慢性糸球体腎炎の約40%）．原因は明確にされていないが，何らかのウイルス〔パラインフルエンザ，サイトメガロウイルス（CMV），ヒト免疫不全ウイルス（HIV）など〕や食物（カゼインなど）などに対する免疫系の異常（IgAの産生亢進）により発症するとされている．20年で40%が末期腎不全に至る．

②症状

大部分は無症状である．持続的な顕微鏡的血尿がほとんどに認められる．

③診断

学校健診や職場健診における血尿やたんぱく尿から発見に至ることが多い．IgAの産生亢進（血清IgA値が315 mg/dL以上）を示す．腎生検により，メサンギウム細胞の増殖を主体とする糸球体腎炎が確認され，蛍光抗体法により，メサンギウム領域を主体とするIgA沈着を伴うびまん性膜性増殖性腎炎の組織像を確認することにより確定する（図3）．

④治療

治療の主体は腎機能の維持と腎不全への進行の抑制である．症状に応じて，ステロイド薬，アンジオテンシン変換酵素（ACE）阻害薬，アンジオテンシンⅡ受容体拮抗薬（ARB）などを用いる．食事療法は慢性腎炎症候群の各疾患共通である（本節「**B．3）慢性糸球体腎炎の食事療法**」を参照）．

2）膜性腎症

①病因と病態

成人のネフローゼ症候群の原因疾患として最多である．緩徐に進行してネフローゼ症候群に至る．20年で40%が末期腎不全に至る．

②症状

大部分は無症状である．浮腫や体重増加がみられることがある．

③診断

健康診断などで無症候性たんぱく尿が発見され，進行するとネフローゼ症候群（高度のたんぱく尿，血清アルブミン低下，血清LDLコレステロール上昇など）を認める．腎生検により，係蹄壁の肥厚とスパイク形成が確認され，蛍光抗体法により，係蹄壁を主体とするIgGやC3の沈着を確認することにより組織像を確認することにより確定する（図4）．

④治療

二次性の可能性を検査し，治療の主体は腎機能の維持と寛解とする．二次性の場合には原疾患を治療する．症状に応じて，ステロイド薬，ACE阻害薬，ARB，スタチン，抗凝固薬などを用いる．

食事療法は慢性腎炎症候群の各疾患共通である（本節「**B．3）慢性糸球体腎炎の食事療法**」を参照）．

A

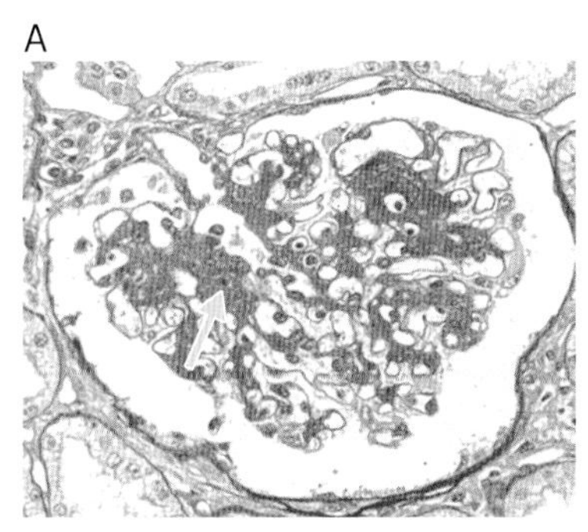

B

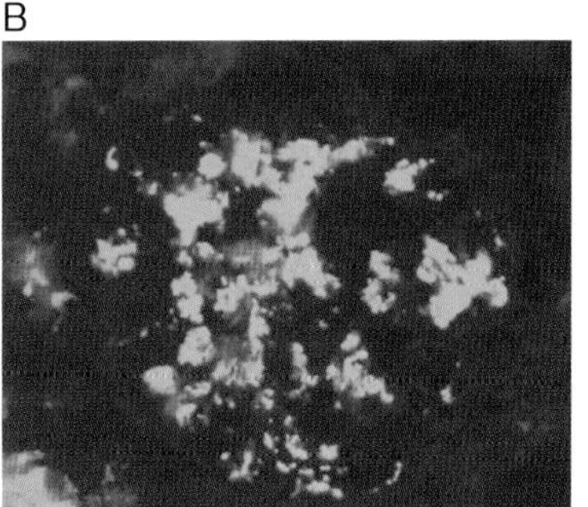

図3 IgA腎症の腎生検

A）PAS（periodic acid-Schiff stain）染色．メサンギウム細胞の増加（細胞板増加）とメサンギウム基質の増生（赤色部分，黄色矢印）がある．B）蛍光抗体法（IgA）．メサンギウム領域にIgAが優位に沈着している（緑色）．
「多発性骨髄腫・全身性アミロイドーシスと腎障害の診断と治療」（今井裕一／著），羊土社，2019[3]より転載

A

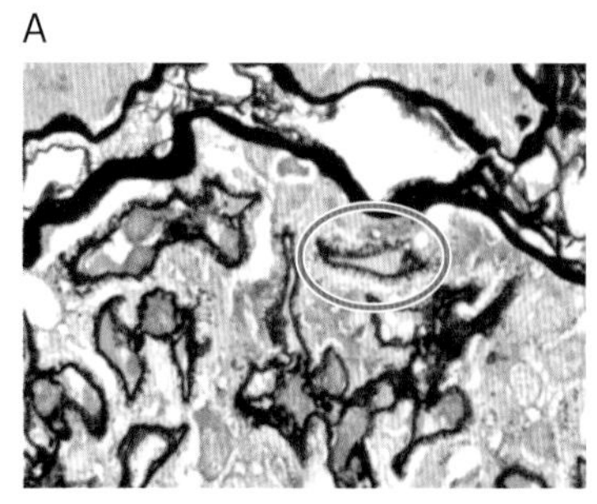

B

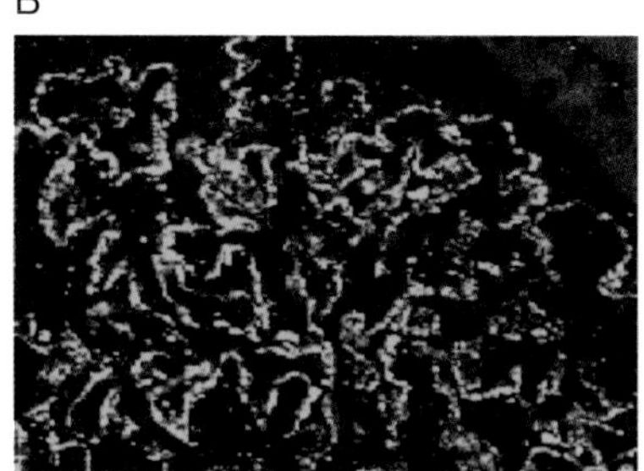

図4 膜性腎症の腎生検

A）銀染色（PAM染色）でスパイク形成（赤丸）がみられる．B）蛍光抗体法ではIgGのなかでもIgG4が基底膜の上皮側に顆粒状に沈着している（緑色）．
「多発性骨髄腫・全身性アミロイドーシスと腎障害の診断と治療」（今井裕一／著），羊土社，2019[3]より転載

B. 続発性（二次性）慢性腎炎

1）紫斑病性腎炎

①病因と病態

全身性の血管炎（**IgA血管炎**，Henoch-Schonlein紫斑病[※3]ともよばれる）に伴う続発性慢性糸球体腎炎である．IgA腎症のIgA沈着が糸球体のみであるのに対し，IgA血管炎に伴う紫斑病性腎炎では，全身の細小血管にIgAが沈着する．3～7歳に多く，予後不良である．50%に先行感染を認める．

②症状

全身性血管炎の皮膚症状がピークを超えてから，血尿やたんぱく尿が出現するが，ほとんどは顕微鏡的血尿である．急性腹症（腹痛），関節痛，紫斑が三徴であるが，全身症状と腎炎症状は一致しないことが多い．高血圧を伴い急性増悪することやネフローゼ症候群に至ることもある．

③診断

多くは顕微鏡的血尿を認め，腎生検では，IgA腎症と同様の組織像が観察される．

④治療

腎炎の病態に応じてステロイド薬，免疫抑制薬，抗血小板薬，抗凝固薬を用いる．食事療法は慢性腎炎症候群の各疾患共通である（本項「**3）慢性糸球体腎炎の食事療法**」を参照）．

2）ループス腎炎

①病因と病態

全身性エリテマトーデス（SLE）[※4]に伴う続発性慢性糸球体腎炎である．10～30歳代の女性に多く，SLEの予後を左右する．SLEでできる抗原抗体複合物が糸球体に沈着して炎症を起こしたものである．SLEにおけるループス腎炎合併率は50～60%といわれている．

②症状

臨床症状は，SLEの各症状に伴って検尿異常のみの軽症から，たんぱく尿，顕微鏡的血尿，急速進行性糸球体腎炎やネフローゼ症候群を呈し，末期腎不全に至ることもある．

③診断

尿検査でたんぱく尿，血尿，さまざまな細胞性円柱の存在を認め，血液検査で血清クレアチニン上昇，BUN上昇，血清補体価低下を認めたら，本症を疑う．腎生検を行い，メサンギウム細胞の増殖や係蹄壁のワイヤーループ病変を確認する．

④治療

ステロイドや免疫抑制薬を使用する薬物療法を用い

※3 **Henoch-Schonlein（ヘノッホ・シェーンライン）紫斑病**：B群連鎖球菌感染，薬物，金属，食物などのアレルギーによる全身性血管炎．紫斑，関節痛，腹痛などの特徴的な臨床症状を伴う．30～60%に腎炎の合併が認められる．腎炎の発症は，紫斑出現から1カ月程度で気づくことが多い．発症のピークは3～7歳程度．全身状態と腎炎の程度は必ずしも一致しない．高血圧やネフローゼを伴って急性の機転をたどることもある．

※4 **全身性エリテマトーデス（SLE）**：自分自身のDNAに対して抗体が作られる自己免疫疾患である．体中に紅斑（こうはん）（エリテマ）と呼ばれる特徴的皮疹（ひしん）が出現する．

る．活動性の高い病態ではステロイドパルス療法を実施する．食事療法は慢性腎炎症候群の各疾患共通である（本項**「3）慢性糸球体腎炎の食事療法」**を参照）．

3）慢性糸球体腎炎の食事療法

CKDの食事療法基準（成人）を表2に示す．食事療法は，食塩摂取制限，低たんぱく食を中心とし，必要に応じてカリウムやリンの摂取を制限する．摂取エネルギーは，標準体重を維持できる必要エネルギー量を年齢，性別，生活強度をもとに算出する．

合併する疾患・病態（糖尿病，肥満など）のガイドラインなどを参照して，患者ごとに調整する必要がある．75歳以上のCKDステージG3b以降の患者において，たんぱく質制限はサルコペニアの進行やQOL低下，生命予後悪化をきたす可能性があるため，体重や栄養状態，身体機能などを総合的に判断して実施の可否を決める．

なお，紫斑病性腎炎，ループス腎炎などにおいて腎機能が正常であれば，食塩制限（6 g/日）以外の特別な食事療法は不要である．肥満のある場合には，BMI 25.0未満を目標として食事療法が必要である．なお，禁煙は必須である．

4）糖尿病性腎症

糖尿病に起因する細小動脈（糸球体）の硬化性病変である．糖尿病に特有の病変をきたす．糸球体の硬化によりネフローゼ症候群に至る．現在は，腎不全による人工透析原因疾患の第1位となっている（詳細は，**「第4章2．糖尿病　B．2）合併症」**を参照）．なお，図5には，全透析患者の原因疾患の推移を示す．

5）腎硬化症

高血圧に伴う腎動脈の硬化である．腎血流が低下し，レニン分泌が亢進して，高血圧がさらに悪化する．糸球体が破壊されて，血尿・たんぱく尿をきたす（詳細については，**「第8章4．高血圧」**を参照）．

表2　CKDステージによる食事療法基準

ステージ（GFR）	エネルギー（kcal/kgBW/日）	たんぱく質（g/kgBW/日）	食塩（g/日）	カリウム（mg/日）
ステージ1　（GFR≧90）	25～35	過剰な摂取をしない	3≦　＜6	制限なし
ステージ2　（GFR 60～89）				
ステージ3a（GFR 45～59）		0.8～1.0		
ステージ3b（GFR 30～44）		0.6～0.8		≦2,000
ステージ4　（GFR 15～29）				≦1,500
ステージ5　（GFR＜15）				
5D（透析療法中）	別表			

注）エネルギーや栄養素は，適正な量を設定するために，合併する疾患（糖尿病，肥満など）のガイドラインなどを参照して病態に応じて調整する．性別，年齢，身体活動度などにより異なる．
注）体重は基本的に標準体重（BMI＝22）を用いる．

別表

ステージ5D	エネルギー（kcal/kgBW/日）	たんぱく質（g/kgBW/日）	食塩（g/日）	水分	カリウム（mg/日）	リン（mg/日）
血液透析（週3回）	30～35[注1,2)]	0.9～1.2[注1)]	＜6[注3)]	できるだけ少なく（15 mL/kgDW/日以下）	≦2,000	≦たんぱく質（g）×15
腹膜透析	30～35[注1,2,4)]		PD除水量（L）×7.5＋尿量（L）×5	PD除水量＋尿量	制限なし[注5)]	

注1）体重は基本的に標準体重（BMI＝22）を用いる．
注2）性別，年齢，合併症，身体活動度により異なる．
注3）尿量，身体活動度，体格，栄養状態，透析間体重増加を考慮して適宜調整する．
注4）腹膜吸収ブドウ糖からのエネルギー分を差し引く．
注5）高カリウム血症を認める場合には血液透析同様に制限する．
「慢性腎臓病に対する食事療法基準 2014年版」（日本腎臓学会／編），東京医学社，2014[4)]より引用

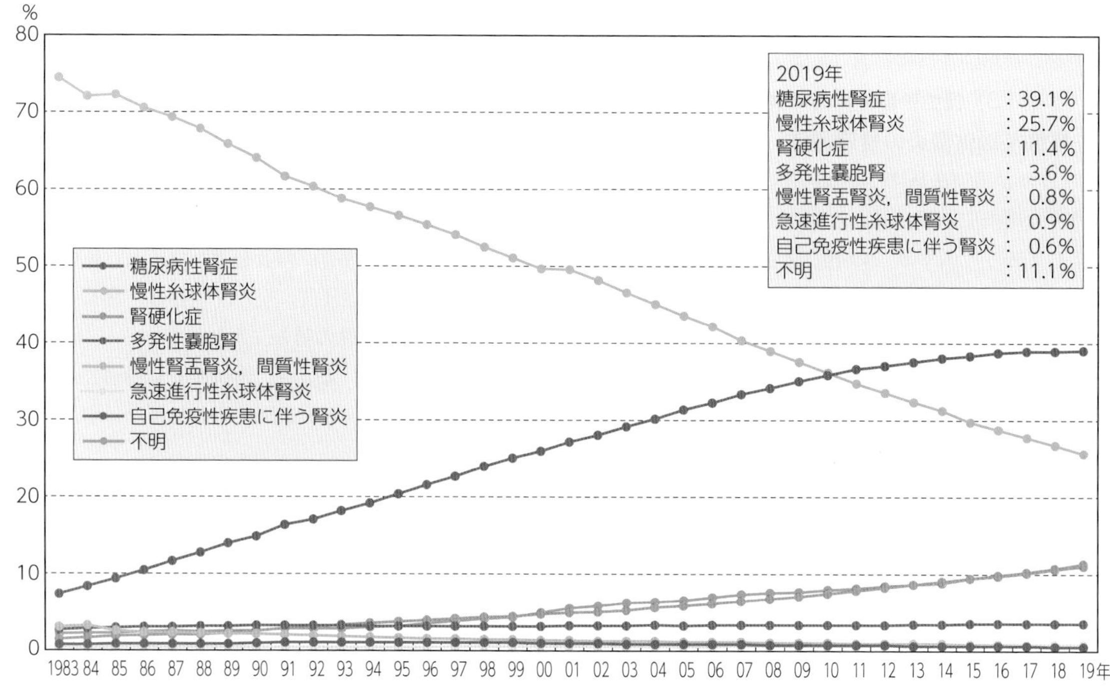

図5 慢性透析患者 原疾患割合の推移，1983～2019年

「図説 わが国の慢性透析療法の現況（2019年12月31日現在）」（日本透析医学会統計調査委員会）[5]より引用

5 無症候性たんぱく尿・血尿

無症候性たんぱく尿・血尿とは，たんぱく尿または血尿，あるいは両方が持続的に認められ，他の腎炎症候群の特徴（浮腫や高血圧）を呈さないものである．また，無症状であり，健診で偶然見つかり（無症候性血尿，たんぱく尿），腎機能は低下を認めない．

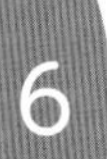

6 ネフローゼ症候群

1）病因と病態

ネフローゼ症候群（nephrotic syndrome：NS）は，糸球体傷害により多量のたんぱく質が漏れて，血液中のたんぱく質（アルブミン）の減少を示す症候群である．膠質浸透圧の低下による浮腫や，肝臓におけるたんぱく質合成の増大を伴う高LDLコレステロール血症凝固因子合成促進により，血栓形成などの症状が出現する．

①ネフローゼ症候群の分類

腎臓に限局した病変がみられる原発性（一次性）ネフローゼ症候群，腎臓以外に原因のある（全身性疾患・薬物性・妊娠など）続発性（二次性）ネフローゼ症候群に分類される．

原発性（一次性）ネフローゼ症候群には，微小糸球体病変（微小変化型ネフローゼ症候群），巣状（分節性）糸球体硬化症，膜性腎症，膜性増殖性糸球体腎炎などがある．**続発性（二次性）ネフローゼ症候群**をきたす原疾患には，アミロイドーシス，SLE，IgA血管炎（紫斑病），悪性リンパ腫，糖尿病などがある．

②年齢別原因疾患の頻度

- **小児**：ネフローゼ症候群の80～90%が原発性の微小変化型ネフローゼ症候群である．
- **中高年**：年齢により異なるが，成人では原発性ネフローゼ症候群の30%超が膜性腎症であり，続発性では糖尿病，アミロイドーシスによるものが多い．

2）症状（図6）

軽度なものでは，浮腫（むくみ），むくみによる体重増加，下痢，腹痛，食欲不振，重症になると腹水，胸水，腹腔や胸腔に水が溜まる，腹部膨満感，呼吸困難，咳や痰が生じる．

3）診断

表3に成人のネフローゼ症候群の診断基準を示す[6]．

4）治療

ネフローゼ症候群の食事療法は，原則として食塩制限（6 g/日）と水分制限（尿量＋500 mL/日）である．たんぱく質制限は，微小変化型ネフローゼ症候群（MCNS）では特に必要としない〔1.0～1.1 g/標準体重(kg)/日〕が，それ以外の病態では糸球体傷害の進行防止のために0.8 g/標準体重(kg)/日程度とし，低たんぱく血症を悪化させない程度に制限する．

ネフローゼ症候群の治療効果判定基準を表4に示す[6]．

効果判定は，尿たんぱく，血清たんぱく質，および他の諸症状が最も改善した治療開始後の時点で実施するが，治療開始1カ月後および6カ月後に行われるのが通例である．

A. 原発性（一次性）ネフローゼ症候群

1）微小糸球体病変

ネフローゼ症候群の病態にあり，腎生検で微小糸球体病変（ほぼ正常）が認められるものを微小変化型ネフローゼ症候群（MCNS）という．

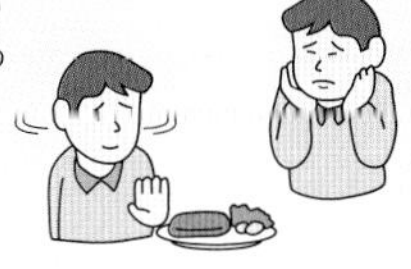
軽度
・浮腫(むくみ)
・むくみによる
体重増加
・下痢，腹痛
・食欲不振

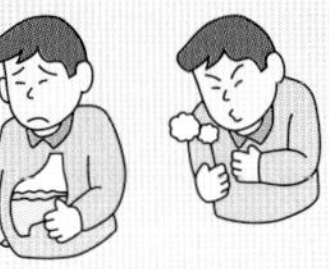
重症
・腹水，胸水
・腹腔や胸腔に
水が溜まる
・腹部膨満感
・呼吸困難
・咳や痰

図6 ネフローゼ症候群の症状

①病因と病態

上気道感染症が先行し，花粉症，アレルギー性鼻炎，結膜炎などのアレルギー疾患を有することもある．3～6歳の小児，若年者，高齢者に多い．予後は良好であるが，再発率は30～50％である．

②症状

腎臓にはほとんど組織学的変化がない（ほぼ正常）にもかかわらず，突然，浮腫と尿検査で大量のたんぱ

表3 成人のネフローゼ症候群の診断基準

1. たんぱく尿：3.5 g/日以上が持続する
   （随時尿において尿たんぱく/尿クレアチニン比が3.5 g/gCr以上の場合もこれに準ずる）
2. 低アルブミン血症：血清アルブミン値3.0 g/dL以下
   血清総たんぱく量6.0 g/dL以下も参考になる
3. 浮腫
4. 脂質異常症（高LDLコレステロール血症）

注：1) 上記の尿たんぱく量，低アルブミン血症（低たんぱく血症）の両所見を認めることが本症候群の診断の必須条件である
2) 浮腫は本症候群の必須条件ではないが，重要な所見である
3) 脂質異常症は本症候群の必須条件ではない
4) 卵円形脂肪体は本症候群の診断の参考となる

なお，小児では，高度たんぱく尿〔(夜間蓄尿で40 mg/時/m^2以上または早朝尿でたんぱく尿/尿クレアチニン比2.0 g/gCr以上）かつ低アルブミン血症（血清アルブミン2.5 g/dL以下）〕により診断する．

「エビデンスに基づくネフローゼ症候群診療ガイドライン2020」（厚生労働科学研究費補助金難治性疾患等政策研究事業（難治性疾患政策研究事業）「難治性腎障害に関する調査研究」班/編），東京医学社，2020[6]より引用

表4 ネフローゼ症候群の治療効果判定基準

治療効果の判定は治療開始後1カ月，6カ月の尿たんぱく量定量で行う
・完全寛解：尿たんぱく ＜0.3 g/日
・不完全寛解Ⅰ型：0.3 g/日≦ 尿たんぱく ＜1.0 g/日
・不完全寛解Ⅱ型：1.0 g/日≦ 尿たんぱく ＜3.5 g/日
・無効：尿たんぱく ≧3.5 g/日

注：1) ネフローゼ症候群の診断・治療効果判定は24時間蓄尿により判断すべきであるが，蓄尿ができない場合には，随時尿の尿たんぱく/尿クレアチニン比（g/gCr）を使用してもよい
2) 6カ月の時点で完全寛解，不完全寛解Ⅰ型の判定には，原則として臨床症状および血清たんぱく質の改善を含める
3) 再発は完全寛解から，尿たんぱく1 g/日（1 g/gCr）以上，または（2＋）以上の尿たんぱくが2～3回持続する場合とする
4) 欧米においては，部分寛解（partial remission）として尿たんぱくの50％以上の減少と定義することもあるが，日本の判定基準には含めない

「エビデンスに基づくネフローゼ症候群診療ガイドライン2020」（厚生労働科学研究費補助金難治性疾患等政策研究事業（難治性疾患政策研究事業）「難治性腎障害に関する調査研究」班/編），東京医学社，2020[6]より引用

く尿が認められる．一般に血尿はない．浮腫により体重は短期間に異常な増加を認める．

③診断

著明なネフローゼ症候群を呈するが，光学顕微鏡上，糸球体の組織像はほぼ正常である．電子顕微鏡では，糸球体上皮細胞の足突起の消失が確認される．ただし，小児のネフローゼ症候群では，多くがMCNSであるため通常は腎生検を行わず，臨床所見により診断する．成人では，他のネフローゼ症候群をきたす疾患と鑑別するために腎生検を行う．

④治療

経口ステロイド薬〔プレドニゾロン0.8～1.0 mg/標準体重(kg)/日〕を用いる．80～90%の人が2～4週間でたんぱく尿が減り症状が落ち着く．浮腫の改善を目的に利尿薬を用い，飲水，食塩制限を行う．頻回再発例やステロイド薬抵抗性では免疫抑制薬を併用する．さらに，症状に応じてスタチンや降圧薬などを用いる．食事療法については，p.181「**6-4）治療**」を参照．

2）巣状（分節性）糸球体硬化症（focal segmental glomerulosclerosis：FSGS）

①病因と病態

一部の糸球体（巣状）に部分的（分節(ぶんせつ)性）に硬化性の組織像が認められる．多くが**ステロイド治療抵抗性**のネフローゼ症候群を呈する．20年で57%が腎不全に至る難治性ネフローゼ症候群に属する疾患である．治療による完全寛解は70%である．若年者に多い．ときに慢性腎炎症候群に至る．

②症状

MCNSと同様の典型的なネフローゼ症候群を呈する．

③診断

高度のたんぱく尿は必発であり，顕微鏡的血尿を呈することもある．血清アルブミン低下，血清LDLコレステロール増加などもMCNSと同様である．

腎生検では，正常に見える糸球体と病変のある糸球体が混在する像（**巣状病変**），病変のある糸球体では，病変が糸球体の一部に限局する像（**分節性病変**），病変のある糸球体全体が硬化性病変に埋め尽くされている像（**硝子化**）などの変化を認める．蛍光抗体法では，硬化部分にIgMやC3の沈着が確認される．電子顕微鏡では，糸球体上皮細胞の足突起の消失が確認される．

④治療

経口ステロイド薬による治療（重症例ではステロイドパルス療法）を行う．ステロイド薬抵抗性の場合には，免疫抑制薬を併用する．その他の対症療法についてはMCNSと同様である．食事療法については，p.181「**6-4）治療**」を参照．

3）膜性増殖性糸球体腎炎（membranoproliferative glomerulonephritis：MPGN）

①病因と病態

メサンギウム細胞の増殖，糸球体係蹄壁(けいていへき)の肥厚が認められる．HCVやHIVなどの感染症，悪性リンパ腫や多発性骨髄血腫などの血液疾患を原因疾患とする続発性のものが多い．小児～若年者に多く，緩徐に発症して慢性腎炎症候群の経路をたどる．10年で50%が末期腎不全に至る．

②症状

経過中にMCNSと同様のネフローゼ症候群の症状を呈する．健康診断などで無症候性たんぱく尿，血尿を指摘されることにより発見される例が70%以上である．ときに肉眼的血尿が認められる．

③診断

一般的所見は他のネフローゼ症候群に属する疾患と同様である．

特徴的な検査所見は血清補体価（CH50）の低下とC3の低下である．腎生検では，糸球体係蹄壁の肥厚と基底膜の二重化，メサンギウム細胞の増殖，糸球体の分葉化を認める．

蛍光抗体法では，糸球体係蹄壁やメサンギウム領域へのIgGやC3の沈着が確認される．電子顕微鏡では，糸球体基底膜の内皮下やメサンギウムに沈着物が確認される．

④治療

続発性であることが明らかになった場合には，原疾患の治療，特にC型肝炎の治療が重要である．原発性である場合には経口ステロイド薬を用いる．重症例におけるステロイドパルス療法や，免疫抑制薬の併用，対症療法については，他のネフローゼ症候群に属する疾患と同様である．食事療法については，p.181「**6-4）治療**」を参照．

B. 続発性（二次性）ネフローゼ症候群

アミロイドーシス，糖尿病，ホジキン病，HIV感染，HBV感染，多発性骨髄腫，膠原病などにより引き起こされる．

続発性ネフローゼ症候群では，原因疾患に対する治療を優先し，それとあわせて食塩とたんぱく質を制限した食事療法（食事療法についてはp.181「6-4）治療」を参照）や，ステロイド薬による薬物療法などを行う．

7 急性腎障害（AKI）

これまで長きにわたり，急性の腎機能低下は急性腎不全といわれていたが，近年では，より軽度のものを含む急性腎障害（AKI）という疾患概念が一般的となっている．

A. 病因と病態

数時間から数日の単位で腎機能が低下し，高窒素血症，水・電解質異常，酸塩基平衡異常などの病態を呈する．その原因により，①腎前性，②腎性，③腎後性（じんごせい）に分類される．

①腎前性急性腎不全

脱水，嘔吐，熱傷，出血などによる急激な腎血流の低下（ショック），心不全，NSAIDsの使用による腎灌流（じんかんりゅう）（腎臓に入ってくる血液量）の低下などによるものがある．

②腎性急性腎不全

急性腎炎症候群，急速進行性腎炎症候群，急性尿細管壊死（ショック，腎毒性物質，薬物過剰投与，多量のミオグロビン放出など），DICなどの腎実質（じんじっしつ）傷害によるものがある．

③腎後性急性腎不全

尿の流出障害による．尿路が何らかの原因により閉塞し，水腎症（すいじんしょう）※5をきたすとネフロンが破壊され，尿の生成ができなくなる．尿路結石（けっせき），前立腺肥大またはがん，尿道狭窄（きょうさく），尿管・膀胱の腫瘍，外部からの圧迫（妊娠時）などによるものがある．

※5 **水腎症**：尿路の通過障害のために，腎盂（じんう）と腎杯（じんぱい）が拡張して腎実質が傷害されるもの．

1）症状

急激に糸球体濾過（GFR）が低下して，乏尿（尿量400 mL/日以下）～無尿となる．UN（BUN）の蓄積とクレアチニンの上昇により，尿毒症（精神錯乱，精神障害）に至る．電解質異常（特にカリウム上昇），アシドーシスからうっ血性心不全や肺水腫に至る．

回復期には，再生した尿細管の再吸収能力が弱いため，多尿となり，急性の脱水症状をきたす．

2）診断と病期分類

いずれも，血清クレアチニンと尿量により判定する．診断基準と病期分類を表5に示す．なお，腎機能の評価（CKDの評価）にはeGFR※6を用いるが，AKIの診断には血清クレアチニンを用いる．

3）治療

原因に対する治療と，**腎障害から回復するまでの血圧や体液量の管理**が基本となる．

①血圧の管理

体液量が適切な状態にあっても血圧が低下している場合には，昇圧薬を使用する．

②体液量の管理

血圧・尿量・体重などから体液量を評価し，輸液や利尿薬の投与を行う．

表5 KDIGO診療ガイドラインによるAKI診断基準と病期分類

定義	1. 血清Cr値≧0.3 mg/dL増加（48時間以内） 2. 血清Cr値の基礎値から1.5倍上昇（7日以内） 3. 尿量0.5 mL/kg/時以下が6時間以上持続	
	血清Cr値基準	尿量基準
ステージ1	血清Cr≧0.3 mg/dL増加 or 血清Cr基礎値から 1.5～1.9倍上昇	0.5 mL/kg/時未満が 6時間以上
ステージ2	血清Cr基礎値から 2.0～2.9倍上昇	0.5 mL/kg/時未満が 12時間以上
ステージ3	血清Cr基礎値から 3.0倍上昇　or 血清Cr≧4.0 mg/dLへの上昇　or 腎代替療法開始	0.3 mL/kg/時未満が 24時間以上　or 12時間以上の無尿

定義1～3の1つを満たせばAKIと診断する．
血清Crと尿量による重症度分類では，重症度の高い方を採用する．
AKI（急性腎障害）診療ガイドライン作成委員会編：AKI（急性腎障害）診療ガイドライン2016．東京医学社，2016[7]より引用

第9章 腎・尿路系疾患

③酸塩基平衡の管理

高カリウムには特に注意し，高ナトリウム，低ナトリウム，アシドーシスなどの補正を行う．

④栄養管理

エネルギー量は25～30 kcal/kg（標準体重）/日，たんぱく量は0.8 g/kg（標準体重）を目安とする．

⑤その他

腎毒性のある薬物を中止し，必要に応じて薬物を調整する．

⑥血液浄化療法（透析導入）

表6のような病態では，透析導入を考慮する．

表6 AKIにおける透析導入の目安

臨床症状	・細胞外液過剰（肺水腫，心膜炎，心不全など） ・尿毒症症状（意識障害，出血傾向など）
乏尿	2日間
高血圧	難治性高血圧
高カリウム血症	血清カリウム＞6 mEq/L
代謝性アシドーシス	HCO_3^-＜15 mEq/L
高窒素血症	BUN＞80 mg/dLあるいは10 mg/dL/日以上の上昇
腎機能障害	血清Cr＞5 mg/dLあるいは1 mg/dL/日以上の上昇

「病気がみえる vol.8 腎・泌尿器」（医療情報科学研究所/編），メディックメディア，2019[1]より引用

8 慢性腎臓病（CKD）

これまで長きにわたり，腎機能が徐々に低下して末期腎不全に至る病態は慢性腎不全といわれていたが，近年では，これまでの慢性腎不全よりも早期の病態から末期腎不全までを含む慢性腎臓病（CKD）という疾患概念が一般的となっている．

1）病因と病態

糖尿病性腎症，原発性糸球体疾患，高血圧などによるものが多い．CKDはこれらの疾患に伴う腎機能低下（慢性的な病態）をすべて含む疾患概念である．

CKDは一般的に自覚症状に乏しい．また，小児では先天性尿路異常がAKIに起因するもの，ネフローゼ症候群を伴うものが多く，成人以降は糖尿病や高血圧の合併症としてCKDをきたす場合や，慢性腎炎によるものが目立つ．

CKDの危険因子（表7）はCKDの発症のみならず，その進行（予後）にもかかわるため，それらの治療（管理）は重要である．

表7 CKDの危険因子

治療やコントロールが可能なもの	治療不可能なもの
・高血圧 ・耐糖能異常，糖尿病 ・肥満，脂質異常症，メタボリックシンドローム ・高尿酸血症 ・膠原病，全身性感染症 ・尿路結石，尿路感染症，前立腺肥大症 ・喫煙 ・常用薬（特にNSAIDs），サプリメントなどの服用 ・急性腎障害（AKI） など	・高齢 ・男性 ・片腎，萎縮腎 ・CKDの家族歴 ・低体重出生 ・AKIの既往 ・妊娠高血圧腎症 など

「病気がみえる vol.8 腎・泌尿器」（医療情報科学研究所/編），メディックメディア，2019[1]より引用

2）症状

腎臓は老廃物の排泄（はいせつ）のほか，体液量調節，電解質調節，酸塩基平衡などの内部環境の恒常性（ホメオスタシス）の維持や，エリスロポエチン産生，レニン産生，ビタミンD活性化など内分泌器官としての役割をもつ．したがって，腎機能低下により全身でさまざまな症状を呈する．

GFRが低下すると，UN（BUN）が蓄積し，尿毒症（うっ血，肺水腫，精神錯乱，精神障害）に至る．尿細管の再吸収低下による多尿症（口渇，多飲，多尿），尿の濃縮能低下により尿比重が低下し，代謝性**アシドーシス，電解質異常**（高カリウム血症，CKD-MBD），エリスロポエチン分泌低下による腎性貧血などをきたす．

特に，高カリウム血症（血清カリウム値5.5 mEq/L以上）による不整脈の発生が問題となる．血清カリウム値7.0 mEq/L以上になると心停止の危険がある．

3）診断と重症度分類

CKDは腎臓の障害の存在と**糸球体濾過量**（1分間に糸球体で濾過される量＝**GFR**：glomerular filtration

表8　CKDの診断基準

CKDの診断基準
①尿検査，画像診断，血液検査，病理検査で腎障害の存在が明らか，特に0.15 g/gCr以上のたんぱく尿（30 mg/gCr以上のアルブミン尿）の存在が重要
② GFR＜60 mL/分/1.73 m²
①，②のいずれか，または両方が「3カ月以上を越えて」持続することをCKDと診断する

「エビデンスに基づくCKD 診療ガイドライン 2023」（日本腎臓学会/編），東京医学社，2023[8]より引用

rate）の低下が3カ月以上続くことにより診断される（表8）．現在では，成人の糸球体濾過量（GFR）は，推定糸球体濾過量（eGFR※6）を用いるのが一般的である．

CKDの重症度は原因（C），腎機能（GFR：G），たんぱく尿（アルブミン尿：A）によるCGA分類で評価する（図7）．尿たんぱく（尿アルブミン）の量が多いほど，また腎機能低下が高度なほど，死亡のリスクが高まる．

※6　eGFR（mL/分/1.73 m²）＝194×血清Cr（mg/dL）$^{-1.094}$×年齢（歳）$^{-0.287}$（女性はこれに×0.739の補正を行う）．

4）治療

CKDの治療目標は，少しでも血液浄化法への移行，および生命に関わる心血管疾患の進展を遅らせることである．そのために，食事療法，薬物療法を実施する．

CKDの治療の基本は生活習慣の改善と食事療法である（表9）．必要に応じて，たんぱく質制限，薬物療法，血糖管理などを組み合わせて行う．

①たんぱく質制限・十分なエネルギー摂取

尿たんぱく減少による腎機能保護を目的とする．慢性腎不全では，残ったネフロンが過剰に働いているため，たんぱく質制限によってネフロンへの負担が軽くなる．ただし，むやみにたんぱく質制限を行うと，栄養不良となり，抵抗力が低下して肺炎などの感染症を起こしやすくなるケースもある．エネルギー源を多く含む食材（場合によっては特殊食品など）を利用する．

②食塩制限

慢性腎不全では食塩の排泄が十分にできず，高血圧を引き起こすため，食塩制限（3.0～6.0 g/日）が必要となる．

原疾患		たんぱく尿区分		A1	A2	A3
糖尿病性腎臓病		尿アルブミン定量*（mg/日）尿アルブミン/Cr比**（mg/gCr）		正常	微量アルブミン尿	顕性アルブミン尿
				30未満	30～299	300以上
高血圧性腎硬化症 腎炎 多発性嚢胞腎 移植腎 不明 その他		尿たんぱく定量*（g/日）尿たんぱく/Cr比**（g/gCr）		正常	軽度たんぱく尿	高度たんぱく尿
				0.15未満	0.15～0.49	0.50以上
GFR区分（mL/分/1.73 m²）	G1	正常または高値	≧90			
	G2	正常または軽度低下	60～89			
	G3a	軽度～中等度低下	45～59			
	G3b	中等度～高度低下	30～44			
	G4	高度低下	15～29			
	G5	高度低下～末期腎不全	＜15			

図7　CKD重症度分類

＊24時間蓄尿による定量　＊＊随時尿による測定

重症度は原疾患・GFR区分・たんぱく尿区分を合わせたステージにより評価する．CKDの重症度は死亡，末期腎不全，心血管死亡発症のリスクを のステージを基準に， ， ， の順にステージが上昇するほどリスクは上昇する．

「エビデンスに基づくCKD 診療ガイドライン 2023」（日本腎臓学会/編），東京医学社，2023[8]より引用

表9 CKDの病態と食事療法の基本

病態	食事療法	効果
糸球体過剰濾過	食塩制限（3 g/日以上6 g/日未満） たんぱく質制限〔0.6～0.8 g/標準体重(kg)/日〕	尿たんぱく量減少 腎障害進展の遅延
細胞外液量増大	食塩制限（3 g/日以上6 g/日未満）	浮腫軽減
高血圧	食塩制限（3 g/日以上6 g/日未満）	降圧，腎障害進展の遅延
高窒素血症	たんぱく質制限〔0.6～0.8 g/標準体重(kg)/日〕	血清UN（BUN）低下 尿毒症症状の抑制
高カリウム血症	カリウム制限（1,500 mg/日以下）	血清カリウム低下
高リン血症	たんぱく質制限〔0.6～0.8 g/標準体重(kg)/日〕 リン制限〔たんぱくg×15(mg)〕	血清リン低下 血管石灰化抑制
代謝性アシドーシス	たんぱく質制限〔0.6～0.8 g/標準体重(kg)/日〕	代謝性アシドーシスの改善

標準体重(kg)＝身長(m)^2×22
「CKD診療ガイド2012」（日本腎臓学会/編）東京医学社，2012[9]を参考に作成

③カリウム・リン制限

ⅰ．カリウム制限

血清カリウム値が正常値（約4 mEq/L）の2倍になると，不整脈が出現して生命にかかわるため，5.5 mEq/L以上にならないようにカリウム制限が必要である．たんぱく質を多く含む食品にはカリウムも多く含まれるため，**たんぱく質制限＝カリウム制限**となる．野菜を水にさらしたり，ゆでこぼしをするなどの工夫が必要である．

ⅱ．リン制限

腎臓の働きが低下するとリンの排泄も低下し，高リン血症（CKD-MBD）をきたす．血清リンの上昇は血清カルシウムの低下につながる．そのため，副甲状腺からのパラトルモン（副甲状腺ホルモン）分泌が亢進して，リンを排泄させるとともに，骨吸収が亢進する．この状態が続くと，骨が脆くなる．たんぱく質を多く含む食品にはリンも多く含まれるため，**たんぱく質制限＝リン制限**となる．

④カルシウム欠乏の予防

リン制限を行うとカルシウム摂取量も減少してしまう．乳製品や小魚類はカルシウムを多く含む一方で，リンも非常に多く含んでいるため，腎不全の場合には不適である（逆に骨を脆くする可能性がある）．慢性腎不全では，活性型ビタミンDの産生が低下しているため，カルシウム欠乏が著しくなる可能性があり，その予防にカルシウム製剤や活性型ビタミンD製剤を用いることがある．

⑤適切な水分量

尿量が非常に少ない場合や浮腫がみられる場合には，水分摂取を控える必要がある．尿量が保たれている場合や，浮腫がみられない場合には，基本的に水分制限の必要はない．

5）CKDの食事療法のまとめ

- 食塩摂取量の基本は3 g/日以上6 g/日未満である．
- 摂取エネルギー量は，性別，年齢，身体活動レベルで調整するが25～35 kcal/kg体重/日が推奨される．一方，肥満症例では体重に応じて20～25 kcal/kg体重/日を指導してもよい．
- 摂取たんぱく質量は，CKDステージG1～G2は，過剰にならないように注意する．ステージG3では0.8～1.0 g/kg体重/日のたんぱく質摂取を推奨する．ステージG4～G5ではたんぱく質摂取を0.6～0.8 g/kg体重/日に制限することにより，腎代替療法（透析，腎移植）の導入が延長できる可能性があるが，実施にあたっては十分なエネルギー摂取量確保と，医師および管理栄養士による管理が不可欠である（表10）．
- 24時間蓄尿による食塩摂取量，たんぱく質摂取量の評価を定期的に実施することが望ましい．
- 肥満の是正に努める（BMI＜25をめざす）．
- 禁煙はCKDの進行抑制とCVDの発症抑制のために必須である．

表10 CKD患者に対する低たんぱく質食事療法の要件

1. たんぱく質摂取量を腎機能低下抑制のための有効量〔0.6～0.8 g/標準体重(kg)/日〕まで減少させる
2. 炭水化物や脂質から十分にエネルギーを摂取する（脂質比率は20～25%とする）
3. 食事全体のアミノ酸スコアを100に近づける ①主食類（米飯，パン，麺など）にでんぷん製品あるいはたんぱく質調整食品を用いる ②たんぱく質摂取源は，その60%以上を動物性食品とする

- 適正飲酒量はエタノール量として，男性では20～30 mL/日（日本酒1合）以下，女性は10～20 mL/日以下である．

【低栄養の危険性】

日本腎臓学会では，保存期腎不全患者の食事療法において，たんぱく質制限を0.6 g以上0.8 g未満/標準体重(kg)/日としているが，この制限はエネルギーやほかの栄養素が十分確保できている場合に有効である．低たんぱく質食では，リン，ナトリウム，カリウムの摂取が必然的に制限される．しかし，常にエネルギー摂取不足による低栄養の危険性を伴っているため，栄養状態の経過観察が重要となる．

低たんぱく質食による食事療法を安全に行うためには，消費エネルギー量以上のエネルギーを十分量摂取する必要がある．エネルギーが100 kcal不足すると，体たんぱく質（筋肉）の崩壊が始まる（たんぱく異化亢進）．

6）CKD-MBD（CKDに伴う骨ミネラル代謝異常）

CKDが進行すると，ビタミンD活性化が低下して，低カルシウム高リン血症（食事中のたんぱく質にリンが多く含まれるため）をきたす．また，eGFRが60 mL/分/1.73 m^2以下になると，パラトルモン（PTH）の値が上昇し始める（二次性副甲状腺機能亢進症）ため，次の段階として，骨からのカルシウム吸収（骨吸収）が増加して骨量が減少し，高カルシウム血症に至る（高リン血症もある）．このようなCKDに起因する骨ミネラル代謝異常を**CKD-MBD**（CKD-mineral and bone disorder）という．骨量の減少のみならず，血管などの軟部組織に異所性石灰化が発生する．

高リン血症に対しては，食事中のリンを低たんぱく質食〔本章「**8-4）③カリウム・リン制限**」（p.186）を参照〕でコントロールする必要がある．食事でのコントロールが不十分な場合には炭酸カルシウム（$CaCO_3$）などのリン吸着薬を使用する．このとき同時に活性型ビタミンDを投与すると，血管の石灰化を助長するため，ビタミンD製剤の用量調整が必要である．

9 末期腎不全の治療

末期腎不全の治療として行われる血液浄化療法は，透析療法と血液濾過（ろか）がほとんどであり，透析療法には**血液透析**および**腹膜透析**（ふくまく）がある．また，**臓器移植**（**腎臓移植**）も行われる（図8）．

A. 血液浄化療法

透析療法には，**血液透析**（hemodialysis：**HD**）と**腹膜透析**（peritoneal dialysis：**PD**）の2つがある．

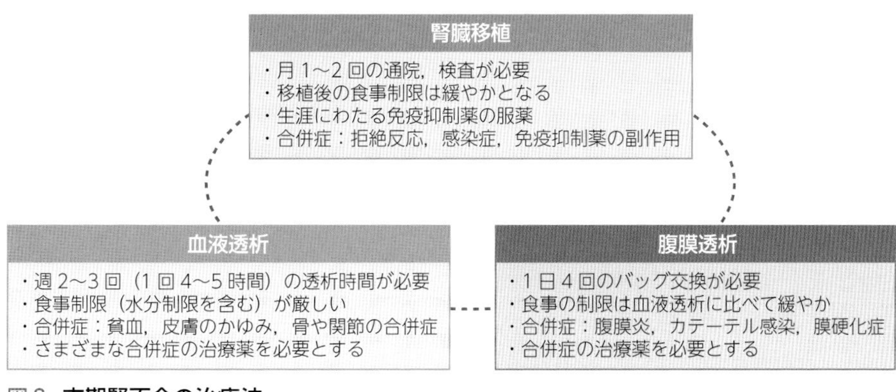

図8 末期腎不全の治療法

第9章 腎・尿路系疾患

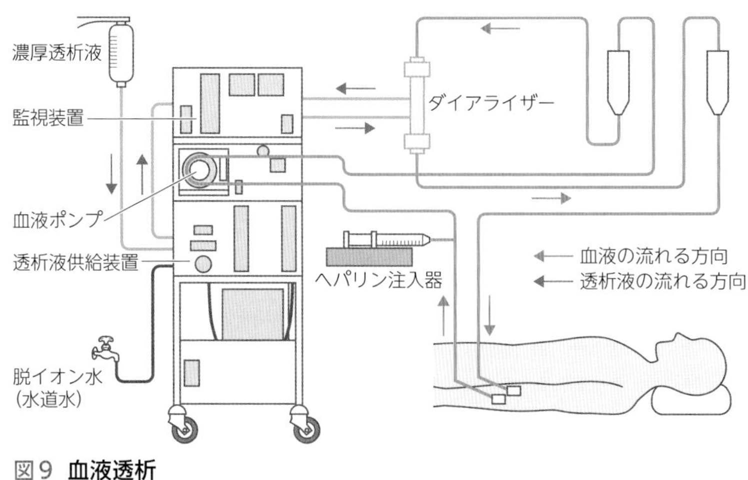

図9 血液透析

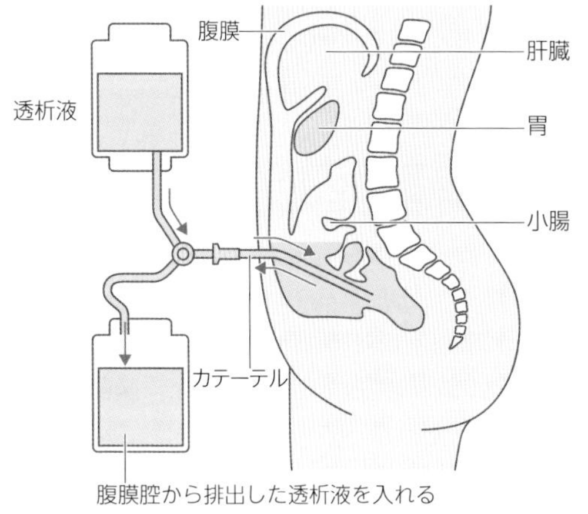

図10 腹膜透析

1）血液透析（図9）

腕の血管から体の外に血液を取り出し，ポンプを使ってダイアライザー（濾過膜）に循環させた後，体に戻す．1回の施行に4～5時間ほどかかり，週2～3回行う必要がある．

2）腹膜透析（図10）

腹膜透析は，本人の腹膜を半透膜として利用する透析方法である．24時間持続的に透析を行うCAPD（continuous ambulatory peritoneal dialysis，持続携帯式腹膜透析）と，自動腹膜透析装置（サイクラー）を用いて就寝中に透析を行うAPD（automated peritoneal dialysis，自動腹膜透析）があり，CAPDが一般的である．

3）血液濾過（hemofiltration：HF）

血圧低下などのため血液透析が行えない場合に行われる．大量の限外濾過を行いつつ，その分の水分を補充する．

4）透析患者の食事療法

透析患者の食事療法は表8（p.185）を参照．また，これらの透析療法の比較を表11にまとめる．透析療法では老廃物が除去されるため，たんぱく質制限はゆるやかとなる．尿量が減少してくると，水分およびリン制限が必要となる．高血圧やうっ血性心不全を防止するため塩分制限が必要である．それぞれの特徴を理解し，各患者の性格，生活に合った栄養指導を行うことが重要である．

5）透析療法の合併症

透析療法中にはさまざまな合併症が発生する（表12）．透析患者の死因の第1位は感染症によるものであり，第2位は心不全である．

B. 腎臓移植

腎臓移植とは，脳死・心停止ドナーから，あるいは生体ドナーから提供された腎臓を移植する治療法である．現状では，末期腎不全における唯一の根本的治療法といえる．

腎臓移植を行うと，透析治療から解放され，食事制限も緩和されるため，QOLが飛躍的に改善する．女性では妊娠・出産も可能になり，子供の場合にはほぼ正常に近い発育が期待できる．なお，提供された腎臓を長持ちさせるためには，生涯にわたる免疫抑制薬の服用が必要である．なお，移植後に子供ができた場合，使用する免疫抑制薬の多くが母乳に入るため，母乳栄養は諦めなくてはならないが，人工栄養により元気な子供を育てることが可能である．わが国における移植腎の10年生着率は80～90%，移植を受けた患者の10年生存率は90%である．

10 尿路系疾患（悪性腫瘍を除く）

尿路が何らかの原因により閉塞し水腎症をきたすと，ネフロンが破壊され，尿の生成ができなくなる．原因となる疾患には，尿路結石，前立腺肥大，尿道狭窄，

表11　血液透析と腹膜透析の比較

	項目	血液透析（HD）	腹膜透析（CAPD）
治療方法	透析をする場所	医療施設	自宅・会社など
	透析に必要な時間	4～5時間/回	連続24時間
	透析による拘束時間	4～5時間＋通院時間/回	交換時（約30分/回，4～5回/日）
	透析を操作する人	医療スタッフ	患者本人，家族
	通院回数	2～3回/週	1～2回/月
	手術	シャントをつくる	カテーテルを植え込む
	抗凝固薬	必要あり	必要なし
症状	透析による苦痛や自覚症状	穿刺痛（せんし），血圧低下や頭痛，吐き気など	お腹が張る
	合併症	不均衡症候群	腹膜炎，長期の実施で被囊性（ひのうせい）腹膜硬化症（EPS*）発症のおそれがある
日常生活	社会復帰	可能	可能
	透析中の活動	拘束される	活動できる
	合併症感染に対する注意	必要	特に必要
	入浴	透析後はシャワー浴	カテーテルの保護が必要
	スポーツ	できる	できる （水泳，腹圧のかかる運動は避ける）
	旅行	長期の場合は透析施設の予約が必要	透析液，器材の手配が必要 バックアップ施設が必要
	食事制限	たんぱく質・カリウム制限 食塩・水分制限	食塩・水分制限 たんぱく質制限
	その他	シャントの管理	カテーテルの管理
費用	自己負担	なし	自己管理に必要になる物品 （入浴用品など）

＊EPS：encapsulating peritoneal sclerosis

表12　透析療法中の合併症

心血管疾患（CVD）	・腎不全による高血圧やCKD-MBDなどが動脈硬化を促進し，CVDを招く ・維持透析患者の死因として多い
CKD-MBD	・活性化ビタミンD_3⬇，血清カルシウム濃度⬇，血清リン濃度⬆，二次性副甲状腺機能亢進症などから骨病変や異所性石灰化を生じる
腎性貧血	・主にエリスロポエチン（EPO）分泌低下により生じる．透析患者のほぼ全例にみられる
透析アミロイドーシス	・β_2-ミクログロブリンを主要成分とするアミロイド線維が骨や滑膜などに沈着することで生じ，手根管症候群などを発症する
後天性腎囊胞	・腎不全では経過とともに萎縮した腎臓に囊胞が多発するようになるが，囊胞自体は経過観察でよい ・囊胞には腎細胞がんが発生することがあるため，定期的な画像検査を行う必要がある

尿管，膀胱などの腫瘍，外部からの圧迫（妊娠時）などがある（図11）．

A. 尿路結石

結石のできる場所によって腎結石，尿管結石，膀胱結石，尿道結石に分類される（図11）．

1）病因と病態

尿の成分の一部が結晶化し，尿酸結石，シスチン結石，リン酸結石，シュウ酸結石などができて，尿の通過障害が発生する．30～50歳代と男性に多い．また，腎結石と尿管結石が96%を占める．

2）症状

腎結石の場合には，症状は無～軽度である．結石が腎から尿管に下降して嵌頓（かんとん）すると，悪心（おしん）や冷汗を伴う発作的な激痛（疝痛（せんつう））が側腹から背部にかけて発生する．顕微鏡的血尿はほぼ必発で，発作時には肉眼的血尿が認められることもある．なお，多くの結石は自然に**排石**する．また，肋骨脊柱角の叩打痛が特徴的な所見である．

3）診断

上記の症状から尿路結石を疑い，結石が存在する部位を確定する．

①**尿検査**：顕微鏡的血尿の有無を確認する．
②**超音波検査・CT**：結石の存在（部位，大きさなど）や水腎症の有無を確認する．
③**X線検査**：腎尿管膀胱部単純撮影（KUB）や静脈性尿路造影（IVU）により，結石の部位や水腎症の有無を確認する．

4）治療

結石の直径が10 mm未満ならば，水分摂取（2～3 L/日），運動および内服治療（利尿薬，クエン酸製剤など）により自然排石を期待する（保存療法）．疼痛に対しては鎮痛薬（NSAIDsなど）を用いる．結石が大きい場合や，痛みのコントロールが困難な場合などには，積極的除去法〔**体外衝撃波結石破砕術**（extracorporeal shock wave lithotripsy：ESWL），**経尿道的結**

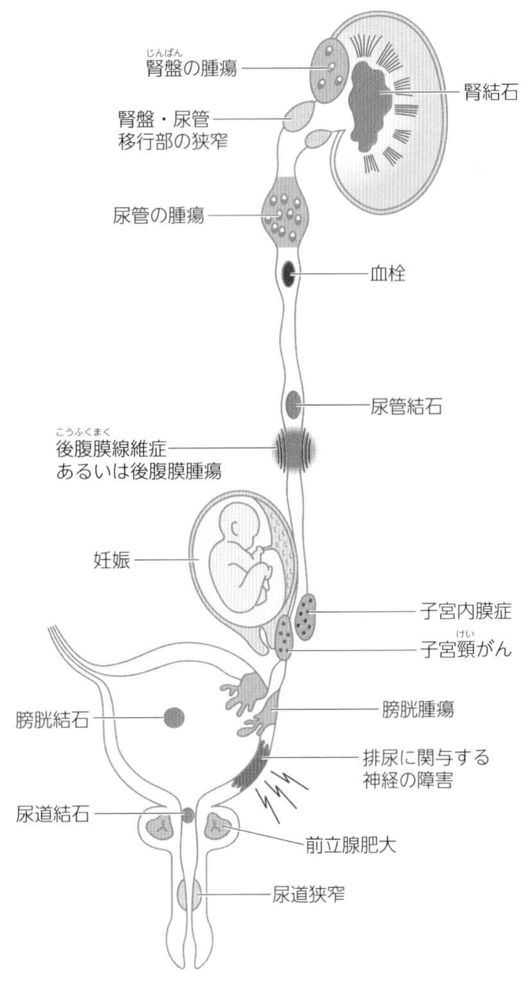

図11　**尿路系疾患**

Column

腎臓移植

免疫抑制薬の開発が進み，ドナー（臓器提供者）とレシピエント（移植患者）の血液型（A，B，AB，O）が異なっていても，血液型が同じ者同士の移植と同等の成績があげられるようになっている．夫婦間移植が増えたこともあり，現在では，生体腎移植の5人に1人が血液型不適合腎移植を行うに至っている．

石破砕術，経皮的結石破砕術，開腹手術など〕を行う．

尿路結石は再発が多いため，飲水指導，食事指導，薬物治療が必要である．

5）飲水・食事療法

十分な飲水，バランスのよい食事，規則正しい食生活が基本である．動物性たんぱく質，プリン体，シュウ酸，炭水化物（糖分），食塩や脂肪の適量摂取が必要である．特にプリン体は，酸性尿を誘発して結石を生じやすくするため控えめにする必要がある．

尿路結石の予防（再発防止）のために，以下のような食事指導を行う．

①栄養素摂取からみた食事指導

i．たんぱく質

尿路結石発生に関しては，動物性たんぱく質の過剰摂取の影響が指摘されている．動物性たんぱく質は，尿中にカルシウム，シュウ酸，尿酸の排泄を増加させ，尿中へのクエン酸排泄を減少させる．動物性/植物性たんぱく質の比率は1が理想である．

ii．カルシウム

カルシウムは腸でシュウ酸と結合して便中に排泄されるため，適切に摂取すべきである．過度のカルシウム制限は，本来腸管内でカルシウムと結合し糞便（ふんべん）中に排泄されていたシュウ酸が，腸管から過剰に吸収されることを招く．その結果，尿中シュウ酸排泄の増加をきたし，シュウ酸カルシウム結石形成の危険度が増す．

iii．シュウ酸

尿中シュウ酸は，わずかな増加でカルシウム結石の結晶形成を増加させるため，カルシウムよりもはるかに重要な結石形成促進物質である．尿に排泄されるシュウ酸のうち，食事由来のものは10～15%である．葉物野菜のゆでこぼしにより，摂取量を減らすことができる．

iv．食塩

ナトリウムの過剰摂取により，尿中ナトリウム排泄が増加するばかりか，尿中カルシウム排泄も増加し，尿酸ナトリウム塩が産生されやすくなる．「日本人の食事摂取基準（2020年版）」では，男性7.5 g/日，女性6.5 g/日が目標量とされている．

v．炭水化物

炭水化物（主に穀物）にはマグネシウムや食物繊維が多量に含まれている．結石患者のマグネシウム摂取量は少なく，穀物と野菜の摂取不足が原因の1つであると考えられる．マグネシウムには，シュウ酸カルシウム結晶の形成を阻害する働きが確認されている．また，穀物を主たるエネルギー源とする食生活は結石形成の予防に有用であると考えられる．

vi．脂質

脂質はカルシウムとシュウ酸の結合を阻害する．結石患者の脂肪摂取量は多く，脂肪の過剰摂取が結石形成の危険因子の1つであると考えられる．結石発生予防のための脂肪摂取量の報告はないが，「日本人の食事摂取基準（2020年版）」で推奨される脂肪エネルギー比は20～30%である．

vii．クエン酸

クエン酸は尿中においてカルシウムイオンと結合し，可溶性錯塩（さくえん）を形成することで，尿中イオン化カルシウム濃度を低下させ，シュウ酸カルシウムやリン酸カルシウムの相対的飽和度を減少させることにより，結石形成の阻止物質となる．クエン酸は果物や野菜に多く含まれているため，これらの過剰摂取により同時にシュウ酸も多量に摂取してしまう可能性があるので注意が必要である．

viii．食物繊維

食物繊維は，それに含まれるフィチン酸が腸管内でカルシウムと結合してカルシウムの吸収を抑制すること，また，食物の消化管内停滞時間を短縮するために栄養素の吸収を抑制することから結石発生防止に有用である．

②食生活からみた食事指導

わが国の結石患者の食生活の多くは，1日における必要栄養素の半分近くを夕食で摂取する夕食中心型であり，特に夕食における動物性たんぱく質摂取量が多い．夕食中心の食生活は，特に就寝後の尿中への結石形成促進物質の過剰排泄につながる．また夕食後の尿環境に影響を及ぼすほかの因子として，夕食から就寝までの時間がある．食後の尿中結石関連物質の排泄は，約2～4時間後でピークに達し，その後次第に減少していくため，尿路結石予防のためには夕食から就寝までの間隔は4時間程度が適当と考えられる．

B. 前立腺肥大症

1）病因と病態

前立腺は加齢とともに肥大し，50～60歳代の50%，80歳代の90%に組織学的肥大が認められる．前立腺肥大とは，前立腺の移行上皮領域の腺上皮および間質細胞の過形成である．下部尿路が狭窄または閉塞することによる各種の症状が発生する．男性ホルモン分泌低下が原因となる．前立腺がんとの鑑別が重要である．

2）症状

前立腺の肥大と，それに伴う下部尿路（膀胱出口）閉塞，下部尿路症状（頻尿，排尿困難，残尿感など）が主な症状である．

①**排尿開始遅延**：尿が出はじめるまでの時間が長い
②**尿線細小**：尿線が細い
③**尿勢低下**：尿に勢いがない
④**排尿終末時滴下**：尿の最後のほうがポタポタと出る
⑤**残尿感**：排尿直後にまだ出し足りない感じがする
⑥**尿意切迫感**（せっぱく）：急に尿意を催す
⑦**頻尿**（ひんにょう）：頻繁な尿意により何度もトイレに行く
⑧**夜間頻尿**：就寝後に何度もトイレに行く
⑨**尿混濁**：尿に赤血球や白血球，塩類などが混ざる
⑩**尿閉**（にょうへい）：尿がほとんど出ない

3）前立腺肥大症の診断

排尿障害の程度，前立腺の大きさ，前立腺がんとの鑑別が必要である．

①**尿検査**：血尿などの典型的な所見を認める
②**直腸診**：平面が滑らかで硬い前立腺を触知する
③**超音波検査**：断面のサイズとしては，左右径35 mm，前後径20 mm，上下径25 mm程度が正常上限とされる．前立腺容積としては20 mL未満が正常とされる．また，残尿量は正常ではほぼ0 mL（残尿量50 mL未満が許容範囲）であるが，排尿後に残尿が確認される
④**尿流測定**：遷延（せんえん）性排尿や苒延（ぜんえん）性排尿が確定される
⑤**PSA**（prostate specific antigen，**前立腺特異抗原**）**検査**：前立性肥大症では，PSAは基準範囲であることが多い

4）前立腺肥大症の治療

治療の基本は薬物療法である．ただし，症状があっても日常生活に不便を感じていなければ治療は不要である．患者の体力や社会的適応などにより，さまざまな治療法の選択肢がある．

①**薬物治療**：α_1受容体抗薬，PDE5阻害薬，5α還元酵素阻害薬，植物エキス製剤，漢方薬（八味地黄丸（はちみじおうがん））などが用いられる．
②**手術治療**：経尿道的前立腺切除術（TURP）は最も一般的な手術方法である．薬物治療の効果が不十分であった場合や，排尿障害が著しい場合に適応となる．そのほかに，ホルミウム・ヤグレーザー前立腺核手術，光選択式前立腺蒸散術，被膜下前立腺腫核手術，経尿道的前立腺切開術も施行される．

11 腎・尿路系の腫瘍

主な腎・泌尿器系の腫瘍は，次のようなものである．

- 良性腫瘍：腎血管筋脂肪腫，前立腺肥大症（BPH），尿道カルンクル
- 悪性腫瘍：腎細胞がん（腎がん），ウイルムス腫瘍，腎盂・尿管がん，膀胱がん，前立腺がん

ここでは，悪性腫瘍について取り上げる．

A. 腎細胞がん（腎がん）

1）病因と病態

近位尿細管に発生する悪性腫瘍である．肉眼的血尿・腰背部痛・腹部腫瘤などが古典的三徴といわれるものであるが，近年では，無症状で健診や他の疾患のスクリーニング検査の際に偶然発見されることが多くなっている．肥満，高血圧，喫煙は危険因子であり，遺伝因子，環境因子（重金属，有機溶媒など），透析療法も腎細胞がん発生のリスクを高めることがわかっている．50～60歳代の男性に多い．

2）症状

早期には無症状であり，進行すると前述の古典的三徴が出現する．加えて，体重減少，発熱，倦怠感，貧血などの症状が出現する．また，腎細胞がんは，随伴症状として，赤血球増加症，高カルシウム血症，非転移性肝機能障害（スタウファー症候群），高血圧，発熱などをきたすことがある．

3）診断

尿検査または腹部超音波検査で腎細胞がんが疑われる場合には，造影CTを施行し腎腫瘤を確認する．診断が確定したら，CT画像を参考にして病期を決定する．

4）治療

遠隔転移のない場合には，外科療法（腫瘍摘出）を行う．抗がん薬による化学療法や放射線療法には抵抗性である．遠隔転移のある場合あるいは腫瘍摘出が難しい場合には，分子標的薬（スニチニブなど），免疫チェックポイント阻害薬（ニボルマブなど），サイトカイン療法（インターフェロンαなど）による治療を行う．

B. 腎盂・尿管がん

1）病因と病態

尿路上皮（移行上皮）に発生する悪性腫瘍である．喫煙とフェナセチン含有鎮痛薬は危険因子であり，石油や木灰などを扱う仕事や，職業性発がん物質（ベンジジンなど）への曝露（ばくろ）が，腎盂・尿管がんのリスクを高めることがわかっている．尿路内のさまざまな場所に多発，再発しやすい特徴をもつ．腎盂と尿管，腎盂と膀胱に同時に認められることもある．外科治療後，30～40%程度で膀胱にがんが発生する．高齢の男性に多い．

2）症状

肉眼的血尿が最も多く認められる症状である．尿管が血液により閉塞した場合や，がんが周囲に進行した場合などには側腹部痛がみられる．

尿管閉塞が徐々に進行した場合には水腎症を発症する．この状態が長期にわたると，腎機能が失われる場合がある（無機能腎）．片方の腎臓が機能しなくなっても，もう一方の腎臓が機能をカバーするため，腎不全症状は認められない．

3）診断

肉眼的血尿が認められた場合には，まず膀胱がんの存在を疑って出血源の発見を目的に膀胱鏡検査を行う．膀胱内に腫瘍が見つからない場合，左右の尿管口より出血がないか確認する．腹部超音波検査では，水腎症，水尿管症，腎盂内腫瘤を認める．尿路造影CTを施行し，上部尿路の腫瘤を確認する．同時に，尿細胞診検査を行うことにより，がん細胞の異型度も判定できる．

近年の超音波検査の進歩により，特別な症状がなく腎盂に腫瘍が偶然発見されたり，水腎症が認められ精密検査の結果，腎盂・尿管がんが発見されることもある．

4）治療

外科療法が主体である．転移や再発の場合には，化学療法（GC療法など）を行う．化学療法抵抗例には，**免疫チェックポイント阻害薬**（ペムブロリズマブ）を用いる．

C. 膀胱がん

1）病因と病態

90%以上が尿路上皮（移行上皮）に発生する悪性腫瘍である．最も重大な危険因子は**喫煙**である．男性の50%以上，女性の約30%の膀胱がんは，喫煙のために発生すると試算されている．また，職業性発がん物質（ベンジジンなど）への曝露（ばくろ）が膀胱がんのリスクを高めることがわかっている．60～70歳代に多く（90%以上は50歳以上），男女比は4：1である．

2）症状

肉眼的血尿や顕微鏡的血尿が初発症状として多く認められる．頻尿，排尿時痛，残尿感などの膀胱刺激症状が認められる．なお，膀胱がんが拡大して尿管口を閉塞すると，尿が膀胱に流入せず，尿管～腎盂が拡張することがある（水腎症）．水腎症になると背中の鈍痛を感じることがある．

3）診断

尿細胞診による悪性細胞の確認，腹部超音波検査による膀胱内腫瘤の確認を行う．膀胱鏡検査では，膀胱内に突き出た腫瘤が確認される．膀胱鏡検査で筋層に浸潤が疑われる場合には，CTやMRIを用いて浸潤の程度や転移の有無を調べる．

また，膀胱にがんが見つかった場合，同様に移行上皮から発生する腎盂・尿管がんも見つかる場合があるため，造影CTや静脈性尿路造影（IVU）により腎盂・尿管の病変の有無をチェックする必要がある．

4）治療

筋層非浸潤がんに対しては，経尿道的膀胱腫瘍切除術（TURBT）を行う．再発防止を目的に，抗がん薬やBCG（結核予防ワクチン）の膀胱内注入を行う．筋層浸潤がんに対しては，術前化学療法より開始し、膀胱全摘出術を行う．進行がんに対しては，化学療法（GC療法など）を行うが，化学療法後の憎悪例には免疫チェックポイント阻害薬を用いる．なお，緩和療法として放射線を用いることもある．

D. 前立腺がん

1）病因と病態

大部分は腺房細胞に発生する腺がんである．男性ホルモン依存性に増殖する．早期は無症状であるため，発見が遅れやすい．危険因子は，年齢（高齢者），人種（黒人），前立腺がん家族歴（親，兄弟，子）である．食生活の中での危険因子は，動物性脂質，高たんぱく（乳製品）であり，予防因子は，緑黄色野菜，豆類，トマトなどであり，大豆に含まれるイソフラボンは，エストロゲン様作用により前立腺がんを抑制するといわれている．50歳以上の男性に多い．

2）症状

早期には特有の症状はない（前立腺肥大に伴う症状がみられることはある）．進行すると排尿困難，頻尿，残尿感，夜間多尿，尿意切迫，下腹部不快感，水腎症などの症状が現れる．

なお，前立腺がんは進行すると骨に転移しやすいため，前立腺自体の症状はなくとも，腰痛や骨折などで骨の検査を受け，前立腺がんが発見されることもある．また肺転移によって発見されることもある．

3）診断

最も重要なのは**PSA（前立腺特異抗原）**検査である．4 ng/mLを超えると前立腺がんを疑う必要がある．PSAは前立腺の異常のみを検知可能な物質であるため，その値は前立腺がんの早期発見に有用である．直腸診，経直腸的前立腺超音波検査により腫瘤を確認する．前立腺がんの疑いがある場合には，前立腺生検を実施して診断を確定する．前立腺がんと診断された場合，CTまたはMRI，骨シンチグラフィにより進行の程度（病期），リンパ節転移，骨転移の有無を確認する．

4）治療

前立腺生検の結果，限局性がんに対しては，悪性度が低いと判定された場合には，監視療法を行う．定期的に検査を行い，経過を観察する．

中～高リスクと判定された場合には，外科療法（前立腺全摘術）や放射線療法を行う．高齢者合併症のある場合には，ホルモン療法を行う．局所性進行がんに対しては，ホルモン療法と放射線療法を組み合わせて行う．転移が認められる場合には，ホルモン療法を行う．なお，骨転移に対しては，緩和療法，骨折予防のために，局所への放射線療法を行う．

第9章 チェック問題

問題

□□ **Q1** 急性糸球体腎炎の食事療法について説明せよ.

□□ **Q2** ネフローゼ症候群はどのように定義されるかについて説明せよ.

□□ **Q3** CKDはどのように定義されるかについて説明せよ.

□□ **Q4** CKD患者におけるたんぱく質制限食における注意事項は何かについて説明せよ.

□□ **Q5** CKD-MBDにおける食事療法の注意点は何かについて説明せよ.

解答&解説

A1 急性期（乏尿期・利尿期）には，1週間程度の食塩制限（3 g/日未満），低たんぱく質食〔0.5 g/標準体重(kg)/日〕，高エネルギー食〔35 kcal/標準体重(kg)/日〕，高カリウム血症があればカリウム制限（1.2 g/日），水分管理（前日の尿量+不感蒸泄量）とする．回復期および治癒期には，塩分制限（3～5 g/日），低たんぱく質食〔1.0 g/標準体重(kg)/日〕，高エネルギー食〔35 kcal/標準体重(kg)/日〕とするが，カリウムや水分は制限しない．(p.176)

A2 ① たんぱく尿（1日3.5 g以上）が持続する.
② 低アルブミン血症（血清アルブミン3.0 g/dL以下）を呈する.
③ 浮腫を認める.
④ 脂質異常症（高LDLコレステロール血症）を呈する.
①，②は必須条件，③，④は必須ではない．(p.181)

A3 ① 尿検査，画像診断，血液検査，病理検査で腎障害の存在を示唆する所見が3カ月以上持続する
② GFR（eGFR）＜60 mL/分/1.73 m^2が3カ月以上持続する
①，②のいずれか，または両方を満たす場合．(p.184, 185)

A4 たんぱく価の高い（人間の体のたんぱく質の組成とよく似た）動物性たんぱく質をとることが必要である．しかし，エネルギー源となるご飯などの穀物もたんぱく質を含んでいるため，たんぱく質制限をすると，エネルギー不足に陥りやすいので注意が必要である．たんぱく質制限が必要な場合には，エネルギー源を糖質と脂質で補う必要がある．(p.186, 187)

A5 CKD-MBDでは高カルシウム血症とともに高リン血症も生じるが，高リン血症に対しては，食事中のリンを低たんぱく質食でコントロールする必要がある．(p.187)

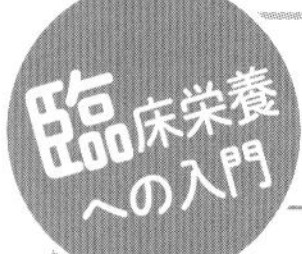

慢性腎臓病（CKD）

慢性腎臓病（CKD）の患者さんからは，「食べられるものは何でしょうか？ 安心して食べることのできる量を教えてください」とよく聞かれる.

栄養指導時の注意点は，患者さんの，①病態理解の確認，②食事療法の必要性の理解，③食生活を大きく変化させない，④目標は具体的に無理なく，⑤患者さんが先生，である.

病態理解の確認，食事療法の必要性の理解

病態理解の確認や食事指導の必要性の理解には，実際に食事をつくり，材料・つくり方・味を指導側と患者側が共に確認することが最も効果的である．困難な場合にはその代替として記憶に残りやすい視覚教材であるフードモデルやリーフレット（病態説明，使い方など）を用いて，できる限り現実感をもたせる指導を行う必要がある．また，クイズ形式にすると患者さんの興味を引くとともに，思い違いの是正にも役立つ．さらに食事との関連が深い検査値を説明すれば，患者さんの意識向上につながる.

食生活を大きく変化させない，目標は具体的に無理なく！

実施を継続させるためには，「食生活を大きく変化させない・目標は具体的に無理なく」が基本である．実行可能なことを具体的に提案するためには，食事記録を患者さんと確認し，食生活状況を理解し，よい点，頑張っている点をまず見つけて褒め，改善すべき点に自ら気づくように話を展開することである．実施理由や注意点の根拠は，患者さんの意識向上に有効である.

患者さんが先生

管理栄養士として，知る限りの知識で指導しなければいけないと気負い，指導するのではなく，患者さんの話をよく聞くことが大切である．会話のなかに指導のヒントが隠されている.

以下に減塩，たんぱく質の摂り方，エネルギーアップ方法をあげる.

①減塩

食事記録の献立名および調味料から塩分摂取量を計算するとともに，日々の塩分摂取量を確認するため，「外食は濃いですか？ おいしいですか？ おかずを食べたらすぐにご飯に手が伸びていませんか？」と質問する．外食は濃い目に味つけされている．濃いと感じる人は日頃より薄味である．また，おかずの味つけが濃いとご飯を食べたくなるため，後者の質問で味つけの確認ができるのである.

減塩の説明では，食塩が含まれていることを見落としがちな食材（練り製品や食パンなど）は，食塩量当てクイズや食品（イラストで表示）と食塩量の関係をグラフ化した図を用いると，実際は意識していなかった食塩量がよくわかるので効果的である．減塩指導では，患者さんに香味野菜やだしを効かせた減塩料理を実際に食べてもらうことや，調理実習を行うことが実に効果的である．あるいは，味噌汁は半量に，漬物は控える，つけ醤油にする，ソースの代わりに柑橘類の汁を用いる，ネギ・生姜・大葉などを利用するだけで簡単に1 g程度の塩分が減らせることを伝えるのもよい．最初は薄くて物足りなくても，比較的簡単に薄味に慣れてくることも伝える.

②たんぱく質

「腎臓病食品交換表」の表4から，卵，魚介，肉，豆，乳の2単位分の目安量を記載した食品構成・食品交換表を配布し，使用方法を説明する．摂取量の過不足は食事記録にて確認する．食事は家族分と一緒につくり，味つけの途中で取り分ける，量を減らすなど，負担なく継続できる方法も伝える．極端なたんぱく質制限食では，主食の特殊食品（でんぷん米や低たんぱく米）への変更を勧め，動物性たんぱく質を主に摂取する.

③エネルギーアップ

エネルギーアップは，体たんぱく質の異化亢進防止のためにも重要な指導である．たんぱく質を含まない食品の100 kcalの目安量（砂糖：大さじ2，ジャム：大さじ2，片栗粉：大さじ1と1/2，油・バター：大さじ1，はるさめ：25 g，あめ：5個など）を一覧表にして指導する．経済面も考慮し，手軽な特殊食品の提案も行う.

10章 神経・精神系疾患

Point

1. 脳の解剖や機能との関係から病気を理解する.
2. 「摂食障害」は若年女性に多い病気であり，過食と自己誘発性嘔吐などの行動障害を認めることを理解する.
3. 「パーキンソン病」や「認知症」は高齢者に多い疾患であることを理解する.
4. 「アルコール依存症」は小脳失調症や認知機能障害など脳機能障害を起こすことを理解する.
5. 「精神疾患」は脳内のモノアミンやドーパミン系の神経伝達物質のアンバランスで発症する説が有力であることを理解する.
6. 「脳腫瘍」は原発性と転移性がある．また，脳圧亢進症状と局所症状がみられることを理解する.

概略図① 記憶・感情のしくみと脳の病気

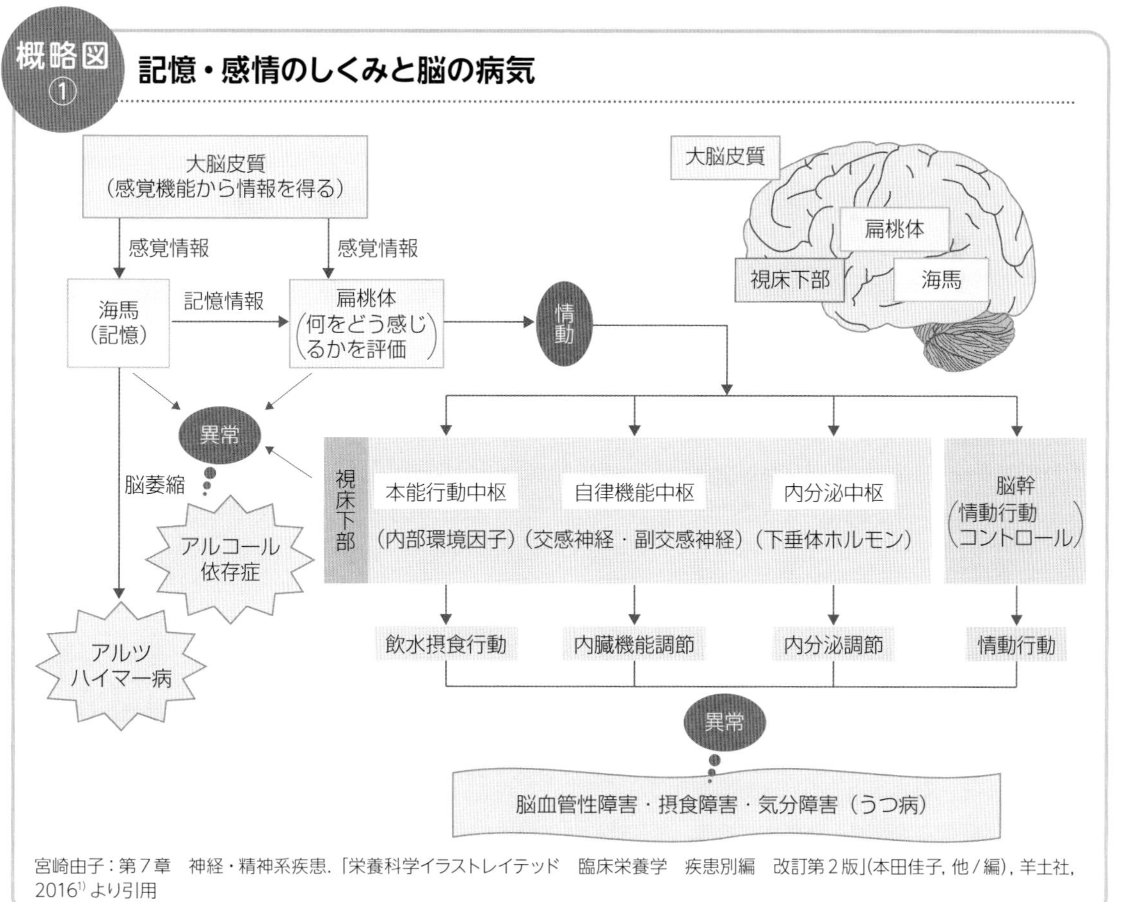

宮崎由子：第７章　神経・精神系疾患.「栄養科学イラストレイテッド　臨床栄養学　疾患別編　改訂第２版」(本田佳子, 他 / 編), 羊土社, 2016[1] より引用

概略図② 神経系の構成

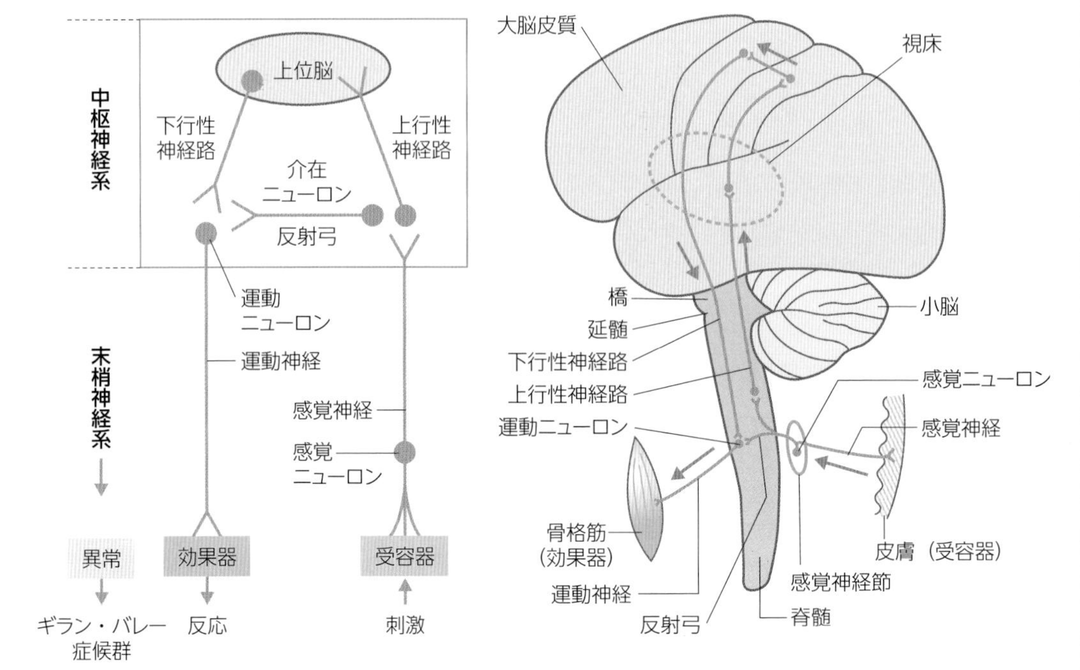

矢印は興奮の伝わる方向を示す.
「神経解剖学」(新見嘉兵衛／著), 朝倉書店, 1976 [2] および「The Human Central Nervous System A Synopsis and Atlas Third Revised Edition」Nieuwenhuys R, et al, eds), Springer, 1988 [3] を参考に作成

1 摂食障害

A. 神経性食欲不振症

1）病因と病態

10代（14～18歳）の女性に多い病気で，①自ら行う極端な拒食，②**徹底的なやせへの執着**や肥満への恐怖，③飢餓による具体的な医学的徴候の3つの特徴を示す症候群である．発症頻度は，思春期の0.5～1％で，女性が男性より10～20倍多い．病因には，遺伝などの生物学的因子や社会的因子，精神的因子など多因子が関与する．

2）症状

強度のやせと，思春期以降の女性では**無月経**が特徴的である．その他，低体温，低血圧，徐脈，起立性めまい，浮腫などの身体症状，多動，過食と自己誘発性嘔吐（指などを入れて無理やり吐く）などの行動障害，不眠，集中力の低下，うつ状態などの精神症状を認めることがある．

3）診断

厚生労働省の神経性食欲不振症調査研究班の診断基準（表1）が用いられるが，やせの原因となる器質的な病気を除外することが重要である．血液検査では，**白血球数減少，低カリウム血症，代謝性アルカローシス，低血糖**などを認める．

4）治療

基本的には，早期入院加療が必要である．まず，標準体重の90％程度を目標として，食事療法と行動療法などの精神療法の併用により徐々に体重増加を図る．しかし，強度の低栄養で生命の危険があるときや経口摂取が不十分な場合は，経腸栄養や経静脈栄養により低栄養状態の改善を図る．特に，**低血糖対策**は重要である．栄養状態の改善に伴い，症状が緩和されて，次のステップに治療が進む場合がある．しかし，長期の低栄養患者に対し，栄養療法を開始後，**refeeding症候群**（リフィーディングシンドローム）※1を起こす可能性があるため，厳重な血清電解質等のモニタリングやリンなどの予防的投与が必要である．

B. 神経性過食症

1）病因と病態

無茶食いとそれに伴う体重増加を防ぐ不適切な行動（自己誘発性嘔吐など）を繰り返す病気で，患者は標準体重を保つことが多い．若年女性に多いが，神経性食欲不振症より発症頻度が高く（若年女性の2～4%），発症年齢も少し高い．脳内セロトニンの関与が疑われている．

2）症状

無茶食いによる腹痛や悪心などの消化器症状と，無茶食いした後の抑（よく）うつ状態や不安などの精神症状を認めることが多い．また，無茶食いによる体重増加を防ぐための自己誘発性嘔吐を繰り返すため，歯による皮膚の損傷や胃酸の逆流による歯科的症状，血清電解質異常や栄養障害による月経異常などがみられる．

3）診断

臨床症状から容易に診断されるが，表2に示す診断基準が用いられる．血液検査では，低カリウム血症，低クロール血症，血清アミラーゼ高値などを認めることがある．

4）治療

行動療法や家族療法などの精神療法と，抗うつ薬などの薬物療法が併用される．強度の空腹感が無茶食いを誘発するため，食生活指導が重要である．

2 認知症

A. アルツハイマー病

1）病因と病態

認知症は徐々に増加しているが（2025年には約700万人にのぼると推計される），アルツハイマー病（Alzheimer's disease：AD）が50～60％を占める．ADは進行性で不可逆性の慢性の認知症で，**アミロイドβたんぱく質からなる脳アミロイドの沈着，タウたんぱく質からなる神経原線維変化**と広範な神経細胞の脱落が

表1 神経性食欲不振症の診断基準

1．標準体重の−20%以上のやせ（ある時期に始まり，3カ月以上持続）
2．食行動の異常（不食，多食，隠れ食いなど）
3．体重や体型についての歪んだ認識（体重増加に対する極端な恐怖など）
4．発症年齢：30歳以下
5．女性ならば無月経
6．やせの原因と考えられる器質的疾患がないこと

「厚生省特定疾患神経性食欲不振症調査研究班研究報告書」（厚生省特定疾患神経性食欲不振症研究班），1990[4]より引用

〈備考〉
- 1, 2, 3, 5は，既往歴を含む．6項目すべてを満たさないものは，疑診例として経過観察する
- 統合失調症による奇異な拒食，うつ病による食欲不振，単なる心因反応(身内の死亡など)による一時的な食欲低下なども除く

表2 神経性過食症/神経性大食症の診断基準（DSM-5※2）

A．反復する過食エピソード．過食エピソードは以下の両方によって特徴づけられる． （1）他とはっきり区別される時間帯に（例：任意の2時間の間に），ほとんどの人が同様の状況で同様の時間内に食べる量よりも明らかに多い食物を食べる． （2）そのエピソードの間は，食べることを抑制できないという感覚（例：食べるのをやめることができない，または，食べる物の種類や量を抑制できないという感覚）．
B．体重の増加を防ぐための反復する不適切な代償行動．例えば，自己誘発性嘔吐；緩下剤（かんげざい），利尿薬，その他の医薬品の乱用；絶食；過剰な運動など
C．過食と不適切な代償行動がともに平均して3カ月間にわたって少なくとも週1回は起こっている．
D．自己評価が体型および体重の影響を過度に受けている．
E．その障害は，神経性やせ症のエピソードの期間にのみ起こるものではない．

「DSM-5 精神疾患の診断・統計マニュアル」（日本精神神経学会/日本語版用語監修，髙橋三郎・大野 裕/監訳），pp338-339，医学書院，2014[5]より転載

※1 **refeeding症候群（リフィーディングシンドローム）**：低栄養患者への急激な栄養（特に糖）投与を行ったとき，血管内から細胞内にリン，カリウム，マグネシウムなどの電解質が移行し，電解質異常から心停止など重篤な合併症を発症する病態．

※2 **DSM**：Diagnostic and Statistical Manual of Mental Disorders（「精神障害の診断と統計の手引き」）．アメリカ精神医学会によって定められ病理の診断基準を例示したもの．

認められ，脳，特に海馬や頭頂葉，側頭葉が萎縮する（図1）．原因としては孤発性が多いが，家族性ではアミロイド前駆たんぱく質であるプレセニリン1とプレセニリン2のそれぞれの遺伝子異常が報告されている．孤発性では，アポリポたんぱく質E遺伝子のε4多型をもつとハイリスクであることが明らかにされている．また，糖尿病患者ではADの発症リスクが高まる．

2）症状

神経細胞の変性・脱落による認知機能障害が進行性に起こる．中核症状である**記憶障害**と場所，時間，人に対する認識ができなくなる（見当識障害）などの**高次脳機能障害**，あるいは思考，判断，計画，実行など，高次脳機能の障害により今まで可能であった社会生活が営めなくなる．例えば，料理が得意であった人が料理ができなくなる．

また，残存する神経細胞が異常反応を起こすために，**周辺症状**として，幻覚，妄想，夜間せん妄，不眠，徘徊，暴言などの問題行動が出現する．最終的には，人格変化などの前頭葉症状や排尿困難，歩行困難などから約10年経過後に寝たきりとなり，合併症で死亡することが多い．

アミロイドβたんぱく質からなる脳アミロイドの沈着

↓

タウたんぱく質が凝集する神経原線維変化

↓

広範な神経細胞の変性・脱落

図1 アルツハイマー病の発生機序
（アミロイドカスケード仮説）

3）診断

認知機能の低下が認められたとき，すぐにADと診断される危険があるが，慢性硬膜下血腫，正常圧水頭症，甲状腺機能低下症，ビタミンB_{12}欠乏などの**治療可能な認知症**をまず鑑別すべきである．また，認知症と紛らわしい意識障害や記憶のみが障害される健忘やせん妄との鑑別も重要である．

認知症の存在の評価には，改定長谷川式簡易知能評価スケール（HDS-R）やmini-mental state examination（MMSE）がよく使われている．画像診断では，脳MRIで海馬と側頭葉内側部の萎縮が発症初期から認められる（図2A）．脳血流シンチグラフィ（SPECT）およびpositron emission tomography（PET，陽電子放射断層撮像法）で，側頭葉内側部と密接な連絡をもつ後部帯状回や楔前部で早期から脳血流の低下（図2B）や糖代謝の低下がみられる．また，脳脊髄液中のアミロイドβ42の低下とタウあるいはリン酸タウの上昇がみられる．

ADの最終診断は，病理所見におけるアミロイドβたんぱく質やタウたんぱく質の蓄積などで行われる．遺伝性では遺伝子診断により，プレセニリン1遺伝子の変異などを同定する．

A

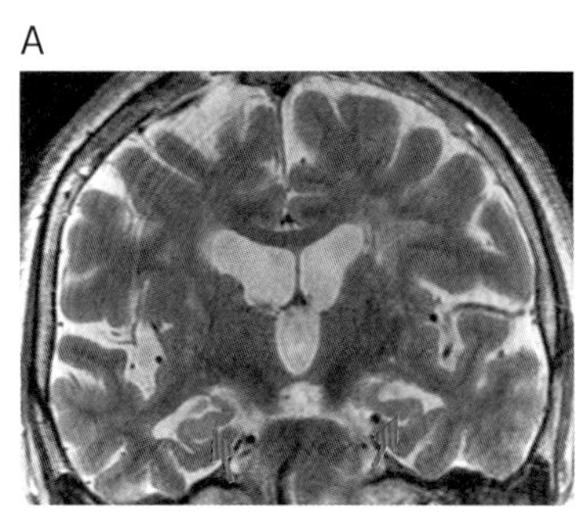

B

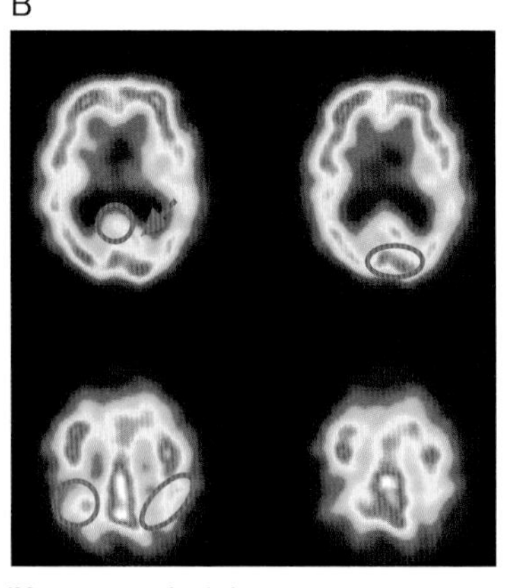

図2 T2強調冠状断像（A），SPECT（^{99m}Tc-ECD）（B）
A）海馬（➡）に萎縮が目立つ．B）頭頂葉や後部帯状回，後頭葉に血流低下を認める（○）．
三好史倫，他：Alzheimer型認知症．「圧倒的画像数で診る！頭部疾患画像アトラス」（土屋一洋，他／編），羊土社，2014 [6] より転載

4) 治療

現在，根本的な治療法はないが，アセチルコリン分解酵素阻害薬であるドネペジル塩酸塩（アリセプト®）が使用され，一時的ではあるが，病状進行の抑制などの有効性が報告されている．介護では，介護保険制度を使ったデイサービスセンターやショートステイの利用などによって在宅介護が推進されているが，まだサポート体制は十分ではない．

B. 脳血管性認知症

1) 病因と病態

アルツハイマー病の次に多い認知症で，全体の15～30%を占め，60～70歳に多い．脳の血流障害によって起こり，階段状に進行するのが特徴で，悪化と回復を繰り返して徐々に進行する場合や，急速に症状が進行する場合もある．高血圧，脂質異常症，糖尿病，心房細動，喫煙，飲酒などの脳梗塞の危険因子を有する場合が多い．

2) 症状

発症は通常急速で，症状は**階段状に悪化ないし動揺**する（症状に波がある）傾向がある．認知機能障害と人格障害のほかに，歩行障害や腱（けん）反射の亢進などの脳血管障害に特徴的な**脳の局所徴候を示す**ことが多い．感情のコントロールが効かなくなる「感情失禁」も多く見られる．

3) 診断

脳のCTやMRIで多発性の脳梗塞像や脳室の拡大を認めることが多い．男性に多く，高血圧などの動脈硬化や脳梗塞のリスク，頸（けい）動脈の血管雑音，眼底の動脈硬化所見，脳梗塞の既往（きおう）などが診断の参考になる．診断基準を表3に示す．

4) 治療

再発性の脳梗塞を予防すること，すなわち，高血圧，糖尿病，心疾患などの治療が中心となる．抗血栓薬を投与することが多いが，日常生活では，脱水の予防や歩行などの軽い運動が有用である．また，デイサービスセンターなどを利用した，引きこもりの防止やほかの人との交流も増悪防止に有用である．

表3 脳血管性認知症の診断基準（NINDS-AIREN）

1. 認知症の存在
・記憶障害および認知機能の障害 ・神経心理学検査の裏づけと診察による証明 ・脳卒中による身体的ハンディキャップが原因でない
2. 脳血管障害の証明
・神経学的検査で局在徴候あり ・画像検査で対応する脳血管性病変あり
3. 認知症と脳血管障害の関連
・脳卒中発症後3カ月以内の認知症の発症 ・認知機能の急激な低下，あるいは認知症機能障害の動揺性/階段状の進行

NINDS-AIREN：National institute of Neurological Disorders and Stoke and the Association Internationale pour la Recherche et l'Enseignement en Neurosciences
Roman GC, et al：Vascular dementia：diagnostic criteria for research studies ： report of the NINDS-AIREN International Workshop. Neurology, 43：250-260, 1993[7]を参考に作成

C. レビー小体型認知症

1) 病因と病態

大脳から脳幹におよぶ中枢神経系にαシヌクレインというたんぱく質が凝集したレビー小体とよばれる構造物が出現し，神経細胞が変性脱落する進行性の認知症疾患で，アルツハイマー病や脳血管性認知症に次いで頻度が高い．厚生労働省の班研究では，レビー小体型認知症と認知症を伴うパーキンソン病を合わせた割合は4.3%であった．また，レビー小体は，病理学的な検討により，中枢神経系以外に，心臓などの末梢交感神経節や消化管などの内臓神経系での存在が報告され，全身性疾患としての理解が深まっている[7]．

2) 症状

何もないところに何かがあるように見える「幻視」は中核的特徴で，子どもや犬，猫などの小動物や亡くなった人がいるなど具体的に表現されることが多い．注意や明晰さの変化を伴う認知機能の変動も中核的特徴で，変動は1日の中や月単位のこともある．また，認知機能障害以外に，歩行障害などのパーキンソン症状や夢に合わせて大声を出したり体を動かしたりするなどの異常行動を伴うレム睡眠行動障害，便秘や起立性低血圧などを示す自律神経障害，嗅覚障害などの多彩な臨床症状を呈することも特徴である．

3）診断

日常生活に支障をきたす進行性の認知機能低下は必須条件で，それ以外に著明な認知機能の変動，繰り返す具体的な幻視，レム睡眠行動異常，パーキンソン症状の中核的特徴の存在や支持的特徴である抗精神薬に対する重篤な過敏性，自律神経障害，嗅覚鈍麻（どんま）などから診断される．また，SPECTやPETでの基底核におけるドーパミントランスポーターの取り込み低下やMIBG（metaiodobenzylguanidine）心筋シンチグラフィーでの取り込み低下などのバイオマーカーも有用な指標となる（レビー小体型認知症の臨床診断基準2017）[8)9)]．

4）治療

現在，根本的治療はなく対症的治療が中心となる．症状は様々であるため，患者ごとに治療の主要な標的となる臨床症状を見極め，治療方針を立てる．

非薬物療法では，幻視の誘発を避けるため，部屋のカーテンでは，動物のプリントなどは避けて無地にする．また，パーキンソン症状がある場合は，段差をなくすなどの転倒予防対策が必要である．

薬物療法では，パーキンソン症状に対して抗パーキンソン薬，幻視に対してドネペジルやクエチアピン，夜間奇声に対してクロルプロマジンなどが有効とされるが，薬物療法では過敏症による重篤な有害事象が起こりやすいため，注意が必要である．

3 アルコール依存症

1）病因と病態

アルコールは，神経系に作用して中毒症状，依存症状，離脱症状などを起こす危険があるが，同時にビタミン欠乏などの栄養学的問題を起こす．

2）症状

中毒症状では短期記憶障害，離脱症状では振戦（しんせん）（手のふるえ）や幻覚，けいれんなどを示す．また，小脳失調症状（協調運動障害でふらつき歩行などを示す）や認知機能障害などを示すこともある．

栄養学的問題では，長期の低栄養やビタミンB_1欠乏による**ウェルニッケ・コルサコフ症候群**が特徴的で，見当識障害，眼振（がんしん）（眼球の異常運動），ふらつきなどの運動失調，健忘（記憶障害），作話（さくわ）（作り話をする），低体温などが起こる．また，脂肪肝から肝硬変を起こすリスクが高い．

表4 新久里浜式アルコール依存症スクリーニングテスト

男性版（KAST KAST-M）	はい	いいえ
最近6カ月の間に次のようなことがありましたか？		
1）食事は1日3回，ほぼ規則的にとっている	0点	1点
2）糖尿病，肝臓病，または心臓病と診断され，その治療を受けたことがある	1点	0点
3）酒を飲まないと寝付けないことが多い	1点	0点
4）二日酔いで仕事を休んだり，大事な約束を守らなかったりしたことがときどきある	1点	0点
5）酒をやめる必要性を感じたことがある	1点	0点
6）酒を飲まなければいい人だとよく言われる	1点	0点
7）家族に隠すようにして酒を飲むことがある	1点	0点
8）酒がきれたときに，汗が出たり，手が震えたり，いらいらや不眠など苦しいことがある	1点	0点
9）朝酒や昼酒の経験が何度かある	1点	0点
10）飲まないほうがよい生活を送れそうだと思う	1点	0点
合計点が4点以上：アルコール依存症の疑い群 合計点が1～3点：要注意群（質問項目1番による1点のみの場合は正常群） 合計点が0点：正常群		

女性版（KAST KAST-F）	はい	いいえ
最近6カ月の間に次のようなことがありましたか？		
1）酒を飲まないと寝付けないことが多い	1点	0点
2）医師からアルコールを控えるようにと言われたことがある	1点	0点
3）せめて今日だけは酒を飲むまいと思っていても，つい飲んでしまうことが多い	1点	0点
4）酒の量を減らそうとしたり，酒を止めようと試みたことがある	1点	0点
5）飲酒しながら，仕事，家事，育児をすることがある	1点	0点
6）私のしていた仕事をまわりのひとがするようになった	1点	0点
7）酒を飲まなければいい人だとよく言われる	1点	0点
8）自分の飲酒についてうしろめたさを感じたことがある	1点	0点
合計点が3点以上：アルコール依存症の疑い群 合計点が1～2点：要注意群（質問項目6番による1点のみの場合は正常群） 合計点が0点：正常群		

樋口 進：成人の飲酒実態と関連問題の予防に関する研究．平成16年度総括研究報告書，1-6，2005[11)]より引用

3）診断

新久里浜式アルコール依存症スクリーニングテスト（表4）を用いて診断する．

4）治療

薬物療法としては抗酒薬があり，その薬を服用して飲酒すると薬の作用で分解が阻害されたアセトアルデヒドにより強い不快感が生じる．離脱症状に対しては，ベンゾジアゼピン系の抗不安薬を用いる．ウェルニッケ・コルサコフ症候群に対しては，ビタミンB_1の投与を行うが，B_1以外にB_2，C，ニコチン酸などのビタミン群の欠乏を起こすので，複合ビタミン剤の投与を行うことが多い．また，脂肪肝や肝硬変を伴う場合は，それらの治療を行う．

4 神経変性疾患

A. パーキンソン病

1）病因と病態

パーキンソン病（Parkinson's disease）は，中脳の黒質（こくしつ）にあるメラニンを含むドーパミン作動性ニューロンが選択的に変性して，ドーパミンが欠乏するために起こる．変性した神経細胞内にはレビー小体という構造物が出現する（図3）．原因は不明であるが，**高齢者に多い**疾患である．

2）症状

- 振戦（安静時にも起こるふるえ）
- 筋強剛（きんきょうごう）（関節を他動的に動かすと歯車が引っかかるような抵抗）
- 無動・寡動（かどう）（ほとんど動かない）
- 仮面様顔貌（がんぼう）（表情が乏しい）
- 前傾姿勢や小刻み歩行

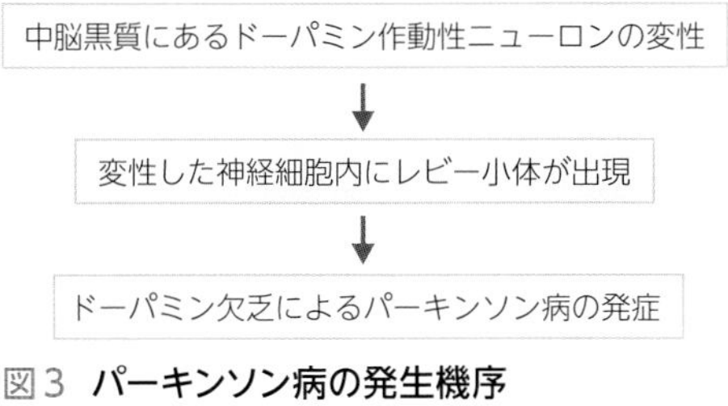

中脳黒質にあるドーパミン作動性ニューロンの変性
↓
変性した神経細胞内にレビー小体が出現
↓
ドーパミン欠乏によるパーキンソン病の発症

図3 パーキンソン病の発生機序

- 姿勢反射異常（少しでも押されると同じ姿勢を保つことができない）
- 突進現象（坂などで歩き出すと止まりにくい）

など特有の**錐体外路系運動障害の症状**（すいたいがいろ）を示すが，それ以外にも

- 精神機能障害（認知症，抑うつ，睡眠障害など）
- 自律神経障害（起立性低血圧，便秘，排尿障害など）

も出現する．

パーキンソン病とは別の原因でその類似の症状を示す疾患を包括して“**パーキンソン症候群**”という．

パーキンソン症候群の原因としては，薬剤性（抗ドーパミン作用をもつクロルプロマジン塩酸塩などの抗精神薬，胃腸薬など），脳血管性（脳梗塞など），頭部外傷などがある．

3）診断

代表的な症状や症候から診断するが，運動障害の症状に左右差が認められることが多い．一般検査や画像診断上に特有の異常所見はないが，ドーパミンの投与によって改善が認められることが診断の根拠になることがある．

4）治療

レボドパ製剤が用いられる．ドーパミンの前駆物質であるL-ドーパがよく使用される．しかし，パーキンソン症候群ではパーキンソン病ほど有効ではない．また，ドーパミン受容体刺激薬，ドーパミン遊離促進薬も使用される．

B. 脊髄小脳変性症

1）病因と病態

小脳あるいは脊髄の神経核や伝導路に病変をもち，小脳から脊髄にかけて神経細胞が徐々に消失していく神経変性疾患である．**運動失調**[※3]**を起こす神経難病**として厚生労働省特定疾患に指定されている．国内には37,180人の患者がいる（2012年）．原因としては，遺伝性と孤発性（非遺伝性）があるが，わが国では孤発性が多い（約65%）．発症年齢は，通常40～60歳であるが，若年期に発症することもある．遺伝性では若年期発症が多い．

※3　**運動失調**：神経系の協調がうまくいかないため，目的とする動作が円滑にできなくなる状態．

2）症状

構音障害（言葉の発音がうまくいかない），体幹失調（ふらつき歩行など），四肢失調（手足の動作がうまくいかない）などの小脳失調症状が主な症状である．小脳皮質萎縮症（cerebellar cortical atrophy：CCA）は，50歳頃に歩行障害などで発症して進行するが，進行は緩やかで長期間ADL（activities of daily living, 日常生活動作）が保たれることが多く，生命予後は悪くない．しかし，オリーブ橋小脳萎縮症（olivoponto cerebellar atrophy：OPCA）やシャイ・ドレーガー症候群（Shy-Drager syndrome：SDS）などの多系統萎縮症では，上記の主要症状に加えて，外眼筋麻痺，錐体路症状，パーキンソン症状や排尿障害・起立性低血圧・発汗低下・勃起不全（erectile dysfunction：ED）などの自律神経症状などが起こる．

3）診断

主要症状から診断されるが，MRIなどの画像所見が参考になる．例えば，CCAでは小脳虫部の萎縮があるが，橋萎縮はまれである．多系統萎縮では，MRIで小脳と脳幹の萎縮などが認められる．遺伝性では，ポリグルタミン鎖をコードする遺伝子の塩基配列におけるCAGの3塩基の繰り返し配列（CAGリピート）増大などの原因遺伝子の同定により診断される．

4）治療

現在，根本的治療はないが，遺伝性では将来，遺伝子治療で治る可能性がある．小脳失調症状に対して，TRH（甲状腺刺激ホルモン）製剤が有効であることが明らかになっている．すなわち，TRH注射製剤や経口のTRHアナログにより，患者の歩行障害，構音障害，体幹失調などが改善する．しかし，悪心，食欲不振，発疹などの副作用が出ることがある．パーキンソン症状や起立性低血圧，排尿障害，嚥下障害などに対しては，それぞれに有効な薬剤の投与やリハビリテーションが行われる．

C. ギラン・バレー症候群

1）病因と病態

脱髄性神経疾患の1つで，末梢神経，特に運動神経が多発性に障害される．原因は不明であるが，非特異的なウイルス感染の後に起こることが多い．リンパ腫，全身性エリテマトーデス（systemic lupus erythematosus：SLE，膠原病の1つ）のほか，ワクチン接種や外科手術後に起こることがある．多くは感染により引き起こされる自己免疫の異常によるが，これは，末梢神経のガングリオシドと病原体が類似した抗原構造を示し，交差反応が生じやすいためと考えられている．

2）症状

上気道感染から数日～数週間後に神経症状が起こる．両下肢の筋力低下で始まる**進行性の脱力**が特徴で，急速に全身に麻痺が広がり，呼吸障害から死亡することがある．ほとんどは症状が一過性で，4～6週間で軽快するが，歩行障害を残す例もある．知覚障害は少ないが，四肢の疼痛を訴えることがある．腱反射は消失する．自律神経系が障害され，血圧の変動や致死的な不整脈を起こすことがあり，発症初期には適切なモニターが必要である．

3）診断

脳脊髄液検査で，たんぱく質濃度が上昇するにもかかわらず細胞成分が上昇しない**“たんぱく細胞解離”**がみられる．神経伝導速度検査で，伝導速度の低下がみられる．**血中抗糖脂質抗体**（GM1，GD1a，GQ1bなどの抗ガングリオシド抗体）が上昇する．

4）治療

症状が急速に進行する場合や，呼吸障害で人工呼吸が必要な場合は，**血漿交換（プラズマフェレーシス）**を早期に行う．血漿交換により障害期間を短縮できることが知られている．免疫グロブリンの静脈内投与も有効である．また，呼吸障害に対して人工呼吸装置による呼吸管理を行う．

5 精神疾患

A. うつ

1）病因と病態

精神疾患のなかで最も発症頻度が高く，女性の方が男性より約2倍多い．中高年に多いが，小児から高齢者まで幅広くみられる．感情，気分が高揚する**“躁状態”**と，逆に感情，気分が低下する**“うつ状態”**の2

つの状態が交互に起こることが多く，“**躁うつ病**”として知られているが，最近は，“**気分障害**”という病名がよく使われる．

躁とうつの両方を繰り返すものを**双極性障害**，うつだけを繰り返すものを**単極性障害**とよぶ．躁のみを繰り返す者はほとんどいない．人格変化を起こすことはなく，この点で統合失調症とは異なる．病因は不明だが，脳内のモノアミン（ノルアドレナリンあるいはセロトニン）系の異常が起こって発症するとの説が有力である．

2）症状

うつ状態では，長期間の抑うつ気分，無快感症（何をやっても楽しいと思わない），意欲の欠如，挫折感，引きこもり，性欲減退，食欲不振と体重減少，過食と体重増加，睡眠障害（不眠や睡眠過剰），月経異常，便秘，口腔（こうくう）乾燥，頭痛などの症状がみられる．

重いうつ病では，**自殺のリスクが高い**．特に，病状の極期（きょくき）よりも回復期に自殺の危険が高いため，注意深い見守りが必要である．多くの患者で，症状の増減などの日内変動がよくみられる．また，うつ病では思考制止があり，「よくわからない」と答えることが多く，**認知症と間違われやすい**ため，認知症との鑑別が重要である．

3）診断

DSM-5による**大（だい）うつ病**（major depressive disorder）の診断基準（表5）が用いられる．この表の症状のうち，5つが2週間持続し，少なくとも抑うつ気分あるいは興味・喜びの喪失（そうしつ）があれば“大うつ病”と診断される．

4）治療

心理的な負担を軽減して十分に休養をとらせること

表5 うつ病の診断基準（DSM-5）

A.	以下の症状のうち5つ（またはそれ以上）が同じ2週間の間に存在し，病前の機能からの変化を起こしている．これらの症状のうち少なくとも1つは①抑うつ気分，または②興味または喜びの喪失である． 注：明らかに他の医学的疾患に起因する症状は含まない． ①その人自身の言葉（例：悲しみ，空虚感，または絶望を感じる）か，他者の観察（例：涙を流しているように見える）によって示される，ほとんど1日中，ほとんど毎日の抑うつ気分 注：子どもや青年では易怒（いど）的な気分もありうる． ②ほとんど1日中，ほとんど毎日の，すべて，またはほとんどすべての活動における興味または喜びの著しい減退（その人の説明，または他者の観察によって示される） ③食事療法をしていないのに，有意の体重減少，または体重増加（例：1カ月で体重の5％以上の変化），またはほとんど毎日の食欲の減退または増加 注：子どもの場合，期待される体重増加がみられないことも考慮せよ． ④ほとんど毎日の不眠または過眠 ⑤ほとんど毎日の精神運動焦燥または制止（他者によって観察可能で，ただ単に落ち着きがないとか，のろくなったという主観的感覚ではないもの） ⑥ほとんど毎日の疲労感，または気力の減退 ⑦ほとんど毎日の無価値観，または過剰であるか不適切な罪責感（妄想的であることもある．単に自分をとがめること，または病気になったことに対する罪悪感ではない） ⑧思考力や集中力の減退，または決断困難がほとんど毎日認められる（その人自身の説明による，または他者によって観察される） ⑨死についての反復思考（死の恐怖だけではない），特別な計画はないが反復的な自殺念慮，または自殺企図，または自殺するためのはっきりとした計画
B.	その症状は，臨床的に意味のある苦痛，または社会的，職業的，またはほかの重要な領域における機能の障害を引き起こしている．
C.	そのエピソードは物質の生理学的作用，または他の医学的疾患によるものではない． 注：基準A～Cにより抑うつエピソードが構成される． 注：重大な喪失（例：親しい者との死別，経済的破綻，災害による損失，重篤な医学的疾患・障害）への反応は，基準Aに記載したような強い悲しみ，喪失の反芻（はんすう），不眠，食欲不振，体重減少を含むことがあり，抑うつエピソードに類似している場合がある．これらの症状は，喪失に際し生じることは理解可能で，適切なものであるかもしれないが，重大な喪失に対する正常の反応に加えて，抑うつエピソードの存在も入念に検討すべきである．その決定には，喪失についてどのように苦痛を表現するかという点に関して，各個人の生活史や文化的規範に基づいて，臨床的な判断を実行することが不可欠である．
D.	抑うつエピソードは，統合失調感情障害，統合失調症，統合失調症様障害，妄想性障害，または他の特定および特定不能の統合失調症スペクトラム障害および他の精神病性障害群によってはうまく説明されない．
E.	躁病エピソード，または軽躁病エピソードが存在したことがない． 注：躁病様または軽躁病様のエピソードのすべてが物質誘発性のものである場合，または他の医学的疾患の生理学的作用に起因するものである場合は，この除外は適応されない．

「DSM-5 精神疾患の診断・統計マニュアル」（日本精神神経学会／日本語版用語監修，髙橋三郎・大野 裕／監訳），pp160-161，医学書院，2014[5]より転載

が重要である．激励や気晴らしのための会合や旅行はかえって患者の負担となる．抗うつ薬が有効で，最近は，**選択的セロトニン再取り込み阻害薬**（selective serotonin reuptake inhibitor：**SSRI**）や**セロトニン・ノルアドレナリン再取り込み阻害薬**（serotonin noradrenaline reuptake inhibitor：**SNRI**）を副作用が少ないことから，使用することが多い．精神（心理）療法では，支持的精神療法や対人関係療法などがある．その他，通電療法や断眠療法などがある．

B. 統合失調症

1）病因と病態

好発年齢は，16～40歳で，20歳前後に多い内因性の精神疾患である．病因は不明であるが，脳内のドーパミン系の神経伝達物質のアンバランスで発症すると考えられている．病前性格として，内向的，非社交的で周囲に溶け込めない孤立や引きこもりがちな気質の人が多いことが知られている．

2）症状

器質的な脳障害はなく，知能障害や認知症は起こらないが，一見，**認知症と誤ることがある**．気分障害のため，他人への感情的配慮や疎通性（そつう）（ラポール）の障害，感情不調和（悲しいニュースを聞いてもけろっとしていたりする），感情鈍麻（どんま）（嬉しいことがあってもあまり喜ばない）などの人格変化が起こる．意欲障害，自閉性，思考障害が起こるが，思考障害では，滅裂（めつれつ）思考や，妄想（監視されているなどの被害妄想，周囲の出来事がすべて自分に関係するという関係妄想，自己の地位や身分を過大に評価する誇大妄想など）が起こる．

また，幻覚では幻聴が最も多く，患者自身への悪口，非難，批評に関する内容が多い．重要なことに，統合失調症では，**病識が欠如していることが多く**，家族が精神科の受診を勧めても拒否されることが多い．また，抑うつ的になったときに突発的に自殺する場合がある．

3）診断

DSM-5による統合失調症の診断基準を表6に示す．

4）治療

薬物療法と心理社会療法がある．薬物療法では，抗精神薬を使用する．最近は，錐体外路症状の副作用を生じにくい非定型抗精神薬の使用が増えている．精神（心理）療法では，支持的精神（心理）療法や生活機能訓練などの社会復帰（リハビリテーション）療法がある．その他，通電療法がある．

表6 統合失調症の診断基準（DSM-5）

A.	以下のうち2つ（またはそれ以上），おのおのが1カ月間（または治療が成功した際はより短い期間）ほとんどいつも存在する．これらのうち少なくとも1つは（1）か（2）か（3）である． （1）妄想 （2）幻覚 （3）まとまりのない発語（例：頻繁な脱線または滅裂） （4）ひどくまとまりのない，または緊張病性の行動 （5）陰性症状（すなわち情動表出の減少，意欲欠如）
B.	障害の始まり以降の期間の大部分で，仕事，対人関係，自己管理などの面で1つ以上の機能のレベルが病前に獲得していた水準より著しく低下している（または，小児期や青年期の発症の場合，期待される対人的，学業的，職業的水準にまで達しない）．
C.	障害の持続的な徴候が少なくとも6カ月間存在する．この6カ月の期間には，基準Aを満たす各症状（すなわち，活動期の症状）は少なくとも1カ月（または，治療が成功した場合はより短い期間）存在しなければならないが，前駆期または残遺期の症状の存在する期間を含んでもよい．これらの前駆期または残遺期の期間では，障害の徴候は陰性症状のみか，もしくは基準Aにあげられた症状の2つまたはそれ以上が弱められた形（例：奇妙な信念，異常な知覚体験）で表されることがある．
D.	統合失調感情障害と「抑うつ障害または双極性障害，精神病性の特徴を伴う」が以下のいずれかの理由で除外されていること． （1）活動期の症状と同時に，抑うつエピソード，躁病エピソードが発症していない． （2）活動期の症状中に気分エピソードが発症していた場合，その持続期間の合計は，疾病の活動期および残遺期の持続期間の合計の半分に満たない．
E.	その障害は，物質（例：乱用薬物，医薬品）または他の医学的疾患の生理学的作用によるものではない．
F.	自閉スペクトラム症や小児期発症のコミュニケーション症の病歴があれば，統合失調症の追加診断は，顕著な幻覚や妄想が，その他の統合失調症の診断の必須症状に加え，少なくとも1カ月（または，治療が成功した場合はより短い）存在する場合にのみ与えられる．

「DSM-5 精神疾患の診断・統計マニュアル」（日本精神神経学会/日本語版用語監修，髙橋三郎・大野 裕/監訳），p99，医学書院，2014[5]より転載

6 脳腫瘍

1）病因と病態

病因は不明であるが，遺伝子変異との関係が指摘されている．**原発性**（約83%）と**転移性**（約17%）があり，転移性では，肺がんが半数，乳がんが約10%を占める．

2）症状

腫瘍により脳圧が上昇すると**頭蓋内圧亢進による3徴候**として，早朝頭痛，噴射性嘔吐，うっ血乳頭（網膜の乳頭にうっ血）がみられる．てんかんの症状であるけいれん（症候性てんかん）や，局所症状として，片麻痺，失語，失認（場所や時間や人がわからなくなる）などがみられ，徐脈，意識障害などがみられることがある．

3）診断

頭部CTやMRIなどの画像診断が有効で，造影剤を併用することが多い．

4）治療

手術ができる場合は摘出術を行う．脳圧亢進に対しては，頭位挙上（15～30度），呼吸管理，脳圧降下薬（グリセリンやマンニトール）の投与やステロイド薬の投与，けいれんの予防に抗けいれん薬の投与を行う．その他，放射線療法や化学療法（抗がん薬）を行うことがある．

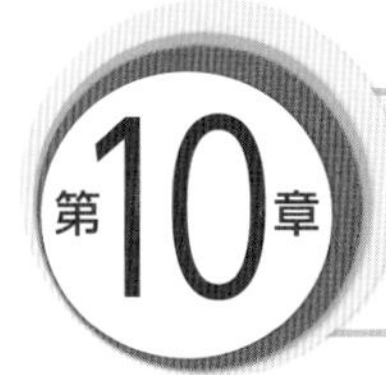

第10章 チェック問題

問 題

☐☐ **Q1** 治療可能な認知症について説明せよ.

☐☐ **Q2** ウェルニッケ・コルサコフ症候群について説明せよ.

☐☐ **Q3** パーキンソン病で起こる典型的な運動障害の症状について説明せよ.

☐☐ **Q4** ギラン・バレー症候群の症状の特徴について説明せよ.

☐☐ **Q5** 頭蓋内圧亢進によりみられる徴候を説明せよ.

解答&解説

A1 慢性硬膜下血腫，正常圧水頭症，甲状腺機能低下症，ビタミンB_{12}欠乏などによって，認知症を発症することがある．これらの疾患が原因の場合は治療すると改善するため，認知症が現れた場合，治療可能なこれらの疾患を鑑別することが重要である．(p.200)

A2 アルコール依存症に合併する病態で，長期のビタミンB_1欠乏や低栄養により見当識障害，健忘，運動失調などが起こる．(p.202)

A3 振戦，筋強剛，無動・寡動，仮面様顔貌，前傾姿勢や小刻み歩行など特有の錐体外路系運動障害の症状を示す．(p.203)

A4 上気道感染から数日～数週間後に筋力低下で始まる進行性の脱力が特徴的で，急速に全身麻痺が広がり，呼吸障害から死亡する場合もある．(p.204)

A5 脳腫瘍などで脳圧が上昇すると，頭蓋内圧亢進による３徴候として，早朝頭痛，噴射性嘔吐，うっ血乳頭がみられる．その他，けいれん，徐脈，意識障害などがある．(p.207)

臨床栄養への入門

アルツハイマー病

アルツハイマー病は，脳のなかの「アミロイドβたんぱく質」とよばれるたんぱく質が蓄積し，神経細胞が変性し，脳が委縮して，記憶障害，見当識障害，失語，徘徊，暴言等の症状が起こる．

脳の神経細胞はグルコースをエネルギー源としている．しかし，アルツハイマー病では，脳の神経細胞がグルコースを使うことができなくなり，エネルギー源が不足して，ますます症状が悪化する．そこで，脂肪が肝臓で分解される際にできるケトン体が脳のエネルギー源となる．そのため中鎖脂肪酸（medium chain triglyceride：MCT）を摂取してケトン体の産生を増やすことで，神経組織のエネルギー産生が改善され症状の緩和が期待されている．

MCTはパーム油やココナッツ油，母乳，牛乳などにも含まれている．

アルツハイマー病の食事療法はまだ研究段階であるため，「日本人の食事摂取基準」にもとづいた栄養量とする．また，他の疾病のある場合には病態の栄養摂取基準に準じる．脂質はエネルギー源として重要であり，全体の20～30％を占める．そのうち，MCT含有食品を経口摂取させる際のMCT量の目安は，成人で30～100 g，小児で30～50 g，幼児で20～30 gである．胃腸での不快感を伴う場合は，MCT摂取量を通常より少なくし，1回あたり8～10 gから食べ始め，徐々に増量する．

アルツハイマー病では，食行動に多くの問題点があるため，それぞれの問題に対する対応が必要である．対応については，家族だけが頑張るのではなく，介護サービスを利用していくことが本人および介護者にとっては良い解決となる場合が多い．

以下に食行動の異常（過食・異食）がある場合の対応について示す．

①過食：1度に大量の食べ物を食べる

①要介護者の要求があればできるだけ話をそらし，要求が始まれば少しそばを離れ遠くから様子を観察する．それでも納得しない場合は，お茶と果物等を少量皿に盛り「食事までこれを食べていてください」と差し出す．②会話を増やし食事を楽しむ．③運動・散歩に誘いほかに注意を促す．

②頻食：絶えず食べている，食べようとする

1日の必要エネルギーを満たす食事を3食で食べるのではなく，6回（食）程度に小分けして，「食べていない」というたびに少量ずつ食べてもらう．

③盗食：他人の食べ物を盗んで食べる

食事中は誰かがそばにいて話しかけたり一緒に食事をとるようにする．

④異食：食品でないものを口にする

口にできないものは，本人の行動範囲から取り除く．

⑤不食：少量しか口にしない．あるいは食べたり食べなかったりする

身体疾患の有無を確かめる．うつなどの心理環境的要因も考えられるので家族や介護者の共感，抗うつ薬等を検討する．

⑥拒食：食べまいとする

要介護者が今何をしたいのか，どう動きたいのかという気持ちをありのままを受け止める．

文　献

1）Mark AR：Effects of β-hydroxybutyrate on cognition in memory-impaired adults. Neurobiology of Aging, 25：311-314, 2004
2）田中弥生：認知症の栄養療法―ケトン食の有用性．食介護研究会成果集，9：8-14，2015

第11章 呼吸器系疾患

Point

1. 栄養管理にとって必要な「感染症」，特に「肺炎」の原因と種類・病態を理解する．
2. 「慢性閉塞性肺疾患（COPD）」は気腫病変と気道病変が混在しており，閉塞性障害を呈する疾患である．COPDでみられる体重減少は予後を規定する因子であり，禁煙指導，薬物療法，酸素療法とともに栄養管理の理解と実践が重要であることを理解する．
3. 酸塩基平衡の状態を把握し，呼吸器系疾患，腎不全を含む代謝性疾患などの病態を理解する．
4. 「気管支喘息」が発症するメカニズムをふまえて，ハウスダストや花粉，食物や薬物などの刺激物質の除去と薬物療法の方針を理解する．

概略図 呼吸器系の構造

	気道		気道分岐次数	内径（mm）
上気道	鼻腔			
	咽頭			
	喉頭			
下気道	気管		0	20
	気管支	主気管支	1	10
		葉気管支	2	7〜6
		区域気管支	3	6〜2
		亜区域気管支	4	
	細気管支	小気管支	5	
		細気管支		2〜0.5
		終末細気管支	16	0.5
	呼吸細気管支		17	0.3〜0.2
			18	
			19	
呼吸部	肺胞管		20	0.1
			21	
			22	
	肺胞嚢		23	

「病気が見える vol.4 呼吸器 第1版」（滝澤 始，他/監），pp4-19，メディックメディア，2007[1] より引用

1 呼吸器系の概要

呼吸器系は外鼻，鼻腔，咽頭，喉頭，気管，気管支および肺からなり，このうち鼻腔から喉頭までを**上気道**，そして気管以下，呼吸細気管支までを**下気道**という．

気管は第4～5胸椎の高さで左右の主気管支に分かれ，肺内の気管支は肺門から肺に入り，右は3本，左は2本の葉気管支に分かれ，さらに区域気管支→亜区域気管支→小気管支→細気管支→終末細気管支→呼吸細気管支となる（概略図）．

この呼吸細気管支はさらに末梢に伸びて肺胞管→肺胞嚢から最終的に球状に突出する多数の袋になっている．この袋は**肺胞**とよばれ，薄い単層扁平上皮とその上皮下に広がる毛細血管網で構成されている．効率的に吸気と赤血球のヘモグロビンを通して酸素（O_2）と二酸化炭素（CO_2）を交換する．**外呼吸**は呼吸器系におけるガス交換のことで**肺呼吸**ともよばれ，**内呼吸**は毛細血管において組織の細胞と血液との間で行われるガス交換のことで**組織呼吸**ともいう．

呼吸は呼吸筋を支配する脊髄の運動ニューロンの活動による．呼吸は無意識に規則的に行われるよう延髄にある呼気中枢と吸気中枢で調節される．呼吸中枢は血液中のCO_2濃度の上昇や血液温度の上昇により刺激されて換気速度を速める．発熱時や外気温が高いときは呼気が増大し，CO_2排泄が増加する．

2 上気道感染症

A. かぜ症候群

1）病因と病態

かぜ症候群は最も多い呼吸器感染症で，鼻症状，咽頭症状，下気道症状を呈する“非特異的**カタル**性疾患”と定義される．ウイルス，細菌やその他の微生物の感染性炎症疾患の総称であり，普通感冒やインフルエンザ，咽頭結膜熱（プール熱），ヘルパンギーナなどを含む．80～90％は**ウイルス**によるもので，その他，**マイコプラズマ**，**肺炎クラミジア**，**一般細菌**などによるものがある．アレルギーや寒冷などの物理化学的刺激の影響を伴う場合がある．

原因となるウイルスには，普通感冒ではライノウイルス，RSウイルス，コロナウイルス，COVID-19（新型コロナウイルス）などがある．インフルエンザではインフルエンザウイルス，プール熱ではアデノウイルス，ヘルパンギーナではコクサッキーウイルスA群およびB群や，エコーウイルスなどが主な原因である．

2）症状

症状はくしゃみ，鼻汁，鼻閉など鼻症状が中心である．上気道における痛みや違和感，嗄声※1，咳嗽※2，喀痰※3などの下気道の症状が混在してみられる．粘膜組織の破壊がなく，滲出液が多量に出る炎症を“**カタル**”性炎症という．発熱，頭痛，倦怠感などの症状を伴うこともある．

3）診断

症状に加えて，発症季節や流行を考えて行う．ウイルスの分離，核酸の検出，または血清抗体価の上昇を確認する場合がある．

4）治療

安静にして過労を避け，十分な睡眠をとる．うがい，手洗いを心がけ，室内の保温・加湿に留意する．通常は約1週間で自然治癒する．対症療法として解熱鎮痛薬，抗ヒスタミン薬，鎮咳薬，去痰薬などを用いる．A群β溶連菌やマイコプラズマ感染には抗菌薬を用いる．

B. インフルエンザ

1）病因と病態

インフルエンザウイルスによる急性呼吸器疾患で，特に感染力が強く，主に冬から春にかけて流行する．これまで歴史的・世界的大流行（**パンデミック**）を起こしてきている．核たんぱく質の違いにより，A，B，C型の3つに分けられるが，ヒトに流行するのはA，B型である．インフルエンザウイルスは一本鎖RNAウイルスで突然変異を起こしやすい．

※1　**嗄声**：しわがれ声．
※2　**咳嗽**：気管支や肺胞から空気を強制的に排出させる気管・喉頭・呼吸筋の反射的な収縮運動．通常，**咳**という．
※3　**喀痰**：痰を吐くこと，もしくは痰．

2）症状

38℃以上の発熱，悪寒，頭痛，筋肉痛，関節痛，倦怠感などの症状が**突然に**出現する．また食欲低下，悪心・嘔吐，下痢などの消化器症状を伴う場合もある．全身症状に続いて鼻症状，咳，痰などが現れ，炎症は気管支や肺にまで及ぶことがある．まれながら**心膜炎**や**心筋炎**，**脳炎**を発症し，後遺症が残る場合や死亡する場合もある．

3）診断

症状からインフルエンザウイルス感染を疑って，ウイルス抗原迅速診断キット（酵素免疫測定法）を用いて診断する．

4）治療

早期（発症から48時間以内）に**抗ウイルス薬**を投与することが有症状期間の短縮に効果的である．ノイラミニダーゼ阻害薬〔オセルタミビル（タミフル®），ザナミビル（リレンザ®），ラニナミビル（イナビル®），ペラミビル（ラピアクタ®）〕，キャップ依存性エンドヌクレアーゼ阻害薬〔バロキサビル（ゾルフーザ®）〕が使用できる．なお，ワクチン接種は70～90％の割合で発症を予防でき，罹患した場合も軽症となる．高齢者や糖尿病，腎疾患，免疫不全を有する者にはワクチン接種が推奨されている．

対症療法として，解熱薬，抗ヒスタミン薬，鎮咳薬，去痰薬などを用いる．また**脱水**に注意し，水分・エネルギーの補給を行う．通常は1週間ほどで治癒する．

C. 急性気管支炎

1）病因と病態

急性気管支炎の多くは，かぜ症候群の上気道の炎症が気管・気管支まで及ぶことで発症する．

ライノウイルス，アデノウイルス，RSウイルス，インフルエンザウイルスなどのウイルス感染が大部分を占める．その他，マイコプラズマや肺炎クラミジア，百日咳菌（ひゃくにちぜき）なども原因になる．

2）症状および診断

かぜ症候群やインフルエンザと同様である．

3）治療

通常はかぜ症候群と同様である．むやみな抗菌薬投与はしない．しかし，ウイルス感染後に二次的に細菌感染を起こし重症になる可能性のある場合，ハイリスク群と考えて投与を考慮する．

D. 肺炎

1）病因と病態

肺炎は通常は**感染性肺炎**のことを指し，肺実質（じっしつ）（肺胞腔および肺胞上皮細胞）に炎症が生じた感染症の総称である．これに対し，肺間質（かんしつ）（肺胞中隔（ちゅうかく））に炎症病変が起こる場合を**間質性肺炎**として区別する（図1およびp.213 Column参照）．肺炎は現在では死亡原因の第3位となり，高齢者の増加によるものと推定されている．

2）症状

主な症状は咳，痰，発熱である．持続する咳による胸痛（きょうつう）が起こることがある．重症では呼吸困難やチアノーゼが出現し，致命的になる．胸水（きょうすい）の貯留も認められる．

3）診断

症状から肺炎を疑い，X線検査で浸潤（しんじゅん）陰影を確認する．血液検査で，炎症の度合いを示すCRPの上昇や赤沈（せきちん）の促進を認める．細菌感染では白血球増多を認め，ウイルス感染では認めないことが多い．痰の塗抹（とまつ）標本と培養で，起炎菌（きえんきん）の同定と薬物感受性検査を行う．

①細菌性肺炎と非定型肺炎

細菌による**細菌性肺炎**では，感染した気管支区域に

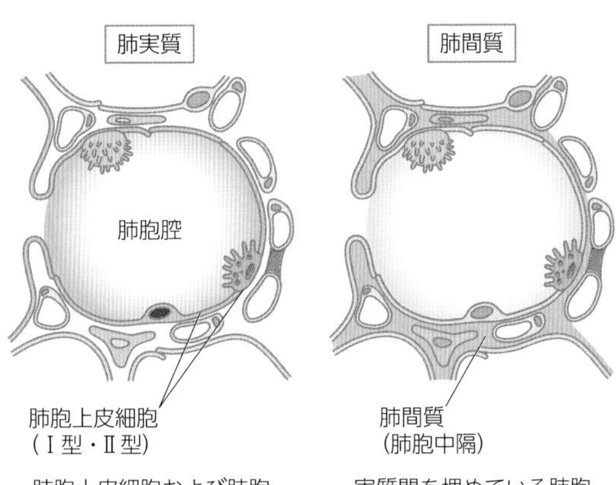

図1　肺実質と肺間質の構造
「病気が見える vol.4 呼吸器 第1版」（滝澤 始，他/監），pp4-19，メディックメディア，2007[1]より引用

一致する浸潤陰影を認める．肺葉全体に広がるものを**大葉性肺炎**という．ウイルスやマイコプラズマ，肺炎クラミジア感染などでは，肺胞およびその周囲の間質にも炎症が及び，X線検査で気管支区域に一致しない浸潤陰影を認め，白血球増多も認めないか軽度であることから，これらによる肺炎を**非定型肺炎**とよぶ．

②市中肺炎と院内肺炎

一般的には比較的健康であった者が地域社会のなかで発症する肺炎を**市中肺炎**とよび，何らかの基礎疾患や合併症の治療中で入院後48時間以降に新たに発症した肺炎を**院内肺炎**という．

抗生物質の開発により，治療可能な場合が多いが，耐性を獲得した微生物の出現〔**MRSA**（メチシリン耐性ブドウ球菌）など〕により抗菌薬が効かない例が増加している．また弱毒の病原体でも抵抗力が低下している患者では感染症を起こしやすく，**日和見感染**とよばれる．日和見感染を起こす原因としてMRSA，緑膿菌などが多い．またウイルス，真菌，原虫が原因となる場合もある．

③誤嚥性肺炎

胃液や胃内容物の逆流や食物の誤嚥が原因で起こる場合を**誤嚥性肺炎**（**嚥下性肺炎**）という．食道裂孔ヘルニア，**逆流性食道炎**，気管支喘息などの疾患や**脳梗塞後遺症**や高齢者などで**嚥下障害**がある場合にみられる（詳細は「**第6章2-I．嚥下障害**」を参照）．

4）治療

感染性肺炎には細菌性の場合，起炎菌に効果をもつ**抗菌薬**を使用する．ウイルスに対しては**抗ウイルス薬**，真菌に対しては**抗真菌薬**を用いる．抗菌薬の不適切な投与により**耐性菌**の出現が問題になっている．また去痰薬，解熱鎮痛薬を必要に応じて使用する．呼吸状態が悪化すると，**酸素投与**や**人工呼吸器装着**が必要になる場合がある．なお，間質性肺炎では**ステロイド薬**や**免疫抑制薬**が用いられる．特発性肺線維症とよばれる間質性肺炎では抗線維化薬〔ピルフェニドン（ピレスパ®）〕が使用できるようになった．

発熱や呼吸困難などで食事摂取量が不足し，**脱水**にも陥りやすい．また**消費エネルギーが増加**しているため，高齢者や小児では**低栄養状態**になることがある．食事摂取が困難な場合は，輸液にて必要な水分とエネルギー，ビタミンの補給を行う．また誤嚥性肺炎を防ぐ方策として，食品の粘稠度を上げる（とろみをつける），口腔ケアを十分に行う，食後はしばらく半座位を保つなどのケアも必要である．

E．肺結核症

1）病因と病態

結核は抗酸菌の一種である**結核菌**の感染による疾患である．日本における罹患率は減少傾向であったが，1997年に一時増加し，その後減少して2013年に10万人当たり16.1人となっている．他の先進国（10万人当たり5人前後）よりいまだ高く，また新登録結核患者数は減少傾向だが，2013年で20,495人にのぼる．患者からの飛散した菌を吸入することによりヒトからヒトに感染（**空気感染**）するため，排菌者は隔離を考慮する．しかし，結核に感染したヒトすべてが発症するわけでなく，発病に至るのは約10％である．初感染から連続して症状が出る**一次結核**と，数年から数十年の

Column

間質性肺炎

間質性肺炎とは炎症が**間質**で起こるものをいう．炎症細胞の浸潤や間質の浮腫，そして**線維化**が起こり，肺が拡張しにくくなる（**拘束性障害**といい，肺のコンプライアンスが低下する）．

特発性（原因不明なもの），職業や環境における曝露（過敏性肺臓炎，粉塵や有毒ガスなど），放射線照射や薬物の副作用によるもの，膠原病（関節リウマチや皮膚筋炎，強皮症など）に合併するもの，全身性の非乾酪性肉芽腫性の炎症疾患であるサルコイドーシスに伴うものなどがある．

特発性間質性肺炎は発症から6カ月以内に死亡する率が高い（60～90％）．乾性の咳と労作時の呼吸困難が起こる．両側の下肺野を中心に吸気終末時に**捻髪音**（fine crackle，ベルクロラ音）を聴取する．

潜伏期間をおいて再燃して発病する**二次結核**がある．成人発症のほとんどは，抵抗力の低下による二次結核である．発症誘因は加齢，糖尿病，その他免疫能低下状態などである（表1）．

2）症状

発熱，寝汗，食欲低下，体重減少といった全身症状を伴って長期間持続する咳嗽，喀痰を認める．やがて血痰や呼吸困難，胸痛が出現してくる．

3）診断

X線やCT検査では，**浸潤影**，**空洞**，**結節影**，**石灰化**や**胸膜肥厚**などさまざまな所見が認められる．**胸水**（滲出性）や**縦隔リンパ節腫大**を伴うことがある．**ツベルクリン反応**（Ⅳ型アレルギー反応）で陽性を示す．

診断は従来，**喀痰塗抹検査**および**分離培養**によって確定するが，PCR法による**核酸同定法**もよく使われている．痰が得られないときや検出できないときは胃液を採取し塗抹分離培養を行う，あるいは気管支鏡検査による気管支洗浄，肺生検による方法がある．薬物感受性検査も必要である．新しい血液検査診断法として**QFT（クォンティフェロン）TB-3G**があり，BCG接種の影響を受けず，感度，特異度とも90％以上である．

4）治療

抗結核薬を用いる．活動性の場合は3～4種類の併用を行う．薬物治療を続けているにもかかわらず，排菌や出血が続く場合や膿胸などを併発している場合には肺切除術などを行う．

その他，結核関連の疾患として**非結核性抗酸菌症**がある．抗酸菌のうち，結核菌とらい菌を除いたものを総称して非結核性抗酸菌といい，かつて**非定型抗酸菌**とよばれていた．非結核性抗酸菌は土壌や水中に広く存在するが，**ヒトからヒトへの感染は通常は認められていない**．肺結核症と同様な症状であるが，発熱はまれである．陳旧性の肺結核や塵肺などに併発することが多い．標準的な薬物治療の方法は確立していないが，抗結核薬を用いる．予後は通常は良好であるが，一部に病状が悪化して呼吸不全に陥る場合があり，手術の適応も考慮する．

3 COPD（慢性閉塞性肺疾患）

1）病因と病態

慢性閉塞性肺疾患（chronic obstructive pulmonary disease：**COPD**）の定義は，「タバコ煙を主とする有害物質を長期に吸入曝露することで生じる肺の炎症性疾患であり，呼吸機能検査で**気流閉塞**を示す．気流閉塞は**末梢気道病変**と**気腫性病変**がさまざまな割合で複合的に関与し起こる．臨床的には徐々に進行する労作時の呼吸困難や慢性の咳・痰を示すが，これらの症状に乏しいこともある」である．以前は肺気腫と慢性気管支炎を含んだ症候群として扱われていたが，現在，COPDの定義は両者と同義とされていない（図2，3）．慢性気管支炎は**気管支壁の炎症の持続**により慢性の咳，痰を症状にもつ症候名であり，肺気腫は終末気管支より末梢が異常に拡大して**肺胞壁の破壊を伴うが，線維化は認められない**形態名である．よって，COPDとは診断できない慢性気管支炎や肺気腫があり得る．

表1　肺結核における発症誘因

・高齢
・糖尿病
・低栄養，吸収不良症候群，胃切除後，アルコール中毒
・悪性腫瘍
・ステロイド薬や免疫抑制薬の使用
・人工透析
・塵肺
・HIV感染

藤岡由夫：呼吸器疾患．「N ブックス新版 臨床栄養学 第2版」（田中 明，他/編著），建帛社，pp114-122，2013[2]より引用

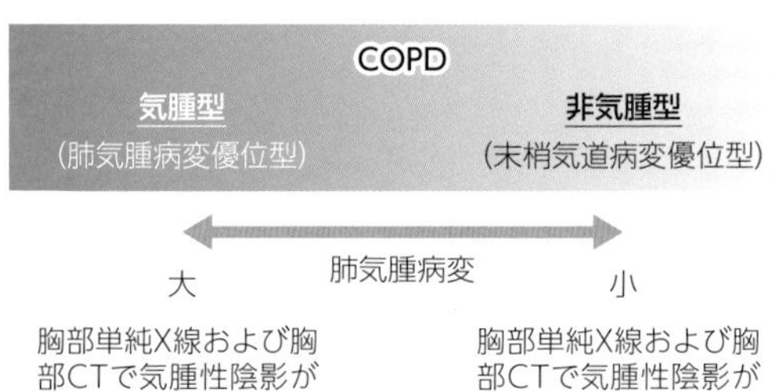

図2　COPDの臨床像の概念

「COPD（慢性閉塞性肺疾患）診断と治療のためのガイドライン2018 第5版」（日本呼吸器学会/編）メディカルレビュー社，2018[3]より引用

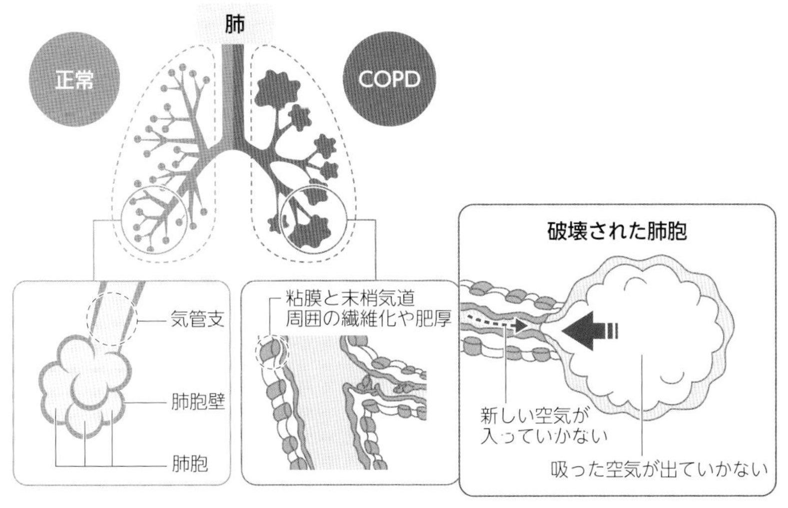

図3 COPDの病態
Barnes PJ. New Engl J Med 2000；343：269-280より監修者訳
「非がん性呼吸器疾患の緩和ケア 第1版」（津田徹／編），p38，南山堂，2017[4]
「COPDの概念　肺の変化」日本ベーリンガーインゲルハイム株式会社（https://www.copd-jp.com/concept/lung.html[5]）より引用

病理的にみると，COPD患者の気道や肺胞では，気道上皮細胞や肺胞マクロファージからインターロイキンやロイコトリエンなどの炎症性メディエーターが放出される．そして末梢気道から肺胞領域にかけて好中球や**マクロファージ**，CD8陽性T細胞などが浸潤し，慢性に炎症が持続する．また，さまざまなプロテアーゼ（たんぱく質分解酵素）が放出され，結合組織であるエラスチンが破壊されて気腫性病変が形成される．早期には炎症は軽度で可逆性であるが，長期にかけて慢性化すると可逆性に乏しくなる．末梢気道の線維化を伴う狭窄や，肺胞の破壊が起こり，気腫性病変が進行する（図3）．すなわち，COPDにおいて中枢気道病変は喀痰症状，末梢気道と気腫性病変は気流閉塞，肺血管病変は肺高血圧症を引き起こす．

日本におけるCOPDは欧米諸国と同等の有病率（約10％）で，推定罹患者は500万人を超え，喫煙者の20％前後が罹患する感受性を有し，緩徐進行性で**男性**に多く，**高齢者**ほど罹患者が多い．診断に至っていない例も含めて今後さらに増加すると推定されている．**喫煙**が主な原因であるが，職場の化学物質や粉塵，大気汚染なども危険因子となる．また，α1アンチトリプシンが遺伝的に欠損すると起こる．

2）症状

徐々に生じる労作時の呼吸困難や慢性の咳，痰を特徴とするが，これらの症状に乏しいこともある．やがてこれらの症状が増強し，重症例では安静時にも呼吸困難になる．症状を評価する簡便な方法として，呼吸困難の程度を評価するmMRC（modified British Medical Research Council）質問票（**表2A**）や，症状やQOLを評価するCAT（COPD assessment test）質問票（**表2B**）などが使われている．またCOPDが進行すると，呼気時に口をすぼめることにより，気道内に陽圧がかかり，ゆっくり呼出する呼吸（**口すぼめ呼吸**）が認められる．さらに肺の過膨張により胸郭が変形する（**樽状**になる）．

肺循環においては，持続的に肺動脈圧が上昇し**肺高血圧症**を起こす．その結果，右心室に負荷がかかり右心不全（**肺性心**という）になる．また**誤嚥性肺炎**を起こしやすく，**肺がん**の合併が多い．

COPDでは**やせ**がみられ，たんぱく質・エネルギー低下が起こる．軽度の体重減少の段階から，脂肪量（FM）や除脂肪体重（LBM）が減少し，呼吸機能や運動耐容能※4と関連する．体重減少の原因としては，①代謝亢進による安静時エネルギー消費量の増加，②炎

表2 COPDの評価方法

A. 呼吸困難（息切れ）を評価する修正MRC（mMRC）質問票

グレード分類	あてはまるものにチェックしてください（1つだけ）	
0	激しい運動をしたときだけ息切れがある.	□
1	平坦な道を早足で歩く，あるいは緩やかな上り坂を歩くときに息切れがある.	□
2	息切れがあるので，同年代の人よりも平坦な道を歩くのが遅い．あるいは平坦な道を自分のペースで歩いているとき，息切れのために立ち止まることがある.	□
3	平坦な道を約100 m，あるいは数分歩くと息切れのために立ち止まる.	□
4	息切れがひどく家から出られない，あるいは衣服の着替えをするときにも息切れがある.	□

B. CAT質問票

			点数
まったく咳が出ない	⓪ ① ② ③ ④ ⑤	いつも咳が出ている	
まったく痰がつまった感じがない	⓪ ① ② ③ ④ ⑤	いつも痰がつまっている感じがする	
まったく息苦しくない	⓪ ① ② ③ ④ ⑤	非常に息苦しい	
坂や階段を上っても，息切れがしない	⓪ ① ② ③ ④ ⑤	坂や階段を上ると，非常に息切れがする	
家での普段の生活が制限されることはない	⓪ ① ② ③ ④ ⑤	家での普段の生活が非常に制限される	
肺の状態を気にせずに，外出できる	⓪ ① ② ③ ④ ⑤	肺の状態が気になって，外出できない	
よく眠れる	⓪ ① ② ③ ④ ⑤	肺の状態が気になって，よく眠れない	
とても元気だ	⓪ ① ② ③ ④ ⑤	まったく元気がない	
		総合点	

「COPD（慢性閉塞性肺疾患）診断と治療のためのガイドライン2022〔第6版〕」（日本呼吸器学会COPDガイドライン第6版作成委員会／編）メディカルレビュー社，2022[3]より引用

症性サイトカインの増加，③食事摂取量の減少などがあげられる．体重減少は閉塞性障害の程度とは独立して**予後を規定する因子**である．なお，重症呼吸不全で高度の衰弱状態を**呼吸器悪液質**（pulmonary cachexia）という．

3）診断

①画像診断

単純X線写真で，**横隔膜の平低化**，**肺野透過性の亢進**，**血管陰影の狭小**，**肋間腔の開大**，**滴状心**を認める．高分解能CT（HRCT）で肺気腫の進行とともに**隔壁のみられない無構造の低吸収域**を認める．ブラ（嚢胞）を伴っている場合も多い．

②呼吸機能検査（スパイロメトリ）※5（図4）

COPDは**閉塞性障害**を示す．**1秒率**（FEV_1/FVC）70％未満で診断するが，重症度は**1秒量**（FEV_1）の低下に基づいて分類する（表3）．**機能的残気量の増加**，**最大吸気量の低下**を認める．

表3 COPDの病期分類

病期		定義
Ⅰ期	軽度の気流閉塞	$\%FEV_1 \geq 80\%$
Ⅱ期	中等度の気流閉塞	$50\% \leq \%FEV_1 < 80\%$
Ⅲ期	高度の気流閉塞	$30\% \leq \%FEV_1 < 50\%$
Ⅳ期	きわめて高度の気流閉塞	$\%FEV_1 < 30\%$

気管支拡張薬投与後の1秒率（FEV_1/FVC）70％未満が必須条件
「COPD（慢性閉塞性肺疾患）診断と治療のためのガイドライン2022〔第6版〕」（日本呼吸器学会COPDガイドライン第6版作成委員会／編）メディカルレビュー社，2022[3]より引用

※4　**運動耐容能**：身体の運動に耐えるために必要な呼吸や心血管系の能力に関する機能のことで，どれくらいの強さの運動が可能かという指標．

※5　**呼吸機能検査（スパイロメトリ）**：スパイロメトリによって得られる肺気量分画を**スパイログラム**という．**肺活量（VC）**は男性では3～4 L，女性で2～3 Lである．20歳前後が最大であり，年齢とともに減少し，また呼吸筋の強さ，肺疾患，胸部運動の障害（腹水，妊娠など），心嚢や胸膜の異常，心疾患などで少なくなる．
年齢や身長，性別による予測値に対するパーセンタイル（％VC）が80未満の場合を**拘束性障害**とよぶ．努力呼気開始から1秒間における呼気肺気量を**1秒量**（FEV_1）といい（**第1章 図13**参照），1秒量を努力肺活量で除したものを**1秒率**（FEV_1/FVC）という．1秒率が70％未満の場合，**閉塞性障害**とよぶ．拘束性と閉塞性障害をあわせもつ場合，**混合性障害**となる．

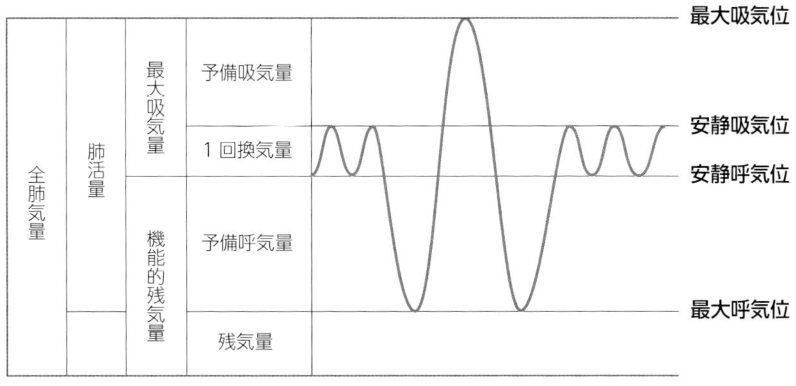

図4 スパイログラム（肺気量分画）

「呼吸機能検査ガイドライン」（日本呼吸器学会肺生理専門委員会／編），メディカルレビュー社，2004[6] より引用

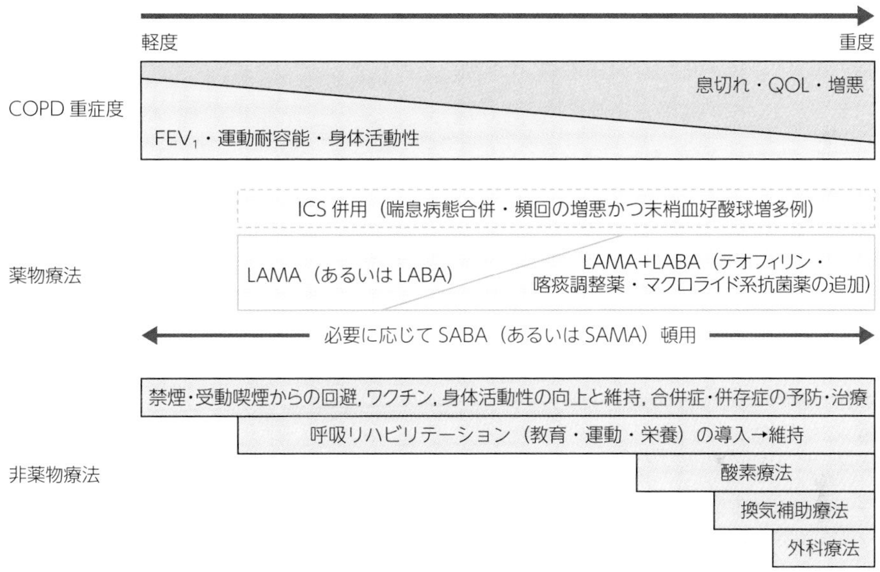

図5 安定期COPDの重症度に応じた管理

SABA：短時間作用性β_2刺激薬，SAMA：長時間作用性抗コリン薬，LABA：長時間作用性β_2刺激薬，LAMA：長時間作用性抗コリン薬，ICS：吸入ステロイド薬

「COPD（慢性閉塞性肺疾患）診断と治療のためのガイドライン2022〔第6版〕」（日本呼吸器学会COPDガイドライン第6版作成委員会／編），メディカルレビュー社，2022[3] より引用

4）治療

①治療の基本方針

主に安定期の治療について解説する．COPDの治療の目的は症状の緩和，運動耐容能の改善，合併症の予防と治療，急性増悪の予防，死亡率の低下である．まず，重症度評価を行い，治療方針を決定する（図5）．また，**禁煙指導**を行う．**インフルエンザワクチンの接種**はCOPD患者の死亡率を約50％減少させる報告があり，日本呼吸器学会のガイドラインで推奨されている．また**適度な運動**や**呼吸リハビリテーション**を継続する．痰の排出が困難になると**体位ドレナージ**※6や胸背部の**タッピング**※7を行う．

※6 **体位ドレナージ**：痰を喀出しやすくするための体位をとって行う痰を喀出する方法．頭を低く，腰を高くする体位をとって咳をさせる．

※7 **タッピング**：胸部（背部）を叩くことにより振動を与え，気管，気管支などに付着している痰や異物を体外に出やすくする方法．

②薬物療法

薬物療法は症状およびQOLの改善，運動耐容能と身体活動性の向上および維持，増悪の予防に有用である．その中心は**気管支拡張薬**（**抗コリン薬**，**長時作用型β_2刺激薬**，**テオフィリン徐放薬**）であり，吸入薬が最も勧められている．さらに**ステロイド薬**（吸入または全身投与）や**喀痰調整薬**が用いられる．

③酸素療法

重症のCOPDは，**在宅酸素療法**（自宅に酸素を供給できる装置を置いて酸素吸入ができる方法，home oxygen therapy：**HOT**）の適応である．急性期で生命を脅かす状態である場合は**人工呼吸管理**を考慮する．

④栄養管理

COPD患者においては，栄養障害が高頻度に認められる．安定期のCOPDにおける軽度の体重減少は脂肪量（FM）の減少が主体であるが，中等度以上の体重減少は除脂肪体重（LBM）の減少によるマラスムス型のエネルギー・タンパク質栄養障害であり，呼吸器悪液質（pulmonary cachexia）に陥る．推奨される栄養評価項目（表4）のうち，必須項目として**実測体重および理想体重との比（% IBW）**や**BMI**があげられている．% IBWが90 %未満の場合，栄養療法の適応である．進行性の体重減少があれば，90 %以上であっても必要である．エネルギーおよびたんぱく質の補給を考慮する．

5）アシドーシスとアルカローシス（表5）

肺では**酸素（O_2）**や**二酸化炭素（CO_2）**などの**ガス交換（換気）**がなされている．腎臓では体内で産生された酸を排泄し，アルカリである**重炭酸イオン（HCO_3^-）**を再吸収する調節が行われる．体内では以下の式のように**酸塩基平衡**（pHのホメオスタシス）が保たれることにより，血液のpHは**7.4**前後の狭い幅のレベルで維持されている．すなわち肺における呼吸性調節，腎臓における代謝性調節によって血液のpHが決められる．

$$H_2O + CO_2 \Leftrightarrow H_2CO_3 \Leftrightarrow H^+ + HCO_3^-$$

pHが7.4からマイナスになる（酸性に傾く）ことを**アシドーシス**といい，プラスになる（アルカリ性に傾く）ことを**アルカローシス**という．動脈血O_2分圧

表4　推奨される栄養評価項目

必須の評価項目
・体重（% IBW，BMI） ・食習慣 ・食事摂取時の臨床症状の有無
行うことが望ましい評価項目
・食事調査（栄養摂取量の解析） ・簡易栄養状態評価表（MNA®-SF） ・%上腕囲（% AC） ・%上腕三頭筋部皮下脂肪厚（% TSF） ・%上腕筋囲（% AMC：AMC＝AC－π× TSF） ・体成分分析（LBM，FM，BMC，SMI） ・血清アルブミン ・握力
可能であれば行う項目
・安静時エネルギー消費量（REE） ・Rapid turnover protein（RTP） ・血漿アミノ酸分析（BCAA/AAA） ・呼吸筋力 ・免疫能

IBW：80≦% IBW＜90：軽度低下，70≦% IBW＜80：中等度低下，% IBW＜70：高度低下
BMI：低体重＜18.5，標準体重18.5～24.9，体重過多25.0～29.9
IBW：ideal body weight，BMI：body mass index，MNA®-SF：Mini Nutritional Assessment-Short Form（簡易栄養状態評価表），AC：arm circumference，TSF：triceps skin fold thickness，AMC：arm muscle circumference，LBM：lean body mass，FM：fat mass，REE：resting energy expenditure，BCAA/AAA：分岐鎖アミノ酸/芳香族アミノ酸比

「COPD（慢性閉塞性肺疾患）診断と治療のためのガイドライン2022〔第6版〕」（日本呼吸器学会COPDガイドライン第6版作成委員会/編）メディカルレビュー社，2022[3]より引用

表5　酸塩基平衡の動態

	pH	$PaCO_2$	HCO_3^-	主な誘因
呼吸性アシドーシス	↓	↑	↑*	COPD，肺炎，肺水腫，睡眠時無呼吸症候群，重症筋無力症など
呼吸性アルカローシス	↑	↓	↓*	過呼吸，薬物など
代謝性アシドーシス	↓	↓**	↓	腎不全，糖尿病性ケトアシドーシス，薬物など
代謝性アルカローシス	↑	↑**	↑	嘔吐，重炭酸投与，原発性アルドステロン症など

*：代謝性代償，**：呼吸性代償

(PaO_2)，動脈血 CO_2 分圧（$PaCO_2$），pH，HCO_3^- などは動脈血液ガス分析で測定できる．

①呼吸性調節

$PaCO_2$ が上昇すると血液は酸性に傾き，pHは低下するため，この状態を**呼吸性アシドーシス**という．逆に $PaCO_2$ が低下するとアルカリ性に傾くため，pHは上昇する（**呼吸性アルカローシス**）．換気によるpH調節は数分単位で変化し，過呼吸や浅呼吸（せんこきゅう）などの呼吸の状態に依存する．

②代謝性調節

血液中の HCO_3^- が上昇すると，pHは上昇し，これを**代謝性アルカローシス**という．逆に HCO_3^- が低下すると，pHは低下する（**代謝性アシドーシス**）．また腎不全などで体内に硫酸やリン酸などの酸が蓄積した場合も，代謝性アシドーシスになる．腎臓におけるpH調節には数時間から日単位の時間が必要である．

③代謝性代償機構

COPDなどの呼吸不全で換気が低下し $PaCO_2$ が上昇すると，血液は酸性に傾くため，腎臓は HCO_3^- を増加させ，血液をアルカリ性に戻そうとする．逆に過換気で $PaCO_2$ が低下すると，血液はアルカリ性に傾くため，腎臓は HCO_3^- を減少させる．

④呼吸性代償機構

HCO_3^- が減少すると血液は酸性に傾くため，肺は換気を増大させ，$PaCO_2$ を低下させる．逆に HCO_3^- が増加すると血液はアルカリ性に傾くため，肺は換気を減少させ，$PaCO_2$ を上昇させる．

⑤ CO_2 ナルコーシス

体内に CO_2 の蓄積が起こり，頭痛・昏睡（こんすい）・けいれんなどの意識障害，呼吸性アシドーシス，自発呼吸の減弱が生じることをいう．健常者では通常 CO_2 上昇と O_2 低下で呼吸中枢が刺激され換気が促される．しかし，COPDなどで肺胞低換気状態が続くと，CO_2 上昇による反応が鈍化して O_2 低下に反応するようになる．このときに高濃度に酸素を投与すると，呼吸中枢はむしろ抑制されて換気は低下し，CO_2 の蓄積が増大して CO_2 ナルコーシスを招く．したがって，COPDなどの慢性肺疾患患者に急いで高濃度酸素投与を施すことは危険である．酸素投与時には必ず低流量から開始し，人工呼吸器による調節も考慮する．

4 気管支喘息

1）病因と病態

気管支喘息とは，「気道の慢性炎症を本態とし，変動性をもった**気道狭窄**（喘鳴（ぜいめい），呼吸困難）や咳などの臨床症状で特徴付けられる疾患」である．ハウスダスト，ダニ，動物，真菌，花粉などの**アレルゲン**吸入で生じる．粉塵や刺激ガスなど気道の粘膜を刺激する物質，アスピリン※8，ヨード製剤などの薬物，運動，食物などでも誘発される．食物アレルギーでは，呼吸器症状は皮膚症状に次いで多く認められる．遺伝的素因も関与する．

気道炎症には，好酸球，好中球，リンパ球，マスト細胞などの炎症細胞，加えて，気道上皮細胞，線維芽（せんいが）細胞，気道平滑筋細胞などの気道構成細胞，および種々の液性因子が関与する．すなわち，アレルゲン刺激によってリンパ球が**IgE**を産生し，これが肥満細胞のIgE受容体に結合することで**ヒスタミン**や**ロイコトリエン**などの**炎症性メディエーター**が放出され，アレルギー反応が引き起こされる（アトピー型喘息）．また非IgE関連疾患（ウイルス性誘発喘息）でも生じる．自然に，あるいは治療により可逆性を示す気道狭窄・咳は，気道炎症や気道過敏性亢進による．持続する気道炎症は，気道傷害とそれに引き続く気道構造の変化（リモデリング）を惹起（じゃっき）して非可逆性の気流制限をもたらす．

2）症状

発作性に呼吸困難，喘鳴，咳嗽が出現する．春や秋，特に季節の変わり目に多い．夜間または早朝に起きやすく，しばしば持続することもある．重症の場合は死亡に至る．

3）診断

呼吸機能検査で**閉塞性障害**（1秒率と1秒量の低下）を認め，気管支拡張薬によって1秒量の改善を認める．喀痰中に好酸球を認め，血液検査では好酸球やIgEの

※8　アスピリン喘息とは，臨床でよく用いられる鎮痛，解熱，消炎，血栓形成抑制作用をもつアスピリン（アセチルサリチル酸）過敏症の1つで喘息発作が誘発される状態を指す．タートラジン（食用黄色4号），安息香酸ナトリウム（防腐剤），ベンジルアルコール（香料）などが誘発する可能性がある．また，トマト，きゅうり，いちご，柑橘類，ぶどうなど自然界のものでサリチル酸化合物を含むものも誘発物質となりうる．

増加を認める．抗原の特定には血清中の抗原特異的IgEや皮膚テストを行う．

4）治療

まず成因であるアレルゲンや誘因を避ける．**禁煙**も必要である．食物アレルギーの場合は**食物除去**が必須であり，除去される食品の代替品を決め，食品添加物にも注意する．過労や睡眠不足などにならないように体調管理を行うことが大切である．

薬物治療の中心はステロイドの吸入であり，長時間作用型β_2刺激薬も使用する．発作時は気管支を拡張させる短時間β_2刺激薬の吸入を実施する．さらにステロイドやアミノフィリンの点滴静注を行う．重症の場合はアドレナリンの皮下注射を行う．慢性期にはステロイドの吸入を中心に，β_2刺激薬の吸入，テオフィリン徐放薬内服，抗アレルギー薬内服，生物学的製剤などが選択される．ハウスダスト，ダニなどが原因の場合は減感作療法を行うことがある．

5 肺がん

1）病因と病態

肺がんは肺腫瘍のうち上皮性の悪性腫瘍をいう．肺原発性と，胃や肝臓などの他の臓器のがんからの転移性に分けられる．組織学的に，または臨床的に，あるいは治療戦略から**小細胞がん**とそれ以外のがん（**非小細胞がん**）に分けられる．非小細胞がんには，**扁平上皮がん**，**腺がん**，**大細胞がん**，**腺扁平上皮がん**，**カルチノイド腫瘍**などが含まれる．

肺がんは現在，死亡率が男女とも増加傾向である．特に**高齢者**において高い．最も多い原因は喫煙である．その他，職業的に曝露する物質（**アスベスト**※9，クロムなど），受動喫煙や排気ガスによる大気汚染などがある．

2）症状

一般的に咳，痰，血痰，呼吸困難などの呼吸器症状や，胸部や肩部などに疼痛が生じる．腫瘍が肺の末梢側にある場合は，早期は無症状のことが多く，肺門部にある場合は呼吸器症状が比較的早期に出てくる．

周辺の組織を障害することにより，**反回神経麻痺**による嗄声や誤嚥，**上大静脈症候群**，**ホルネル症候群**などを認める場合がある（表6）．感染性肺炎や胸水貯留，心膜液貯留をきたしたり，腫瘍やリンパ節腫大によって**無気肺**を生じたりする．

3）診断

症状よりがんを疑い，またがん検診などの胸部X線検査で腫瘍が疑われると，胸部CTやMRIで形状や大きさ，周辺組織への浸潤などを確認する．喀痰中の細胞診や気管支鏡検査，気管支鏡下生検，または胸腔鏡検査や胸腔鏡下肺切除などで腫瘍の組織診断を行う．また腹部，頭部，骨など全身への腫瘍の伸展・転移の有無をCT，MRI，ガリウムシンチグラフィ，骨シンチグラフィ，ポジトロン断層法（positron emission tomography：PET）などで検索する．血液検査で**腫瘍マーカー**（SCC，CYFRA21，CEA，SLX，NSE，Pro-GRPなど）の検索も必要である．

TNM分類（T：原発腫瘍の進展度，N：所属リンパ節転移の有無やその程度，M：遠隔転移の有無）で腫瘍の伸展度を決定する（表7）．

※9　**アスベスト（石綿）**：わが国では戦前および高度成長期から2004年に禁止されるまで，安価で熱や酸・アルカリに強いという性質から建築資材をはじめ，さまざまな用途にさかんに使用されてきた．アスベストに曝露されることにより，長期の潜伏期間を経て，胸膜肥厚，石綿肺（塵肺の1つ），肺がん，胸膜中皮腫などが発症する．

表6　肺がんの主な症状

一般症状	咳嗽，喀痰，血痰，呼吸困難などの呼吸器症状，胸部，背部などの疼痛，発熱，全身倦怠感，体重減少などをきたす
反回神経麻痺	迷走神経からの分枝で，気道や肺などの近傍を走行するため，腫瘍の圧迫などで障害されると嗄声，誤嚥をきたす
上大静脈症候群	上大静脈の閉塞により，頭頸部や上肢にうっ血を生じ，浮腫や静脈怒張をきたす
ホルネル（Horner）症候群	頸部の交感神経の障害により，眼瞼下垂，縮瞳，眼球陥凹，発汗低下をきたす
パンコースト（Pancoast）症候群	肺尖部の腫瘍が腕神経叢，交感神経節，動静脈やリンパ管を圧迫することにより，同側の肩から手指に至る疼痛や運動障害，知覚障害，筋萎縮，浮腫をきたす

表7 TNM分類（8版，2017年）

T-原発腫瘍	
TX	原発腫瘍の存在が判定できない，あるいは喀痰または気管支洗浄液細胞診でのみ陽性で画像診断や気管支鏡では観察できない
T0	原発腫瘍を認めない
Tis	上皮内癌（carcinoma *in situ*）：肺野型の場合は，充実成分径 0 cm かつ病変全体径 ≦ 3 cm
T1	腫瘍の充実成分径 ≦ 3 cm，肺または臓側胸膜に覆われている，葉気管支より中枢への浸潤が気管支鏡上認められない（すなわち主気管支に及んでいない）
T1mi	微少浸潤性腺癌：部分充実型を示し，充実成分径 ≦ 0.5 cm かつ病変全体径 ≦ 3 cm
T1a	充実成分径 ≦ 1 cm でかつ Tis・T1mi には相当しない
T1b	充実成分径 ＞ 1 cm でかつ ≦ 2 cm
T1c	充実成分径 ＞ 2 cm でかつ ≦ 3 cm
T2	充実成分径 ＞ 3 cm でかつ ≦ 5 cm，または充実成分径 ≦ 3 cm でも以下のいずれかであるもの ・主気管支に及ぶが気管分岐部には及ばない ・臓側胸膜に浸潤 ・肺門まで連続する部分的または一側全体の無気肺か閉塞性肺炎がある
T2a	充実成分径 ＞ 3 cm でかつ ≦ 4 cm
T2b	充実成分径 ＞ 4 cm でかつ ≦ 5 cm
T3	充実成分径 ＞ 5 cm でかつ ≦ 7 cm，または充実成分径 ≦ 5 cm でも以下のいずれかであるもの ・壁側胸膜，胸壁（superior sulcus tumor を含む），横隔神経，心膜のいずれかに直接浸潤 ・同一葉内の不連続な副腫瘍結節
T4	充実成分径 ＞ 7 cm，または大きさを問わず横隔膜，縦隔，心臓，大血管，気管，反回神経，食道，椎体，気管分岐部への浸潤，あるいは同側の異なった肺葉内の副腫瘍結節
N-所属リンパ節	
NX	所属リンパ節評価不能
N0	所属リンパ節転移なし
N1	同側の気管支周囲かつ/または同側肺門，肺内リンパ節への転移で原発腫瘍の直接浸潤を含める
N2	同側縦隔かつ/または気管分岐下リンパ節への転移
N3	対側縦隔，対側肺門，同側あるいは対側の前斜角筋，鎖骨上窩リンパ節への転移
M-遠隔転移	
M0	遠隔転移なし
M1	遠隔転移がある
M1a	対側肺内の副腫瘍結節，胸膜または心膜の結節，悪性胸水（同側・対側），悪性心嚢水
M1b	肺以外の一臓器への単発遠隔転移がある
M1c	肺以外の一臓器または多臓器への多発遠隔転移がある

「肺癌取り扱い規約 第8版」（日本肺癌学会/編），金原出版，2017[7]より引用

4）治療

TNM分類から肺がんの**病期分類**（ⅠA1～ⅣB）が決定され，これを用いて治療方針と予後予測が決定される（表8）．手術療法，放射線療法，化学療法（抗がん薬）があり，単独あるいは組み合わせによって治療される．薬物としてプラチナ製剤（シスプラチンなど），トポイソメラーゼ阻害薬，分子標的治療薬，免疫チェックポイント阻害薬がある．抗がん薬の副作用は種類や投与量によるが，悪心・嘔吐，**食欲低下**，下痢などの**消化器症状**，汎（はん）血球減少などの**骨髄造血の抑制**，しびれや頭痛などの**神経症状**，間質性肺炎などがある．

治療は概して，**小細胞がん**と**非小細胞がん**で分かれる．小細胞がんは増殖能力が強く進行が早いため，初期を除いて**手術適応**はなく，**化学療法**と**放射線療法**の組み合わせが標準的である．治療に反応しやすく，寛解することもあるが再発が多い．非小細胞がんはⅠ期，Ⅱ期では**外科的切除**がなされ，進行例では**化学療法**と**放射線療法**が選択される．

表8 TNM臨床病期分類（UICC-8版）

8版，2017年		N0	N1	N2	N3	M1a	M1b 単発 遠隔転移	M1c 多発 遠隔転移
T1	T1a（≦1 cm）	ⅠA1	ⅡB	ⅢA	ⅢB	ⅣA	ⅣA	ⅣB
	T1b（1-2 cm）	ⅠA2	ⅡB	ⅢA	ⅢB	ⅣA	ⅣA	ⅣB
	T1c（2-3 cm）	ⅠA3	ⅡB	ⅢA	ⅢB	ⅣA	ⅣA	ⅣB
T2	T2a（3-4 cm）	ⅠB	ⅡB	ⅢA	ⅢB	ⅣA	ⅣA	ⅣB
	T2b（4-5 cm）	ⅡA	ⅡB	ⅢA	ⅢB	ⅣA	ⅣA	ⅣB
T3	T3（5-7 cm）	ⅡB	ⅢA	ⅢB	ⅢC	ⅣA	ⅣA	ⅣB
T4	T4（＞7 cm）	ⅢA	ⅢA	ⅢB	ⅢC	ⅣA	ⅣA	ⅣB

「肺癌取り扱い規約 第8版」（日本肺癌学会／編），金原出版，2017[7]より作成
「日本肺癌学会肺癌診療ガイドライン 2020年版」（日本肺癌学会／編），金原出版，2021（https://www.haigan.gr.jp/guideline/2020/1/0/200100000000.html）[8]より引用

第11章 チェック問題

問 題

□ □ Q1 市中肺炎，院内肺炎，誤嚥性肺炎とは何か説明せよ.

□ □ Q2 COPDの症状は何か説明せよ.

□ □ Q3 COPDの治療方針は何か説明せよ.

□ □ Q4 CO_2ナルコーシスとは何か説明せよ.

□ □ Q5 気管支喘息の誘因は何か説明せよ.

解答＆解説

A1 比較的健康であった者が地域社会のなかで発症する肺炎を“市中肺炎”，基礎疾患や合併症の治療中で入院後48時間以降に新たに発症した肺炎を“院内肺炎”という. 院内感染の場合，抵抗力が低下している患者で起こしやすく，日和見感染とよばれる. 胃液や胃内容物の逆流や食物の誤嚥が原因で起こる場合を“誤嚥性肺炎”という. 食道裂孔ヘルニア，逆流性食道炎，気管支喘息などの疾患や脳梗塞後遺症や高齢者などで嚥下障害がある場合にみられる.（p.213）

A2 咳，痰，労作時の息切れや呼吸困難が出現する. 口すぼめ呼吸がみられ，胸郭が変形する. 進行すると肺高血圧症を起こし，肺性心になる. また誤嚥性肺炎を起こしやすく，肺がんの合併が多い. やせがみられ，呼吸機能や運動耐容能と関連する. 体重減少は閉塞性障害の程度とは独立して予後を規定する因子である.（p.215, 216）

A3 治療方針は重症度評価を行って決定する. 治療開始時には，まず禁煙指導を行う. インフルエンザワクチンの接種は推奨されており，適度な運動や呼吸リハビリテーションを継続する. 痰の排出が困難になると体位ドレナージや胸背部のタッピングを行う. 薬物療法，酸素療法，およびエネルギーとたんぱく質の補給のため栄養管理を必要とする.（p.217, 218）

A4 CO_2ナルコーシスとは体内にCO_2の蓄積が起こり，頭痛・昏睡・けいれんなどの意識障害，呼吸性アシドーシス，自発呼吸の減弱が生じることをいう. COPDなどの慢性肺疾患患者に高濃度に酸素を投与すると，呼吸中枢はむしろ抑制されて換気は低下し，CO_2の蓄積が増大してCO_2ナルコーシスを招く. 酸素投与時には必ず低流量から開始し，人工呼吸器による調節も考慮する.（p.219）

A5 気管支喘息は，ハウスダスト，ダニ，動物，真菌，花粉などのアレルゲンの吸入で生じる. 粉塵や刺激ガスなど気道の粘膜を刺激する物質，アスピリン，ヨード製剤などの薬物，運動，食物摂取などでも誘発される. 食物アレルギーでは，呼吸器症状は皮膚症状に次いで多く認められる. 遺伝的素因も関与する.（p.219）

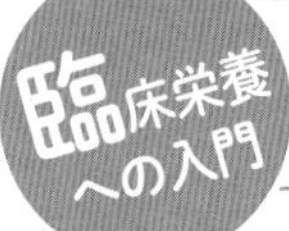

COPD（慢性閉塞性肺疾患）

COPDの栄養療法

COPD（慢性閉塞性肺疾患）患者は比較的高齢で，大多数が長期の喫煙経験者であり，呼吸器合併症および全身併存症の頻度が高い．代表的な併存症には，心血管疾患，高血圧，骨格筋機能障害，栄養障害，骨粗鬆症（こつそしょうしょう），がん，抑うつ（よく），代謝疾患，睡眠障害等があり，COPD患者の約半数がこのような何らかの併存症を有している．

併存症の1つである栄養障害について「COPD診断と治療のためのガイドライン2018（第5版）」では，高エネルギー，高たんぱく質食を基本とし，たんぱく質源としては分岐鎖アミノ酸（BCAA）を多く含む食品の摂取が推奨されている[1)]．

食事に含まれる栄養素の適切な組み合わせは，COPDを中心とする慢性呼吸不全患者の呼吸を楽にするが，食べものが呼吸に影響を与える可能性があることを知っている人は少ない．例えば，COPD患者は，肺の過膨張によって横隔膜が腹部臓器を押し下げる影響で胃が圧迫され，少量の食事摂取でも満腹になってしまい，エネルギー摂取量が減少してしまう．この場合，脂質が多い食事にすることが推奨される．これは，脂質は9 kcal/gと，他の主要栄養素である炭水化物，たんぱく質の4 kcal/gと比べて倍以上のエネルギー密度であり，腹部膨満につながりにくく，効率的にエネルギー摂取ができるためである．このような病態生理学的な側面をどのように患者に説明し，食行動の変容につなげられるかが，管理栄養士の腕の見せどころである．

また，COPD患者は複数の慢性疾患をもつ「multi-morbidity（マルチモビディティ：多疾患併存）」状態であることが多いため，COPD以外の疾患の栄養にも配慮した栄養相談ができるかどうかもこれからの管理栄養士に求められる技能である．

例えば，COPDに糖尿病と脂質異常症をもち，心筋梗塞の既往（きおう）があるといった場合，おそらくどれか1つの疾患の診療ガイドラインでは対応できない．そのため，患者の病態や生活歴，価値観などと医療のエビデンスを照らし合わせて，いま目の前の患者に必要な栄養療法や運動療法（≒生活習慣の見直し）を「整理整頓」して提示し，患者の納得を得ながら実現可能な行動変容を促進し，生活の質を向上させることのできる管理栄養士が求められている．

文　献

1）「COPD（慢性閉塞性肺疾患）診断と治療のためのガイドライン 第5版」（日本呼吸器学会COPDガイドライン第5版作成員会/編），メディカルレビュー社，2018

12章 血液系疾患

Point

1. 血液疾患には，①細胞成分である赤血球，白血球，血小板の疾患と，②血漿に含まれる血液凝固因子の異常があることを理解する．
2. 貧血は，赤血球中のヘモグロビンが減少する疾患である．小球性低色素性貧血，正球性正色素性貧血，大球性正～高色素性貧血に分類されることを理解する．
3. 鉄欠乏性貧血は，代表的な小球性低色素性貧血である．血清鉄と貯蔵鉄（フェリチン）が低値となり，総鉄結合能，不飽和鉄結合能は高値となることを理解する．
4. 巨赤芽球性貧血は，ビタミンB_{12}や葉酸の欠乏による大球性貧血である．ビタミンB_{12}は内因子と結合し回腸で吸収されるが，不足するとハンター舌炎・神経障害などが認められることを理解する．

概略図　造血幹細胞の分化と疾患

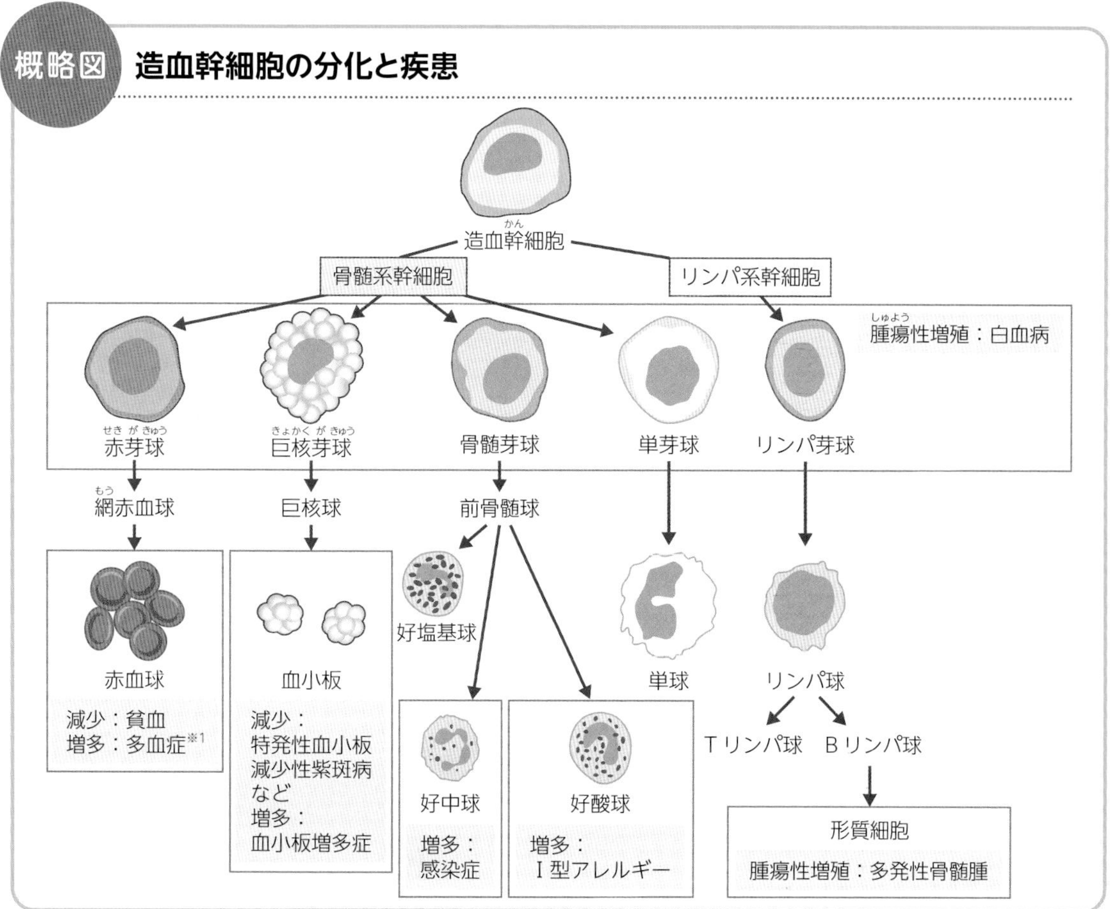

1 貧血

A. 貧血とは

1）病因と病態

貧血とは血液中の**ヘモグロビン**（**Hb**）濃度が低下することであるが，その原因はさまざまである．

2）症状

貧血では一般的に，**動悸・息切れ・倦怠感**などの自覚症状が認められるが，徐々に進行した貧血では自覚症状がないことも多い．また診察所見では，**眼瞼結膜**（まぶたの裏の粘膜）の蒼白，時に心音で収縮期雑音を認め，心不全を起こすこともある（高拍出性心不全）．

その他，貧血の原因に応じた症状や検査所見が認められるが，それは貧血の種類ごとに順次取り上げていく．

3）診断

血液検査所見では当然のことながらヘモグロビン濃度が低下する．しかし，小型の赤血球が多くつくられることで赤血球数は正常のこともありうる．このため，ウィントロープの赤血球恒数〔**平均赤血球容積**（MCV），**平均赤血球ヘモグロビン量**（MCH），**平均赤血球ヘモグロビン濃度**（MCHC），表1〕を用いて，まず貧血を**小球性低色素性貧血**，**正球性正色素性貧血**，**大球性正色素性貧血**の3つに分類する（表2）．そのうえで貧血の種類ごとに以下に述べる検査を行い，診断を確定していく．

4）治療

原因に応じた治療が必要となる．

※1 **多血症（赤血球増多症**，表3）：貧血とは逆に赤血球が増えすぎてしまう病態である．真性多血症では，遺伝子の異常で赤血球の造血が際限なく続いてしまう．血液が濃くなることで血栓ができやすくなる．他にも，低酸素血症や腫瘍などの疾患により多血症をきたすことがあり，二次性多血症という．また脱水（血液濃縮）でみかけ上赤血球が増加する場合は，相対的多血症である．ストレス多血症はしばしば認められる病態だが，ストレスで交感神経が緊張し，循環血漿量が減ることで相対的赤血球増加をきたす．喫煙は血管の収縮を引き起こすとともに，血球増加した一酸化炭素がヘモグロビンと結合して酸素の運搬を障害するため，赤血球が増加する．

表1　赤血球指数

赤血球指数	意味	計算式	基準値
平均赤血球容積（MCV）	赤血球1個当たりの平均容積	Ht/RBC ×10	83.6～98.2 fL
平均赤血球ヘモグロビン量（MCH）	赤血球1個当たりの平均ヘモグロビン量	Hb/RBC ×10	27.5～33.2 pg
平均赤血球ヘモグロビン濃度（MCHC）	赤血球中の平均ヘモグロビン濃度	Hb/Ht ×100	31.7～35.3 g/dL

表2　赤血球指数からみた貧血の分類

分類	MCV	MCHC	主な疾患
小球性低色素性貧血	80 fL未満	30 g/dL未満	鉄欠乏性貧血 鉄芽球性貧血 サラセミア
正球性正色素性貧血	80～100 fL	30～36 g/dL	再生不良性貧血 溶血性貧血 白血病
大球性正色素性貧血	100 fL以上		巨赤芽球性貧血

表3　赤血球増加症の分類

相対的赤血球増加症

1. 血液濃縮（脱水，熱傷，嘔吐，下痢）
2. ストレス赤血球増加症（Gaisböck症候群）

絶対的赤血球増加症

1. 真性多血症
2. 一次性家族性先天性多血症（エリスロポエチン受容体異常による）
3. 二次性多血症
   ①組織低酸素による
   - 高地居住
   - 呼吸器疾患（慢性肺性心，閉塞性肺疾患）
   - 喫煙
   - チアノーゼ型先天性心疾患（Fallot四徴症など）
   - Pickwick症候群
   - 異常ヘモグロビン症，2, 3DPG異常症

   ②エリスロポエチン分泌異常による
   - 腎がん，Wilms腫瘍，腎血管腫，多発性嚢胞腎
   - 肝細胞がん
   - 小脳血管腫
   - 子宮平滑筋腫

   ③内分泌疾患による
   - Cushing症候群，原発性アルドステロン症
   - 褐色細胞腫

   ④薬物による
   - たんぱく同化ステロイド，アンドロゲン
4. 特発性多血症

DPG：diphosphoglycerate
「管理栄養士国家試験受験必修例文問題集（第3版）」（女子栄養大学管理栄養士国家試験対策委員会/編），女子栄養大学出版部，2007[1]より引用

B. 鉄欠乏性貧血

1）病因と病態

ヘモグロビンの材料である鉄が不足し，ヘム色素が合成できなくなることで起こる貧血である．貧血の原因の90％を占め，特に女性に多い．代表的な小球性低色素性貧血である．

健康な人の体内には，約3g程度の鉄が存在するが，その約2/3はヘモグロビンに含まれている．他には筋肉のミオグロビンにも鉄が含まれるが，残りは主に**貯蔵鉄（フェリチン）**として肝臓や脾臓のマクロファージに蓄えられている．1日に喪失する鉄の量は主に消化管上皮の剥離などで失われる1mg程度で，人は食物中の鉄を吸収してその喪失分を補っている（図1）．

鉄は主に十二指腸で吸収されるが，非ヘム鉄は吸収が悪く三価鉄イオン（Fe^{3+}）から**二価鉄イオン**（Fe^{2+}）に還元された後に吸収される（図2）．血清鉄は体内に3mgほどしか存在せず，そのほとんどは，**トランスフェリン**（肝臓で合成されるたんぱく質）に結合して存在する．骨髄での造血に必要な鉄は1日25mgであり，消化管で吸収した鉄分では全く足りない．そこで，古くなった赤血球が網内系（脾臓）のマクロファージに貪食され，トランスフェリンに結合して骨髄に運ばれる．こうした鉄代謝系の制御は，肝臓で産生される**ヘプシジン**によって行われる．

鉄欠乏性貧血は，その診断だけでなく，鉄の不足の原因（特に消化管の悪性腫瘍からの慢性出血など）を明らかにすることも重要である（**表4**）．**表5**に「日本人の食事摂取基準（2020年版）[2]」における鉄の摂取推奨量を示す．

2）症状

一般的な貧血の症状のほかに，特有の症状として**スプーンネイル（さじ状爪，図3）**，異食症（土・紙・氷食症など），**プランマー・ビンソン症候群**（舌乳頭萎縮による舌炎・嚥下障害）が認められる．

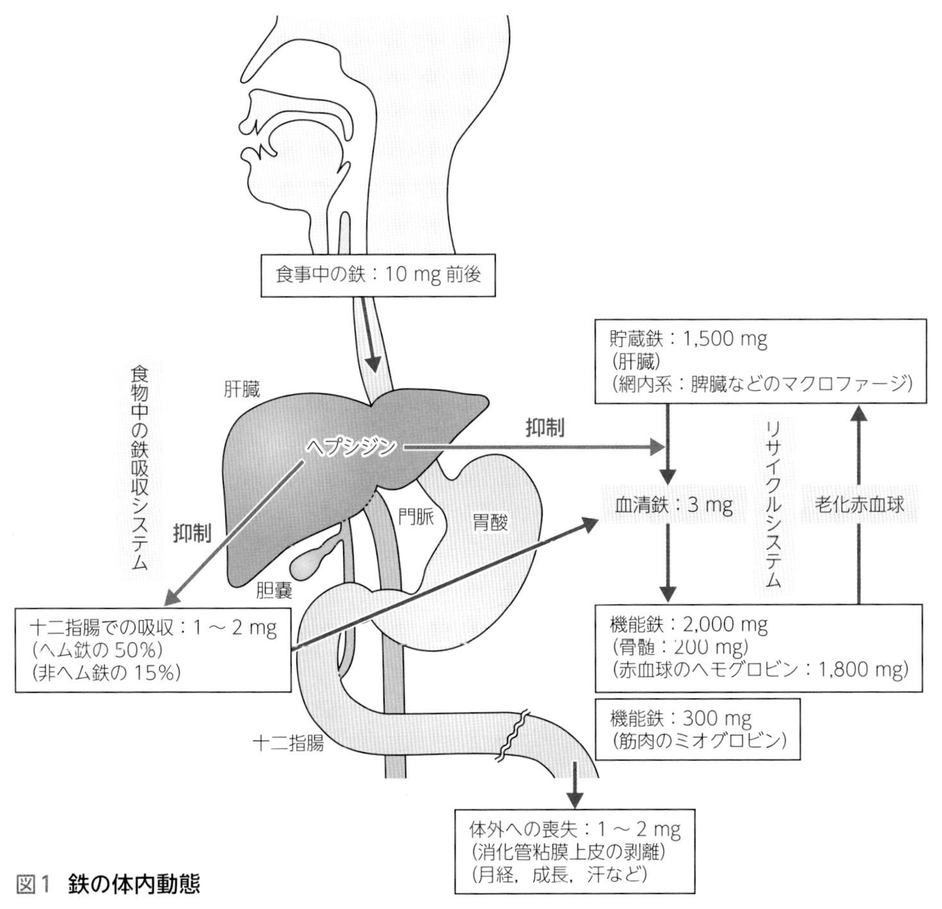

図1　**鉄の体内動態**

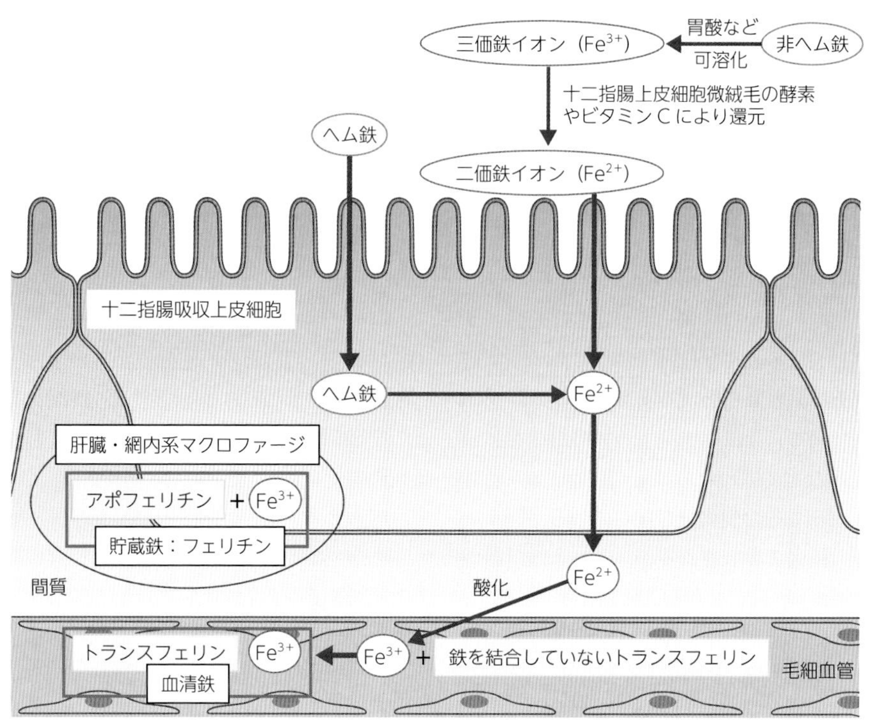

図2　鉄の吸収

表4　鉄欠乏性貧血の主な原因

1. 鉄の喪失
出血 消化管出血（がん・潰瘍・痔核・炎症性腸疾患など） 月経（特に子宮筋腫などによる過多月経） 出血傾向（血友病など）
赤血球の破壊 スポーツ貧血（発汗，足裏への衝撃による溶血）
大量の発汗 スポーツ貧血
2. 摂取不足
偏食
不適切なダイエット（神経性やせ症を含む）
不適切な離乳
食物アレルギーに対する不適切な食物除去
3. 吸収障害
胃切除後
吸収不全症候群
炎症性腸疾患
乳児期から幼児期の牛乳多飲（牛乳貧血）
4. 需要増大
成長期 乳児期 思春期
妊娠
授乳
悪性腫瘍

表5　鉄の摂取推奨量（mg/日）

	男性	女性	
		月経なし	月経あり
0～5（月）	−	−	
6～11（月）	5.0	4.5	
1～2（歳）	4.5	4.5	
3～5（歳）	5.5	5.5	
6～7（歳）	5.5	5.5	
8～9（歳）	7.0	7.5	
10～11（歳）	8.5	8.5	12.0
12～14（歳）	10.0	8.5	12.0
15～17（歳）	10.0	7.0	10.5
18～29（歳）	7.5	6.5	10.5
30～49（歳）	7.5	6.5	10.5
50～64（歳）	7.5	6.5	11.0
65～74（歳）	7.5	6.0	
75以上（歳）	7.0	6.0	
妊婦			
初期		プラス2.5	
中期・後期		プラス9.5	
授乳婦		プラス2.5	

「日本人の食事摂取基準（2020版）」（https://www.mhlw.go.jp/content/10904750/000586553.pdf）[2]を参考に作成

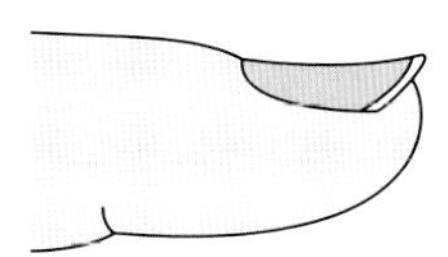

図3　さじ状爪
鉄欠乏性貧血のさじ状爪．その名の通り爪の中央部がへこみスプーンのような形に変形する

3）診断

小球性低色素性貧血を呈し，末梢血塗抹標本を顕微鏡で観察すると赤血球の大小不同や涙滴様の奇形赤血球が認められる．

血液生化学検査では，血清鉄は低値をきたし，貯蔵鉄の量を反映する**血清フェリチン値**は低下する．血清鉄は遊離した状態ではなく，トランスフェリンに結合して血中に存在するが，鉄欠乏性貧血ではこのトランスフェリンが増加するため，鉄を運搬する能力（**総鉄結合能，TIBC**）は増加する．しかし，肝心の鉄は欠乏しているため鉄を運搬する余力（**不飽和鉄結合能，UIBC**）も高値である（図4）．

4）治療

基本は**鉄剤**の**経口投与**で，投与後すぐ造血はさかんになる．幼弱な赤血球である**網赤血球**（**網状赤血球**）が増加し，貧血が改善する．ただし，鉄剤の投与は貯蔵鉄（フェリチン値）が正常値に回復するまで行う必要がある．経口鉄剤では悪心・便秘・下痢など消化器系の症状が認められることがある．

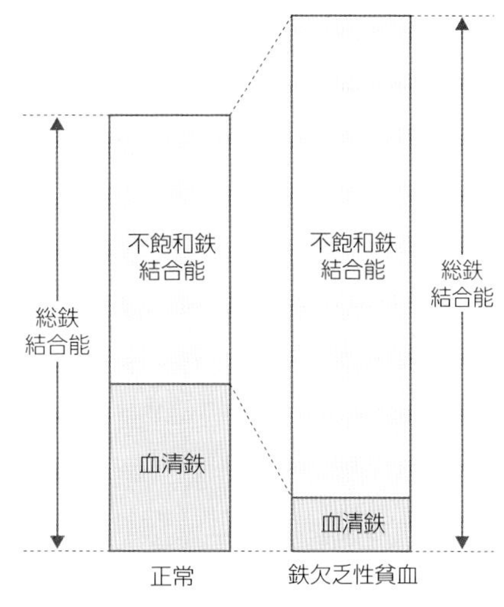

図4　血清鉄と総鉄結合能
血清中のトランスフェリンは1/3が鉄と結合し，2/3は鉄と未結合の状態で存在している．総鉄結合能とは，血清中のすべてのトランスフェリンが結合できる鉄の量のことである．鉄欠乏性貧血のように，鉄の量が減少するとトランスフェリン量が増加するため，総鉄結合能も増加する

「健康・栄養科学シリーズ 人体の構造と機能及び疾病の成り立ち」（羽生大記，河手久弥／編，国立研究開発法人 医薬基盤・健康・栄養研究所／監），南江堂，2019[3]より引用

C. 巨赤芽球性貧血

1）病因と病態

ビタミン$\mathbf{B_{12}}$や**葉酸**の不足により，細胞のDNAの合成障害がおきる．代表的な**大球性正～高色素性貧血**である．DNA合成障害により，骨髄では核が成熟できず細胞質だけが大きくなった**巨赤芽球**が認められる．

Column

鉄欠乏性貧血と慢性疾患による貧血（anemia of chronic diseases：ACD）

鉄欠乏性貧血は血液分野の最重要ポイントの1つであるが，じつは慢性炎症（慢性感染症，関節リウマチや炎症性腸疾患など）でも臨床ではしばしば小球性低色素性貧血が認められる．みなさんが丸暗記するしかないと思っているかもしれない総鉄結合能（TIBC）などの重要性は，鉄欠乏性貧血とACDの鑑別で明らかになる．

慢性疾患でも造血に鉄が足りないために小球性低色素性貧血になるのだが，その本態は貯蔵鉄（フェリチン）は十分あるにもかかわらず，鉄が利用できない点にある．炎症性サイトカインによりヘプシジンというたんぱく質の産生が増加するため，貯蔵鉄の放出が抑制され鉄の利用障害が起きるのである．また鉄吸収やエリスロポエチンの産生も低下する．ACDでは鉄を運搬するトランスフェリンの産生は正常～低下し，総鉄結合能も正常～低下を示すところも，通常の鉄欠乏性貧血と対照的である．トランスフェリンは比較的短期間の変化の栄養アセスメントに重要な動的指標の1つ，RTP（rapid turnover protein）であることも思い出してほしい．鉄欠乏性貧血とACDが合併することもあり，現実の臨床はさらに複雑である．

同様の変化はすべての血球に起こるため，白血球数減少や血小板数減少も認められる（汎血球減少）.

ビタミンB_{12}は，体内に5 mg程度存在し，1日の需要量は2〜5 μgである．肉・魚・卵・牛乳などに含まれ，胃の**壁細胞**から分泌される**内因子**と結合して，小腸（**回腸**）で吸収される（図5）．このため表6の病態がビタミンB_{12}欠乏の原因となる．ビタミンB_{12}の欠乏は，内因子や壁細胞に対する抗体が産生される自己免疫疾患でも起こることがある．これを**悪性貧血**という．

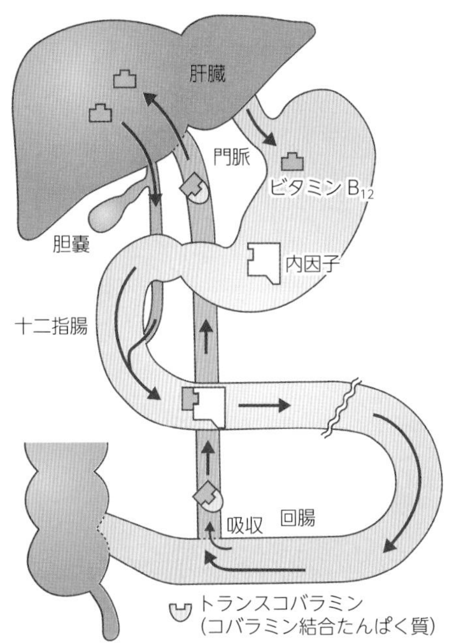

図5　内因子とビタミンB_{12}吸収
経口摂取されたビタミンB_{12}は，胃に入ると壁細胞から分泌される内因子と結合し，腸管を下降し，回腸で吸収された後，トランスコバラミンと結合して血中から肝臓などの体内の臓器に移送される
「人体の正常構造と機能 全10巻縮刷版 改訂第4版」(坂井建雄，河原克雅／編)，日本医事新報社，2021 [4] より引用

表6　巨赤芽球性貧血の主な原因

ビタミンB_{12}欠乏
摂取不足 吸収障害 ・内因子の欠乏（悪性貧血・胃切除後） ・小腸病変　・回腸切除後
葉酸欠乏
摂取不足（アルコール多飲など） 吸収障害 ・小腸病変 ・薬剤性（抗てんかん薬など） 需要増大 ・妊娠 ・悪性腫瘍

一方，葉酸は体内に5 mg程度存在し，1日の需要量は50〜100 μgである．緑黄色野菜・果物・レバー・乳製品に含まれる．ビタミンB_{12}同様，体内では合成されないため，供給が途絶えると数カ月で貧血が出現する．

2）症状

貧血の一般的な症状に加え，ビタミンB_{12}欠乏では神経症状（しびれ・知覚障害），**ハンター舌炎**※2・**味覚異常**など特徴的な症状が認められる．

3）診断

大球性高〜正色素性貧血で，血液検査では赤血球数の減少はもちろん，白血球数や血小板数も減少する．末梢血塗抹標本を顕微鏡で観察すると，**過分葉**をおこした白血球が観察される．骨髄検査では巨赤芽球が認められるが，正常に白血球になることができず骨髄内で破壊される（無効造血）．原因となるビタミンB_{12}または葉酸の血中濃度は低値を示す．悪性貧血では，**抗内因子抗体**や**抗壁細胞抗体**といった自己抗体が検出される．

4）治療

不足したビタミンB_{12}や葉酸の補充により治療する．悪性貧血では内因子が不足しているためビタミンB_{12}の内服では効果がなく，**筋肉注射**を行う．

D. 再生不良性貧血

1）病因と病態

骨髄の造血幹細胞の異常により，貧血だけでなくすべての血球が減少する（汎血球減少）．薬物や感染症（肝炎後再生不良性貧血など）が原因のこともあるが，原因が不明の場合も多い．

2）症状

赤血球減少による貧血の症状，血小板減少による**出血傾向**（皮膚の点状出血など），白血球減少による感染症などが認められる．

※2　**ハンター舌炎**：1909年にHunterが悪性貧血に関連する萎縮性舌炎としてはじめて報告した．現在は，ビタミンB_{12}欠乏性貧血に伴った萎縮性舌炎を広くハンター舌炎とよぶことが多い．舌の糸状乳頭は細胞の代謝サイクルが早いため障害されやすく赤い平滑な舌となり，灼熱感や味覚障害を訴える．

3）診断

血液検査では汎血球減少を示し，貧血のタイプは**正球性正色素性貧血**である．骨髄検査では，骨髄の**低形成**（造血組織の減少），脂肪髄の増加が認められる．赤血球の産生減少を反映して網赤血球数も減少する．

4）治療

輸血（赤血球液・濃厚血小板液）による対症療法のほか，**免疫抑制療法**や**造血幹細胞輸血**が行われる．

E．溶血性貧血

1）病因と病態

赤血球自体の異常（赤血球の細胞膜の異常やヘモグロビンの異常など）やそれ以外の機序（免疫学的機序や機械的刺激）などで，赤血球が壊れ（**溶血**），貧血となる（表7）．

2）症状

貧血の症状のほかに，溶血で**間接ビリルビン**※3が増加するため**黄疸**がみられる．**脾腫**も認められる．

3）診断

正球性正色素性貧血である．骨髄検査では溶血した赤血球を補うため赤芽球が増加し，**過形成**になる．血液検査では末梢血液中の**網赤血球**も増加する．溶血によりヘモグロビンから間接ビリルビンがつくられ，**間接ビリルビン優位**の**黄疸**となる．ヘモグロビンは一時的に**ハプトグロビン**と結合するので，ハプトグロビンは消費され低値となる．細胞内に含まれる酵素であるLDHの血中濃度の上昇も認められる．

4）治療

自己免疫性溶血性貧血※4には副腎皮質ステロイドホルモンや免疫抑制薬が用いられる．遺伝性球状赤血球症などでは摘脾が行われる．

表7　溶血性貧血の分類

1．赤血球自体の異常		
先天性	赤血球膜の異常	・遺伝性球状赤血球症など
	赤血球酵素の異常	・ピルビン酸キナーゼ異常症など
	ヘモグロビンの異常	・鎌状赤血球症（日本人ではほとんど認められない） ・サラセミア（日本人では軽症例が多い）
後天性	赤血球膜の補体感受性亢進	・発作性夜間血色素尿症
2．赤血球以外の異常		
免疫学的異常		・自己免疫性溶血性貧血 ・新生児溶血性貧血など
機械的溶血		・赤血球破砕症候群

F．続発性貧血

他疾患の続発症として貧血が起こる場合がある．慢性腎臓病や腎不全では骨髄で赤芽球の分化増殖を促すたんぱく質である**エリスロポエチン**の産生低下による**正球性正色素性貧血**が起こる（**腎性貧血**）．治療には**遺伝子組換えエリスロポエチン製剤**が用いられる．全身性エリテマトーデスでも汎血球減少を認めることがある．白血病やがんの骨転移（骨髄転移）では，悪性細胞が，骨髄を占拠することによって汎血球減少が起こる．

2　白血病（表8）

A．急性白血病

1）病因と病態

急性白血病は未分化な**芽球**レベルで分化が止まった造血細胞が，**単クローン性**に腫瘍性に増殖する．どの造血細胞が腫瘍化したかによって，大きく**急性骨髄性白血病**（acute myelocytic leukemia：**AML**）と，**急性リンパ性白血病**（acute lymphocytic leukemia：**ALL**）の2つに分けられる．急性骨髄性白血病はさらに，①骨髄芽球が腫瘍化した急性骨髄芽球性白血病，②前骨髄球が腫瘍化した急性前骨髄球性白血病

※3　**間接ビリルビン**：寿命を終えた赤血球や損傷した赤血球は，脾臓などで処理される．その際にヘモグロビンのヘムは代謝によりビリベルジンとなり，さらにビリルビン（間接ビリルビン）となる．間接ビリルビンは不溶性のため，アルブミンに結合して血中を運ばれ，肝臓でグルクロン酸と結合（抱合）し，水に溶ける直接ビリルビンとなる．直接ビリルビンは胆汁酸とともに胆汁として排泄される．

※4　**自己免疫性溶血性貧血**：自己の赤血球に対する自己抗体が産生されてしまうことで溶血が起こる自己免疫疾患である．赤血球に対する抗体を検出するクームス試験陽性となる．

（APL），③赤芽球が腫瘍化した赤白血病，④巨核芽球が腫瘍化した急性巨核芽球性白血病などに細かく分類される．かつては西日本で多く認められた**成人T細胞白血病**（adult T cell leukemia：**ATL**）は，母乳などを介して**成人T細胞白血病ウイルス**（human T-lymphotropic virus type-1：**HTLV-1**）が垂直感染することが原因となる．現在では地域差は少なくなった．

他の悪性腫瘍と異なり，小児から若年成人に多くみられる疾患である．成人では急性骨髄性白血病が多く，小児では急性リンパ性白血病が多い．

2）症状

急性白血病では骨髄は芽球といわれる白血病細胞で占められ，正常の造血ができなくなる．芽球は末梢血液中にも多数認められるようになり，他の正常な血球は減少し，汎血球減少を示す．このため，感染症，貧血，出血傾向などの症状が認められる．悪性腫瘍（特に血液系悪性腫瘍）全般に伴う症状として，発熱，全身倦怠感も認められる．また，白血病細胞がリンパ節や肝臓・脾臓に浸潤し腫大を起こす．

3）診断

骨髄穿刺を実施し，白血病細胞のミエロペルオキシダーゼ染色，細胞表面マーカー（血液細胞の表面に発現している抗原）の解析により病型を診断するとともに，遺伝子異常を検出する．

4）治療

多剤併用化学療法により，骨髄の白血病細胞が5％以下の**寛解**に導入する．さらに地固め療法で寛解が維持されていれば，状況を考慮しながら**造血幹細胞移植**（**骨髄移植・末梢血幹細胞移植，臍帯血移植**）を行う．

表8　白血病の分類

急性白血病
・急性骨髄性白血病（AML） ・急性リンパ性白血病（ALL）
慢性白血病
・慢性骨髄性白血病（CML） ・慢性リンパ性白血病（CLL）
特殊な白血病
・成人T細胞白血病（ATL）

「人体の構造・機能と疾病の成り立ち」（奈良信雄／著），医歯薬出版，2003[5]を参考に作成

白血病に限らず，化学療法に感受性が高く，腫瘍量が多いがんの治療では，治療に伴ってがん細胞が多数崩壊し，大量のカリウムやリン，核酸が血中に放出される．このため腎不全を起こすこともあるので（腫瘍崩壊症候群），大量の輸液や尿酸値を低下させる薬剤で予防を図る．

急性前骨髄球性白血病（acute promyelocytic leukemia：**APL**）は特に**DIC**〔播種性血管内症候群（**本章5-D**を参照）〕を合併しやすい重篤な白血病として知られていたが，レチノイン酸受容体の異常により造血細胞の分化成熟が阻害されていることが明らかになった．現在では**全トランス型レチノイン酸**（all-trans retinoic acid：**ATRA**）の投与により白血病細胞の分化誘導が可能となり，予後が著明に改善した．

B. 慢性白血病

1）病因と病態

慢性白血病は造血幹細胞レベルの異常で，**骨髄性**と**リンパ性**がある．リンパ性は欧米では頻度が高いが日本人においてはまれであるため，ここでは慢性骨髄性白血病について述べる．

慢性骨髄性白血病の白血病細胞はほぼ正常な分化を遂げるため，骨髄ではあらゆる成熟段階の白血病細胞の増殖が認められる．しかし，数年の経過の後に分化の過程にも異常が生じ，未熟な細胞のみが増殖して急性白血病と同様の状態となり，治療が困難になる（**急性転化**）．

2）症状と診断

末梢血白血球数の増加と幼弱な顆粒球の出現，血小板増多，脾腫などが認められる．骨髄検査では著明な顆粒球系細胞の過形成が認められる．

3）治療

慢性骨髄性白血病では，第9番染色体の一部と，第22番染色体の一部が切れて互いに入れ替わり**フィラデルフィア染色体**という染色体が形成される．ここではがん遺伝子であるABL1とBCR遺伝子が融合している．このためABL1遺伝子がつくり出すチロシンキナーゼ（細胞増殖に関与する）が常に働き続けるため，白血病細胞が無限に増殖を続ける．現在ではこのチロシンキナーゼの阻害薬の投与により，予後は著明に改善した．

C. 骨髄異形成症候群 (myelodysplastic syndrome：MDS)

造血幹細胞に複雑な遺伝子異常が生じ，異常な増殖と血球の異型が生じる．異常な血球は末梢血に出る前にアポトーシスなどで壊れ（無効造血），汎血球減少をきたす．高齢者に多く，汎血球減少によるそれぞれの症状を呈する．予後予測指数にもとづき分類し，低リスク型は無治療，またはビタミンDやビタミンK，たんぱく同化ステロイドの投与を行う．高リスク型では，造血幹細胞移植を行うが，高齢のため実施できない場合もある．

3 悪性リンパ腫

1）病因と病態

リンパ節などのリンパ組織のリンパ球が悪性化して増殖する疾患である．特徴的なホジキン細胞を認める**ホジキンリンパ腫**と，**非ホジキンリンパ腫**に大別される．またリンパ球の由来からT細胞性リンパ腫やB細胞性リンパ腫などの分類もある．

2）症状

リンパ節の腫大が主な症状である．脾臓，肝臓などに病変が及ぶこともある．発熱も認められることが多い．

3）診断

腫大したリンパ節の病理診断（細胞診や組織診）で診断するとともに，悪性細胞の細胞表面マーカーなどからT細胞由来か，B細胞由来かの鑑別を行う．また腫瘍の広がりを画像検査で診断し，病期を決定する．

4）治療

放射線療法や多剤併用化学療法で治療を行う．

4 多発性骨髄腫

1）病因と病態

B細胞から分化した**形質細胞**が悪性化して骨髄内で増殖する疾患である．形質細胞は一つひとつが異なる抗原に対する特定の抗体を産生するが，多発性骨髄腫の腫瘍細胞はもともと1つの形質細胞が増殖したものであるため，産生される抗体は1種類である（**単クローン性のγ（ガンマ）グロブリン増加**，**Mたんぱく血症**ともいう）．逆に正常の形質細胞によるγグロブリンの産生は障害され，感染症にかかりやすくなる（易（い）感染性宿主）．

2）症状と診断

骨髄での腫瘍細胞の増殖（骨髄検査で形質細胞10％以上）が起こる．そのため正常の造血機能が障害され汎血球減少をきたし，その症状が認められる．また腫瘍細胞による**骨の破壊**が進行すると，骨X線検査で骨破壊所見とそれに伴う**高カルシウム血症**が認められ，骨痛・病的骨折が起こる．たんぱく質の電気泳動では，単クローン性の免疫グロブリン増加がみられ，尿検査では免疫グロブリンの軽鎖である**ベンスジョーンズたんぱく質**が認められる．

3）治療

多剤併用化学療法を行う．

5 出血傾向をきたす疾患

A. 特発性（とくはつせい）血小板減少性紫斑病（しはんびょう）(idiopathic thrombocytopenic purpura：ITP)

1）病因と病態

血小板に対する自己抗体により主に脾臓における血小板の破壊が亢進し，血小板が減少する自己免疫疾患である．急性型は小児に多く，**風疹（ふうしん）**などのウイルス感染が先行することが多い．多くは自然治癒する．慢性型は**ヘリコバクター・ピロリ菌**感染が関係するとされている．

2）症状

血小板減少による出血傾向は，皮膚（下肢）の点状出血・歯肉出血・鼻出血などの形で認められることが多い．血小板を破壊する脾臓が腫大する．

3）診断

血液中には免疫学的検査で**抗血小板抗体**（血小板関連IgG；PAIgG）が検出される．血小板の産生に異常はないので，骨髄の巨核球数は正常～増加している．

4）治療

慢性型でピロリ菌感染例では除菌治療を行う．その他，ステロイドホルモン製剤・免疫抑制薬・トロンボポエチン受容体作用薬などが用いられる．血小板を処理する脾臓の摘出（摘脾）や，重篤な出血傾向が認められるときには血小板輸血が行われる．

B. アレルギー性紫斑病

1）病因と病態

シェーラインやヘノッホによって発見された**アレルギー性血管炎**であるため，**シェーライン・ヘノッホ紫斑病**ともいわれる．感染症などを契機に，血管壁に**免疫複合体**が沈着し補体が活性化されて炎症が起こると考えられている（**Ⅲ型アレルギー反応**）．

2）症状と診断

小児に多く，多くは上気道の感染症に続いて発症する．急激に皮膚粘膜出血（紫斑），関節痛，血尿などの腎症，腹痛や下血などの消化器症状で発症する．

3）治療

多くは対症療法のみで自然に軽快する．腎症などが重症なときはステロイドを投与する，

C. 血友病

1）病因と病態

X染色体上の遺伝子の異常により血液凝固因子（図6）の欠損や異常が起こり，出血傾向を起こす疾患である．女性はX染色体が2本あるため一方の染色体に異常があっても，保因者となり発症しない．この女性の子どものうち男児は50％の確率で発症し，女児は50％の確率で保因者となる（**伴性潜性遺伝**(ばんせいせんせい)※5）．**血友病A**は血液凝固系**第Ⅷ因子**の異常，**血友病B**は**第Ⅸ因子**の異常である．

2）症状

血小板減少や血小板機能異常による出血傾向とは異なり，血液凝固系の異常による出血は筋肉内出血や関節内出血など深部出血となることが多い．関節の出血

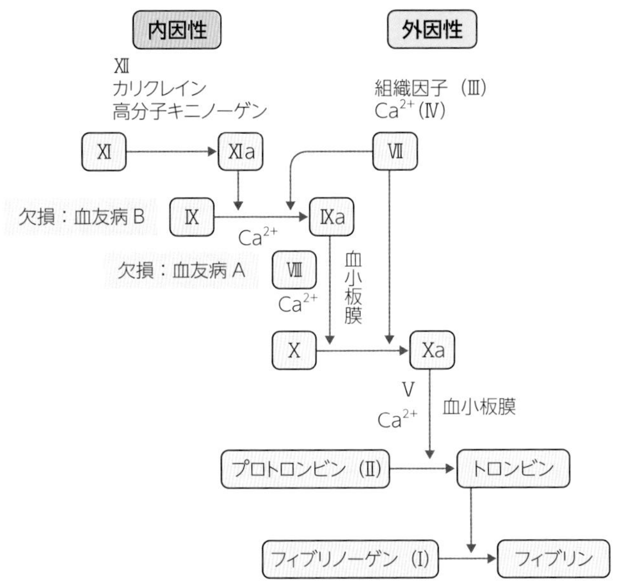

図6 血液凝固経路

aは「活性化された」の意味．

「標準血液病学」（池田康夫，押味和夫／編），医学書院，2010，p.214[6]より引用

※5 メンデルの実験では両親からAaという組み合わせの遺伝子をもらった子（エンドウマメ）にはAの性質（例えば種子が丸いなど）しかあらわれず（ドミナント），aの性質（種子にしわがある）はあらわれない（リセッシブ）．これが日本語に翻訳される際に「優性」「劣性」と訳されたが，本来「優劣」の意味ではない．そこで今ではそれぞれを「顕性」「潜性」という．

により関節の変形が起こる．頭蓋（とうがい）内出血（脳出血など）や消化管出血などは生命の危機となりうる．

3）診断

第Ⅷ因子や第Ⅸ因子の活性を測定する．＜1％は重症，1〜5％は中等症，5％＜は軽症である．

4）治療

不足する凝固因子を，凝固因子製剤により補充する．献血による血漿から分離した血漿分画製剤だけでなく，現在では遺伝子組換えによってつくられた**血液凝固因子製剤**が普及している．

D. 播種（はしゅ）性血管内凝固症候群（disseminated intravascular coagulation：DIC）

1）病因と病態

全身の血管内で血液凝固系が活性化し**微小血栓**が多発することで，腎臓や中枢神経などの多彩な症状が認められる．また血栓の形成により血小板や凝固因子が消費され，さらに血栓のフィブリンを溶解するための**線溶系**（**線維素溶解現象**）の機能も亢進するため，出血傾向も同時に認められる．

原因としては，組織因子（血液凝固第Ⅲ因子）を豊富に産生するがんや常位胎盤（じょういたいばん）早期剥離などでは，組織因子が血中に流れ込むことでDICが起きる．重症感染症などではエンドトキシンにより組織因子が産生されDICが引き起こされる．

2）症状

小血管に無数に生じた微小血栓は，さまざまな臓器で血液の循環障害をもたらし，機能障害が起こる．同時に，鼻出血や歯肉出血，下血，血尿など全身に出血が生じ，脳出血などを招くと生命にかかわる．

3）診断

血液凝固系の各指標〔**プロトロンビン時間**（PT），**活性化部分トロンボプラスチン時間**（APTT）など〕が延長する．血小板や，フィブリノーゲンをはじめとする各凝固因子は消費され減少する．またフィブリンが分解してできた**FDP**（fibrin degradation products，**フィブリン分解物**）が増加する．

4）治療

ヘパリンなどによる抗凝固療法と，血小板や凝固因子の補充療法を並行して行う．

第12章 チェック問題

問題

□□ Q1 貧血とは何か説明せよ.

□□ Q2 鉄欠乏性貧血における総鉄結合能や不飽和鉄結合能の変化を説明せよ.

□□ Q3 巨赤芽球性貧血の原因について説明せよ.

□□ Q4 腎不全ではなぜ貧血になるのか説明せよ.

□□ Q5 血友病とは何か説明せよ.

解答&解説

A1 血中のヘモグロビン濃度が減少する疾患である.原因はさまざまであるが,ヘモグロビンは酸素を運搬する役割をもつため,症状としては共通して倦怠感,運動時の動悸や息切れが認められる.個々の赤血球の大きさとヘモグロビン量から,小球性低色素性貧血,正球性正色素性貧血,大球性正~高色素性貧血に分類される.これによりある程度,貧血の原因の鑑別が可能となる.(p.226)

A2 鉄欠乏性貧血では,血清鉄が減少する.同時に,血清中で鉄を運搬するトランスフェリンが増加するため,トランスフェリンがすべて鉄と結合したと仮定した場合の鉄の量(総鉄結合能)が増加する.不飽和鉄結合能は,総鉄結合能から実際の血清鉄(つまりトランスフェリンに結合している鉄)の量を差し引いたものである.そのため鉄欠乏性貧血では当然増加する.(p.227~229)

A3 ビタミンB_{12}や葉酸の欠乏は核の成熟(DNAの合成)を抑制するため,細胞質だけが成長した巨赤芽球が骨髄に出現し大型の赤血球となる.ビタミンB_{12}欠乏の原因としては,摂取不足と吸収障害が上げられる.ビタミンB_{12}は胃の壁細胞の分泌する内因子に結合して回腸で吸収されるため,内因子の不足をきたす悪性貧血や胃切除,吸収部位の回腸切除が原因となる,葉酸欠乏の原因としては,アルコール多飲などを背景とした摂取不足,吸収障害,妊娠などによる需要増大があげられる.(p.229, 230)

A4 慢性腎臓病では糸球体濾過量が低下していくが,それとともに腎臓の内分泌機能も低下しエリスロポエチンが減少する.エリスロポエチンは骨髄で赤芽球の分化増殖を促すため,腎不全では正球性正色素性貧血が生じる.透析療法のみでは貧血は改善しないので,エリスロポエチンの補充により治療される.(p.231)

A5 血液凝固因子の先天的な欠乏や機能低下により,フィブリン血栓の形成ができず出血傾向をきたす疾患である.第Ⅷ因子の異常による血友病Aと第Ⅸ因子の異常による血友病Bがある.伴性潜性遺伝の疾患であるが,家族に保因者がいなくても突然変異により発生することもある.体の深部に出血を起こしやすくなる.不足する凝固因子の補充により治療を行う.(p.234, 235)

臨床栄養への入門

鉄欠乏性貧血，巨赤芽球性貧血

鉄欠乏性貧血

①規則正しい食生活を心がけ，偏食や欠食，食事摂取量の不足に注意する

過度のダイエット，偏食，欠食，加工食品の多用などの食生活の乱れが貧血の原因になることが多い．鉄の補給だけでなく，主食，主菜，副菜をそろえて全体の栄養バランスを整える．

②造血作用のある鉄，たんぱく質性食品を適量摂取する

肉，魚，レバーなどの動物性食品に多く含まれるヘム鉄は利用効率がよく，大豆，緑黄色野菜，海藻類などの植物性食品に多く含まれる非ヘム鉄は利用効率が低い．動物性たんぱく質食品を組み合わせることで，非ヘム鉄の利用効率は高まる．

「日本人の食事摂取基準（2020年版）」によると，鉄の1日摂取推奨量は，成人男性で7.5 mg（耐容上限量：50 mg），成人女性（月経あり）で10.5～11.0 mg（耐容上限量：40 mg）である．

鉄を多く含む食品には，豚レバー，鶏レバー，牛ヒレ肉，カキ（むき身），カツオ，マグロ，納豆，高野豆腐，小松菜，ほうれん草，切り干し大根，ひじき（乾燥）などがあげられる．

③胃酸の分泌を促し，鉄の吸収を高める

鉄の吸収を高めるためには十分な胃酸の分泌が必要なので，柑橘類，酢の物など酸味のある食品を摂取し，胃粘膜を刺激させる．また，精神的にリラックスすることで，胃の消化活動が活発になり，胃粘膜を刺激し，胃液の分泌が促進されるため，ゆっくり楽しく食事をするように心がける．

④インスタント食品や加工食品への偏りに注意する

鉄の吸収は，炭酸塩，シュウ酸塩，リン酸塩などの食品添加物により阻害される．これらの食品添加物はインスタント食品や加工食品，清涼飲料水やスナック菓子に使用されているため，偏りや過剰摂取に注意する．

⑤鉄機能食品を利用する

吸収に優れたヘム鉄を配合したふりかけ，ゼリー，ウエハースなどの鉄機能食品を食事，間食に取り入れることで無理なく，手軽に鉄の補給ができる．

巨赤芽球性貧血

①ビタミンB_{12}を取り入れる

ビタミンB_{12}欠乏は偏食，菜食主義などの動物性食品の不足で起こるため，偏食，欠食による摂取量の不足に注意し，主食，主菜，副菜をそろえた食事を摂取する．胃切除や胃粘膜の病変が原因によるビタミンB_{12}欠乏の場合は「分食」などを取り入れ，必要栄養量が満たされるようにする．

「日本人の食事摂取基準（2020年版）」によると，ビタミンB_{12}の1日摂取推奨量は成人男性，成人女性ともに2.4 μgである．

ビタミンB_{12}を多く含む食品には，牛レバー，サンマ，サバなどがあげられる．

②葉酸の欠乏に注意する

葉酸は規則正しい食生活から十分に摂取できるので，バランスのよい食事摂取を心がける．アルコールを大量に飲む習慣がある場合には禁酒する．

「日本人の食事摂取基準（2020年版）」によると，葉酸の1日摂取推奨量は成人男性，成人女性ともに240 μg（耐容上限量900～1,000 μg）である．

葉酸を多く含む食品には，菜の花，ほうれん草，モロヘイヤなどがあげられる．

第13章 運動器（骨格系）疾患

Point

1. 骨吸収が骨形成を上回るために骨量が減少し，骨折しやすくなる病態を「骨粗鬆症」という．主な原因は，加齢と，閉経に伴うエストロゲン減少であることを理解する．
2. 骨石灰化の障害により，骨が脆弱になり変形をきたす病態を「骨軟化症」といい，小児期に発症したものを「くる病」という．主な原因はビタミンD不足・作用不全であることを理解する．
3. 関節軟骨の変性，軟骨・骨の増殖性変化，関節の炎症などにより，関節の変形・痛みを生じる疾患を「変形性関節症」とよぶ．肥満，運動などによる関節への負荷が発症に関与することを理解する．
4. 老化に伴う種々の機能低下により，健康障害をきたしやすい状態を「フレイルティ（日本ではフレイルとよぶことになった）」ということを理解する．
5. 筋肉量の減少に伴う筋力の減少を「サルコペニア」ということを理解する．
6. 運動器の障害によって，歩行や日常生活に制限をきたす状態を「ロコモティブシンドローム」ということを理解する．

概略図 骨と関節の構造

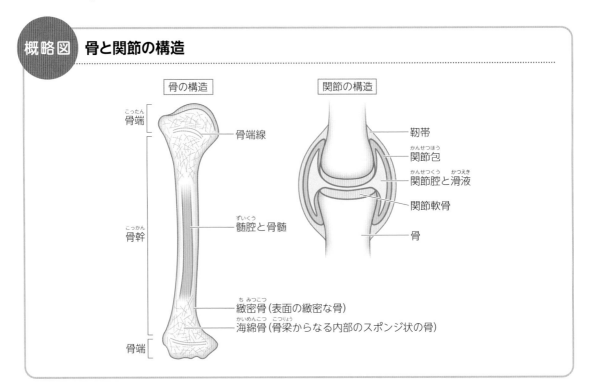

1 骨粗鬆症

1）病因と病態

①病因による分類

骨量の減少により，骨が脆弱になり骨折しやすくなった病態を**骨粗鬆症**という．原因により，**原発性骨粗鬆症**と，何らかの疾患に付随して起こる**続発性骨粗鬆症**とがある．原発性骨粗鬆症は，従来，閉経後骨粗鬆症と老人性骨粗鬆症に分類されていたが，最近は両者を一括して**閉経後骨粗鬆症**とし，男性における骨粗鬆症を別に取り扱う案が提唱されている．閉経後骨粗鬆症は，**加齢**による骨代謝・カルシウム代謝の障害に加え，**閉経**に伴う**エストロゲンの欠乏**が原因で発症する．続発性骨粗鬆症には，**甲状腺機能亢進症**，**副甲状腺機能亢進症**，**クッシング（Cushing）症候群**，**ステロイド薬の長期投与**，**糖尿病**，肝疾患，腎疾患に伴うものなどがある（表1）．骨は力学的な負荷がかかると骨量を増す性質があるので，**長期臥床**も骨粗鬆症の原因となる．女性では約90％，男性では約半数が原発性骨粗鬆症である．

②骨吸収と骨形成のバランス

骨粗鬆症の病態である骨量減少には，骨代謝における骨吸収と骨形成のアンバランスが関与している．骨組織は，**破骨細胞**による骨基質の分解・吸収（**骨吸収**）と，**骨芽細胞**による骨基質の産生ならびにその石灰化（**骨形成**）を繰り返し，基本構造を維持しながら絶えず新しい骨に置き換わっている．これを**骨のリモデリング**という（図1）．リモデリングには，**副甲状腺ホルモン**や**カルシトニン**，**ビタミンD**など，カルシウム代謝をつかさどるホルモンのほかに，**エストロゲン**やアンドロゲンといった性ホルモン，成長因子，骨への力学的負荷など，さまざまな因子が関与しており（図2），これらの因子がバランスよく働くことで，骨吸収と骨形成の平衡が維持されている．この平衡が崩れ，**骨吸収が骨形成を上回る**と，骨量の減少が生じる．骨吸収と骨形成のアンバランスには，骨吸収が亢進し，骨形成が二次的に亢進するものの骨吸収に追いつけない場合（高代謝回転型骨量減少）と，骨吸収・骨形成とも低下するが骨吸収が骨形成を上回っている場合（低代謝回転型骨量減少）とがあるが，閉経後骨粗鬆症は高代謝回転型骨量減少，男性骨粗鬆症は低代謝回転型骨量減少を呈する．

③加齢と閉経による影響

原発性骨粗鬆症の発症メカニズムは，次のように考えられる．骨量は，思春期から20歳までに急激に上昇して最大値に達し，その後20～30年間維持されるが，50歳を過ぎると緩やかに減少していく（図3）．これは加齢による影響で，老化に伴う骨芽細胞の機能低下や，活性型ビタミンD減少による腸管からのカルシウム吸収の低下などに起因すると考えられている．女性の場合は，加齢による変化に加えて，更年期以降に生じる急激な骨量減少が認められるが（図3），これは閉経に伴うエストロゲンの欠乏が原因と考えられている．

表1　骨粗鬆症の危険因子

身体的因子	食事・生活習慣因子	続発性骨粗鬆症をきたす疾患
・加齢 ・閉経 ・妊娠 ・卵巣摘出 ・胃摘出 ・骨折 ・長期臥床 ・宇宙飛行 ・人種（白人＞黄色人種・黒人）	・カルシウム欠乏 ・ビタミンD欠乏 ・ビタミンK欠乏 ・ビタミンC欠乏 ・リン過剰摂取 ・食塩過剰摂取 ・アルコール過剰摂取 ・カフェイン過剰摂取 ・たんぱく質の不足または過剰摂取 ・食物繊維の過剰摂取 ・極端なダイエット ・喫煙 ・運動不足 ・日照不足	・甲状腺機能亢進症 ・副甲状腺機能亢進症 ・性腺機能不全 ・クッシング症候群 ・ステロイド薬投与 ・糖尿病 ・肝不全 ・腎不全 ・吸収不良症候群 ・膠原病

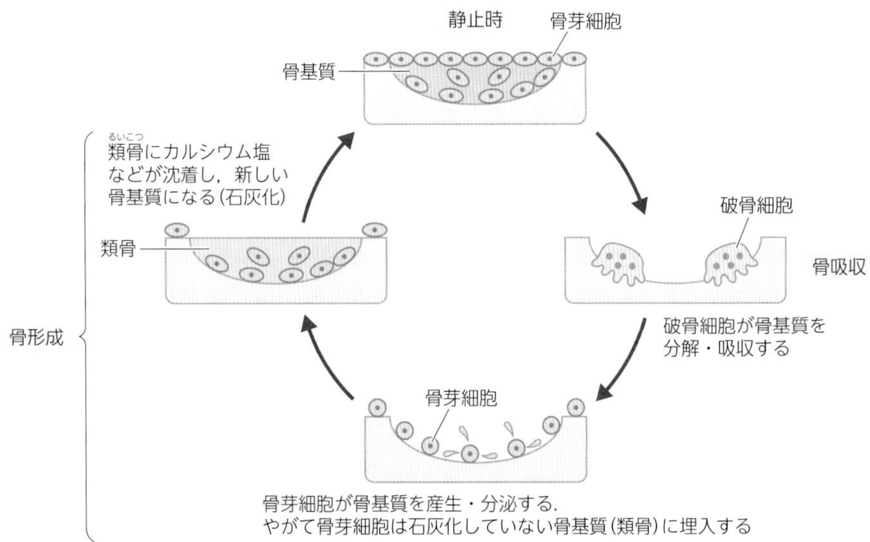

図1 骨のリモデリング

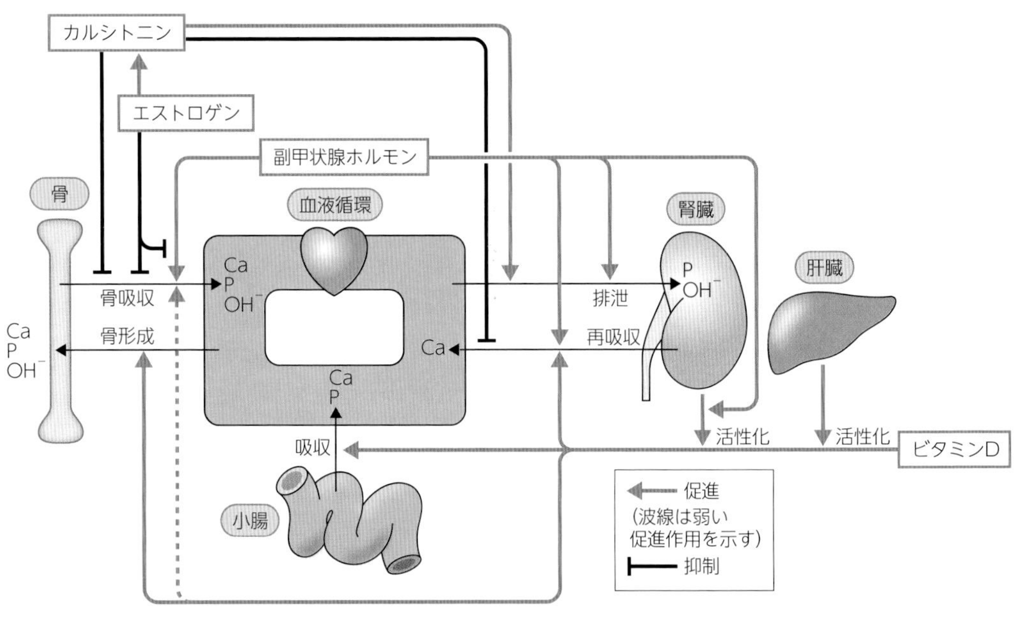

図2 カルシウム代謝と骨代謝

カルシウム代謝についてはColumn「カルシウム代謝 (p.241)」を参照のこと

エストロゲンには，破骨細胞の副甲状腺ホルモンに対する反応性を抑制したり，骨吸収性サイトカインの産生を抑えたりすることにより，骨吸収を抑制する作用があるほか，カルシトニンや骨芽細胞，破骨細胞への作用を介して，骨代謝を骨形成優位にする働きがある．閉経によってエストロゲンが急激に減少すると，破骨細胞の働きが骨芽細胞の働きを上回り，骨量が減少する．アンドロゲンは，骨芽細胞に働いて骨形成を促進する作用があり，またエストロゲンに変換されることによって間接的に骨吸収を抑制しているが，男性では

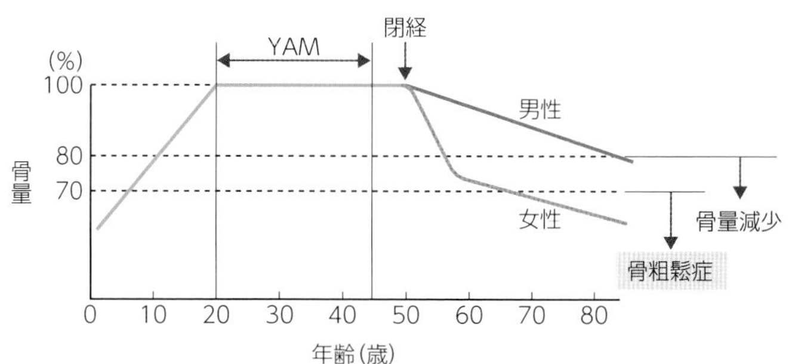

図3 骨量の変化
YAM(若年成人平均値):若年成人(腰椎では20〜44歳)の平均骨量

閉経がないため，急激な性ホルモンの欠乏や，それに伴う骨量減少はみられない．結果的に，骨量減少は女性でより生じやすく，骨粗鬆症とよばれる病態も女性，**特に閉経後の女性に好発**する．65歳以上では約半数の女性が骨粗鬆症であるといわれる．

2）症状

骨粗鬆症そのものには自覚症状はなく，**骨折**とそれに伴う**腰背部痛**などが主症状となる．骨がもろくなるため，通常では骨折しないようなわずかな外力でも骨折を生じうる．骨折の好発部位は，**脊椎椎体**（特に下部胸椎，腰椎），**大腿骨頸部**，**橈骨遠位端**である．脊椎椎体は，海綿骨が多いため比較的早期に骨変化が生じやすく，圧迫骨折による変形で，**脊柱彎曲**，腰が曲がる，背が低くなるなどの症状が現れる．大腿骨頸部骨折は，転倒によって生じることが多く，一般に手術治療が行われるが，高齢者では寝たきりの原因となることもあり，臨床上重要である．

3）診断

骨量低下をきたすほかの基礎疾患がなく，表2に示す診断基準を満たす場合，原発性骨粗鬆症と診断する[1) 2)]．

骨密度値の測定には，主として二重エネルギーX線

Column

カルシウム代謝

カルシウム（Ca）は，食事に伴って小腸から吸収され，尿，糞便，汗などとともに体外へ排泄される．このような体内・体外間での出入りのほか，体内貯蔵庫である骨と体循環系との間で，骨吸収・骨形成に伴うカルシウムの移動がある．これらのカルシウム代謝は，主として①副甲状腺ホルモン（parathyroid hormone：PTH，パラトルモン），②カルシトニン，③活性型ビタミンDの3つのホルモンによってコントロールされている（図2）．

副甲状腺ホルモンは，破骨細胞を活性化して骨吸収を促進し，骨からカルシウムを遊離させる働きがある．カルシウムは，骨ではカルシウム・リン酸塩であるヒドロキシアパタイト［$Ca_{10}(PO_4)_6(OH)_2$］の形で存在しているので，骨吸収に伴って，リン（P），水酸化物イオン（OH^-）も血中に遊離する．また副甲状腺ホルモンは，腎臓の尿細管におけるカルシウムの再吸収，リン・水酸化物イオンの排泄を促進し，これにより，カルシウムの血中濃度だけが上昇する．

カルシトニンは，甲状腺傍濾胞細胞から分泌されるホルモンで，副甲状腺ホルモンとは逆に，骨吸収の抑制により血中カルシウム濃度を低下させる働きがある．生理的濃度での働きは弱いが，薬としては有効で，骨粗鬆症の治療薬の1つとして用いられている．

活性型ビタミンDは，小腸におけるカルシウム・リンの吸収を促進し，また骨吸収・骨形成をともに亢進して（生理的濃度では骨形成優位），骨代謝を高める作用がある．ビタミンDの腎臓での活性化過程は，副甲状腺ホルモンによってコントロールされており，一方，ビタミンDは，腎臓におけるカルシウム再吸収を促進し，副甲状腺ホルモンの産生を抑制する働きがあるので，副甲状腺ホルモンとビタミンDは，相互に影響を及ぼし合いながら血中カルシウム濃度を維持しているといえる．

表2　原発性骨粗鬆症の診断基準

低骨量をきたす骨粗鬆症以外の疾患または続発性骨粗鬆症を認めず，骨評価の結果が下記の条件を満たす場合，原発性骨粗鬆症と診断する．

Ⅰ. 脆弱性骨折あり
1. 椎体骨折または大腿骨近位部骨折あり 2. その他の脆弱性骨折があり，骨密度がYAMの80％未満
Ⅱ. 脆弱性骨折なし
骨密度がYAMの70％以下または－2.5 SD以下

日本骨代謝学会，日本骨粗鬆症学会合同 原発性骨粗鬆症診断基準改訂検討委員会：原発性骨粗鬆症の診断基準（2012年度改訂版）．日本骨粗鬆症学会雑誌，21：9-21，2013[1]より引用

＊脆弱性骨折：軽微な外力によって発生した非外傷性骨折
＊YAM：若年成人平均値（腰椎では20～44歳，大腿骨近位部では20～29歳）
＊骨密度は，原則として腰椎または大腿骨近位部骨密度とする

吸収測定法〔dual-energy X-ray absorptiometry：DXA（デキサ）法〕が用いられ，単位面積当たりの骨の重さ（g/cm^2）で表示される．**若年成人平均値**〔若年成人（腰椎では20～44歳，大腿骨近位部では20～29歳）の骨量平均値，young adult mean: **YAM**〕を基準に，一定値を下回る骨密度低下がみられた場合，原発性骨粗鬆症と診断する（表2）．

X線検査では，骨陰影度や骨梁（こつりょう）の変化がみられる．骨は，内部を細い骨梁が縦横に連なり，その隙間を骨髄が埋めているが，骨量が低下すると，骨梁の断裂・減少が生じ，いわば骨がスカスカの状態になる．これがX線上での陰影度の変化となって現れる．

これらの検査のほかに，骨代謝回転の程度を反映する**骨代謝マーカー**があり，骨折危険度の予測や，治療効果の判定などに用いられる．骨代謝マーカーには，**骨形成マーカー**（血中オステオカルシン，血中骨型アルカリホスファターゼなど）と**骨吸収マーカー**（尿中デオキシピリジノリンなど）があり，特に骨吸収マーカーが上昇した状態では，骨折のリスクが高い．

なお，原発性骨粗鬆症では，血中カルシウム，リンの値はいずれも正常である．これらの値に異常がみられた場合は，カルシウム代謝異常に伴う続発性骨粗鬆症や骨軟化症などを念頭におき，鑑別を行う必要がある．

4）治療（予防）

骨粗鬆症では，**発症前の予防**が重要かつ有効である．予防の基本は，思春期の間にできるだけ骨量を増加させ，青壮年期（せいそうねんき）を通じてそれを維持することにより，老年期になってからの骨量減少を遅らせることにある．そのために，骨粗鬆症発症の危険因子（表1）の除去・改善に努めることが重要である．すでに発症してしまった場合は，QOL（quality of life，生活の質）を大きく左右する**骨折を予防**することが治療の最大の目的となる．

Column

骨粗鬆症と骨折

骨粗鬆症では，骨量が減少するために骨の強度が低下し，もろくなっていく．骨粗鬆症の怖いところは，容易に骨折しやすくなることである．特に高齢者では，筋力低下や運動機能の低下と相まって，些細（ささい）なことで骨折することがある．例えば，朝起きて布団の上でよろけて尻餅をついたとたんに大腿骨を骨折するといったケースや，体をかばって手をついた際に手首を骨折するといった具合である．

大腿骨頸部は，骨粗鬆症における骨折好発部位の1つであるが，多くの場合，手術が必要となり，これが原因で寝たきりとなることも少なくない．実際，骨粗鬆症は，寝たきり高齢者の原因として，脳血管障害についで重要な疾患なのである．いったん寝たきりになると，**廃用症候群**といって，筋力低下，心肺機能低下，褥瘡（じょくそう）の原因となるだけでなく，うつ状態や認知症を引き起こすこともあり，“たかが骨折，されど骨折”で，若年者の骨折とは異なった注意が必要とされる．

危険因子でコントロール可能なものは，食事，運動など生活習慣に関連したものが多く，特に**カルシウム**の十分な摂取は，予防・治療どちらの観点からも不可欠である．骨量を増やしたり骨折を予防するためには，800 mg/日以上のカルシウム摂取が必要とされているが，わが国ではカルシウムの摂取量が不足しがちで，慢性的なカルシウム欠乏状態にあるといわれている．カルシウムのほかにも，カルシウムの吸収を助ける**ビタミンD**や，骨形成を促進する**ビタミンK**，マグネシウムやカリウムなどのミネラル類，骨コラーゲン形成を促すビタミンCなどの摂取が推奨される．一方，**リンの過剰摂取**は，腸管からのカルシウム吸収を妨げたり，副甲状腺ホルモンの分泌を亢進させたりするので，リンの摂りすぎには注意する．また**アルコール**，**カフェイン**，ナトリウムなどはカルシウムの尿中排泄を促進し，食物繊維はミネラルの吸収を阻害する作用があるので，過剰摂取は控えるのが望ましい．**喫煙**は，エストロゲンの代謝を亢進してその作用を抑制し，また骨芽細胞の機能を低下させるので，骨粗鬆症の危険因子となる．また極端なダイエットは，骨粗鬆症の発症要因となるので注意する．

食事と並んで重要な生活習慣因子は運動である．骨量は，骨への力学的負荷により増量するので，**適度な運動**が骨量の増加・維持に有効である．また高齢者では，運動により筋力を増強させることで，転倒による骨折を防ぐことにもつながる．

骨粗鬆症と診断された場合，あるいは骨量減少が著しく，骨折などのリスクがある場合は，薬物療法が行われる．治療薬には，骨吸収を抑制するものと，骨形成を促進するものとがあり，骨吸収を抑制する薬として，**ビスホスホネート**，**カルシトニン**，**選択的エストロゲン受容体調整薬**（selective estrogen receptor modulator：**SERM**）などが用いられる．また，活性型ビタミンD，ビタミンK，カルシウム製剤などが，カルシウム代謝の是正，骨形成促進，骨吸収抑制効果をもつ薬剤として用いられている．

2 骨軟化症，くる病

1）病因と病態

①病態

骨の**石灰化が障害**されることにより，骨が脆弱で曲がりやすくなり，変形を呈する病態を**骨軟化症**といい，骨端線（こったんせん）（概略図）が閉鎖する前の小児期に発症したものを特に**くる病**という．

骨は，コラーゲンを主体とする有機基質と，リン酸カルシウム系のカルシウム・リン酸塩であるヒドロキシアパタイトで構成されており，骨のリモデリングでは，破骨細胞が骨基質の分解・吸収を行った後，骨芽細胞が骨基質を分泌し，この非石灰化骨基質（類骨）にヒドロキシアパタイトが沈着（石灰化）することによって，新しい骨基質が生成される（図1）．骨軟化症・くる病では，カルシウムやリンが不足することによってこの石灰化が障害され，骨に占める石灰化骨の減少，類骨の増加が生じ，骨が軟化する（表3）．

②病因

骨軟化症・くる病の原因は，主として**ビタミンDの欠乏**，ビタミンDの作用不全であり，そのほかに**低リン血症**，**尿細管性アシドーシス**などがある（表4）．

表3 骨粗鬆症と骨軟化症の比較

	骨粗鬆症	骨軟化症
病態	骨量低下	骨石灰化障害
血液検査所見	カルシウム，リン， アルカリホスファターゼ：正常	カルシウム，リン：低下 アルカリホスファターゼ：上昇
〈正常〉 類骨 石灰化骨 骨量	骨量低下	石灰化骨の割合の減少

表4　骨軟化症・くる病の原因

活性型ビタミンDの不足	
・ビタミンD欠乏症	日光照射不足，栄養障害，消化器疾患（吸収不良症候群，胆汁分泌不全，胃切除など）
・ビタミンD活性化障害	
C25水酸化障害*	肝不全，抗けいれん薬の副作用
C1水酸化障害*	慢性腎不全，ビタミンD依存性くる病Ⅰ型
・ビタミンD受容体異常	ビタミンD依存性くる病Ⅱ型
低リン血症	
・リン欠乏症	栄養障害，リン吸着性制酸薬など
・腎尿細管からのリン再吸収低下	家族性低リン血症性くる病，ファンコニ（Fanconi）症候群，腫瘍性低リン血症性骨軟化症
尿細管性アシドーシス	
その他	
・骨基質の異常，カルシウム恒常性の異常など	

＊ビタミンDは，肝臓で25位の炭素原子が水酸化され，次いで腎臓で1位が水酸化されて，活性化ビタミンDとなる．

活性化ビタミンDは，カルシウム，リンの小腸からの吸収を促進し，また腎臓におけるカルシウムの再吸収を増加させる作用があり（図2），ビタミンDの摂取不足や，消化管疾患などによるビタミンDの吸収不全は，血中カルシウム，リンを低下させる．ビタミンDは，日光が照射することによって皮膚でも産生され，また肝臓と腎臓での2段階の水酸化により活性化されるので，**日光浴の不足**や，肝臓の障害，慢性腎不全などは，骨軟化症の原因となる．尿細管性アシドーシスでは，血中水酸化物イオンの低下による骨石灰化の抑制や骨吸収の亢進に加え，アシドーシスによる腎臓でのビタミンD活性化障害が生じる．小児のくる病は，以前は低栄養によるビタミンD摂取不足や日照不足の乳幼児に多くみられたが，現在ではアレルギーによる過度の食事制限などが原因で発症する例がみられるようになった．

2）症状

骨軟化症では脊柱彎曲（わんきょく）や骨盤変形などの**骨格変形**，骨痛，関節痛，腰痛，筋力低下，歩行困難などがみられる．くる病では，O脚やX脚などの下肢の変形，胸郭（きょうかく）変形，低身長，**発育障害**などが現れる．低カルシウム血症によるけいれんがみられることもある．また，低カルシウム血症を是正するために過剰に副甲状腺ホルモンが分泌され，**二次性副甲状腺機能亢進症**をきたす．

3）診断

くる病では，X線像で骨端線の拡大や，骨端辺縁部の不明瞭化，骨端部の肥大がみられる．骨軟化症では，初期には変化が認められないこともあるが，大腿骨，脛骨（けいこつ）などに左右対称の偽骨折像が検出されることもある．

血液検査所見では，**低カルシウム血症**，**低リン血症**，**アルカリホスファターゼ（ALP）の上昇**などが認められる（表3）．尿中カルシウム，リンも低値を示す．

4）治療

ビタミンD欠乏症では**ビタミンDの補充**，ビタミンD活性化障害では活性型ビタミンDの投与を行う．ビタミンDの摂取とともに，カルシウムを多く含んだ食品の摂取や，十分な日光浴も大切で，特に乳幼児における適度な日光浴は，くる病の予防として重要である．

3　変形性関節症

1）病因と病態

①病態

関節軟骨の変性による摩耗（まもう）・破壊と，その後の軟骨・骨の増殖性変化により，関節に炎症が生じたり，関節の変形をきたしたりする疾患である．関節の変形があっても，特に体重のかからない関節では，痛みなどの症状が全くない場合も多く，関節の変形に症状が伴った場合を**変形性関節症**とよぶ.

②病因

外傷など明らかな原因がなく，加齢や運動負荷などにより発症する**一次性関節症**と，外傷や関節炎などの後に生じる**二次性関節症**に分けられる．ほとんどは一次性関節症で，体重がかかり酷使される機会が多い**膝関節**や**股関節**に多くみられる．**肥満**，労働，スポーツなどによる**関節への負荷**が発症に関与しており，特に変形性膝関節症では，80％に肥満が認められる．50代で発症し，年齢とともに増加，中年以降の肥満女性に好発する.

2）症状

初期には運動開始時の**関節の痛み**を訴え，次第に動作中の痛みや，安静時・夜間にも痛みが生じるようになる．膝や股関節の変形性関節症の場合，初期には歩き始めや立ち上がり時などに痛みを訴える例が多く，病状が進行するにしたがって，階段の昇降，特に降りるときや，平地歩行にも支障をきたすようになる．**関節の変形**，関節の可動域制限，正座やあぐらができない，O脚などの下肢の変形がみられ，炎症により関節に水がたまる（関節水腫）と，関節の腫脹・圧迫感を訴える．さらに関節軟骨や半月板の変性・摩耗が進むと，関節を動かしたときに痛みを伴った異音を生じることがある.

3）診断

上記の特徴的な症状を示し，視診・触診によって関節間隙の圧痛，腫れ，変形，関節可動域の制限などを認め，X線検査で関節の肥大や関節腔の狭窄などの所見がみられた場合，変形性関節症と診断する.

4）治療

変形性関節症では，痛みや症状を和らげ，それ以上病状を進行させないための**保存療法**が基本となる．長時間の歩行や階段昇降，正座など，関節に負担のかかる動作をなるべく避け，歩行には杖を使用し，関節を冷やさないよう注意する．肥満は，特に下肢の関節にとって大きな負担となるため，適切な食事療法と運動で**体重を減少**させることが大切である.

適度な運動は，軟骨組織を健康な状態に維持し，関節可動域を広げ，周囲の筋肉を鍛える効果がある．痛みがひどいときには関節を休ませるが，何も運動をしないと筋の萎縮や体重増加を招き，症状が改善するどころかより悪化する傾向にある．筋力強化は，最も重要な保存的療法で，関節に体重をかけない臥位や座位での筋力強化，水中歩行などが効果的である．また，**温熱療法**などの理学療法が用いられることもある.

運動療法や理学療法で痛みが改善できない場合，**消炎鎮痛薬**の服用や，**ヒアルロン酸**の関節内注射などの薬物療法が行われる．また，これらの治療法で痛みが軽減できない場合には，股関節や膝関節の**人工関節置換**などの手術療法が行われることがある.

4 フレイルティ（虚弱）

1）病因と病態

フレイルティとは，高齢による虚弱・衰弱のことで，老化に伴う種々の機能低下（予備能力の低下）を基盤とし，さまざまな健康障害に対する脆弱性が増加している状態，すなわち健康障害に陥りやすい状態を指す[3)]．高齢者に特有の**老年症候群**の1つである．この病態は，単一の疾患や単一臓器の機能低下によるものより，臨床的な症状は呈していない多臓器の機能低下に起因することが多い．**要介護**状態に至る前段階としてとらえることができ，介護予防との関連性が高い[※1].

2）症状・診断

高齢者は，種々の要因で活動量が低下しやすく，また食欲低下によって栄養摂取量が減少しやすい．これらは筋肉量・筋力の低下につながり，後述の**サルコペニア**を引き起こす．このサルコペニアが，さらに活動度の低下，食欲低下，低栄養を助長し，**フレイルティ・サイクル**を構築する（図4）．このように，フレイルティとサルコペニアには密接な関係がある．また，フレイルティ，サルコペニアは，後述の**ロコモティブシンドローム**の原因ともなる.

Friedらの評価法によれば，①体重減少，②主観的疲労感，③日常生活活動量の減少，④身体能力（歩行速度）の低下，⑤筋力（握力）の低下のうち，3項目があて

※1　日本では「フレイル」と称することになった.

第13章　運動器（骨格系）疾患

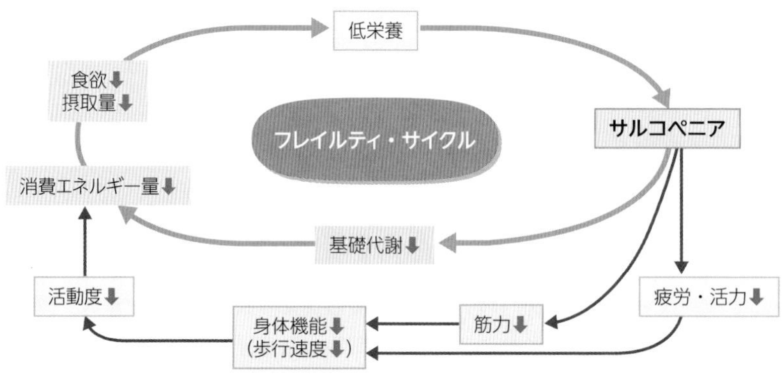

図4 フレイルティ・サイクル
「日本人の食事摂取基準（2020年版） 策定検討会報告書」，厚生労働省，2020[3]より引用

はまればフレイルティ，1～2項目があてはまる場合はフレイルティ前段階（プレフレイルティ）とされる[4) 5)]．

3）治療

フレイルティの治療・予防には，サルコペニアの予防を中心に，フレイルティ・サイクルの悪循環から脱却することが必須である．そのためには，たんぱく質やビタミンの摂取による栄養の改善，運動による筋力増強とともに，独居による閉じこもりや抑うつへの対策など，社会的，精神心理的ケアが必要である．

5 サルコペニア

1）病因と病態

高齢期にみられる骨格筋量の低下と，それに伴う筋力もしくは身体機能（歩行速度など）の低下をきたす病態を**サルコペニア**という[6)]．老年症候群の1つである．加齢以外に明らかな原因がない**原発性サルコペニア**と，疾病あるいはその他の原因（寝たきりや低栄養など）に起因する**二次性サルコペニア**とに分類することもある．サルコペニアの最も重要な要因は加齢であるが，加齢に伴う身体変化に活動低下や栄養不良，代謝疾患，消耗性疾患などの危険因子が加わることにより，発症しやすくなると考えられる．

2）症状・診断

加齢に伴う筋肉量の変化は，上肢よりも下肢に大きい．下肢の筋力低下により，つまずきやふらつき，転倒・骨折を起こしやすくなる．

臨床的な診断アルゴリズムとして，わが国では，AWGS（Asian Working Group for Sarcopenia：アジアサルコペニアワーキンググループ）の診断基準を用いることが推奨されている（図5）[6)7)]．サルコペニアのリスクを有する者に対して，①筋力の低下（握力），②身体機能の低下（歩行速度や5回椅子立ち上がりテストなど），③骨格筋量の低下の有無を調べ，③に加えて①または②のいずれかがみられる場合をサルコペニアと診断する．①～③のすべてを満たす場合は，**重症サルコペニア**とされる．

骨格筋量の評価には，**DXA法**や**BIA法**（bioelectrical impedance analysis：生体電気インピーダンス法）が用いられるが，これらの計測を行えない一般の診療所や地域の医療現場などでは，下腿周囲長の低下などリスクを有する者について，①筋力の低下（握力），②身体機能の低下（5回椅子立ち上がりテスト）を調べ，①または②のいずれかを認めた場合には，サルコペニアの可能性有りと判断し，確定診断のための病院の紹介や生活習慣是正などの介入を行う（図5）．

3）治療

治療・予防の目標は，筋肉量とその機能の維持である．原発性サルコペニアの場合は，筋力トレーニングが最も有効である．二次性サルコペニアでは，原疾患の治療，適切な栄養管理，不要な安静の見直しなど，原因の除去が重要となる．栄養管理では，骨格筋量と強い関連があるたんぱく質を十分に摂取する．

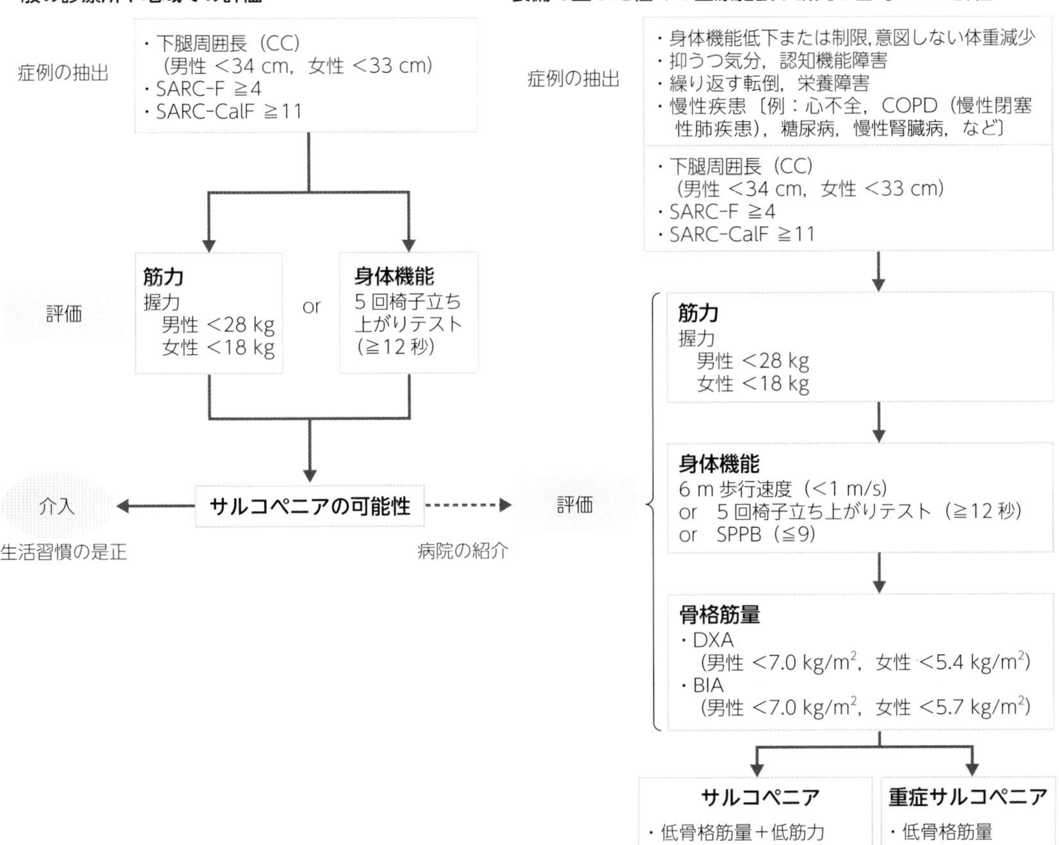

図5 AWGS 2019によるサルコペニア診断基準

骨格筋量については，BMIで補正するFNIH（Foundation for the National Institutes of Health）基準も使用可能となっている（ただしDXAのみ）．カットオフ値：男性0.789 kg/BMI未満，女性0.512 kg/BMI未満．
SARC-F：握力，歩行，椅子からの立ち上がり，階段を昇る，転倒の5つの指標からなるスコア．
SARC-CalF：下腿周囲長とSARC-Fを組み合わせた指標で，下腿周囲長がカットオフ値の場合にスコアを10追加して評価する．
SPPB（short physical performance battery）：簡易身体機能バッテリーで，測定項目はバランステスト，歩行テスト，椅子立ち上がりテストの3つからなる．各テストを合計し，0〜12点で評価する．0〜6点：低パフォーマンス，7〜9点：標準パフォーマンス，10〜12点：高パフォーマンス．
DXA：dual-energy X-ray absorptiometry，BIA：bioelectrical impedance analysis
「サルコペニア診療ガイドライン2017年版（一部改訂）」（サルコペニア診療ガイドライン作成委員会／編），ライフサイエンス出版，2020[6]をもとに作成

6 ロコモティブシンドローム

1）病因と病態

ロコモティブシンドローム（略して**ロコモ**ともいう）とは，運動器の障害によって，歩行や日常生活に制限をきたし，介護・介助が必要な状態になっていたり，要介護になるリスクが高くなっていたりする状態をいう[8]．運動器には，骨格を構成する骨，骨と骨をつなぐ関節の軟骨や脊椎の椎間板（ついかんばん），骨格を動かす筋肉，靭帯，神経系がある．加齢とともに，これらに関連した疾患，すなわち，骨粗鬆症による骨折，変形性関節症，椎間板変性による脊椎疾患，サルコペニアなどが生じ，運動器の障害が引き起こされる．

表5　ロコモ度の判定

	立ち上がりテスト	2ステップテスト	ロコモ25
ロコモ度1 （移動機能の低下がはじまっている状態）	どちらか一方の脚で40 cmの台から立ち上がれないが，両脚で20 cmの台から立ち上がれる	1.1以上1.3未満	7点以上16点未満
ロコモ度2 （移動機能の低下が進行している状態）	両脚で20 cmの台から立ち上がれないが，30 cmの台から立ち上がれる	0.9以上1.1未満	16点以上24点未満
ロコモ度3 （移動機能の低下が進行し，社会参加に支障をきたしている状態）	両脚で30 cmの台から立ち上がれない	0.9未満	24点以上

各テストの結果がロコモ度1～3のどの段階に該当するかを調べる．該当したロコモ度のうち，最も移動機能低下が進行している段階を判定結果とする．どの段階にも該当しない場合は，ロコモではない．
「ロコモパンフレット2020年度版」，日本整形外科学会，2020[8]より引用

2）症状・診断

主な症状は，運動器疾患にともなう四肢の関節や背部の疼痛（とうつう），機能低下（変形，可動域制限，筋力低下，バランス力の低下）などである．

日本整形外科学会による自己チェック法[8]では，①片脚立ちで靴下がはけない，②家のなかでつまずいたりすべったりする，③階段を上がるのに手すりが必要である，④家のやや重い仕事（掃除機の使用，布団の上げ下ろしなど）が困難である，⑤2 kg程度の買い物（1 Lの牛乳パック2個程度）をして持ち帰るのが困難である，⑥15分くらい続けて歩くことができない，⑦横断歩道を青信号で渡りきれない，の7項目のうち，1つでも当てはまればロコモティブシンドロームの危険性がある．

またロコモ度テスト[8]では，①立ち上がりテスト（片脚または両脚で，決まった高さの台に座った姿勢から立ち上がれるかどうかで，下肢筋力をしらべる），②2ステップテスト（2歩分の歩幅を測り，歩行能力を評価する），③身体状態・生活状況判定方法「ロコモ25」（身体の状態と生活状況から，運動器に関する自覚症状を調べ，点数化する），の3項目を測り，**ロコモ度**を判定する（表5）．

3）治療

ロコモティブシンドロームの予防・治療には，**習慣的な運動が不可欠**である．ただし，痛みがある，最近痛みが急に増悪している，運動が禁忌であるなどの場合は，医学的な治療が必要である．

ロコモーショントレーニングとして，①片脚立ち（床につかない程度に片脚をあげる，左右1分間で1セット，1日3セット行う），②スクワット（脚を肩幅に広げて立ち，お尻を後ろに引くように2～3秒かけてゆっくりと膝を曲げ，ゆっくり元に戻る．5～6回で1セット，1日3セット行う）が推奨されている[8]．また，屈伸（くっしん）やストレッチなど柔軟性を高める運動や，身体活動量の向上も有効である．

栄養面では，運動器を構成する骨や筋肉に必要なたんぱく質，ビタミン，カルシウムなどの栄養素を十分に摂り，また運動器障害の発症や進行に関連のある肥満・やせなどの生活習慣病を是正する．

第13章 チェック問題

問題

☐☐ Q1 原発性骨粗鬆症の発生要因と主な症状について述べよ.

☐☐ Q2 骨軟化症・くる病の概念と相違，発生要因と主な症状について述べよ.

☐☐ Q3 変形性関節症の発生要因と主な症状について述べよ.

☐☐ Q4 フレイルティ，サルコペニア，ロコモティブシンドロームの概念について説明せよ.

解答&解説

A1 加齢による骨代謝・カルシウム代謝の障害と，閉経に伴うエストロゲンの欠乏が主な要因で，骨吸収が骨形成を上回るために骨量が減少する．主な症状は，骨折とそれに伴う腰背部痛などの痛みである．(p.239～241)

A2 骨石灰化の障害により，骨が脆弱で曲がりやすくなり，変形を呈する病態で，骨端線が閉鎖した成人期に発症した場合を骨軟化症，骨端線が閉鎖する前の小児期に発症したものをくる病という．原因は，主としてビタミンDの欠乏・作用不全で，そのほかに低リン血症，尿細管性アシドーシスなどがある．症状は，脊柱彎曲や骨盤の変形，骨痛，関節痛，腰痛，筋力低下，歩行困難などで，くる病では発育障害，低身長がみられる．(p.243, 244)

A3 関節軟骨の変性・破壊により，関節の炎症や変形をきたす疾患である．肥満，運動などによる関節への負荷が発症に関与している．主な症状として，関節痛，関節の変形，関節の可動域制限，歩行障害などがみられる．(p.244, 245)

A4 フレイルティとは，老化に伴う種々の機能低下（予備能力の低下）により，さまざまな健康障害に対する脆弱性が増加している状態，すなわち健康障害に陥りやすい状態をいう．サルコペニアとは，筋肉量の減少に伴う筋力の減少をいう．ロコモティブシンドロームとは，運動器の障害によって，歩行や日常生活に制限をきたし，介護・介助が必要な状態になっていたり，要介護リスクが高くなっていたりする状態をいう．(p.245～248)

臨床栄養への入門

骨粗鬆症

骨粗鬆症では，骨形成と骨吸収のバランスが崩れ，骨密度の低下や骨質の劣化が起こる．エストロゲン欠乏が起こる閉経後骨粗鬆症では，骨吸収によって失った骨量を骨形成によって十分に埋めることができず，急速な骨密度の減少を招き，骨折のリスクが高まる．さらに加齢が進むと，カルシウムやビタミンD欠乏により，副甲状腺ホルモン（PTH）の作用過剰が関与して骨粗鬆症が進む．これを引き起こす背景として，遺伝素因，生活習慣やほかの加齢疾患などがある．

栄養・食事ケアのポイント

1）骨形成に必要なカルシウム代謝に不可欠なビタミンDが不足しないよう注意する．
2）各栄養素をバランスよく摂取するとともに，骨形成にはできるだけ体を動かし筋力を高めるようにし，日常の活動のなかで日光浴を勧める．

・**栄養基準**：食事摂取基準に準ずる．①エネルギーは，性，年齢，体重，身体活動量などを考慮して，標準体重に対して25～30 kcal/日とする．②たんぱく質は，1.0～1.2 g/kg/日が必要である．③脂質は，エネルギー比：20～30％（飽和脂肪酸7％以下）にする．④炭水化物は，総エネルギー比：60％前後を目安とする．⑤カルシウムは骨粗鬆症および骨折予防のため，800 mg/日以上を目標とする．⑥ビタミンDはカルシウムの吸収率を高め，骨のリモデリングを促進し骨代謝の改善が期待される．10～20 μg/日を目標とする．⑦ビタミンKは骨基質たんぱく質のオステオカルシンを活性化する．また，カルシウムの尿中排泄を減少させる．250～300 μg/日を目標とする．⑧ビタミンCは骨基質のコラーゲンの合成を促進するために十分に摂取する．⑨マグネシウムの摂取不足は生体のカルシウム代謝に影響を及ぼすため，カルシウムとマグネシウムの摂取比率は2：1が望ましい．⑩リンの過剰摂取は腸管からのカルシウムの吸収を抑制するために，カルシウムとリンの摂取比率は0.5～2.0の範囲とする．⑪食塩の過剰摂取はカルシウムの尿中排泄を増加させるために7 g/日以内を目標とする．

・**栄養教育**：食生活の偏食や間食を是正し，規則正しくバランスのよい食生活を勧める．①牛乳，乳製品などのカルシウムの十分な摂取を勧める．②カルシウムの吸収率をよくするビタミンD，ビタミンKを一緒に摂取する．③カルシウムの吸収を悪化させるアルコール，カフェイン飲料は控え，また，リンの過剰摂取はしない．④適度の運動とビタミンD活性化のための日光浴を勧める．

骨軟化症およびくる病は，ともに骨の石灰化障害により骨が軟らかくなる．成人にも生じるものを骨軟化症，小児期に生じるものをくる病という．栄養・食事ケアは骨粗鬆症に準ずる．

14章 皮膚系疾患

Point

1. 皮膚は人体の表層を覆う最大の臓器であり，①体内水分の喪失を防ぐ，②病原体や外界のさまざまな刺激から身体を保護する，③体温を適切に調節することが代表的な機能であることを理解する.
2. 皮膚は表層より，表皮，真皮（しんぴ），皮下組織の３層構造でなっており，それぞれの構造と機能を理解する（概略図）.
3. 褥瘡（じょくそう）のリスク患者ないし褥瘡発症後の栄養管理の基本は，低栄養の回避と改善であることを理解する.

概略図 皮膚の構造―模式図と組織写真―

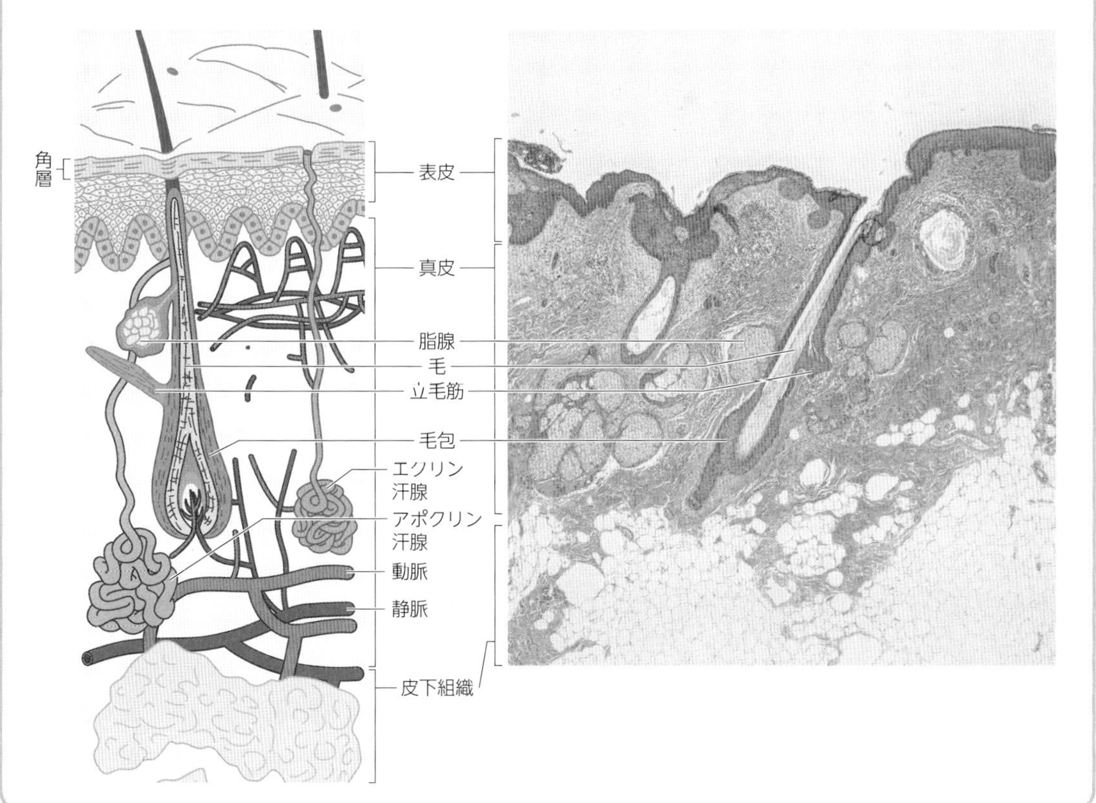

1 皮膚の構造と機能

皮膚は人体最大の臓器であり，その重量は，体重の約15％を占め，体表面積は成人で平均1.6 m^2である．

皮膚の断面は，**3つの層**に分かれており，顕微鏡で観察すると（概略図），表層より**表皮**，**真皮**，**皮下組織**が認められる．

A. 表皮（図1）

表皮の平均的な厚さは約0.2 mmであり，大部分が角化細胞からなっている．表層には約10層からなる**角層**※1（**角質層**）があり，その下に順に**顆粒層**，**有棘層**，**基底層**が認められる．基底層にある基底細胞は，徐々に分裂して上方に移行し，約45日間で角層から剥がれ落ちていく（ターンオーバー）※2．

B. 真皮（図1）

表皮の下にある層で，表皮とは基底膜によって分けられている．真皮の主な間質成分は膠原線維と弾性線維であり，前者は皮膚の支持組織として機能し，後者は皮膚の弾力性を保つ作用がある．真皮には，血管，リンパ管，知覚神経や自律神経などの神経線維束が分布し，また細胞成分としては，線維芽細胞※3や，組織球，肥満（マスト）細胞，形質細胞などが存在する．

C. 皮下組織（概略図）

皮下組織は，**真皮の下に位置**し，大部分が**脂肪細胞**からなっている．外界から体に与えられる力に対するクッションとして働くほか，体温の保持，熱産生，中性脂肪の貯蔵庫としての機能がある．

D. 付属器（概略図）

毛器官※4，**立毛筋**※5，**脂腺**，**エクリン汗腺**，**アポクリン汗腺**を総じて**付属器**と称する．

エクリン汗腺は，手掌足底や腋窩に多い．汗腺は，体温の上昇，運動，興奮や不安，緊張などが刺激となり発汗する．アポクリン汗腺は腋窩，外耳道，鼻翼，外陰部等に多数存在するが，その総数はエクリン汗腺より少ない．アポクリン汗腺から分泌される汗は粘稠性・無臭であるが，表皮の常在細菌により一部が分解され，臭気を帯びる．汗管は毛包の脂腺開口部の上方に通じており，断頭分泌により分泌される．

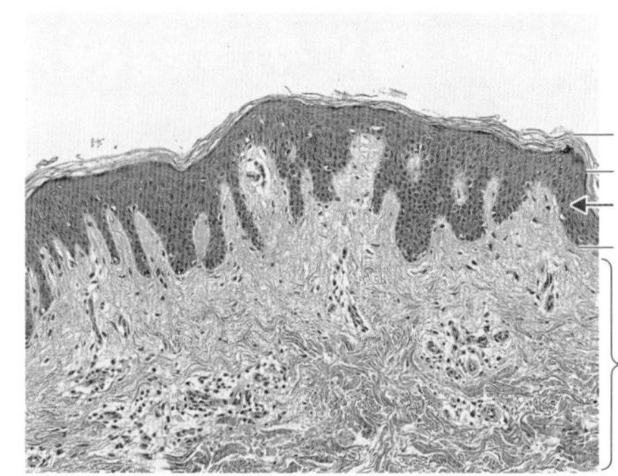

図1　**表皮および真皮の組織像**

皮膚は，体温調節に重要な役割を果たしている．すなわち，体温の上昇が皮膚の温冷受容器により感知されると，視床下部にある体温中枢に伝えられ，血管拡張と発汗により，熱の放散が上昇し体温が低下する．逆に体温が低下すると，血管や筋肉の収縮が起こり，それぞれ熱放散の低下と熱産生の上昇により体温が上昇する．温熱刺激により発汗が起こると，汗の蒸発により体表面から気化熱を奪うため，体温の上昇を防ぐ働きがある．

2 主な皮膚疾患

皮膚疾患は，表皮，真皮，皮下組織のいずれにも発生し，種類も多岐にわたるが，本項では代表的なものを概説する．

A. 湿疹・皮膚炎

湿疹・皮膚炎では，表皮ないし真皮内に種々の炎症

※1　**角層**：手掌足底の角層は他の部位に比べて厚い．
※2　**ターンオーバー**：基底細胞が分裂して娘細胞が生まれ，徐々に表層に移動して表皮の表面にて脱落するまでのことをいう．
※3　**線維芽細胞**：線維芽細胞は，膠原線維や弾性線維を産生する．
※4　**毛器官**：毛は，毛周期とよばれる（成長期，退行期，休止期）の順を繰り返して発育する．
※5　**立毛筋**：立毛筋は寒冷刺激や恐怖，驚きなどの情緒性ストレスにより収縮し，毛が垂直方向に立つ．

反応が起こっている．その原因は，**衣類**，**植物**やさまざまな**外用薬**などの**外的刺激**が明らかなものと，**アトピー素因**や**皮脂腺の機能**など**内因的な素因**に基づくものがある．しかし，多くの湿疹・皮膚炎の原因は明らかではないことが多く，しばしば外的刺激と内因的素因の両方が関与する．

接触皮膚炎（図2）は，いわゆる「**かぶれ**」であり，金属や植物，化粧品や外用薬などの原因物質が接触した部位にかゆみ，発赤，水疱，丘疹，紅斑などを生じる．接触皮膚炎の診断では必要に応じパッチテストを行う．

アトピー性皮膚炎※6患者（図3）の多くは，**気管支喘息**や，**アレルギー性鼻炎・結膜炎**などの**アトピー性素因**をもち，小児期には肘窩や膝窩に，皮膚が硬く厚くなる**苔癬化**を生じやすい．また多くのアトピー性皮膚炎患者は，**皮脂欠乏症**（**乾皮症**）を併発している．

いずれの湿疹・皮膚炎においても，治療の基本[2]は**副腎皮質ステロイド薬の外用**である．

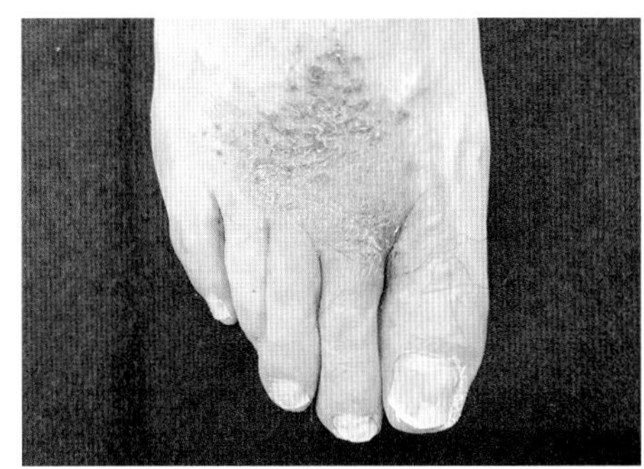

図2　**接触皮膚炎**
外用抗真菌薬により，足背にかゆみを伴う丘疹を生じている

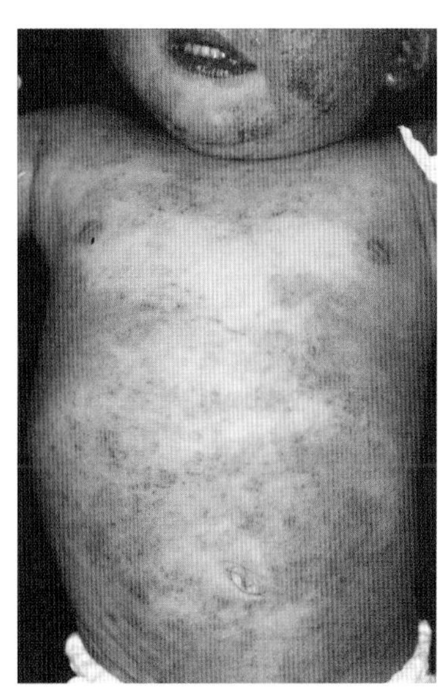

図3　**アトピー性皮膚炎**
顔面，躯幹の広範囲に丘疹・紅斑を生じ，強いかゆみを伴う

B. 蕁麻疹

かゆみ（**掻痒**）を伴い，出現消退を繰り返す，部分的な**膨疹**や**浮腫性紅斑**を**蕁麻疹**とよぶ．肥満細胞からヒスタミンなどの化学伝達物質が分泌されることにより蕁麻疹が発症するが，多くの場合その原因は不明である．

治療[3]はヒスタミンの放出を抑制する目的で**抗ヒスタミン薬の内服**が第一選択であり，重症例にはステロイド薬の内服・点滴を考慮する．

C. 物理化学的皮膚障害

1）熱傷

①病因と病態

熱傷（**やけど**）は，高温による皮膚組織の傷害が及んだ深さから，**Ⅰ度**（**表皮熱傷**），**Ⅱ度**（**真皮浅層熱傷**，**真皮深層熱傷**），**Ⅲ度**（**皮下熱傷**）に分類される．

②症状

Ⅰ度では紅斑ないし浮腫のみであるが，Ⅱ度ではびらんないし水疱を生じ，真皮深層熱傷と皮下熱傷では，治癒後に**瘢痕**（いわゆるやけど跡）を残す．

③治療

治療では受傷直後の水冷による冷却が重要である．Ⅰ度では**ステロイド外用薬**がしばしば用いられる．Ⅱ度以上の熱傷では，病状に応じて種々の外用薬，創傷被覆材が選択されるが，時には**デブリードマン**（**創傷部の除去**）や，**植皮術**が行われる．おおむね**体表面積の30％以上**の重症熱傷患者では，**気道確保**とともに，**輸液療法**が行われる．**9の法則**（図4）は，受傷面積の概算に有用である．

※6　**アトピー性皮膚炎**：先天的にフィラグリン遺伝子変異などにより皮膚バリア機能が低下し，さらにIgEを産生しやすい素因をもつとされる[1]．

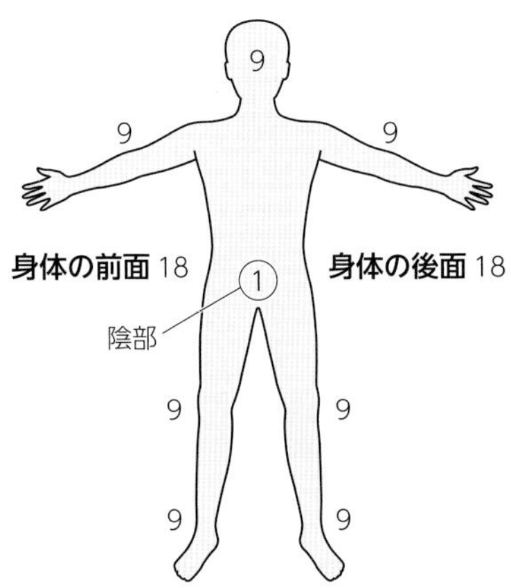

図4　9の法則

受傷面積（%）の概算に用いられる

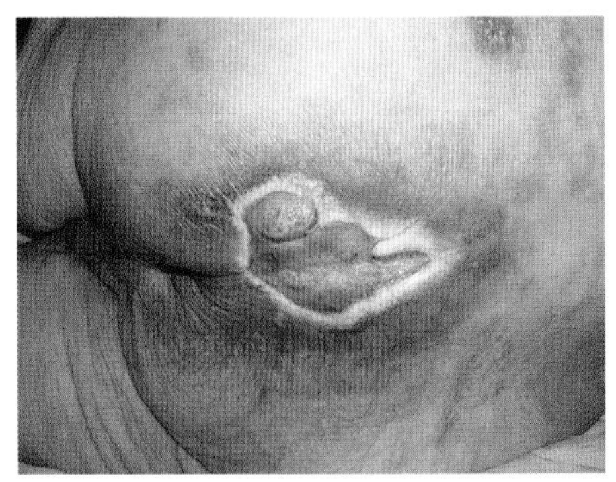

図5　仙骨部褥瘡

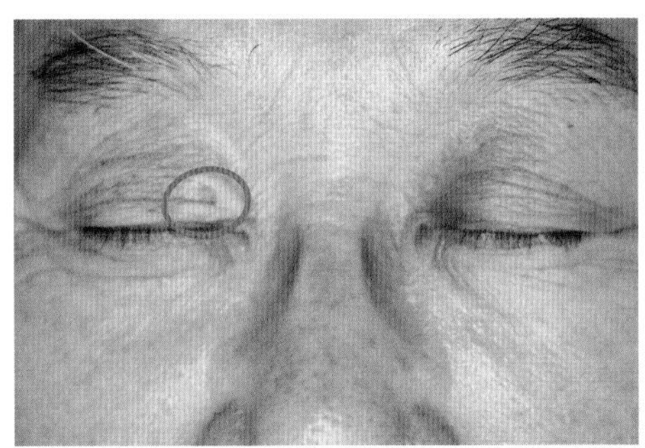

図6　眼瞼黄色腫

右上眼瞼に黄色の結節を認める

2）褥瘡

①病因と病態

褥瘡（とこずれ）（図5）は，仙骨部，尾骨部，踵骨部，大転子部などに好発する．持続的に圧迫された体表面に，紅斑，浮腫を生じた後，潰瘍化する．

②診断

褥瘡の評価には，その深さ（d），滲出液の量（e），大きさ（s），炎症・感染の程度（i），肉芽組織の状況（g），壊死組織の有無（n），周囲のポケットの有無（p）により判定する**DESIGN-Rの評価スケール**[4]がしばしば用いられる．

③治療

治療は，圧迫の解除・軽減が原則であるが，適切な栄養管理のもと，清潔を保ち，必要時に応じてデブリードマンが行われ，皮膚潰瘍治療薬や各種創傷被覆材が使用される．

D. 代謝異常症

アミロイドが組織に沈着する**アミロイドーシス**，脂質を貪食した組織球である泡沫細胞が集まった黄色腫などがある．**眼瞼黄色腫**（図6）では，発症した人の約半数に高コレステロール血症を伴うとされる．

E. 皮膚腫瘍

皮膚腫瘍は，その発生の由来から，表皮系，毛包系，汗腺系，脂腺系等に分類され，それぞれに**良性**（脂漏性角化症など）と**悪性**（基底細胞がんなど）がある（図7）．

診断は問診，視診，触診とともに，診断の確定のためには，病変の一部ないし全部を切除して病理組織学的診断を行う．

F. 感染症

感染症には，蜂窩織炎や伝染性膿痂疹（とびひ）などの**細菌性**，帯状疱疹（図8）や水痘，麻疹（はしか）などの**ウイルス性**，足白癬（みずむし）（図9）などの**真菌症**がある．真菌症の診断には直接鏡検※7を行う．いずれも原因となった病原体を見極めて薬剤を選択することが治療の基本となる．

また，一般に糖尿病が進行すると，感染に対する抵抗力が弱くなり，通常病原性の低い常在細菌や真菌な

※7　**直接鏡検**：KOH（水酸化カリウム）法では，皮膚の一部をスライドグラスの上に載せてKOH溶液を滴下後，加温して角質を溶かしてから顕微鏡で観察し，真菌や虫体の検出を行う．

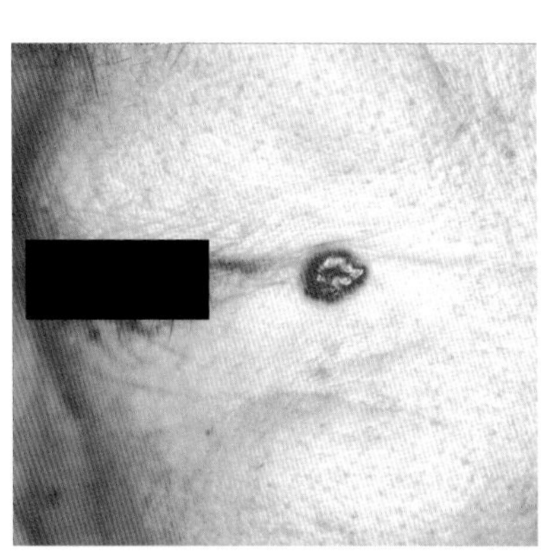

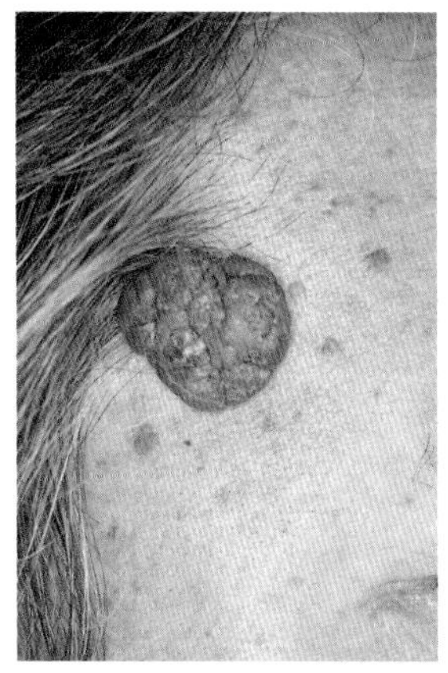

図7　基底細胞がん（左），脂漏性角化症（右）

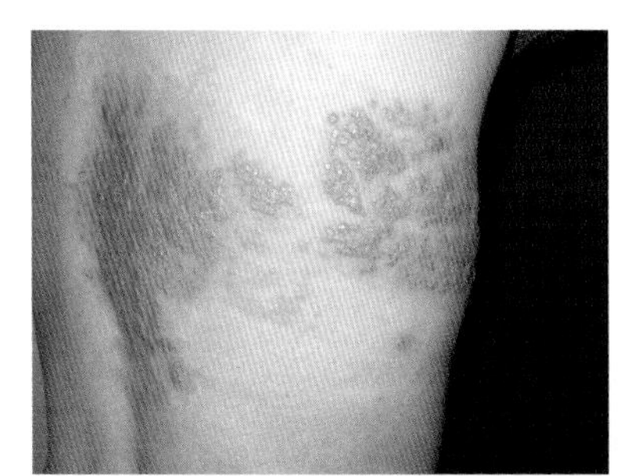

図8　帯状疱疹（ウイルス性）
側胸部～背部に集簇する水疱を認める

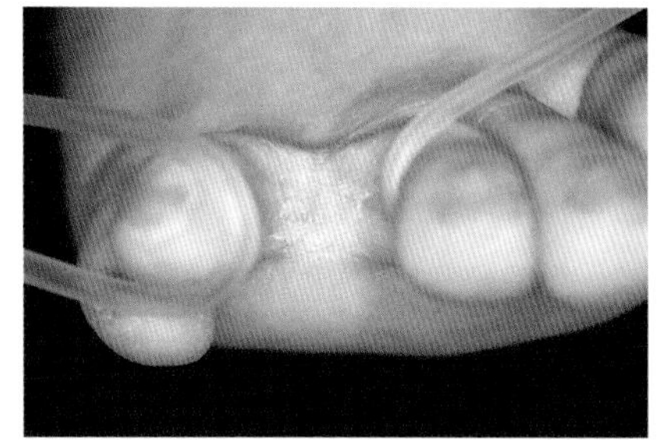

図9　足白癬（真菌症）
趾間に落屑（らくせつ）を認める

どにも感染しやすく，いったん感染が起こると重症化しやすいと考えられている．

3 褥瘡の栄養管理[4)5)]

褥瘡の栄養管理に際しては，①低栄養ないし貧血のスクリーニング，②必要栄養量の算出，③適正な栄養補給方法の検討，④摂取量，体重，血清アルブミン（Alb）値，BUN値などを用いた定期的なモニタリングが重要である．

生化学検査では，血清アルブミン値が3.5 g/dL以下で褥瘡発生リスクが高いとされている．体重減少率※8が，週に3％，1カ月に5％，6カ月に10％以上である場合は，栄養状態の低下※9があると判断される．

個々の栄養素については，**亜鉛**は，創傷治癒には必要不可欠とされ，**アルギニン**は，たんぱく質，コラーゲンの合成促進，血管拡張作用を有するとされる．アルギニンを含むサプリメントの補給により，褥瘡の治癒が促進したという報告がある．また，**アスコルビン酸**（ビタミンC）には，コラーゲン合成作用や造血機能維持作用がある．血中ヘモグロビン濃度が11 g/dLを下回ると褥瘡発生の危険が高まるとされ，褥瘡栄養管理上の鉄の必要量としては，15 mg/日とする報告がある．

※8　**体重減少率**：（平常時体重－現在の体重）/平常時体重×100として求められる．

※9　**栄養状態の評価**：低栄養状態を早期に発見するツールとしては，主観的包括的栄養評価（subjective global assessment：SGA），簡易栄養状態評価表（Mini Nutritional Assessment：MNA®），およびCONUT（controlling nutritional status）が知られている．

第14章

チェック問題

問 題

☐☐ **Q1** 皮膚の構造を述べよ.

☐☐ **Q2** 汗腺の体温調節作用とは何か述べよ.

☐☐ **Q3** 湿疹・皮膚炎と蕁麻疹の基本的な治療をそれぞれ述べよ.

☐☐ **Q4** 熱傷の種類を述べよ.

☐☐ **Q5** 褥瘡の栄養管理計画で重要なことを述べよ.

解答&解説

A1 皮膚は表層より，表皮，真皮，皮下組織の３層よりなる．さらに表皮は，角層，顆粒層，有棘層，基底層から構成される．真皮の構成成分は，膠原線維，弾性線維のほか，血管，リンパ管，神経であり，細胞成分として，線維芽細胞や，組織球，肥満細胞，形質細胞などが分布する．皮下組織は，主に脂肪細胞からなる．（p.251, 252）

A2 ヒトでは体温の上昇，運動，興奮や不安，緊張などが刺激となり発汗する．皮膚は，体温調節に重要な役割を果たしている．すなわち，体温の上昇が皮膚の温冷受容器により感知されると，視床下部にある体温中枢に伝えられ，血管拡張と発汗により熱の放散が上昇し，体温が低下する．逆に体温が低下すると，血管や筋肉の収縮が起こり，それぞれ熱放散の低下と熱産生の上昇により体温が上昇する．汗の蒸発により体表面から気化熱が奪われるため，体温の上昇を防ぐことができる．（p.252）

A3 湿疹・皮膚炎では，表皮ないし真皮内に種々の炎症反応が起こっている．このため，ステロイド外用薬が抗炎症作用を有する薬物として用いられる．蕁麻疹では，肥満細胞からヒスタミンなどの化学伝達物質が分泌されている．抗ヒスタミン薬の内服と重症例ではステロイド薬の内服・点滴が考慮される．（p.252, 253）

A4 熱傷は，温熱による皮膚組織の傷害が及んだ深さから，Ⅰ度（表皮熱傷），Ⅱ度（真皮浅層熱傷，真皮深層熱傷），Ⅲ度（皮下熱傷）に分類される．真皮深層ないし皮下の熱傷では，治癒後に瘢痕を残す．（p.253）

A5 ①低栄養ないし貧血のスクリーニング，②必要栄養量の算出，③適正な栄養補給方法の検討，④摂取量，体重，血清アルブミン（Alb）値，BUN値などを用いた定期的なモニタリングが重要である．個々の栄養素では，亜鉛と鉄不足に留意し，必要があればアルギニンやアスコルビン酸の補給を検討する．（p.255）

褥瘡

低栄養状態を把握する

褥瘡ができる原因の1つは低栄養，すなわち食べられないということである．身長，体重，BMI，Alb（アルブミン）値などから低栄養状態を把握することができる．食べられない原因としては以下のようなことが考えられる．①消化管症状あるいはがん（抗がん薬の投与等）など病気による食欲不振，②骨折・寝たきりなど身体機能の問題，③摂食障害や嚥下障害がある，などである．まずは原因が何かを把握し，それに合った対応をし，栄養状態の改善を図る．

食べられない原因に応じた食事の工夫を行う

①食欲不振

消化の良い食品や調理法を用いたり，できるだけ本人の嗜好に合った食事の内容にして食欲が出るように工夫する．必要であれば亜鉛やアルギニンなど，褥瘡には効果的といわれているものが強化された栄養補助食品や濃厚流動食，あるいは経口摂取が難しいのであれば，経管栄養を使用する．

②身体機能の問題

箸を使わないで直接手を使って食べられる形態の食事（主食はおにぎり，巻き寿司，サンドウィッチ，副菜はフォークで食べられるように切ったり串に刺したもの）にする．

③摂食障害・嚥下障害

料理を刻む，とろみをつける，ペースト状にする，ミキサーにかけるなどして形態を変える．②と③も，①と同様に不足分は栄養補助食品や濃厚流動食や経管栄養を使用する．

褥瘡の状態をみながらアプローチ方法を考える

このような低栄養の人の食事の内容を考える際には1日エネルギー必要量，それにおけるたんぱく質の比率，バランスのとれたビタミン・ミネラルを補給できるものになるように考えなければならない．薬と違って食事には即効性がないので，褥瘡の変化，体重の増減，Alb値などで定期的に評価しながら，そのときの褥瘡の状態，低栄養の度合い，嗜好などを考えたうえで，新たな方法でアプローチをしていく．

それには栄養士だけではなく，医師，看護師，薬剤師，臨床検査技師，言語聴覚士など多職種のスタッフとNST（栄養サポートチーム）活動やカンファレンスをしながら，低栄養の改善策を考えて褥瘡治癒を促進させる．おおむね低栄養状態でないようにすれば，寝たきりになっても褥瘡の予防につながる．

第15章 免疫・アレルギー系疾患

第15章 免疫・アレルギー系疾患

Point

1. 免疫は多様な抗原に対応する生体の防御システムであるが，一部の抗原に対して過剰に反応して生体に有害な症状が出るのがアレルギー疾患であることを理解する.
2. 本来，免疫系は自己の細胞成分に対して反応しないが，免疫の監視システムの異常のため自己に対する反応が生じることにより，自己免疫疾患が発症することを理解する.
3. ヒト免疫不全ウイルス（HIV）感染により，免疫細胞であるCD4陽性Tリンパ球が傷害され減少するため，「後天性免疫不全症候群（AIDS）」が発病することを理解する.

概略図 免疫異常と疾患

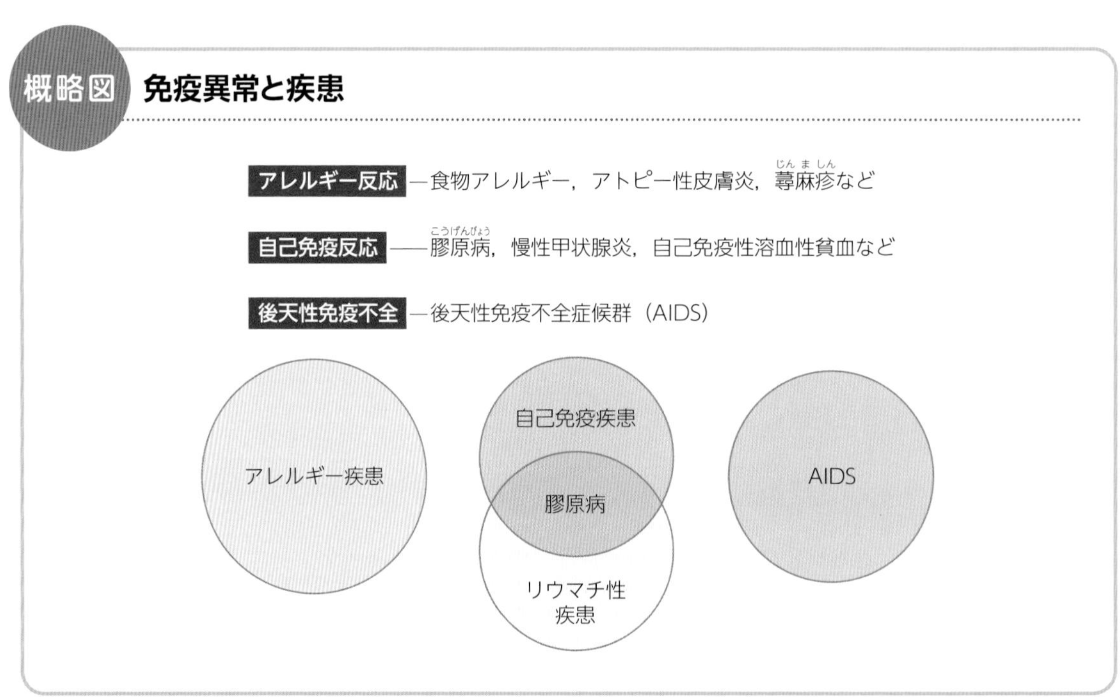

1 免疫応答のしくみ（図1）

免疫とは細菌・ウイルス等の病原体をはじめとする多様な**抗原**に対する生体防御反応である．リンパ球，マクロファージ，樹状細胞などの**免疫担当細胞**が**サイトカイン**とよばれるたんぱく質を分泌し，他の細胞の分化，増殖を促進することにより次々と免疫反応が進行する．

抗原に迅速に対応するのは**自然免疫**とよばれるしくみで，皮膚や粘膜のバリアでの病原体の侵入阻止や，白血球やマクロファージによる病原体の貪食・破壊，**ナチュラルキラー（NK）細胞**によるウイルス感染細胞の殺傷などがある．続いて**獲得免疫**が進行するが，これには抗原を認識した**Bリンパ球**が**抗体**を産生し病原体（抗原）の活動を阻止する**体液性免疫**と，抗原を認識した**CD4陽性Tリンパ球**がサイトカインを産生，それに刺激されたマクロファージが感染細胞を貪食したり，**CD8陽性Tリンパ球**が感染細胞を殺傷したりする**細胞性免疫**とがある．これらの通常の免疫反応が逸脱して生体に不都合な症状が出現することがある．抗原（**アレルゲン**）に過剰に反応してしまうのが食物アレルギーや花粉症などの**アレルギー反応**であり，何らかの機序で細胞のもつ自己成分に対する抗体（**自己抗体**）を産生し，自己の組織に傷害を与えてしまうのが**自己免疫疾患**である．

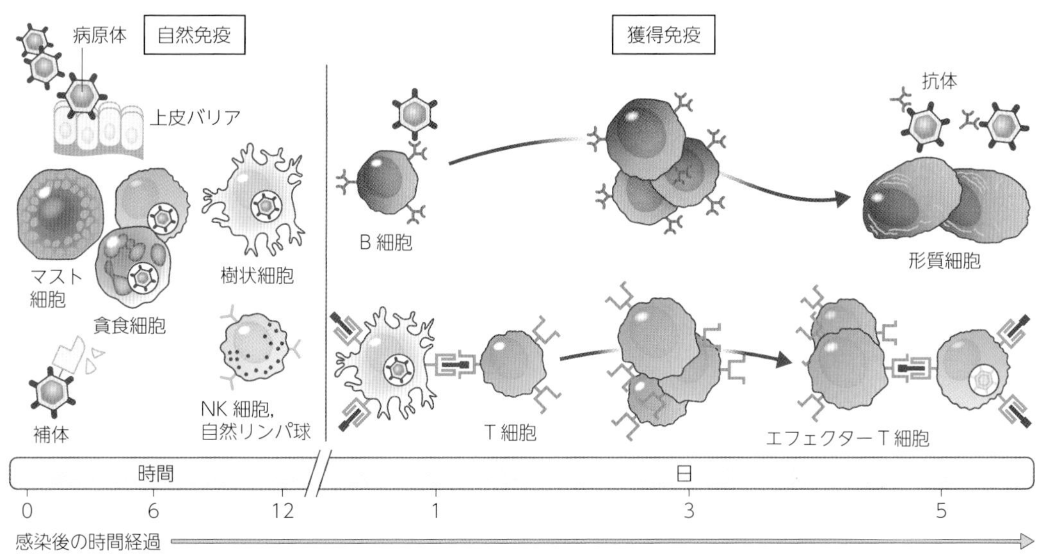

図1　免疫応答のしくみ

「基礎免疫学　原著第6版　免疫系の機能とその異常」（Abbas AK，他／著，中尾篤人／監訳），p3，エルゼビア・ジャパン，2020[1]より引用

Column　免疫担当細胞の命名法

リンパ球を含む多種類の免疫担当細胞は多様な機能をもつが，各細胞を区別するために細胞表面のたんぱく質の種類によりCD（cluster of differentiation）番号で命名する．

Tリンパ球のうち，CD4陽性Tリンパ球は，ヘルパーT細胞ともいわれ，Bリンパ球の分化を誘導したり，マクロファージを介して病原体の感染した細胞を貪食したりする．CD8陽性Tリンパ球は，細胞傷害性T細胞ともいわれ，感染細胞を殺傷する働きがある．

2 アレルギー疾患

A. 食物アレルギー[2)]

1）病因と病態

IgE抗体を介する**I型アレルギー（即時型）**が関与しているが，一部，非即時型アレルギーが関与する場合もある（p.261 Columnを参照）．

2）症状

原因食物の摂取後，即時型の場合は2時間以内に，遅延型は数時間後に，かゆみ，膨疹（ぼうしん），結膜充血，眼瞼（がんけん）浮腫などの皮膚粘膜症状，悪心，嘔吐，腹痛などの消化器症状，喘鳴（ぜんめい）や喉頭浮腫による呼吸苦などの呼吸器症状が出現する．重症では，冷汗，血圧低下や呼吸困難，意識障害をきたす**アナフィラキシーショック**の状態になる．

乳児期では，ほとんどアトピー性皮膚炎を合併し，**鶏卵**，**牛乳**，**小麦**によるアレルギーが多く，自然寛解しやすい．学童期・成人期では，**魚**，**甲殻類**，**果物**，**そば**，**ピーナッツ**などが原因となり，耐性は獲得しにくいといわれる（表1）．

3）診断

血液中の**好酸球数**や血清中の**IgE**や**抗原（アレルゲン）特異的IgE抗体**の測定を行う．**プリックテスト**※1，**食物除去試験**などで原因食物を特定する．

4）治療

原因食物を除去するが，患者の栄養面を考慮し**代替食品**を利用する[3)]．専門医の指導で慎重に**食物経口負荷試験**を行いながら徐々に除去食物の解除を行う（図2）．アレルギー症状には，**抗ヒスタミン薬**，**抗アレルギー薬**を投与する．アナフィラキシーショックの場合は，アドレナリンの筋肉注射（自己注射可能），ステロイド薬投与で迅速に対応する．

B. アトピー性皮膚炎[4)]

1）病因と病態

アトピー性皮膚炎は，「**増悪と寛解**を繰り返す，**かゆみのある湿疹**を主病変とする疾患」と定義される．**アトピー素因**※2があり，遺伝的素因やI型（即時型）・遅延型アレルギー，**皮膚バリア機能**の低下などが発症に関係していると考えられる．

2）症状（図3）

湿疹が慢性的に持続し多様な皮膚症状を呈する．皮疹は左右対称性で，急性期は湿潤性のある紅斑（こうはん）や丘疹（きゅうしん）

表1　食物アレルギーの分類*

臨床型	発症年齢	頻度の高い食物	耐性獲得（寛解）	アナフィラキシーショックの可能性	食物アレルギーの機序
食物アレルギーの関与する乳児アトピー性皮膚炎	乳児期	鶏卵，牛乳，小麦など	多くは寛解	（＋）	主にIgE依存性
即時型症状（蕁麻疹，アナフィラキシーなど）	乳児期～成人期	乳児～幼児：鶏卵，牛乳，小麦，ピーナッツ，木の実類，魚卵など 学童～成人：甲殻類，魚類，小麦，果物類，木の実類など	鶏卵，牛乳，小麦は寛解しやすい その他は寛解しにくい	（＋＋）	IgE依存性
食物依存性運動誘発アナフィラキシー（FDEIA）	学童期～成人期	小麦，エビ，果物など	寛解しにくい	（＋＋＋）	IgE依存性
口腔アレルギー症候群（OAS）	幼児期～成人期	果物・野菜，大豆など	寛解しにくい	（±）	IgE依存性

＊嘔吐，下痢などの消化器症状を中心とする場合は消化管アレルギーとして分類される
「食物アレルギーの診療の手引き2020」（厚生労働科学研究班）https://www.foodallergy.jp/wp-content/themes/foodallergy/pdf/manual2020.pdf[2)] をもとに作成

※1　**プリックテスト**：皮膚にアレルゲン物質を滴下した箇所を針でつつき，15分後に皮膚の膨疹の状態で判定する．

※2　**アトピー素因**：アトピーはギリシャ語の「アトポス」（「奇妙な」という意味）に由来する．家族や患者自身に気管支喘息，アレルギー性鼻炎・結膜炎などのアレルギー病歴があること，IgE抗体を産生しやすいことをアトピー素因という．

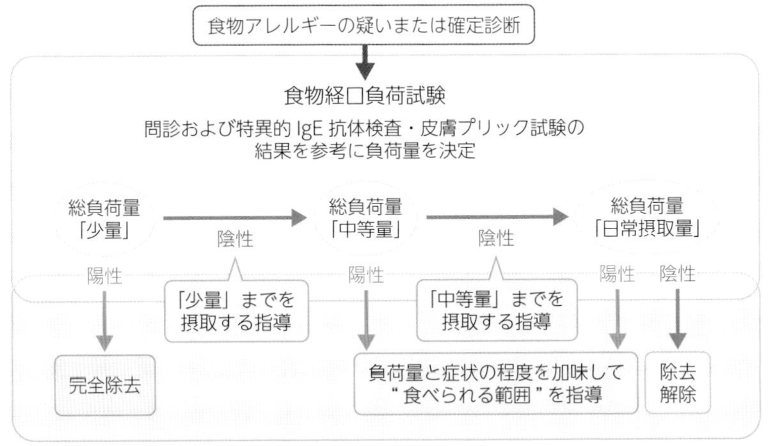

図2　**食物経口負荷試験に基づく栄養指導**
「食物アレルギーの栄養食事指導の手引き2022」（厚生労働科学研究班）https://www.foodallergy.jp/wp-content/themes/foodallergy/pdf/nutritionalmanual2022.pdf [3] をもとに作成

を認め，皮膚が剥けると鱗屑（うろこ様），痂皮（かさぶた）の状態となる．慢性期には苔癬化（皮膚が厚く硬くなる）する．乳幼児期にはジクジクした湿疹が多いが，思春期，成人期には**ドライスキン**（乾燥肌）の傾向になる．

3）診断

皮膚症状により診断する．血中好酸球数，血清IgE，抗原特異的IgE抗体の測定によりアレルギーの関与について検索する．

4）治療

食物，**ダニ**，**ストレス**などの症状悪化因子を除去する．皮疹には，炎症の程度により適度の薬理作用をも

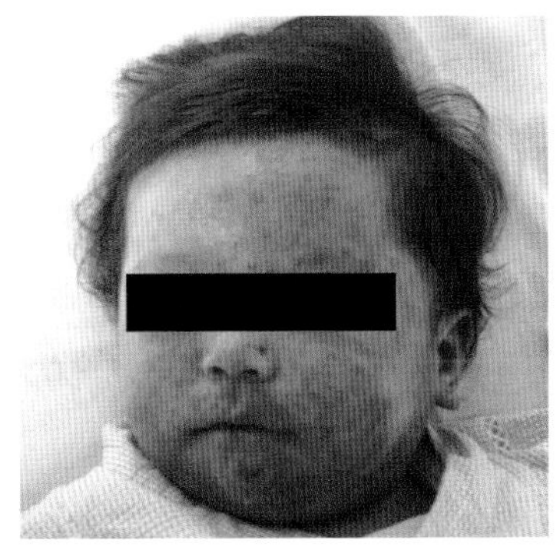

図3　**アトピー性皮膚炎の湿疹**
湿潤性のある紅斑や丘疹を中心とする皮疹

第15章　免疫・アレルギー系疾患

Column

アレルギー反応とは

生体にはさまざまな抗原物質に対する防御システムとしての免疫があるが，アレルギー反応は生体に有害となる過剰な免疫反応である．

4つの反応型があり，**I型（即時型）**は，アレルギーの原因となる物質（アレルゲン）に対するIgE抗体が肥満（マスト）細胞のIgE受容体に結合してヒスタミン，ロイコトリエンなどの放出を促進，さらに血管の拡張や透過性の亢進，気管支収縮，好酸球の浸潤を惹起する．I型が関係する疾患として**喘息**，**花粉症**などがある．

II型は細胞表面の抗原に抗体が結合して起きる細胞傷害性反応で，**自己免疫性溶血性貧血**，**特発性血小板減少性紫斑病**などの例がある．

III型は免疫複合体（抗原・抗体結合体）の沈着が臓器を傷害する反応で，**血清病**，**糸球体腎炎**，**全身性エリテマトーデス**などがこれに属する．

IV型は，抗原に感作されたTリンパ球が細胞傷害を起こす遅延型反応で，**ツベルクリン反応**，**移植臓器**の拒絶反応などがある．

つステロイド外用薬やタクロリムス軟膏を使い，抗ヒスタミン薬，抗アレルギー薬を内服する．効果不十分な場合，免疫抑制薬を使用する．皮膚の清潔，保湿を維持するスキンケアも重要である．

C. 蕁麻疹

1）病因と病態

かゆみを伴った限局性の発赤性皮疹が蕁麻疹で，皮膚の血管が拡張して透過性が亢進し，血漿成分が真皮内に流出して膨疹を形成する．薬剤や食物などによるI型アレルギーで発症する場合と日光，寒冷，発汗などの物理的刺激による場合がある．

2）症状

通常，原因食物や薬剤を摂取後**30分以内**に出現する．円形，楕円形，地図状など大小さまざまな形状を示す．多くは**数時間以内で消退**する点が湿疹とは異なる．

3）診断

皮疹の性状で診断し，アレルギー性蕁麻疹が疑われる場合は**プリックテスト**や抗原特異的IgE抗体の測定を行う．

4）治療

抗ヒスタミン薬，**抗アレルギー薬**の内服や外用薬を用いる．アナフィラキシーショックの場合はアドレナリン注射を行う．

3 後天性免疫不全症候群（AIDS）

1）病因と病態

後天性免疫不全症候群（acquired immunodeficiency syndrome：**AIDS**）は1980年代にアフリカ南部から始まり，全世界に流行するようになった性感染症で，チンパンジー由来のウイルスが遺伝子変異によりヒトへの感染力を獲得した**ヒト免疫不全ウイルス**（human immunodeficiency virus：**HIV**）が病原体である．**性行為**（同性・異性間），**輸血**，**針刺し事故**，出産，授乳の際に，**精液**，**血液**，**母乳**などの体液から感染する．**CD4陽性Tリンパ球**に感染し免疫能を低下させ，さまざまな感染症や悪性疾患が発症する．

2）症状

HIV感染後2～3週で，感冒様（かんぼうよう）症状，リンパ腺腫脹などの**急性期症状**が出現するが，数週間で軽快するため自覚されないことが多い．それ以降，数年～10年間は無症状であり（**無症候期**），その間に次第にCD4陽性Tリンパ球が減少する．**発病期**になると，倦怠感，発熱，体重減少などの症状が出現し，さらに進行すると**日和見感染症**（ひよりみ）※3や悪性疾患を発症する（表2）．

3）診断

感染後2～4週で産生される**HIV抗体**のスクリーニング検査を行い，陽性の場合には，**ウエスタンブロット法**と**核酸増幅検査（RT-PCR法）**でHIV感染を確認する．表2の疾患を発症すればAIDSと診断される．

4）治療[6)]

逆転写酵素阻害薬，**たんぱく分解酵素阻害薬**，**インテグラーゼ阻害薬**などの作用機序の異なる薬を2～3剤組み合わせて治療を開始する．治療の進歩によりAIDS患者の予後は著しく改善しているが，治療は長期間にわたって継続する必要がある．

※3 **日和見感染症**：通常では病原性をもたない弱毒性のウイルスや真菌などの微生物に起因する感染症のことをいう．AIDSや膠原病などの患者で免疫能が低下すると発症しやすい．

HIVとAIDS患者 Column

HIVはRNAウイルスで，逆転写酵素をもつレトロウイルス科に属する．このウイルスはCD4陽性Tリンパ球に侵入後，自身のRNAから逆転写酵素でDNAを複製し，宿主のDNAに入り込む．宿主細胞にウイルスのDNAを転写させて長期間宿主細胞に寄生し増殖する．

全世界でHIV感染者は3,800万人（2018年国連合同エイズ計画）で，開発途上国に多い．日本では累積で21,000人余りのHIV感染者，約9,600人のAIDS患者がいる（2019年，厚生労働省）．先進国では患者数が減少傾向だが，日本ではまだ横ばい傾向にあり，AIDSに関する認識・情報不足が懸念される．

表2 AIDS指標疾患

A．真菌症	D．ウイルス感染症
1．カンジダ症 2．クリプトコッカス症 3．コクシジオイデス症 4．ヒストプラズマ症 5．ニューモシスティス肺炎	13．サイトメガロウイルス感染症 14．単純ヘルペスウイルス感染症 15．進行性多巣性白質脳症
B．原虫症	**E．腫瘍**
6．トキソプラズマ脳症 7．クリプトスポリジウム症 8．イソスポラ症	16．カポジ肉腫 17．原発性脳リンパ腫 18．非ホジキンリンパ腫 19．浸潤性子宮頸癌
C．細菌感染症	**F．その他**
9．化膿性細菌感染症 10．サルモネラ菌血症 11．活動性結核 12．非結核性抗酸菌症	20．反復性肺炎 21．リンパ性間質性肺炎・肺リンパ過形成 22．HIV脳症 23．HIV消耗性症候群

「サーベイランスのためのHIV感染症/AIDS診断基準」（厚生労働省エイズ動向委員会），2007[5]を参考に作成

4 膠原病

膠原病は，血管や結合組織での膠原線維の**フィブリノイド変性**※4という共通の病理像を認める一連の多臓器疾患群である．**寛解**と**再燃**を繰り返しつつ慢性に経過し，関節痛・筋肉痛などのリウマチ様症状が共通して認められるので**リウマチ性疾患**として分類される．免疫異常が発病に関係していることから**自己免疫疾患**にも分類される（概略図および下記Column「自己免疫疾患とは」を参照）．

A. 全身性エリテマトーデス（systemic lupus erythematosus：SLE）

1）病因と病態

エリテマトーデスは紅斑症のことで，20～40歳代の**女性**に好発する（男女比＝1：9）．遺伝的素因，感染，性ホルモン，**紫外線**，薬剤などの要因が免疫系に影響を与え，**免疫複合体**（DNA・抗DNA抗体結合体）の沈着が組織障害を起こす．

2）症状

発熱，倦怠感などの全身症状や，**蝶形紅斑**（ちょうけいこうはん）（顔面の頬から鼻梁（びりょう）に及ぶ左右対称型の紅斑，図4），**レイノー現象**※5，**脱毛**，無痛性の**口腔潰瘍**などの皮膚・粘膜症状，関節痛，筋肉痛などの関節・筋症状が出現する．臓器病変として，**たんぱく尿**，**浮腫**などをきたす腎炎，**心外膜炎**や心筋炎などの心病変，**胸膜炎**や間質性肺炎

※4 **フィブリノイド変性**：血漿成分が血管壁や結合組織に滲出（しんしゅつ）・沈着して組織を破壊した状態のことで，線維成分（フィブリン）に似た染色状態を示すことからフィブリノイドという．

※5 **レイノー現象**：寒冷刺激などで末梢の微小血管が攣縮（れんしゅく）して，四肢末端の皮膚が白くロウのようになる症状．白色化の後，暗紫色（あんししょく）になり，通常の色調に回復することが多い．

Column

自己免疫疾患とは

本来，免疫は自己に対して反応しないが，免疫の監視システムの障害により自己の細胞成分に対する抗体（自己抗体）や自分の細胞を攻撃する自己反応性リンパ球が産生される．これにより発症するのが自己免疫疾患であり，膠原病のほか，**自己免疫性溶血性貧血**，**自己免疫性肝炎**，**慢性甲状腺炎**など多くの疾患がある．

Column

ステロイド薬とは

ステロイド骨格という基本構造をもつ副腎皮質ホルモンのうち，糖質コルチコイドを合成したものをステロイド薬という．

抗炎症作用，免疫抑制作用がアレルギー疾患や自己免疫疾患などの治療に利用されて，全身性エリテマトーデスなどの難治性疾患の予後が飛躍的に改善し，「奇跡の薬」といわれた．その反面で肥満，糖尿病，胃潰瘍（いかいよう），骨粗鬆症（こつそしょうしょう），感染症などの副作用もあり，注意しながら治療を継続する必要がある．

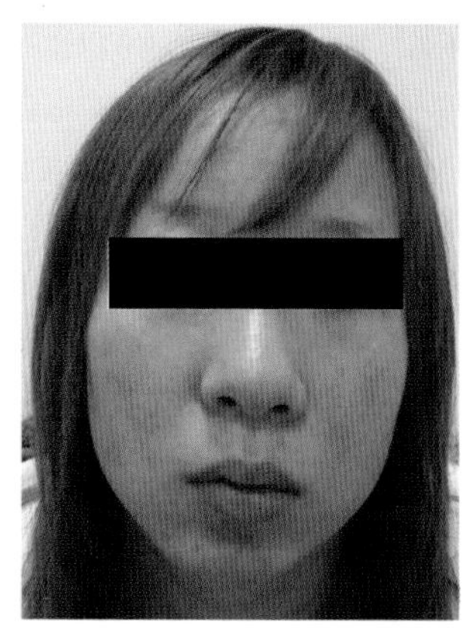

図4　**全身性エリテマトーデスの蝶形紅斑**
顔面の頬から鼻梁にかけて左右対称型の紅斑がみられる

表3　**全身性エリテマトーデスの診断基準〔SLICC (Systemic Lupus International Collaborating Clinics) 分類〕**

A. 臨床項目	B. 免疫学的項目
1. 急性皮膚ループス	1. 抗核抗体陽性
2. 慢性皮膚ループス	2. 抗二本鎖DNA抗体陽性
3. 口腔内潰瘍	3. 抗Sm抗体陽性
4. 非瘢痕(はんこん)性脱毛	4. 抗リン脂質抗体陽性
5. 2カ所以上の滑膜炎	5. 低補体価
6. 漿膜炎（胸水，心嚢(しんのう)水等）	6. 直接クームス試験陽性
7. 腎病変	
8. 神経病変	A. B. の各々1項目以上合計4項目以上を認めるか，腎生検で所見があり抗核抗体か抗DNA抗体が陽性の場合SLEと診断.
9. 溶血性貧血	
10. 白血球減少	
11. 血小板減少	

Petri M, et al：Derivation and validation of the Systemic Lupus International Collaborating Clinics classification criteria for systemic lupus erythematosus. Arthritis Rheum, 64：2677-2686, 2012[7] を参考に作成

などの肺病変，腹膜炎や肝障害などの消化器病変，精神症状やけいれんなどを起こす神経病変がある．皮膚・関節症状を主とする軽症例，臓器障害のある中等～重症例がある．

3）診断

血液検査で血球減少，**抗核抗体**，**抗DNA抗体**などの多種類の自己抗体を認める．検査所見，臨床症状から診断基準（表3）にしたがって，診断される[7]．

4）治療

軽症の場合は**非ステロイド性抗炎症薬**（NSAIDs），ヒドロキシクロロキン，中等症以上では**ステロイド薬**を内服する．重症例では大量ステロイド薬の点滴投与（**パルス療法**）を行ったり**免疫抑制薬**を併用したりする．治療の進歩により予後は著明に改善した．

B. 関節リウマチ（rheumatoid arthritis：RA）

1）病因と病態

関節リウマチは**全身性の関節炎**をきたす疾患で30～50歳代にかけて発症し，**女性**に好発する（男女比1：3～4）．遺伝的背景にさまざまな要因（ホルモン，ウイルス感染，喫煙など）が加わり，免疫異常を起こすと考えられる．関節腔内の**滑膜**にリンパ球，マクロファージなどの細胞が浸潤し，それらの細胞から産生されるインターロイキン，TNF-αなどの**サイトカイン**によって炎症が進行し，滑膜が増殖して関節の**軟骨や骨の破壊**に至る．

2）症状（図5）

関節の腫脹，疼痛などの関節炎症状が，**全身性**に**左右対称**に出現する．手(しゅ)関節（手首），中手指節(ちゅうしゅしせつ)関節（指の付け根），近位指節間(きんいしせつかん)関節，中足趾節(ちゅうそくしせつ)関節（足趾の付け根）などの小関節，肘(ひじ)関節，膝(しつ)関節，肩(かた)関節などの大関節に好発する．

Column

リウマチとは

関節リウマチはすでに紀元前数千年に存在したといわれる．リウマチの語源はギリシャ語の「流れる」という意味をもつ「rheuma（ロイマ）」で，ヒポクラテスの時代にはリウマチは体液の異常な流れによるものと考えられた．

その後，全身性の関節・骨疾患という概念から1800年代半ばに「関節リウマチ」と命名された．フランスの画家ルノワールは関節リウマチに冒されながら数多くの芸術作品を残したことで有名である．

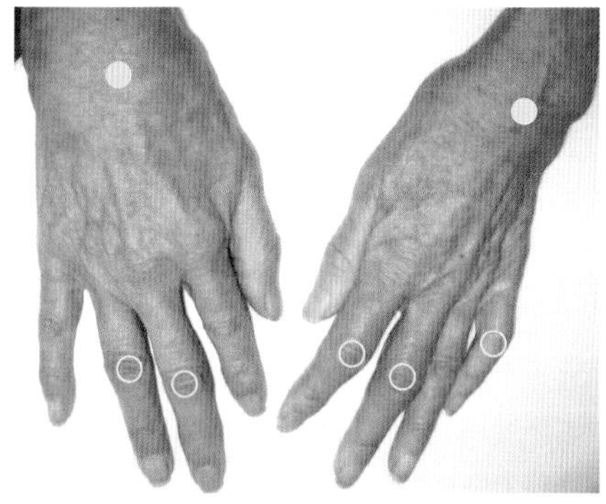

図5　関節リウマチ患者の手
手関節（●）や近位指節間関節（○）の腫脹が目立つ

表4　関節リウマチの診断基準（アメリカリウマチ学会・欧州リウマチ学会分類基準）

1カ所以上の滑膜炎を認め他に滑膜炎を説明しうる疾患が存在しないことを前提とする	
A　罹患関節	スコア
大関節1カ所	0
大関節2〜10カ所	1
小関節1〜3カ所	2
小関節4〜10カ所	3
10カ所以上（小関節1以上）	5
B　血清学的検査	
RF抗CCP抗体ともに陰性	0
RFまたは抗CCP抗体低値陽性	2
RFまたは抗CCP抗体高値陽性	3
C　炎症マーカー	
CRP，赤沈ともに正常	0
CRP，赤沈いずれか異常	1
D　症状の持続期間	
6週間未満	0
6週間以上	1
スコアの合計6以上で診断確定	

RF：リウマトイド因子，抗CCP抗体：抗環状シトルリン化ペプチド抗体，CRP：C-reactive protein
Aletaha D, et al　：　2010 Rheumatoid arthritis classification criteria：An American College of Rheumatology/European League Against Rheumatism Collaborative Initiative. Arthritis Rheum, 62：2569-2581, 2010[8] を参考に作成

進行すると**骨びらん**（骨の侵食），軟骨・骨の破壊が生じ，関節の**変形**や**強直**をきたし可動性を失う．リウマチ結節，胸膜炎，間質性肺炎などの**関節外症状**を伴う場合もある．

3）診断（表4）

関節症状や，血液検査でCRPや赤沈などの炎症反応の亢進，**リウマチ因子**や抗CCP抗体等の自己抗体で診断する．

4）治療

関節炎の強い時期は，**非ステロイド性抗炎症薬**（NSAIDs）や少量のステロイド薬で炎症を抑えながら早期に**抗リウマチ薬**の内服を開始する．関節症状が強く進行の早い場合には**生物学的製剤**※6，**JAK阻害薬**※7の投与も行われる．症状が改善すれば，通常の日常生活やリハビリを行い，関節の拘縮を予防する．

C. 全身性強皮症（systemic sclerosis：SSc）

1）病因と病態

強皮症は，免疫異常を背景に，線維芽細胞のコラーゲン産生の亢進により**皮膚の肥厚・硬化**や臓器の**線維化**が生じる疾患である．30〜50歳代の**女性**に好発する．

2）症状

皮膚硬化は顔面や四肢の末梢から始まり，体幹部に進行する．硬化が末梢のみの**限局型**と，躯幹まで広がり臓器障害を伴う**びまん型**とがある．初期には手指の腫脹（**ソーセージ指**）や**レイノー現象**が著明で，皮膚硬化による無表情や開口障害（**小口症**）も現れる．臓器障害では，乾性咳や呼吸苦を伴う**肺線維症**や肺高血圧症，食道平滑筋の線維化のため食道運動が低下して発症する**逆流性食道炎**，**腎障害**などがある．

3）診断

皮膚硬化があり，画像検査での肺病変，血液検査での自己抗体（抗セントロメア抗体，抗Scl-70抗体）で診断される〔「全身性強皮症の診断基準2010」（厚生労働省）[9] を参照〕．

4）治療

出現する症状に応じて，皮膚硬化には少量ステロイド薬，血行障害には血管拡張薬，逆流性食道炎にはプロトンポンプ阻害薬，腎障害にはアンジオテンシン変換酵素阻害薬などを使用する．

※6　**生物学的製剤**：化学合成ではなく，生物由来の原材料から精製される薬剤の総称．関節リウマチでは，サイトカインの働きを抑える抗体などが治療薬として用いられる．

※7　**JAK阻害薬**：細胞内でサイトカインの刺激を伝えるJAK（ヤヌスキナーゼ）という酵素の作用を阻害して，炎症を抑える効果がある．

D. シェーグレン症候群(Sjogren's syndrome：SS)

1）病因と病態

スウェーデンの眼科医の名前が由来の**外分泌腺機能**が低下する疾患で，中年女性に好発する．涙腺や唾液腺へのリンパ球浸潤や自己抗体を認め免疫異常により発症すると考えられる．

2）症状

涙液分泌の減少による眼の乾燥症状（**ドライアイ**）として，かゆみ，違和感，まぶしさ，唾液の減少による口腔乾燥症状（**ドライマウス**）として，口渇，口臭，乾燥固形物の嚥下障害などの症状が出る．皮膚症状（紅斑，紫斑），肺病変（間質性肺炎）などの**腺外症状**，倦怠感，関節痛などの全身症状が出現することもある．

3）診断

血清中の自己抗体として，抗SS-A抗体，抗SS-B抗体を認める．**唾液の分泌量**や**涙液分泌量**の測定を行う．**乾燥性角結膜炎**を調べる眼科的検査，口唇（小唾液腺）や涙腺の組織検査，唾液腺造影などにより診断を確定する場合もある〔「シェーグレン症候群の改訂診断基準」（厚生労働省特定疾患調査研究班，1999年）[10] を参照〕．

4）治療

眼乾燥には**人工涙液**の点眼，涙の排出を防ぐ涙点プラグの装着，口腔乾燥には**人工唾液**，唾液分泌促進薬を使う．

E. 自己免疫性筋疾患

自己免疫が関与する代表的な筋疾患として，重症筋無力症，多発性筋炎，皮膚筋炎がある．

重症筋無力症は**抗アセチルコリン受容体抗体**が神経筋接合部の刺激伝導を阻止するため，四肢の**筋力低下**，**眼瞼下垂**，**複視**等の症状が現れる．夕方に症状が悪化するのが特徴的である．胸腺摘出術やコリンエステラーゼ阻害薬，ステロイド薬などで治療する．

多発性筋炎・皮膚筋炎は筋細胞にリンパ球浸潤や筋繊維の変性・壊死を認め自己抗体（抗ARS抗体）も出現する．発熱，四肢近位の**筋肉痛**，**筋力低下**が主な症状で，皮膚筋炎は筋症状に加えて特徴的な皮膚症状（眼瞼，手背の紅斑）を呈する．間質性肺炎や悪性腫瘍を併発することもある．ステロイド薬，免疫抑制薬で治療する．

いずれの疾患も，嚥下運動にかかわる筋肉が侵されると**嚥下障害**をきたし，経口摂取が困難となる．

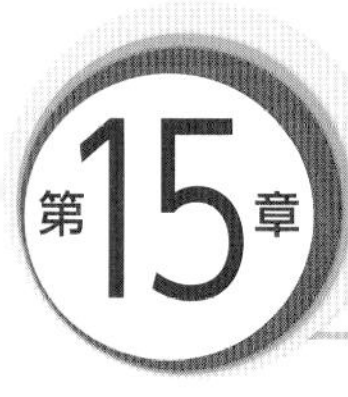

第15章 チェック問題

問題

□□ Q1 アナフィラキシーの起こる機序と症状について説明せよ.

□□ Q2 食物アレルギーの治療について説明せよ.

□□ Q3 アレルギー疾患の診断に用いられる検査について説明せよ.

□□ Q4 HIV感染の自然経過とAIDSとの関連について説明せよ.

□□ Q5 全身性エリテマトーデスの病因と症状について説明せよ.

解答&解説

A1 IgE抗体が関係するI型（即時型）アレルギー反応の重症型で，冷汗，血圧低下，呼吸困難，意識障害などの症状を呈する．(p.260)

A2 原因食物を除去し，代替食物を利用する．症状や検査値（抗原特異的IgE抗体）で経過をみながら食物負荷試験を行い，除去食物の解除をめざす．(p.260, 261)

A3 好酸球数，血清IgE量などでアレルギー反応の関与を調べ，抗原特異的IgE抗体の測定，プリックテストなどで抗原（アレルゲン）を特定する．(p.260)

A4 HIV感染後の急性期症状の後，長期の無症候期となり，CD4陽性Tリンパ球が減少，免疫力低下により日和見感染症などに罹患し，AIDSが発症する．(p.262)

A5 抗DNA抗体などの自己抗体が形成する免疫複合体により組織が傷害される．皮膚，関節・筋症状に加え，心外膜炎，胸膜炎，腎炎など全身性臓器病変が出現する．(p.263, 264)

食物アレルギー

食事摂取状況の把握

食物アレルギーの栄養指導は，現時点での食物摂取状況の把握・評価が大切である．食物日記や短期間でもよいので食事の記録や聞きとりを行い，今まで食べたことのある食物や除去している食物があればそれを確認し，食事のバランスや摂取量などの問題点を把握していくようにする．

アレルゲンの除去

除去が必要な食物とそれを含む加工品の説明，代替食品を使った料理などを紹介する．食物アレルギーの原因食物には**表示義務のある7品目（卵，乳，小麦，落花生，えび，そば，かに）**とそれ以外の**20品目（いくら，キウイフルーツ，くるみ，大豆，バナナ，やまいも，カシューナッツ，もも，ごま，さば，さけ，いか，鶏肉，りんご，まつたけ，あわび，オレンジ，牛肉，ゼラチン，豚肉）**がある．

特に7品目のなかの小麦と20品目のなかの大豆は調味料にも多く使用されているので，除去食物を使用しない参考献立を作成し応用できるようにしておく．食物アレルギーが複数ある場合なども想定して，参考献立を作成するのもよい．その他，栄養指導を受ける年齢などにあわせて使用頻度が高い食物の参考献立を用意しておく．

栄養指導のポイント，注意点

患者さんには，よく調理に使用する加工品や調味料の原材料をあらかじめ確認しておいたり，よくわからない表示などは直接メーカーに問い合わせておくと便利であることを説明する．

食物アレルギーの栄養指導では，食物アレルギーが原因でストレスを感じている人が多いので，よく相手の話を聞き，「～ではいけない」や「～でなければならない」などの否定的な言葉はできるだけ控える．

乳幼児の食物アレルギー

特に乳幼児の食物アレルギーでは，母親の不安が大きいので留意する．「離乳食ではじめての食べ物は何がよいか」などの質問を受けることが多いため，離乳食に関しては特に卵・乳のアレルギーの参考献立を準備しておくとよい．食物アレルギー解除の指示が出たときの指導は，具体的な食品で目安量を示す．食事記録などで栄養評価を行い，不足している栄養素があれば具体的に指導する．

16章 婦人科疾患

Point

1. 婦人科の「腫瘍性疾患」で発生頻度が高いものとして，良性腫瘍では子宮筋腫，悪性腫瘍では卵巣がん，子宮頸がん，子宮体がん，乳がんがあることを理解する．
2. 「子宮内膜症」は，異所性の子宮内膜様組織が周囲の組織の炎症や癒着を引き起こし，不妊や疼痛を生じる疾患であることを理解する．
3. 更年期に生じるホルモンのアンバランスにより，自律神経失調をはじめとする多彩な症状が現れる症候群を「更年期障害」ということを理解する．
4. 「妊婦に特有の疾患」として，妊娠時における耐糖能異常，妊娠高血圧症候群，妊娠性貧血などがあることを理解する．

概略図 女性生殖器の構造と妊娠の機序

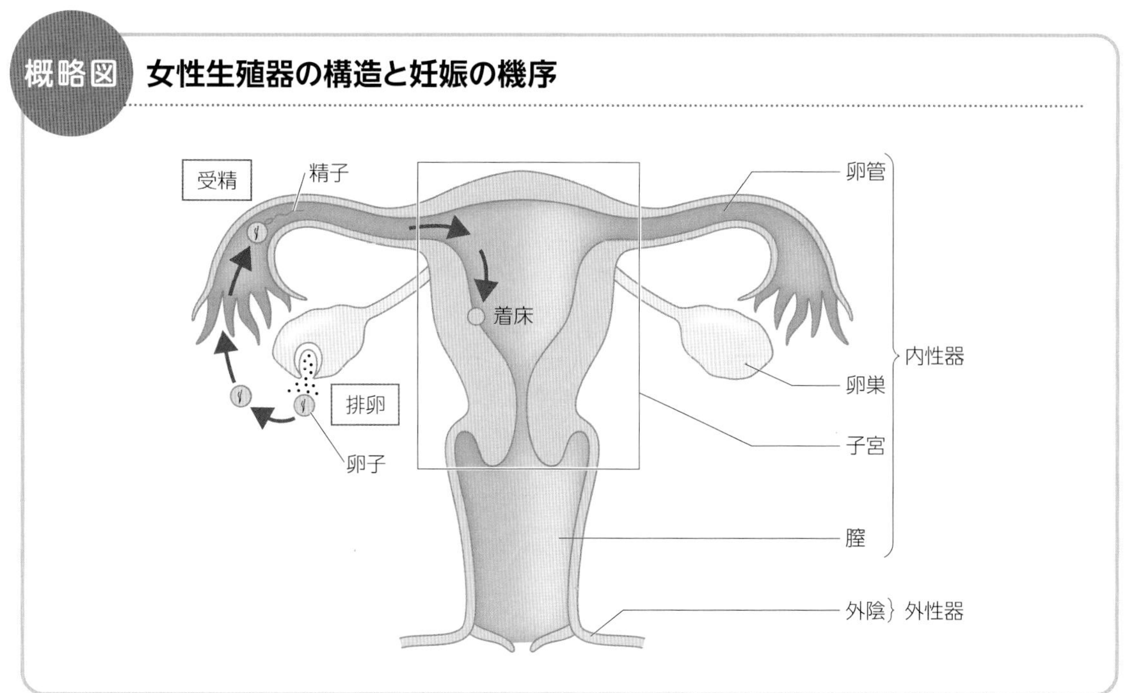

1 腫瘍性疾患

A. 卵巣腫瘍

1）病因と病態

卵巣は，卵母細胞や卵子を内包するさまざまな発生成熟段階の卵胞を含み，卵子の生成・成熟・放出（排卵）を行う器官である．卵巣に発生する腫瘍を**卵巣腫瘍**という．卵巣には種々の細胞が存在するために，卵巣腫瘍にも多くの種類がある．腫瘍の起源・組織成分により，①卵巣の表面を覆う表層上皮または卵巣間質に由来するもの（表層上皮性・間質性腫瘍），②卵母細胞や卵子に由来するもの（胚細胞腫瘍），③卵胞または黄体に由来するもの（性索間質性腫瘍（せいさくかんしつせい））の3群に分けられる（図1）．このうち，表層上皮性・間質性腫瘍が約2/3を占め，最も発生頻度が高い．このほかに転移性腫瘍も卵巣腫瘍に含まれ，特に消化器系に発生した低分化腺がん（**胃がんが最も多い**）が卵巣に転移したものを**クルーケンベルグ腫瘍（Krukenberg腫瘍）**という．

卵巣腫瘍の80～90％は良性腫瘍である．悪性腫瘍のほとんどは，表層上皮性・間質性腫瘍で，これを**卵巣がん**と称するが，治療方針など共通する点もあることから，ほかの卵巣悪性腫瘍を含めて卵巣がんとよぶこともある．卵巣がんの危険因子には，**排卵**，食生活の欧米化に伴う動物性脂肪摂取の増大，糖尿病，喫煙などがあり，一部の卵巣がんでは子宮内膜症との関連が明らかにされている．近年の晩婚・少子化や，不妊治療における排卵誘発剤の使用，わが国での低用量ピル（経口避妊薬）の低普及などによる排卵回数の増加が，卵巣がんの発生リスクを高める一因と考えられている．

2）症状

卵胞や黄体に由来する腫瘍の場合は，エストロゲンなどのホルモン産生による症状を呈するが，そのほかの卵巣腫瘍は**無症状で経過**することが多い．その理由は，卵巣内での出血などが表立った症状として現れにくいこと，一側の卵巣に腫瘍ができても，もう一側の卵巣が機能を代償し，ホルモン異常などをきたさないことなどによる．腫瘍が腫大（しゅだい）すると，**下腹部膨満感（ぼうまん）**，**腹水**，**卵巣茎捻転（けいねんてん）**[※1]による急激な腹痛などを生じることがある．

3）診断

内診で一側性または両側性の**腫瘤（しゅりゅう）**を触れる．転移性の場合は通常両側性である．腫瘍の有無の確認，良

※1　**卵巣茎捻転**：卵巣を支える靱帯がねじれること．卵管を巻き込んでねじれることが多い．

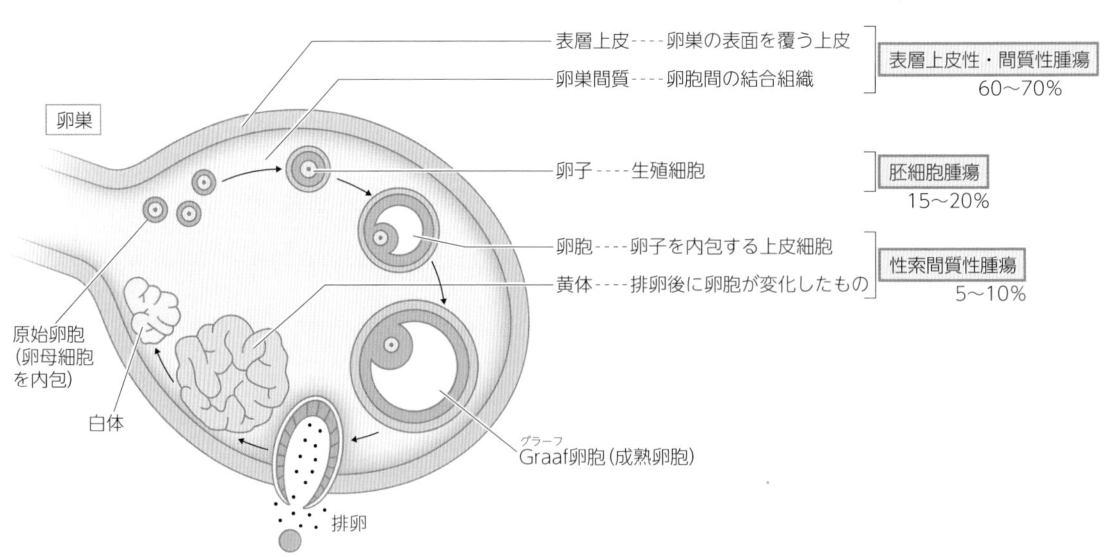

図1　**卵巣腫瘍の分類**

性・悪性の鑑別には，超音波検査が有用で，悪性腫瘍では腫瘍内部の充実性，腫瘍表面の不整や癒着などがみられる．腫瘍内容の質的診断，浸潤（しんじゅん）・転移の有無の判断には，MRI，CTが有効である．補助診断や治療効果の判定，経過観察などに，**腫瘍マーカー**が用いられる（表1）．悪性が疑われる場合は原則として開腹手術を行い，病期診断および生検による病理診断を行う．

4）治療

良性腫瘍の場合は手術療法，悪性腫瘍の場合は手術療法と化学療法の併用を行うが，化学療法の効かない悪性腫瘍も多い．

表1　卵巣腫瘍で用いられる腫瘍マーカー

卵巣腫瘍の種類	腫瘍マーカー
表層上皮性・間質性腫瘍	CA125，CA19-9，CEA
胚細胞腫瘍	CA19-9，AFP，hCG，LDH
性索間質性腫瘍	エストロゲン，アンドロゲン
転移性腫瘍	CEA

B．子宮がん

1）病因と病態

子宮は，受精卵～胎児を発育させる器官で，上部2/3を占める子宮体部と，下部1/3の子宮頸部からなる（図2）．膀胱（ぼうこう）と直腸の間の骨盤腔（こつばんくう）に位置し，子宮内膜，子宮筋層，子宮漿膜（しょうまく）（外膜）から構成される．子宮がんのうち，子宮頸部に発生するがんを**子宮頸がん**，子宮体部に発生するがんを**子宮体がん**という（表2）．

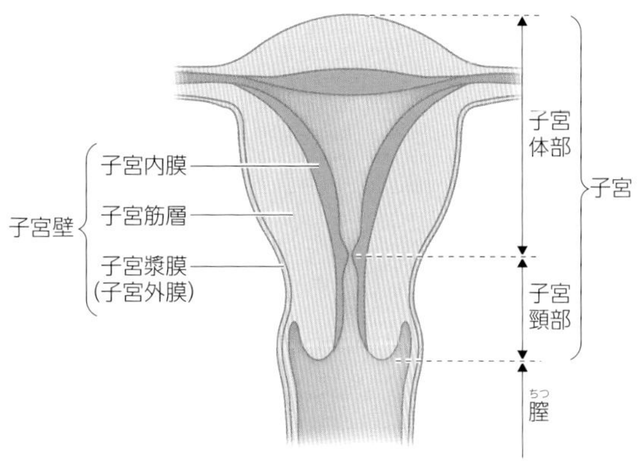

図2　子宮の構造

①子宮頸がん

若年者に多く，30～60代に好発，30～40代にピークがある．組織学的には**扁平（へんぺい）上皮がん**が多い．病因として，**ヒトパピローマウイルス**（human papillomavirus：**HPV**）感染との関連が重要視されており，HPV感染の起こりやすい状況（多産，性交渉が多いなど）は，子宮頸がんの危険因子となる．

表2　子宮頸がんと子宮体がんの比較

	子宮頸がん	子宮体がん
病変部	子宮頸部	子宮体部
危険因子	ヒトパピローマウイルス（HPV）	エストロゲン，未経産婦，肥満，糖尿病，高血圧
組織型	扁平上皮がんが多い	腺がんが多い
好発年齢	若年者に多い	閉経前後期に多い
主な症状	性交時接触出血，膣部の炎症・びらん，下腹部痛	不正性器出血（進行すると下腹部疼痛）

Column

エストロゲンと疾患

女性ホルモンには，エストロゲン（卵胞ホルモン）とプロゲステロン（黄体ホルモン）がある．エストロゲンは，女性の二次性徴の発現や，子宮内膜の増殖・肥厚（ひこう）といった生殖器への作用のほかに，動脈硬化を防いだり，骨量を増やすなど，全身の健康維持にも重要な役割を果たしている．そのためエストロゲンの欠乏は，動脈硬化性疾患，骨粗鬆症（こつそしょうしょう），脂質異常症，更年期障害などを引き起こす．一方で，エストロゲンの持続的な刺激，特にプロゲステロンに対する相対的過剰状態の持続は，子宮体がん，乳がん，子宮筋腫，子宮内膜症など，さまざまな婦人科疾患の危険因子となることが知られている．

エストロゲンは，脂肪組織のアロマターゼによってアンドロゲンからも産生されるため，肥満の人ではこれらの婦人科疾患の発症リスクが高まる．このように，エストロゲンの欠乏・過剰は，栄養学的に重要なさまざまな疾患と深いかかわりがある．

②子宮体がん

子宮体部の子宮内膜から発生し，子宮内膜がんともよばれる．好発年齢は50代で，組織学的には**腺がん**が95％以上を占める．子宮体がんの多くが**エストロゲン依存性**に発生し，プロゲステロンに対する相対的なエストロゲン過剰状態に長期間さらされることが，子宮体がんの発生につながると考えられている．そのため，エストロゲンの過剰やプロゲステロン分泌不全を引き起こすさまざまな因子，例えば**肥満**（肥満細胞によるエストロゲン合成），不妊，未経産婦，無排卵症，エストロゲン製剤などが子宮体がんの危険因子といわれる．また，**糖尿病**，**高血圧症**，**脂質異常症**などの生活習慣病では，子宮体がんの発症リスクが高まるといわれている．

2）症状

①子宮頸がん

性交時接触出血や，膣壁（ちつへき）・子宮膣部の炎症・びらん，下腹部痛などがみられるが，症状がないまま子宮がん検診にて発見されることも多い．

②子宮体がん

不正性器出血が主な症状で，進行すると骨盤内組織への浸潤などにより下腹部疼痛を生じる．

3）診断

①子宮頸がん

子宮頸部の擦過（さっか）細胞診※2でクラスⅢa以上（悪性が疑われる状態）の場合，コルポスコピー※3を行う．コルポスコピーで異常所見がみられた場合はその部位から生検を行い，異常がみられない場合は頸管内掻爬（そうは）により組織を採取し，組織診でがん組織が認められれば子宮頸がんと診断する．

②子宮体がん

子宮内膜細胞診※4で陽性・偽陽性の場合，子宮内膜組織診（子宮腔内掻爬（そうは））を行い，がん組織が認められれば子宮体がんと診断する．また，子宮鏡検査※5により，病巣の状態，広がりが確認できる．

子宮頸がん，子宮体がんとも，MRIなどの画像検査をあわせて行い，病巣の広がりや転移の有無を確認する．

4）治療

がんの浸潤が軽度の場合は主として手術療法，進行したがんや手術が困難な場合は主として放射線療法と化学療法が行われる．放射線療法は，扁平上皮がんでは高い治療効果が期待できるが，腺がんでは効かないことが多く，子宮体がんでは子宮頸がんほど有効ではない．子宮頸がんでは，原因となるHPVの感染を予防するために，**ワクチン接種**が推奨されている．

C. 子宮筋腫

1）病因と病態

子宮筋層の平滑筋に由来する良性腫瘍で，婦人科の腫瘍性疾患のなかで最も発生頻度が高い．ほとんどが

※2　**擦過細胞診**：子宮頸部を綿棒などで擦り検体を採取すること．
※3　**コルポスコピー**：膣拡大鏡で子宮膣部・頸部を観察すること．
※4　**子宮内膜細胞診**：子宮腔内に擦過（さっか）用器具を挿入し細胞を採取すること．
※5　**子宮鏡検査**：子宮腔内を内視鏡で観察する検査．

Column

子宮頸がんワクチン

ヒトパピローマウイルス（HPV）が子宮頸がんを引き起こすことは，ドイツのハラルド・ツア・ハウゼン博士によって発見され，ハウゼン博士には2008年にノーベル生理学・医学賞が授与された．この発見をもとに予防ワクチンが開発され，現在世界100カ国以上で使用されている．日本では2009年に承認され，一般の医療機関でワクチン接種を受けることができるようになった．しかしこのワクチンは，すでに感染しているHPVを排除したり，子宮頸がんや前がん病変を治療する効果はなく，あくまでも接種後のHPV感染を防ぐものである．また，HPVのうちHPV16型やHPV18型には有効であるが，すべての発がん性HPVの感染を防ぐことはできない．そのため，ワクチンを接種しなかった場合と比較して，子宮頸がん発症の可能性はかなり低くはなるものの，発病の可能性が全くなくなるわけではない．子宮頸がんを完全に防ぐためには，ワクチンの接種だけではなく，定期的に子宮がん検診を受けて，前がん病変のうちに見つけることが大切である．

子宮体部に発生する．**エストロゲン依存性**に発生すると考えられており，そのため閉経後は発症が減少したり，筋腫の縮小がみられる．

2）症状

大半は無症状で経過するが，筋腫の発生部位によっては，**過多月経**，**月経困難症**，**不妊**，不正性器出血などがみられる．過多月経により，**鉄欠乏性貧血**（「第12章1-B．鉄欠乏性貧血」を参照）を呈することもある．筋腫が大きくなると，周辺臓器を圧迫し，下腹部痛，腰痛，便秘，排尿障害などをきたすことがある．また，子宮内膜症，子宮腺筋症を合併することが多い．

3）診断

内診で**硬く腫大した子宮**を触れ，超音波検査，MRI，子宮鏡などで比較的境界明瞭な腫瘤が認められた場合，子宮筋腫と診断する．

4）治療

子宮筋腫は**閉経後縮小**する傾向があるため，無症状の場合や症状が軽度の場合は経過観察とし，症状が強い場合や筋腫の増大が急な場合，悪性が疑われる場合に手術療法を行う．また，エストロゲンの分泌抑制を引き起こすゴナドトロピン放出ホルモン（gonadotropin releasing hormone：GnRH）アナログ※6による薬物療法を行うこともある．

D. 乳がん

1）病因と病態

乳腺に発生する悪性腫瘍で，患者数は年々増加しており，現在では女性のがんで罹患（りかん）率第1位を占める．40代にピークがあり，40～60代の女性に多い．乳がんの発生・増殖には，**遺伝因子**のほかに**エストロゲン**の関与が想定されており，肥満，晩婚化・少子化などによるエストロゲンの作用の増大が，乳がん発症のリスクを高めると考えられている．

2）症状（図3）

多くは一側性で，**乳頭や周辺皮膚の陥凹（かんおう）**，皮膚発赤（橙皮様（とうひよう）変化），乳頭からの**血性分泌物**などを認める．また，乳房の触診で**腫瘤（しこり）**を触れ，腫瘤の触れた部位の皮膚をつまむと，中央が陥凹してえくぼ状を呈する（**えくぼ徴候**）．ただ，早期がんではこれらの症状がみられない場合も多い．

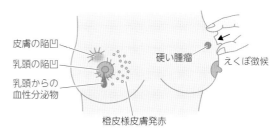

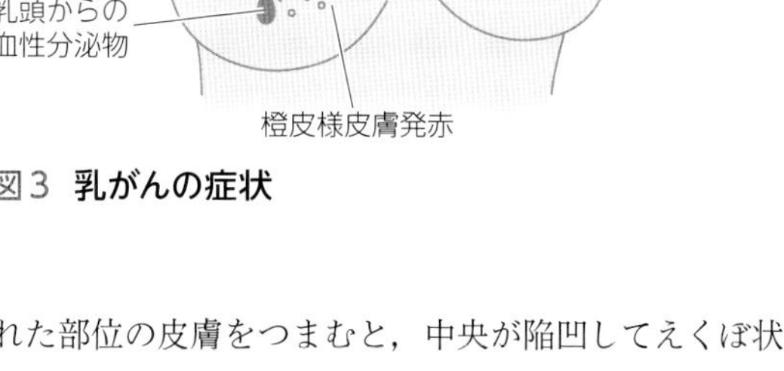

図3　乳がんの症状

3）診断

乳房の触診で腫瘤を触れ，**マンモグラフィ**（乳房のX線撮影）で放射状に伸びた腫瘤陰影や微細石灰化像がみられ，超音波検査で不整形な腫瘤陰影が認められた場合，乳がんを疑う．現在では，乳がん検診でもマンモグラフィや超音波による検査が普及しつつあり，腫瘤を触れないような早期がんの発見が可能になった．乳がんが疑われた場合には，乳頭分泌物の細胞診，乳管造影，乳管内視鏡による組織診などを行う．

4）治療

乳がんは，早期に全身への微小転移を起こすことが多く，腫瘍を摘出するだけでなく，薬物などを用いた全身治療を行うことが重要である．特に浸潤がんの場合は，全身に転移している可能性が高く，手術療法，放射線療法，化学療法，ホルモン療法（エストロゲンを抑制するGnRHアナログ，抗エストロゲン薬，アロマターゼ阻害薬など）を組み合わせた治療が行われる．

2　その他の疾患

A. 子宮内膜症

1）病因と病態

子宮内膜は，月に1度の周期で起こる卵胞の成熟・排卵に伴って増殖・肥厚し，妊娠が成立しなかった場合には，機能層が壊死・脱落して子宮外に排出される．これを**月経**という．

※6　**ゴナドトロピン放出ホルモンアナログ**：ゴナドトロピン放出ホルモンのアゴニスト（作動薬），アンタゴニスト（拮抗薬）を指す．アゴニスト（作動薬）を持続投与すると，ゴナドトロピン分泌が低下し，エストロゲン分泌も低下する．

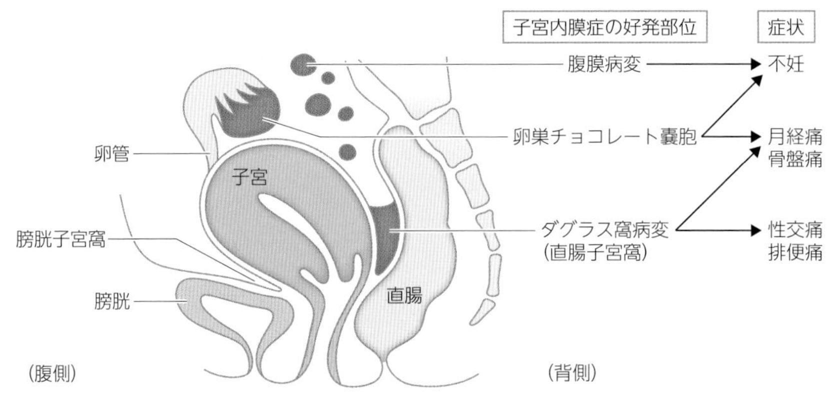

図4 子宮内膜症の好発部位と症状

子宮内膜症は，子宮内膜に似た組織が子宮内腔面以外の場所に発生する疾患で，**異所性の子宮内膜様組織**が月経のたびに増殖・剥離を繰り返すために，周囲の組織の炎症や癒着を引き起こす．異所性の子宮内膜様組織には，子宮体部筋層に発生するものと子宮外に発生するものとがあり，前者を内性子宮内膜症，後者を外性子宮内膜症と称していたが，現在では外性子宮内膜症のみを子宮内膜症として取り扱い，内性子宮内膜症には**子宮腺筋症**という別の疾患名が与えられている．

好発部位は，**腹膜**，**卵巣**，**ダグラス窩**（Douglas窩：子宮後壁と直腸との間のくぼみの部分で直腸子宮窩ともよぶ）で（図4），特に卵巣に発生した場合は，**卵巣チョコレート囊胞**とよばれる腫大した卵巣を呈する．**エストロゲン依存性**に発症することが知られており，20～40代に好発する．

2）症状

主症状は，原因不明の**不妊**と**疼痛**（月経痛，骨盤痛，性交痛，排便痛など）で，腹膜病変と卵巣チョコレート囊胞は不妊，卵巣チョコレート囊胞とダグラス窩病変は疼痛を引き起こしやすい（図4）．月経痛は，月経を重ねるごとに増強する．

3）診断

ダグラス窩病変では，膣・直腸双合診※7で，**硬い結節状の病変**や**子宮の後屈**，**子宮可動性の減少**を認める．卵巣チョコレート囊胞では，超音波検査やMRIで腫大した**卵巣囊腫**がみられる．腹膜病変の確認には腹腔鏡検査が有用であるが，侵襲が大きいため，ダグラス窩病変・卵巣病変の所見から診断を行うことが多い．また，**腫瘍マーカーCA125**が子宮内膜症で上昇することがあり，補助診断の1つとして用いられる．

4）治療

疼痛の軽減，不妊の改善が治療の中心となる．治療法には，ホルモン療法，手術療法などがあるが，不妊の有無や挙児希望の有無に応じて治療法を選択する．

※7 **膣・直腸双合診**：人差し指を膣，中指を直腸に挿入し，もう一方の手で腹壁を押さえ，子宮後面やダグラス窩の性状を調べる方法．

Column

月経前症候群（premenstrual syndrome：PMS）

月経に伴う心身の異常には，月経に伴ってみられる月経困難症のほかに，月経前3～10日の黄体期に出現する月経前症候群（PMS，または月経前緊張症とよぶこともある）がある．イライラ，怒りっぽい，焦燥感，うつ状態などの精神症状のほかに，顔や手足のむくみ，頭痛などの身体症状が現れる．多くの女性が月経前症候群に悩まされているといわれているが，単なる気分的なものとして片づけられている例も多い．バランスのよい食事や，適度な運動，入浴，自分に合ったリラックス法などで症状の軽減を図ることが有効である．

ホルモン療法では，ダナゾール（テストステロンの誘導体）やGnRHアナログを用いて低エストロゲン状態をつくり出し，異所性子宮内膜の退縮・脱落を図る．また，低用量ピル（経口避妊薬）は，排卵を抑えると同時に子宮内膜を萎縮（いしゅく）させる作用があり，子宮内膜症に伴う月経痛の緩和に用いられる．低用量ピルは，乳がんや血栓症の発症リスクを高めるとされており，これらの既往がある者には投与しない．

B. 月経障害

月経障害には，過多月経や過少月経，無月経，月経困難症，月経前症候群などがあるが，一般的には月経に伴う心身の不調，すなわち**月経困難症**や月経前症候群をさすことが多い．ここでは，月経困難症を取り上げる．

1）病因と病態

月経に伴ってさまざまな症状が出現し，その程度が日常生活に支障をきたすほど重篤で，治療の対象となるものを月経困難症という．器質的な異常を伴わない**機能性月経困難症**と，何らかの疾患が原因で起こる**器質性月経困難症**とがある．

機能性月経困難症は，10代後半から20代に好発し，排卵性月経にのみ随伴するのが特徴で，妊娠・分娩（ぶんべん）を経験すると自然に軽快・消失することが多い．発症には，月経期におけるプロスタグランジンの合成亢進と，それに伴う子宮筋の収縮増強，虚血などが関与していると考えられている．器質性月経困難症は，**子宮内膜症**，**子宮筋腫**などでよくみられ，30歳以降に好発する．

2）症状

月経とともに，**下腹部痛**，腰痛，頭痛，悪心，全身倦怠感（けんたいかん）などが出現する．症状は，月経1～2日目に最も強く，月経終了とともに消失する．

3）診断

上記症状がみられ，その程度が日常生活に支障をきたすほど強い場合，月経困難症と診断する．

4）治療

機能性月経困難症では，プロスタグランジン※8合成阻害薬や低用量ピルにより，痛みの改善を図る．器質性月経困難症では，原因となる疾患の治療を行う．

C. 更年期障害

1）病因と病態

更年期とは，**閉経**（日本人では約50歳）の前後数年間にわたる，生殖期（性成熟期）と非生殖期（老年期）の間の移行期のことをいう．この時期においては，卵巣の機能低下に伴って**エストロゲン分泌が低下**し，一方でエストロゲンのネガティブフィードバック（**「第5章1．ホルモンの特徴と調節システム」を参照**）が弱まることにより，視床下部からの**ゴナドトロピン放出ホルモン**（**GnRH**）の分泌，下垂体前葉からの**黄体形成ホルモン**（**LH**；luteinizing hormone），**卵胞刺激ホルモン**（**FSH**；follicle stimulating hormone）の分泌は増加する（図5）．**更年期障害**は，このホルモンのアンバランス，特に過剰分泌されたLH，FSHが**自律神経失調**を招き，さらに社会的環境や加齢による**心理的要因**などが重なって発症すると考えられている．器質的疾患がないにもかかわらず，自律神経失調をはじめとする多彩な症状が現れる症候群で，多くの女性が更年期症状を自覚しているが，このうち症状が重く，治療を要するものを更年期障害という．

2）症状

不定愁訴（ふていしゅうそ）とよばれる多様な症状で，①血管運動神経症状（ほてり，のぼせ，発汗，手足の冷え，動悸（どうき）など），②精神神経症状（憂うつ感，焦燥感，不眠，めまいなど），③知覚神経症状（手足のしびれ，感覚の鈍化など），④運動器官症状（疲れやすい，肩こり，腰痛など）がみられる．更年期障害の発症には，個人的な要因が関与するため，人により症状の現れ方や程度は

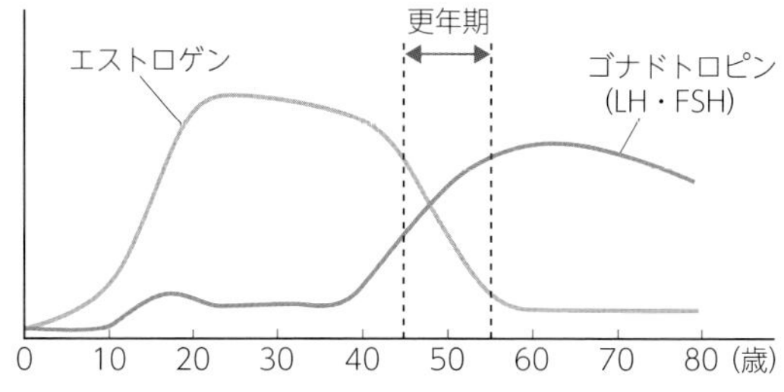

図5　更年期におけるホルモンの変動

※8　**プロスタグランジン**：脂肪酸誘導体の1つで，女性の性周期や分娩，痛みの発生，炎症，発熱などに主要な役割を果たす．

第16章　婦人科疾患

さまざまである．エストロゲンには，骨吸収を抑制したり，LDLコレステロールを低下，HDLコレステロールを増加させる作用があるため，エストロゲンが減少する更年期には，**骨粗鬆症，脂質代謝異常，肥満，動脈硬化，糖代謝異常**などが起こりやすくなる．

3）診断

閉経期前後の女性で，上記不定愁訴が強く，**低エストロゲン，高LH・FSH**がみられ，ほかに**器質的異常が認められない**場合，更年期障害と診断する．

4）治療

エストロゲンの不足を補うための**ホルモン補充療法**を行う．また，精神的サポートを目的としたカウンセリングや抗うつ薬の投与なども行われる．

3 妊婦特有の疾患

A. 妊娠時における耐糖能異常

1）病因・病態

妊娠中の糖代謝異常には，①**妊娠糖尿病**，②**妊娠中の明らかな糖尿病**，③**糖尿病合併妊娠**の3つがある[1]．妊娠糖尿病は，「妊娠中にはじめて発見または発症した糖尿病に至っていない耐糖能異常」と定義され，妊娠中の明らかな糖尿病，糖尿病合併妊娠は含めない．妊娠中の明らかな糖尿病には，妊娠前に見逃されていた糖尿病と，妊娠中の糖代謝の変化の影響を受けた糖代謝異常，および妊娠中に発症した1型糖尿病が含まれ，いずれも分娩後は診断の再確認が必要である．

妊娠中，特に妊娠20週以降は，胎盤から分泌されるホルモンの影響で，母体のインスリン抵抗性が増大し，耐糖能低下を生じやすい．母児ともに合併症が発生しうるため，血糖の管理が重要である．

2）症状

母体は，基本的に非妊娠時の糖尿病と同様の病態を呈する（「**第4章2．糖尿病**」を参照）．妊娠時に特異的な合併症としては，流産，早産，子宮内胎児発育遅延，胎児機能不全，胎児死亡，先天奇形，羊水過多症，巨大児，新生児低血糖，新生児呼吸窮（きゅうはく）迫症候群などがある．また，生まれた児は，将来的に肥満，糖尿病，高血圧，脂質代謝異常などをきたすリスクが正常児より高くなるといわれている．

3）診断

①妊娠糖尿病

75 g経口ブドウ糖負荷試験（75 g OGTT）において，下記のいずれか1つ以上を満たした場合に，妊娠糖尿病と診断する[1]．

①空腹時血糖値≧92 mg/dL
②1時間値≧180 mg/dL
③2時間値≧153 mg/dL

②妊娠中の明らかな糖尿病

下記のいずれかを満たした場合に，妊娠中の明らかな糖尿病と診断する[1]．

①空腹時血糖値≧126 mg/dL
②HbA1c≧6.5％

＊随時血糖値≧200 mg/dLあるいは75 g経口ブドウ糖負荷試験≧200 mg/dLの場合は，妊娠中の明らかな糖尿病の存在を念頭に置き，上記の①空腹時血糖値または②HbA1cの基準を満たすかどうか確認する．

③糖尿病合併妊娠

下記のいずれかを満たした場合に，糖尿病合併妊娠と診断する[1]．

①妊娠前にすでに診断されている糖尿病
②確実な糖尿病網膜症があるもの

4）治療

妊娠中は運動療法があまり実施できず，またその効果も有効でないため，まず食事療法を行う．妊娠中の食事は，高血糖を予防し血糖の変動を少なくするために，4～6分割食にする．食事療法で血糖をコントロールできない場合は薬物療法を行うが，経口血糖降下薬は催奇形性が否定できないため使用せず，インスリン療法を行う（「**第4章2．糖尿病**」を参照）．

B. 妊娠高血圧症候群

「**第8章4-B．妊娠高血圧症候群**」を参照．

C. 妊娠性貧血

1）病因と病態

妊娠に起因して妊婦にみられる貧血を，**妊娠性貧血**，妊婦貧血などという．妊娠中は，胎児を発育させるために循環血液量が増加する．その際，血漿量（水分）の増加が赤血球の増加を上回るため，血液が希釈されて，ヘモグロビン値，ヘマトクリット値が低値を示す．また，妊娠中は胎児への鉄供給などで鉄需要が増し，鉄欠乏状態になる．そのため，妊娠性貧血の多くは鉄欠乏性貧血（**「第12章1-B．鉄欠乏性貧血」を参照**）となる．

2）症状

無症状のことが多いが，めまい，易疲労性，倦怠感，動悸，息切れ，眼瞼結膜蒼白などの貧血症状を呈することもある．貧血が重度の場合は，低出生体重児・未熟児の頻度が高くなったり，胎児死亡を引き起こすことがある．

3）診断

診断基準値には，非妊娠時よりも低い値が設定されており，血中ヘモグロビン濃度11 g/dL未満またはヘマトクリット値33 %未満で妊娠性貧血と診断する[2)]．

4）治療

十分な鉄と良質なたんぱく質の摂取，バランスのとれた食事を心がける．食事療法だけでは貧血が改善しないことも多く，その場合は鉄剤の投与を行う．

第16章 チェック問題

問題

□□ Q1 子宮頸がん，子宮体がんの危険因子と主な症状を述べよ．

□□ Q2 乳がんの危険因子と主な症状を述べよ．

□□ Q3 子宮内膜症の概念と主な症状を述べよ．

□□ Q4 更年期障害の発症機序と主な症状を述べよ．

□□ Q5 妊婦に特有の疾患をあげよ．

解答&解説

A1 子宮頸がんは，ヒトパピローマウイルス（HPV）感染が原因として重要視されており，症状は，性交時接触出血や，腟壁・子宮腟部の炎症・びらん，下腹部痛などである．子宮体がんは，エストロゲンの過剰を引き起こすさまざまな因子が危険因子となり，糖尿病や高血圧症などの生活習慣病でも発症リスクが高まる．不正性器出血が主な症状で，進行すると骨盤内組織への浸潤などにより下腹部疼痛を生じる．(p.271, 272)

A2 遺伝因子のほかに，エストロゲンが発症に関与している．乳頭や周辺皮膚の陥凹，皮膚発赤，乳頭からの血性分泌物，乳房の腫瘤（しこり）などの症状がみられる．(p.273)

A3 子宮内膜症は，子宮内膜に似た組織が異所性に発生し，月経のたびに増殖・剥離を繰り返すために，周囲の組織の炎症や癒着を引き起こす疾患である．腹膜，卵巣，ダグラス窩に好発する．エストロゲン依存性に発症し，主な症状は，原因不明の不妊と疼痛である．(p.273, 274)

A4 更年期におけるエストロゲン分泌低下と，LH，FSHの分泌増加に起因し，社会的・心理的要因が重なって発症する．器質的疾患がないにもかかわらず，自律神経失調や不定愁訴とよばれる多様な症状が現れる．(p.275, 276)

A5 妊婦に特有の疾患として，妊娠糖尿病，妊娠高血圧症候群，妊娠性貧血などがある．(p.276, 277)

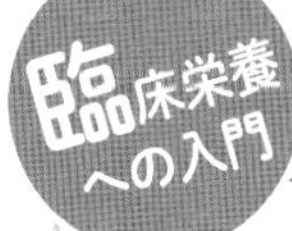

更年期障害

更年期とは「性的成熟状態から，卵巣機能が完全に消失するまでの期間」〔世界保健機関（WHO）による定義〕をいう．一般に更年期とは，45～55歳くらいをいうが，閉経年齢も個人差があるため，40～60歳くらいまでを示すことが多い．更年期は，全身にわたる多種多様な不快な症状（不定愁訴）が起こり，半健康状態に陥りやすく，栄養の側面からは潜在性栄養過剰状態，あるいは潜在性栄養欠乏状態に移行しやすい時期といえる．この時期以降に，骨粗鬆症や脂質異常症など生活習慣病の危険因子が増大する．

栄養・食事ケアのポイント

1）高血圧，脂質異常症，脂肪肝，糖尿病などの生活習慣病の発生予防を考慮し，骨粗鬆症，子宮がん，卵巣がん，乳がんなどにも注意が必要である．特に骨粗鬆症予防のためのカルシウム，ビタミンD摂取，脂質異常症予防のための脂質の質・量の摂取に注意する

2）更年期障害の原因の1つと考えられるライフスタイル，ストレスなどを考慮に入れた栄養ケアを行う

・**栄養基準**：食事摂取基準に準ずる．生活習慣の予防，または罹患している場合は，それらの改善を考慮する．①エネルギーは，年齢，体重，身体活動量，栄養状態などを考慮する．標準体重に対して25～30 kcal/kg/日程度とする．②たんぱく質は，1.0～1.2 g/kg/日が必要である．③脂質は，脂溶性ビタミンの吸収と必須脂肪酸摂取の必要性から，エネルギー比：20～30％（飽和脂肪酸7％以下）を目安とし，n-3系脂肪酸は2 g，n-6系脂肪酸は10 gを目安量とする．④ビタミンは，骨粗鬆症の予防に必要なビタミンDの摂取を心がける．⑤ミネラルは，女性では貧血予防のために鉄の摂取を心がけ，高血圧予防のためにナトリウムの過剰摂取，カリウムの摂取不足に注意する．

・**栄養教育**：食生活の改善や適度な運動が症状改善につながることを理解させる．栄養素の過不足の是正，規則正しい食生活によって症状の軽減を図り，その後の高齢期の健康につながる指導をする．評価としては，体重，骨密度，血中脂質の変化などを継続的に観察する．

第17章 感染症

Point

1. 感染症の成り立ちから代表的な病原体と発症する疾患について理解する.
2. 食中毒や性行為感染症について成因・病態・診断・治療を理解する.
3. 医療施設内での感染の広がり（院内感染）を予防するために，それぞれの病原体の感染経路について理解する．そして感染経路の遮断のために行うべき予防策（標準予防策ならびに感染経路別予防策）について理解する.

概略図 感染の３要因

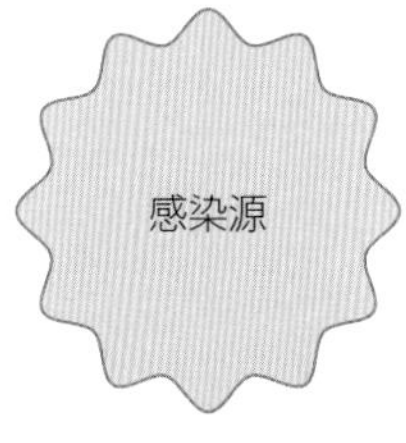

感染経路

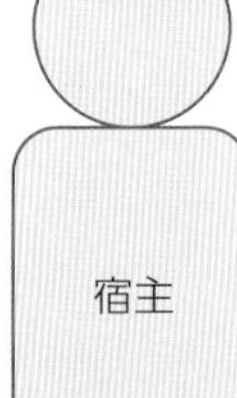

病気を発症させる力（病原性）をもつ菌ないしウイルスなどの微生物

各種原因菌が侵入する経路（例：インフルエンザは上気道，HIV は性器や口腔粘膜，ブドウ球菌なら皮膚の創傷部が主な侵入経路となる）．表１も参照.

感染を発症しうる生物のことで，宿主がある特定の病原体に対して強い抵抗力（免疫）をもっていればその病原体は感染を成立しえない．ワクチンは宿主に抵抗力を付加するもっとも一般的な方法である.

滅菌や消毒（感染源を絶つ）をしたり，マスクを装着（病原体を含む飛沫の飛散を絶つ）したり，ワクチンを接種するといった各要素をブロックする対応を取れば感染は成立しない.

「感染制御の基本がわかる微生物学・免疫学」（増澤俊幸／著），羊土社，2020 [1] より引用

1 感染症の成因と病態

感染症は**外因性感染**と**内因性感染**とに分類される．**外因性感染**は麻疹やインフルエンザのように強い伝播力をもつ病原体が外部から侵入して発症するものである．外因性感染における病原体の侵入経路はそれぞれの病原体によってある程度決まっており，呼吸器感染症であればウイルスを含む非常に小さい粒子が空気中を長く浮遊するなかでそれを吸い込むことによって感染が成立する場合があり**空気感染**（飛沫核感染）とよぶ．結核や麻疹が代表的なものである．一方でインフルエンザや流行性耳下腺炎といった感染症では発症者の呼気や咳嗽（がいそう）で放出される飛沫（水分を含むある程度大きな粒子）が空気中に飛散し落下するまでの間にそれが自身の鼻粘膜や咽頭など気道表面に付着することによって感染が成立し，それを**飛沫感染**とよぶ（その他の感染経路については**表1**を参照）．

内因性感染は大腸菌のように自身の常在菌が本来の生息場所（腸管）から体内の他の部位（血液中や尿中等）に侵入して発症するものである．

生体には異物（**病原体**）を排除する**免疫機能**が備わっている．この免疫機能により発熱などの症状がみられたり，病原体の侵入した部位によっては，呼吸器感染症なら咳（せき）や痰（たん）といった症状や，消化管なら下痢といった局所の症状がみられることがある．各種感染症の診断は，その症状により分類し病原体を特定できればその分離した病原体に効果のある薬物（抗菌薬等）を使用することになる．

表1　感染経路の種類

水平感染	直接感染	接触感染
		飛沫感染
	間接感染	飛沫核感染（空気感染）
		食物媒介性感染
		水系感染
		血液媒介性感染
垂直感染（母子感染）		経胎盤感染
		産道感染
		母乳感染

「感染制御の基本がわかる微生物学・免疫学」（増澤俊幸／著），羊土社，2020 [1] より引用

2 病原微生物（表2）

一口に**病原微生物**といっても非常に多岐にわたり，大きく分けると**細菌（真菌）性感染症**，**ウイルス性感染症**，**原虫感染症等各種病原微生物**の種類によって分類される．

また「**病原性**」という表現の意味するところは基本的に**健康な人に病気を発症させることができる菌**を指す．臓器移植患者やがん患者など本来の抵抗力〔宿主の生体防御力（免疫）〕が低下した宿主においては病原性をもたない菌でも感染症が発症しうる．その場合は**日和見感染症**ならびに**日和見病原体**という表現をする．

他章との重複を考慮し，本章では代表的なウイルス感染症および食中毒，性行為感染症を中心に概説する（呼吸器系感染症については「**第11章2．上気道感染症**」を参照）．

表2　病原微生物の分類と特徴

真核生物	多細胞生物		
	真菌	カビの仲間	カンジダ，アスペルギルス，クリプトコッカス
	単細胞生物		
	原虫		マラリア原虫，赤痢アメーバ
原核生物	スピロヘータ		梅毒トレポネーマ，レプトスピラ（ワイル病）
	細菌	グラム陽性球菌	黄色ブドウ球菌，肺炎球菌
		グラム陰性球菌	淋菌，髄膜炎菌
		グラム陽性桿菌	結核菌，破傷風菌，ジフテリア菌
		グラム陰性桿菌	大腸菌，サルモネラ菌，緑膿菌
	マイコプラズマ		肺炎マイコプラズマ
	リケッチア		ツツガムシ病，日本紅斑熱
	クラミジア		オウム病，性器クラミジア症
生物と無生物の間			
ウイルス		DNA型ウイルス	ヘルペスウイルス，アデノウイルス，B型肝炎ウイルス
		RNA型ウイルス	麻疹ウイルス，インフルエンザウイルス，A型肝炎ウイルス，ライノウイルス
プリオン		異常型タンパク質	牛海綿状脳症（狂牛病），孤発性クロイツフェルト・ヤコブ病

感染症.com「病原微生物の分類と特徴について」（https://www.kansenshou.com/infection-guide-classification-characteristic/）[2] をもとに作成

第17章 感染症

3 ウイルス性感染症

A. 麻疹

麻疹ウイルスによって引き起こされる感染症であり，**空気感染**（**飛沫核感染**）が主体であるが，接触感染によっても伝播し，その感染力はきわめて強い．典型的な臨床経過としては**10〜12日間の潜伏期間**を経て発症し，**カタル期**（**2〜4日間**），**発疹期**（**3〜5日間**），**回復期**へと至る．

重症化すると麻疹肺炎，麻疹脳炎に発展することがある．さらに罹患後平均7年の期間を経て発症する**亜急性硬化性全脳炎**（subacute sclerosing panencephalitis：**SSPE**）などの重篤な合併症もある．先進国であっても麻疹患者約1,000人に1人の割合で死亡する可能性がある．

麻疹ウイルスに対する治療薬はなく，唯一の有効な予防法がワクチンの接種であり，2回のワクチン接種により，麻疹の発症のリスクを最小限に抑えることができる．

B. 風疹（ふうしん）

風疹は，発熱，発疹，リンパ節腫脹（しゅちょう）を特徴とする**ウイルス性感染症**である．症状は不顕性感染から，重篤な合併症併発まで幅広く，臨床症状のみで風疹と診断することは困難である．

風疹に感受性のある妊娠20週頃までの妊婦が風疹ウイルスに感染すると，出生児が「**先天性風疹症候群**」（難聴，先天性心疾患，白内障が3大症状）を発症する可能性がある．

麻疹と同様にワクチンで予防が可能な疾患であるため，特に女性は感染予防に必要な免疫を妊娠前に獲得しておくことが重要である．

4 食中毒（表3）

食中毒とは**食品**に混入した**細菌**や**ウイルス**，あるいはこれらがつくる**毒素**，あるいは**化学物質**（ヒ素など），**自然毒**（フグ，きのこなど）によって起こる**健康障害**のことである．食中毒統計によると近年は2〜3万人台を推移しており，6月頃からの夏期は細菌が原因となる食中毒（細菌性食中毒）が多く発生する．また12月頃からの冬期を中心にノロウイルスによる食中毒が多く発生している．

原因食品としては魚介類に起因するものが最も多く，次いで，肉類およびその加工品，複合調理品の順である．令和2年の病因物質の判明した事件数ではカンピロバクター・ジェジュニ/コリを原因とするものが1位，ノロウイルスが2位であるが，患者数ではノロウイルスが全体の約25％を占めていた．

A. 細菌性食中毒

細菌性食中毒の件数は食中毒全体の**約70〜90％**を占めている．原因となる細菌としては，サルモネラ，腸管出血性大腸菌O157やその他の病原大腸菌，赤痢菌，チフス菌，パラチフスA菌，腸炎ビブリオ，セレウス菌，コレラ菌，エロモナス属菌，カンピロバクター属菌，黄色ブドウ球菌，ウエルシュ菌，ボツリヌス菌，

表3　主な食中毒菌の分類と症状・原因

食中毒菌	潜伏期間	発症類型	発熱	血便	原因
サルモネラ	8〜12時間	感染型	＋＋	＋	食肉（特に鶏肉）
カンピロバクター	平均3.2日	感染型	＋＋	＋＋	食肉（特に鶏肉）
腸炎ビブリオ	6〜24時間	感染型	＋	＋	魚介の生食
黄色ブドウ球菌	約3時間	毒素型	−	−	加熱無効，手指の汚染（傷）
ウエルシュ菌	6〜18時間	感染型（生体内毒素）	−	−	食肉，魚介の加工後（給食菌）
ボツリヌス菌	12〜24時間	毒素型	−	−	缶詰，真空保存食
腸管出血性大腸菌	3〜5日	感染型（生体内毒素）	＋	＋＋	溶血性尿毒症症候群
ノロウイルス	1〜2日	感染型	＋	−	魚介（特に貝）

リステリア・モノサイトゲネスなど，多くの種類がある．なかでも**サルモネラ**と**腸炎ビブリオ**，**カンピロバクター・ジェジュニ/コリ**による食中毒の患者数が上位を占めている．そしてこれらの食中毒原因菌にはそれぞれ特徴があり，分布している環境や食中毒の発生のしかたが異なっている．

食中毒の発生のしかたに注目すると，大きく3つに分けることができ，特徴を覚えることで食中毒を防ぐことが可能となる．

1. 感染型：細菌が体内で増えて食中毒を起こす
   - サルモネラ，腸炎ビブリオ，カンピロバクターなど
2. 食品内毒素型：細菌が食品中で増殖して毒素がつくられ，食中毒を起こす
   - 黄色ブドウ球菌，ボツリヌス菌
3. 生体内毒素型：細菌が体内で増えると毒素をつくり，食中毒を起こす
   - 腸管出血性大腸菌，ウエルシュ菌など

1）感染型食中毒

感染型食中毒は**食品中で増殖した食中毒原因菌**を食品とともに摂取し，**細菌が腸管内粘膜を冒す**ことで下痢，腹痛，発熱などの急性胃腸炎症状を呈する．菌が腸管に到達し，さらに増殖して症状を出すため，多くの場合**8～24時間程度の潜伏期間**を要する．

①サルモネラ

鳥類に多く感染しており，刺身や生肉の調理後のまな板などを介して感染する．鶏卵の卵殻（らんかく）に付着していることもある．**腸の粘膜障害**をきたし，**発熱**，**血便**をきたしやすい．**潜伏期間**は**8～12時間**とされている．河川，下水，土壌などの自然環境に広く分布しており，ウシ，ブタ，ニワトリなどの家畜で10～30％，イヌやネコで3～10％，カメでは50～90％が感染しているという報告があるが，近年は鶏卵の汚染率が低下したことなどから発生数は減少している．

②腸炎ビブリオ

世界各地の沿岸海水中に生息する**海水性の細菌**で，夏期に海水中で大量に増殖し，魚介類に付着する．3～5％の塩分濃度（海水）で発育しやすい．魚介類の生食の習慣がある地域では食中毒の原因菌の上位を占めていたが，1998年以降わが国では減少している．魚市場で使用する海水が清浄化されたことや発泡スチロールと氷によるコールドチェーンの確立が激減の主な要因とされている．**潜伏期間は6～24時間**で**激しい腹痛**，**水様性下痢**を主症状とし，**37～38℃の発熱**や**嘔吐**，**悪心**がみられる．2～3日で回復する．

③カンピロバクター

本菌はウシ，ヒツジ，野鳥およびニワトリなどの家禽類の腸管内に広く常在菌として保菌されている．冷蔵庫内のような低温でも増殖する．生あるいは加熱が不十分な**汚染食品**ないし調理過程の不備で**二次汚染された食品**から感染する．

水様性下痢や**血便**をきたす．通常胃腸炎は自然治癒するため抗菌薬は不要であるが，**潰瘍**（かいよう）をきたしやすく，体内に侵入し**菌血症**[※1]を発症することもある．また関節炎症状を呈したり，ギラン・バレー症候群（**「第10章4-C．ギラン・バレー症候群」**を参照）という神経疾患の発症に至ることも知られている．**潜伏期間は18時間～8日間**とされ，**平均3.2日**程度である．

2）食品内毒素型食中毒

食品中で菌が増殖する際につくられる毒素を食品とともに摂取し，腸管で吸収されることで**嘔吐**などの症状を呈するものある．毒素の吸収により症状が出るため，発熱はほとんどみられず，一般的に**感染型食中毒よりも潜伏期間が短く**，30分～8時間（**通常3時間程度**）である．また，感染型食中毒と異なり，生きた細菌の有無は食中毒発症に関係しない．

①黄色ブドウ球菌

創部に化膿性病変を起こす菌で**不潔な手指**（皮膚に化膿性病変があるとリスクが高い）からの感染が多く，ブドウ球菌が産生する毒素（**エンテロトキシン**）による**悪心**，**嘔吐**が主症状であり，少し遅れて**腹痛**や**下痢**が起こる．**潜伏期間は短く**（**約3時間程度**），基本的に発熱がないのが特徴である．エンテロトキシンは熱に強い構造であるため，加熱調理して菌が死滅しても毒素が残存し諸症状を発症しうる．

※1　**菌血症**：血液中に細菌が存在する状態．一過性で症状を呈さず，生体内の防御機構により排除されることが多いが，重症化して全身性の炎症反応をきたすこともある．

②**ボツリヌス菌**

食品中でボツリヌス菌が増殖し産生された**ボツリヌス毒素**を摂取することで起こる（**食餌性ボツリヌス症**）．ボツリヌス菌は嫌気性菌で，びん詰，缶詰，真空包装食品など，酸素が含まれない食品中で増殖し，毒素をつくる．**芽胞**が特殊な構造をしているため熱や消毒薬にも耐性を示す．**胃腸症状**のほかに，毒素が末梢神経と結合して**嚥下不能**，**呼吸筋麻痺**などを起こす．**潜伏期間**は，毒素を摂取した場合には，**5時間～3日間**（**通常12～24時間**）とされる．

食中毒以外には，傷口から侵入して起こる「創傷ボツリヌス症」や乳児がハチミツや土に混入したボツリヌス菌を摂取して起こる「乳児ボツリヌス症」などがある．

3）生体内毒素型食中毒

①**腸管出血性大腸菌**

大腸菌には病原性をもつものがあり，O抗原とH抗原※2の組み合わせから分類されている．

このなかで**O157-H7型**の大腸菌による集団下痢が1980年代にアメリカではじめて報告された．この菌は**ベロ毒素**を産生し，この毒素により**溶血性尿毒症症候群**をきたし死亡する例もある．O157型以外にもベロ毒素産生性の大腸菌としてはO26型，O111型等種々の報告がある．感染症の予防および感染症の患者に対する医療に関する法律により**三類感染症**として指定され，確認した医師は直ちに所轄する保健所などに届け出る必要があり，全数報告義務がある．

潜伏期間は3～5日とされ，生肉または加熱不十分な食肉の摂取で感染することが多い．腹痛を伴う頻回の水様便の後に**血便**が多くみられる．毒素がその主たる病因であるため，発熱は軽度であることが多い．発症に必要な菌量が非常に少なく感染力が強いことでヒト―ヒト感染が生じうるため，患者は便中に菌が消失したことを確認してから集団に戻ることが推奨される（特に飲食物を直接扱う職業の場合）．

※2　O型別は菌体の表層にある糖鎖構造が抗原性を有し，また多様であることを利用した分類法である．大腸菌のO抗原は，O1からO181まで存在する．H型別は，大腸菌の運動器官であるべん毛の抗原性を用いた方法で，H1からH56に分類されている．

②**ウエルシュ菌**

ヒトや動物の**大腸内常在菌**であり，下水，河川，海，耕地などの土壌に広く分布する．ヒトの感染症としては食中毒の他に，ガス壊疽，化膿性感染症，敗血症等が知られている．

ウエルシュ菌食中毒は，**エンテロトキシン産生性ウエルシュ菌**（**下痢原性ウエルシュ菌**）が大量に増殖した食品を喫食することにより，本菌が腸管内で増殖して，**芽胞**を形成する際に産生・放出するエンテロトキシンにより発症する**生体内毒素型**食中毒である．

多くは食肉，あるいは魚介類等を使った調理品で，加熱調理された食品中では共存細菌の多くが死滅するが，熱抵抗性が強い下痢原性ウエルシュ菌の芽胞は生存する．ウエルシュ菌の至適発育温度は43～47℃と他の細菌よりも高く，増殖速度も速いため，加熱調理食品が徐々に冷却していく間に急速に増殖する．**給食菌**という別名でよばれることもある．

ウエルシュ菌食中毒の**潜伏期間**は通常**6～18時間，平均10時間**とされ翌日以降に発症することはほとんどない．主要症状は**腹痛**と**下痢**で，下痢の回数は1日1～3回程度のものが多く，主に**水様便**と**軟便**である．**腹部膨満感**が生じることもあるが，嘔吐や発熱などの症状はきわめて少なく，症状は一般的に軽いため1～2日で回復する．

B. ウイルス性食中毒

冬季に発生する食中毒のほとんどは，ウイルスが原因とされているが，そのなかでも，90％以上が**ノロウイルス**によって起こっているとされている．そのほか，ヒトに食中毒症状を引き起こすウイルスには，ロタウイルス，アデノウイルス，カリシウイルス，コロナウイルスなどがある．

①**ノロウイルス**

食中毒の原因食品は生カキや魚介類が多く，**摂取後1～2日後**に突然**悪心**に襲われ，**嘔吐**や**下痢**が1～2日くらい続く．また，頭痛，発熱，咽頭痛など**感冒**とよく似た症状がみられる場合もある．多くは1週間程度で自然軽快するが高齢者の死亡の報告もある．

ノロウイルスは**小腸に感染**し**腸管上皮細胞**でウイルスが増殖する．**嘔吐物**や**糞便中**にウイルスが排泄され，

症状が軽快後も3週間以上にわたってウイルスの排出が続くため，家族などへの**二次感染**に注意が必要である．免疫機能の低下した小児や高齢者ではさらに長期に排出されることもある．感染様式としては**接触感染**ならびに**エアロゾル感染**※3とされている．

ノロウイルスの感染症は食中毒だけではなく**冬期に流行する感染性胃腸炎**としての側面もある．また発症者からの二次感染が病院内あるいは介護施設等の医療系施設で発生することもあり，院内感染対策にも注意が必要である．嘔吐物が飛び散りその飛沫を浴びて感染する．また嘔吐物が乾燥してもしばらくは感染性が維持されるため，飛散して広範囲が汚染されることがあるので注意が必要である．

アルコール消毒には比較的抵抗性であるため自身の感染予防のためには**流水による手洗いが必要**である．生活環境やまな板，包丁，へら，食器，ふきん，タオル等器具については塩素系の消毒薬を使用するか，加熱消毒として熱湯（85℃以上）で1分以上の加熱が有効とされている．

5 性感染症

「**性行為で感染する病気**」を総称して，**性感染症**〔**STI**ないし**STD**：sexually transmitted infections (deseases)〕という．

ウイルス，細菌，原虫などが，性器，泌尿器，肛門，口腔などに接触することで感染する．しかし，症状が軽かったり，無症状の場合もあるため，感染に気がつかないことも多い．

性感染症のなかで，梅毒，性器クラミジア感染症，性器ヘルペスウイルス感染症，尖圭コンジローマ，淋菌感染症，後天性免疫不全症候群（HIV感染症を含む）については五類感染症（梅毒，HIV感染症は全数調査，他の4疾患は定点調査）として感染症発生動向調査が実施され，報告数が公表されている．主な感染症として，性器クラミジア感染症，性器ヘルペスウイルス感染症，尖圭コンジローマ，梅毒，淋菌感染症，後天性免疫不全症候群（エイズ）について解説する．

1）性器クラミジア感染症

クラミジアトラコマティスによる感染症である．**1～3週間の潜伏期間**の後，男性では**排尿時痛**や**尿道掻痒感**，女性では症状が軽く**無症状のことも多い**．性器，尿道からの分泌物や尿，口腔内からの抗原検出やPCR検査で診断する．治療はβラクタム系抗菌薬が無効であるため，**マクロライド系，ニューキノロン系抗菌薬**を使用する．放置すると不妊，流産・死産の原因になることがある．報告数が最も多い性感染症である．

2）性器ヘルペスウイルス感染症

単純ヘルペスウイルスによる感染症で**2～10日の潜伏期間**で**性器の掻痒**，**不快感**が現れた後，**水疱**，**びらん**を形成しかなりの痛みを伴うことが多い．病変部からウイルス分離，抗原検出やPCR検査で診断するが，皮膚性状や症状から比較的診断は容易である．**抗ヘルペスウイルス薬**（アシクロビル，バラシクロビルなど）で治療する．放置しても2～4週間で自然に治るが再発を繰り返すことが多い．

3）尖圭コンジローマ

ヒトパピローマウイルス※4（6型，11型が多い）による感染症である（子宮頸がんもヒトパピローマウイルス感染から発症するが16型，18型感染が多い）．

潜伏期間は**3週間～8カ月**で**性器・肛門周囲**などに**鶏冠様の腫瘤**を形成する．病変部の形態の観察，病原体のPCR検査で診断する．治療としては病変部切除および，レーザー照射，クリーム塗布（イミキモドクリーム）などを使用する．放置しても20～30％は3カ月以内に自然治癒するが，悪性転化（がん化）の可能性がある．

4）梅毒

らせん状の形態をした**スピロヘータ**（細菌）の1種

※3 **エアロゾル感染**：空気中に固体や液体の粒子が浮遊している状態でそれを吸入することで感染が成立すること．ここでは飛沫および空気（飛沫核）感染の両方の意味合いで用いている．

※4 **ヒトパピローマウイルス（HPV）**：パピローマウイルスは環状DNAのゲノムを取り囲む簡易なカプシド（capsid）をもっている．L1，L2遺伝子とよばれる2つの遺伝子によりカプシドがコードされておりそのうちのL1領域の配列により番号が付けられている．現在125種類以上のHPVが同定されている．

である**梅毒トレポネーマ**による感染症で**潜伏期間は約3週間程度**とされ，**感染した部位**（性器，口など）**に赤色の硬いしこりやただれ**ができ，近くのリンパ節が腫れる（**第1期**）．その後**3～12週間**くらいの間に，**発熱**，**全身倦怠感**など全身症状とともに，皮膚にさまざまなタイプの**発疹**（ほっしん）が現れ（**第2期**），さらに10～30年の間に**心臓や血管，脳が冒される**（**第3・4期**）．

診断は病変部から顕微鏡観察により病原体を確認，あるいは血液による抗体検査で行う．

治療には**ペニシリン系薬**が第一選択で使用される．放置すると第1期から2期，3・4期へと徐々に進展する．精神・神経異常，死に至ることもある．母体の感染により，細菌が胎盤を通過して出生児が**先天梅毒**になることがある（**垂直感染**）．

5）淋菌感染症

淋菌とよばれる**グラム陰性球菌**による感染症で接触機会から**2～7日の潜伏期間**を経て男性では**排尿時痛**と**濃尿**，女性では**おりもの**や**不正出血**といった症状が出現するが女性の場合は症状が軽く気づかないことも多い．咽頭や直腸の感染もあるが，その場合は特に自覚症状がなく気づきにくい．

診断は性器，尿道からの分泌物や口腔などから病原体分離培養，あるいはPCR検査で菌の存在を証明する．治療としてセフトリアキソンが主に使用される．これまで第一選択とされてきたペニシリンGはすでに耐性が獲得され効果は期待できず，さらにキノロン系抗菌薬はじめ各種の抗菌薬に対して耐性率が高くなっている．放置すると不妊の原因になることがある．感染した母体より出産した新生児への垂直感染のリスクが高く淋菌性結膜炎になることがある．

6）後天性免疫不全症候群（エイズ）

HIV（**ヒト免疫不全ウイルス**：human immunodeficiency virus）による感染症で日本における新規報告患者の多くは男性の同性愛者であるが，男女間でも当然感染のリスクがある（「**第15章3．後天性免疫不全症候群（AIDS）**」参照）．

6 院内感染症

A. 院内感染症の概要

入院後48時間を経過してから発症した感染症とされており，**院内で曝露した病原体により発症した感染症**と定義されている．

医療施設では近年，院内における抗菌薬の耐性をもつ菌（耐性菌）の広がりならびにその耐性菌による感染症に対して管理を徹底する方策が行われている．感染対策は医師，看護師に特化したものではなく医療施設に従事し，受診患者と接する可能性のあるすべての者が共通して取り組まなければならない課題となっている．また，医療施設内で発生する感染症は患者のみならず医療従事者自身の感染症罹患についても対応するものであり，「**他者を守り自分も守る**」のが感染対策の基本的概念である．医療機関全体として対策に取り組むことがその効果を発揮するために重要である．

前述の「**4-B．ウイルス性食中毒**」で解説したノロウイルスについては，近年，食中毒としての報告以外に施設内での集団感染の報告が多くなっている．感染症のなかには適切な手指消毒が行われることで予防が可能なものも多く，医療現場に限らず日常生活でも適切なタイミングと方法で手指消毒を行うことが大切である（図1）．

多くの医療施設では医師，看護師，（細菌）検査技師，薬剤師の主要4職種で構成される**インフェクションコントロールチーム**（infection control team：**ICT**）が組織され，院内の各種感染症の対策についてサーベイランス，病院環境の清浄度ならびに日常の感染対策の遵守状況のチェック，アウトブレイクへの対応等を行っている．施設によってはさらに事務系職員や病院栄養士もICTに加わることもある．

病原体はその種類によって進入経路が異なっており疾患別にその進入経路をブロックすれば感染を防ぐことが可能である．また**ワクチン**で対応できる疾患も多い．医療施設内の感染の広がりを未然に防ぐあるいは最小減に抑える意味で，医療者が求められるワクチンで予防が可能な疾患についてはワクチンの接種が推奨される．**麻疹，風疹，流行性耳下腺炎（おたふくかぜ），水痘およびB型肝炎ならびにインフルエンザ**が対応すべき疾患である．特にインフルエンザについては毎年流行するウイルスのタイプが変化するため，毎年の接種が必要である．

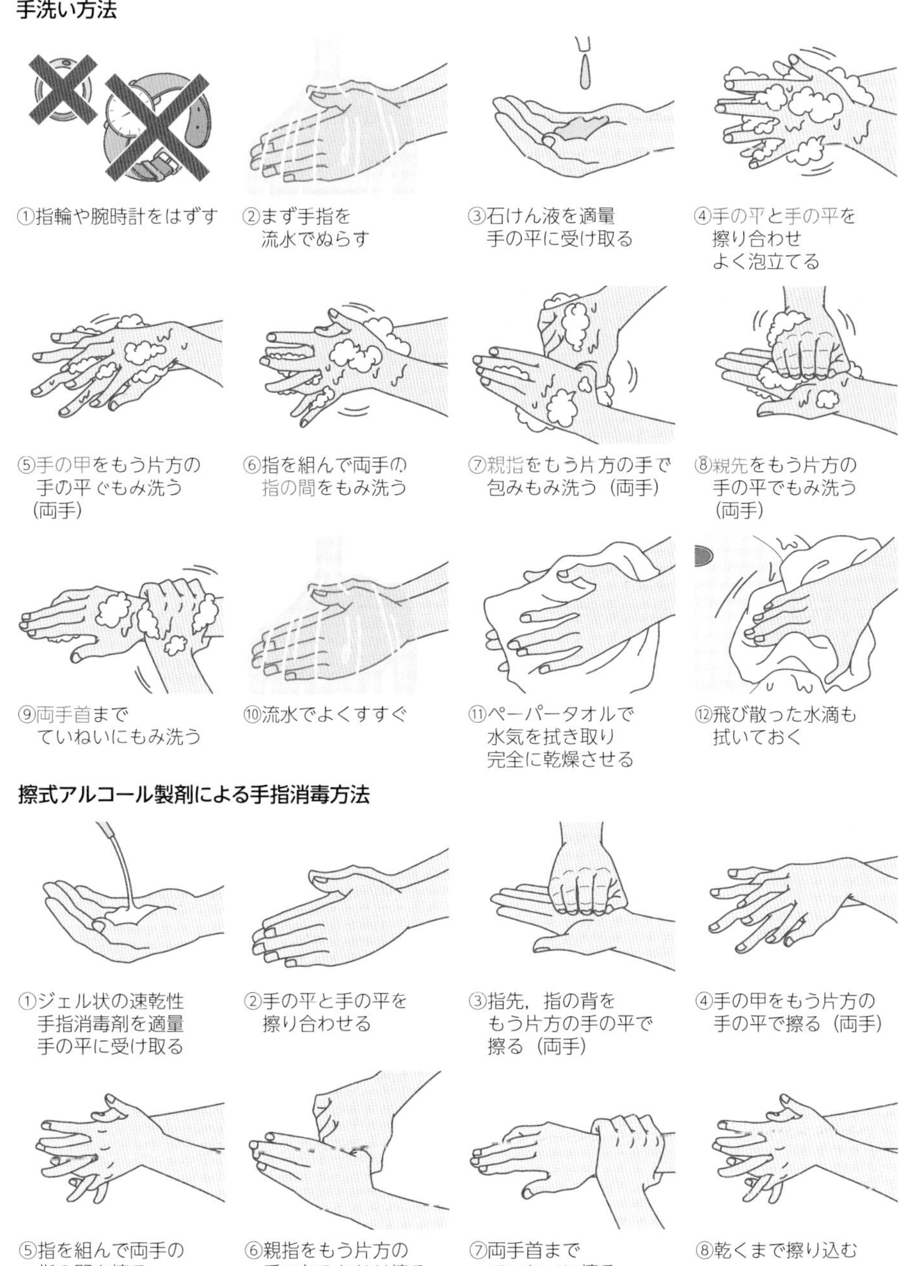

手洗い方法
①指輪や腕時計をはずす
②まず手指を流水でぬらす
③石けん液を適量手の平に受け取る
④手の平と手の平を擦り合わせよく泡立てる
⑤手の甲をもう片方の手の平でもみ洗う（両手）
⑥指を組んで両手の指の間をもみ洗う
⑦親指をもう片方の手で包みもみ洗う（両手）
⑧親先をもう片方の手の平でもみ洗う（両手）
⑨両手首までていねいにもみ洗う
⑩流水でよくすすぐ
⑪ペーパータオルで水気を拭き取り完全に乾燥させる
⑫飛び散った水滴も拭いておく
擦式アルコール製剤による手指消毒方法
①ジェル状の速乾性手指消毒剤を適量手の平に受け取る
②手の平と手の平を擦り合わせる
③指先，指の背をもう片方の手の平で擦る（両手）
④手の甲をもう片方の手の平で擦る（両手）
⑤指を組んで両手の指の間を擦る
⑥親指をもう片方の手で包みねじり擦る（両手）
⑦両手首までていねいに擦る
⑧乾くまで擦り込む

図1 流水と石けんによる手洗いと擦式アルコールによる手洗いの方法
手指に目に見える汚れがある場合ならびにアルコールが効果を示しにくい病原体による感染を予防したいと考える場合には流水と石けんによる手洗いが推奨される
サラヤ株式会社ホームページ（https://med.saraya.com/kansen/handh/iryo/index.html#anchor）[7]を参考に作成

B. 院内感染対策の実際

1）標準予防策

すべての患者の血液，汗を除く体液，分泌物，排泄物，健常でない皮膚，粘膜は，感染性があるものとして対応することである．これらに接触するあるいは接触する可能性がある場合には適切な**個人防御具**（personal protective equipments：**PPE**）を装着して対応することが必要である．またPPEを装着する以前に「**適切な手指衛生**」を常に実践することも標準予防策のなかで最も重要なこととしてあげられる（図1）．

2）感染経路別予防策（表4）

①空気感染予防策

結核や麻疹などの病原体は，咳やくしゃみで発生した**飛沫**（水分を含んだやや大きめの粒子）が乾燥して**飛沫核**となった状態で空気中に長時間浮遊し気流によって拡散する．この飛沫核の飛散を予防するために**陰圧室**※5での対応が行われる．医療者は飛沫核を吸入しないために**N95マスク**※6といわれる特殊なマスクの装着が必要となる．

表4　感染経路別病原体（院内感染において注意すべき代表的なもの）

空気感染	結核菌，麻疹ウイルス，水痘ウイルス
飛沫感染	インフルエンザウイルス，風疹ウイルス，ムンプス（おたふくかぜ）ウイルス，百日咳菌，髄膜炎菌，肺炎マイコプラズマなど
接触感染	耐性黄色ブドウ球菌（MRSA），多剤耐性緑膿菌（MDRP），ディフィシル菌，ESBL産生菌，ノロウイルス，ロタウイルスなど

②飛沫感染予防策

インフルエンザや風疹などはウイルスが咳やくしゃみで発生する飛沫として吸入されたり，粘膜に付着することで感染する．飛沫が付着した手指から間接的な気道系への感染の経路もあるため，対応は手指衛生とサージカルマスクの装着の両方が必要である．また飛沫の拡散距離は2 m程度とされており，入院患者においてはカーテンによる隔離やベッド間隔の確保等も行われる．

③接触感染予防策

院内で問題となる耐性菌の代表であるMRSA（メチシリン耐性黄色ブドウ球菌）や緑膿菌といった多くの細菌，B型肝炎ウイルス等が含まれる体液ないし環境表面に直接または間接的に皮膚や粘膜が接触することで感染が成立する．患者の処置時に手袋，ガウンといったPPEの装着が必要である．

3）新興・再興感染症（表5）

定義

①新興感染症 (emerging infectious diseases)

世界保健機関（WHO）が1990年に「過去約20年の間に，それまで明らかにされていなかった病原体に起因した公衆衛生学上問題となるような新たな感染症」と定義した．1970年以降に新たに明らかになった感染

※5　**陰圧室**：室内の空気や空気感染する可能性のある細菌が外部に流出しないように，気圧を低くしてある病室のこと．
※6　**N95マスク**：0.3 μmの微粒子を95％以上捕集できることが確認されているマスク．空気感染を起こす病原体が，0.5 μm以下の飛沫核となり空気中を浮遊するためである．

Column

ユニバーサルマスクという概念

2020年初頭からはじまった新型コロナウイルス（SARS-CoV-2）による急性感染症（COVID-19）の予防における重要な要素として確立された概念である．もともとのコロナウイルスはいわゆる「風邪症候群」に分類される軽度の上気道症状を主体とする疾患であったが変異したことでその病態が大きく変化している．これまでもSARS，MERSなどの変異したコロナウイルスによる感染症が地域的に流行したが，今回はそれらとは全く規模が異なる全世界的な流行となった．SARSの際に咳エチケットの重要性が認識されることとなったが，今回のCOVID-19ではユニバーサルマスクの概念が広く周知された．

これまでの飛沫感染対策としてインフルエンザやSARSといった感染症予防においては呼吸器症状のある人がマスクを着用する（咳エチケット）ということであったが，新型コロナウイルス感染症は無症状者からの感染が非常に多く，対面で会話することで感染が広がるリスクが高まることからユニバーサルマスク=「すべての人が常時マスクを着用する」ということが推奨されることになった．

表5 代表的な新興感染症

発見年	病原体	病名など
1968	ノロウイルス	急性胃腸炎
1977	エボラウイルス	エボラ出血熱
1983	ヒト免疫不全ウイルス	後天性免疫不全症候群（AIDS）
1996	牛海綿状脳症プリオン	新型クロイツフェルト・ヤコブ病
2003	SARSコロナウイルス	重症急性呼吸器症候群（SARS）
2009	新型インフルエンザH1N1	新型インフルエンザ
2011	SFTSウイルス	重症熱性血小板減少症候群（SFTS）
2012	MERSコロナウイルス	中東呼吸器症候群（MERS）
2019	新型コロナウイルス（SARS-CoV2）	新型コロナウイルス感染症（COVID-19）

「感染制御の基本がわかる微生物学・免疫学」（増澤俊幸／著），羊土社，2020[1]をもとに作成

症を意味し，多くの新興感染症が報告され**AIDS**や**SARS**，**ノロウイルス感染症**などがあげられる．

②**再興感染症**（re-emerging infectious diseases）

「かつて存在した感染症で公衆衛生上ほとんど問題とならないようになっていたが，近年再び増加してきたもの，あるいは将来的に再び問題となる可能性がある感染症」とされ**結核**や**マラリア**が代表的な疾患であるが，**耐性菌感染症**もここに含まれる．

7 感染症治療

1）抗菌薬・抗生物質

抗菌薬とは細菌の増殖を抑える作用をもつ薬物で代表的な薬物であるペニシリンはペニシリウムというカビの一種がつくった抗菌物質を精製したものである．他にも種々の薬物が生物の生成物からつくられていたので当初は抗生物質，抗生剤というよび方をしていたが，最近は完全な化学合成の薬剤が多く「**抗菌薬**」という用語が一般的である．

抗菌薬は細菌の**構成成分**や**増殖過程**の一部に作用して抗菌力を発揮する．例えば，前述のペニシリンは細菌の細胞壁の合成を阻害する．ヒトの細胞には細胞壁

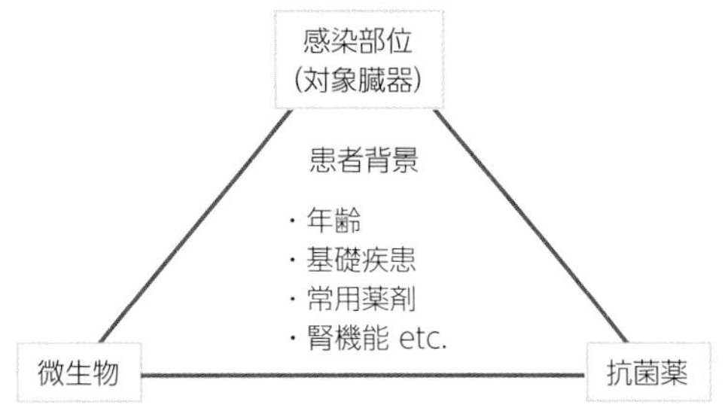

図2 感染症診療のトライアングル

が存在しないため，ペニシリンはヒトの細胞に影響を与えず，細菌のみを攻撃することができる．これを**選択毒性**といい，優れた抗菌薬はこの選択毒性が高く人体への毒性が低くなっている．

抗菌薬という場合には一般的には細菌に対して作用しその他のウイルスや真菌といった病原体には作用しない．一方，インフルエンザや一部のウイルスには**抗ウイルス薬**が開発されており，真菌に対しても**抗真菌薬**等が開発されており，感染症治療で使用されている．

ただ，病原体の側も抗菌薬に対して抵抗力をもつもの（**耐性菌**）がつねに出現しており，抗菌薬の開発は耐性菌との闘いの歴史となっている．

2）感染症治療の基本的な考え方

よく用いられるトライアングルモデル（図2）で考えるとよい．「**患者背景**」を中心に，「**対象臓器**」から「**原因微生物**」を想定して「**抗菌薬**」を選択する．さらに患者背景（例えば腎機能障害合併）によっては用量や投与回数を変更するといった形で，それぞれ関連させながらで診断と治療を進める概念である．

3）de-escalation

実臨床においては感染症患者の治療開始時に原因菌の種類や抗菌薬感受性が明らかになっていない場合が多く，それでも抗菌薬を選択して治療開始する必要がある．その際に抗菌薬の選択の誤りによって治療の失敗をきたさないために原因菌の可能性があるものの多くをカバーする抗菌薬（**広域抗菌薬**）を選択する．しかし，その後原因菌の種類や抗菌薬感受性が判明した場合によりその原因菌に特異的に反応する治療薬（**狭域抗菌薬**）に変更することをde-escalationという．耐性菌を生まないための抗菌薬の適正使用の方法として重要である．

第17章 チェック問題

問 題

□ □ **Q1** 近年の食中毒発生状況調査の傾向について述べよ.

□ □ **Q2** 細菌性食中毒の分類と特徴について述べよ.

□ □ **Q3** 腸管出血性大腸菌感染症の特徴について述べよ.

□ □ **Q4** 性行為感染症と女性不妊の関係について述べよ.

□ □ **Q5** 院内感染対策において重要とされることは何か述べよ.

解答＆解説

A1 平成以降，患者数は2～3万人台を推移しており，月別には6月頃からの夏期を中心に細菌性食中毒が多く発生し12月頃からの冬期を中心にノロウイルスによる食中毒が多く発生している．令和2年の病因物質の判明した事件数ではカンピロバクター・ジェジュニ／コリを原因とするものが1位，ノロウイルスが2位であるが，患者数ではノロウイルスが全体の約25％を占めていた．(p.282)

A2 細菌性食中毒の件数は食中毒全体の約70～90％を占めている．原因となる細菌にはそれぞれ特徴があり，分布している環境や食中毒の発生のしかたが異なる．大きく分けて感染型食中毒と毒素型食中毒に分類される．(p.282, 283)

A3 生肉または加熱不十分な食肉の摂取で感染することが多いがヒト─ヒト感染もみられる．多くの場合，3～5日の潜伏期間をおいて，腹痛を伴う頻回の水様便の後に，血便となる．原因菌の大腸菌がベロ毒素を産生し，この毒素による腎臓の傷害で溶血性尿毒症症候群をきたし死亡する例もある．感染症法により三類感染症に規定され全数報告義務がある．(p.284)

A4 性行為感染症と女性の不妊症の関連が報告されているのは，淋菌感染症と性器クラミジア感染症の2つである．淋菌感染症，性器クラミジア感染症のいずれも，女性では症状が軽く無自覚のまま経過することが多い．一方で，上行性に炎症が波及することもあるため，不妊症や子宮外妊娠の原因となる．(p.285, 286)

A5 標準予防策ならびに感染経路別予防策を理解して徹底することが重要である．ワクチンで予防が可能な疾患については医療施設内の感染の広がりを未然に防ぐあるいは最小減に防ぐ意味でワクチンの接種が推奨される．そして個々の医療従事者ごとに対策を行うのではなく，医療機関全体として対策に取り組むことがその効果を発揮するために重要である．(p.286～288)

急性感染性胃腸炎（食中毒）とウイルス性感染症での食事療法について

急性感染性胃腸炎（食中毒）での食事療法

症状が激しいとき

発症後早期で腹痛や下痢，嘔吐といった症状が強い場合，1～2日間は，経口摂取よりは経静脈的な補液が中心とするが，状態によっては経口摂取も完全に中止とせず水分補給中心に流動食，軟食等も考慮される．

症状が回復してきたとき

およそ3～4日程度で回復することが多く，経過をみながら刺激の少ない消化のよい食事とし，主食を3分粥から5分粥と増やし，さらに副食も下痢に傾かないことを確認しながら，少しずつ増やしていく．

ウイルス性感染症での食事療法

多くの急性ウイルス性感染症においてもインフルエンザやヘルペス感染症といった一部の抗ウイルス薬が適応となる疾患以外は基本的に対症療法が中心であり，そのなかでやはり消耗を防ぐ食事療法は重要である．高度の脱水症や経口摂取が不能な状態以外ではやはり水分・栄養補給を経口摂取で行うことを考慮する．

いずれの疾患においても長期の絶食は小腸粘膜萎縮や腸内細菌叢の異常を招き，経口摂取再開始時の腸管からの栄養吸収に問題が生じることが指摘されており，できるだけ短期で絶食を終了し，その後早期に経口摂取を再開するかまたは少量でも経腸栄養を維持することが重要である．そのため各種の成分栄養剤が開発されており，それぞれの病態にあわせて選ぶ必要がある．

付録 臨床で役立つ基準範囲一覧

基準範囲は，検査機関・検査方法によって異なる場合があります．ここでは，JCCLS 共用基準範囲を掲載しています．また，基準範囲は，一定の基準を満たす健常者（基準個体）の測定値（基準値）の中央95%の区間を指します．正常・異常を区別したり，特定の病態の有無を判断する値でないことを留意してください．特定の病態の診断・治療・予防の判定基準となる臨床判断値については，該当する章に記載していますので，そちらを参照してください．

（監修／田中　明，藤岡由夫）

血液学的検査		
赤血球数（RBC）＊1	男性：435～555万/μL	女性：386～492万/μL
ヘモグロビン（Hb）＊1,2	男性：13.7～16.8 g/dL	女性：11.6～14.8 g/dL
ヘマトクリット（Ht）＊1,2	男性：40.7～50.1％	女性：35.1～44.4％
平均赤血球容積（MCV）＊1	83.6～98.2 fL	
平均赤血球血色素量（MCH）＊1	27.5～33.2 pg	
平均赤血球血色素濃度（MCHC）＊1	31.7～35.3 g/dL	
白血球数（WBC）	3,300～8,600/μL	
血小板数（PLT）	15.8～34.8万/μL	

免疫血清学検査		
免疫グロブリン（IgG）	861～1,747 mg/dL	
免疫グロブリン（IgA）	93～393 mg/dL	
免疫グロブリン（IgM）	男性：33～183 mg/dL	女性：50～269 mg/dL
補体たんぱく質 C3	73～138 mg/dL	
補体たんぱく質 C4	11～31 mg/dL	

生化学検査		
血清総たんぱく（TP）	6.6～8.1 g/dL	
血清アルブミン（Alb）	4.1～5.1 g/dL	
アルブミン/グロブリン比（A/G比）	1.32～2.23	
グルコース（Glu）＊3	73～109 mg/dL	
ヘモグロビンA1c（HbA1c）＊3	4.9～6.0 %	
総コレステロール（TC）	142～248 mg/dL	
LDLコレステロール（LDL-C）＊4	65～163 mg/dL	
HDL-コレステロール（HDL-C）＊4	男性：38～90 mg/dL	女性：48～103 mg/dL
トリグリセリド（TG，中性脂肪）＊4	男性：40～234 mg/dL	女性：30～117 mg/dL
AST（GOT）	13～30 U/L	
ALT（GPT）	男性：10～42 U/L	女性：7～23 U/L
乳酸脱水素酵素（LD）	124～222 U/L	
γ-グルタミルトランスフェラーゼ（γ-GT）	男性：13～64 U/L	女性：9～32 U/L
アルカリホスファターゼ（ALP）	106～322 U/L	
コリンエステラーゼ（ChE）	男性：240～486 U/L	女性：201～421 U/L
クレアチンキナーゼ（CK）	男性：59～248 U/L	女性：41～153 U/L
血清アミラーゼ（Amy）	44～132 U/L	
総ビリルビン（T-Bil）	0.4～1.5 mg/dL	
血中尿素窒素（UN, BUN）	8～20 mg/dL	
血清クレアチニン（Cr）＊5	男性：0.65～1.07 mg/dL	女性：0.46～0.79 mg/dL
血清尿酸（UA）	男性：3.7～7.8 mg/dL	女性：2.6～5.5 mg/dL
血清ナトリウム（Na）＊6	138～145 mmol/L	
血清クロール（Cl）	101～108 mmol/L	
血清カリウム（K）＊6	3.6～4.8 mmol/L	
血清カルシウム（Ca）＊6	8.8～10.1 mg/dL	
血清鉄（Fe）	40～188 μg/dL	
血清無機リン（P）	2.7～4.6 mg/dL	
C反応性たんぱく（CRP）	0.00～0.14 mg/dL	

＊1：貧血の診断については，第12章-1参照
＊2：妊娠性貧血の診断については，第16章-3参照
＊3：糖尿病の診断については，第4章-2参照
＊4：脂質異常症の診断については，第4章-3参照
＊5：AKIの診断については，第9章-7参照
＊6：ナトリウム異常症，カリウム異常症，カルシウム異常症については，第4章-8参照

JCCLS 共用基準範囲一覧をもとに作成

文献一覧

第1章　診断のための身体診察と検査

1）「肥満症診療ガイドライン2022」（日本肥満学会/編），ライフサイエンス出版，2022

2）太田富雄，他：急性期意識障害の新しいgradingとその表現法．第3回脳卒中の外科研究会講演集：61-68，1975

3）日本糖尿病学会：糖尿病治療ガイド2018-2019．文光堂，2018

4）日本動脈硬化学会：動脈硬化性疾患予防のための脂質異常症治療ガイド2018年版．日本動脈硬化学会，2018

第2章　加齢・疾患に伴う変化

1）「臨床検査医学講座　病理学/病理検査学」（松原 修，他/著），医歯薬出版，2015

2）「栄養科学シリーズNEXT病理学」（早川欽哉，藤井雅彦/編），講談社サイエンティフィク，2010

3）「系統看護学講座　病理学」（坂本穆彦/編），医学書院，2014

4）「系統看護学講座　別巻　臨床外科看護総論」（矢永勝彦，高橋則子/編），医学書院，2017

第3章　疾患の治療

1）Mindsガイドラインライブラリ．http://minds.jcqhc.or.jp/

2）公益社団法人日本臓器移植ネットワーク　移植に関するデータ．https://www.jotnw.or.jp/data/offer.php

3）公益財団 日本尊厳死協会　リビング・ウイル．https://songenshi-kyokai.or.jp/living-will

第4章　栄養障害と代謝疾患

1）日本糖尿病学会糖尿病診断基準に関する調査検討委員会：糖尿病の分類と診断基準に関する委員会報告（国際表標準化対応版）．糖尿病，55：485-504，2012

2）「糖尿病治療ガイド2022-2023」（日本糖尿病学会/編），文光堂，2022

3）「糖尿病食事療法のための食品交換表 第7版」（日本糖尿病学会/編），文光堂，2013

4）「糖尿病診療ガイドライン2019」（日本糖尿病学会/編），南江堂，2019

5）「動脈硬化性疾患予防ガイドライン2022年版」（日本動脈硬化学会/編），日本動脈硬化学会，2022

6）「肥満症診療ガイドライン2022」（日本肥満学会/編），ライフサイエンス出版，2022

7）メタボリックシンドローム診断基準検討委員会：メタボリックシンドロームの定義と診断基準．日本内科学会誌：94：794-809，2005

第5章　内分泌系疾患

1）「病期・病態・重症度からみた疾患別看護過程　第4版」（井上智子，窪田哲朗/編），医学書院，2020

2）「今日の治療薬2020」（浦部晶夫，他/編），南江堂，2020

3）「Nブックス 疾病の成り立ち：臨床医学（第4版）」（田中明，加藤昌彦/著），建帛社，2018

4）「FLASH 薬理学」（丸山敬/著）羊土社，2018

5）曽根博仁：第10章　内分泌系．「栄養科学イラストレイテッド　解剖生理学　人体の構造と機能　第3版」，羊土社，2020

第6章　消化器系―消化管疾患

1）「老年歯科医学用語辞典」（日本老年歯科医学会/編），医歯薬出版，2008

2）「歯科保健指導ハンドブック」（日本歯科衛生士会/編），医歯薬出版，2008

3）「歯と口の健康百科」（伊藤公一，他/編），医歯薬出版，1998

4）「消化器病診療（第2版）」（日本消化器病学会/監，「消化器病診療（第2版）」編集委員会/編），医学書院，2014

5）「新臨床内科学 第8版」（高久史麿，他/監），医学書院，2002

6）Yokoyama A, et al：Cancer Epidemiol Biomarkers Prev. 5：99-102, 1996

7）「消化性潰瘍診療ガイドライン2020 改訂第3版」（日本消化器病学会/編），南江堂，2020

8）IARC monographs on the evaluation of carcinogenicrisks to humans. 61：177-241, 1994

9）「胃癌取扱い規約 第15版」（日本胃癌学会/編），金原出版，2017

10）H. pylori 感染の診断と治療のガイドライン2009改訂版．日本ヘリコバクター学会誌，10：Supple 1-27，2009

11）関口利和：嚥下困難．「内科学」（金澤一郎，他/編），pp205-207，医学書院，2006

12）「炎症性疾患（IBD）診療ガイドライン2020改訂第2版」（日本消化器病学会/編），南江堂，2020

13）小林 拓：ステロイド抵抗例の次の一手．「チェックリストでわかる！IBD治療薬の選び方・使い方」（小林 拓，他/編），pp145-153，羊土社，2015

14）金子 宏：過敏性腸症候群（IBS）の病態・診断・治療．日本内科学会雑誌，102：70-76，2013

15）「機能性消化管疾患診療ガイドライン2020－過敏性腸症候群（IBS）改訂第2版」（日本消化器病学会/編），南江堂，2020

16）永田信二：便秘・下痢の患者に対しての検査の進め方は？治療薬の選択も知りたいです．「消化器診療の疑問，これで納得！」レジデントノート，15：1391-1398，2013

第7章　消化器系―肝・胆・膵疾患

1）「消化器病診療（第2版）」（日本消化器病学会/監，「消化器病診療（第2版）」編集委員会/編），医学書院，2014

2）「B型肝炎治療ガイドライン（第3.3版）」（日本肝臓学会肝炎診療ガイドライン作製委員会/編），2021

3）渡辺明治：肝不全.「新臨床内科学 第8版」（矢崎義雄/監，池田康夫，他/編），医学書院，pp838-841，2002

4）日本肝移植研究会：肝移植症例登録報告．移植，47：416-428，2012

5）「肝硬変診療ガイドライン2020（改訂第3版）」（日本消化器病学会/編），南江堂，2020

6）「NASH・NAFLDの診療ガイド2021」（日本肝臓学会/編），文光堂，2021

7）木村 充：Wernicke-Korsakoff症候群.「アルコール医療入門」（白倉克之，他/編），pp72-74，新興医学出版社，2001

8）「胆石症診療ガイドライン」（日本消化器病学会/編），南江堂，2016

9）「急性膵炎診療ガイドライン2015 第4版」（急性膵炎診療ガイドライン2015改訂出版委員会/編），金原出版，2015

10）大槻 眞，他：難治性膵疾患に関する調査研究．厚生労働科学研究費補助金難治性疾患克服研究事業平成19年度総括・分担研究報告書，29-33，2008

11）日本膵臓学会膵炎調査研究委員会慢性膵炎分科会：慢性膵炎臨床診断基準2019，膵臓，34：270-281，2019

12）下瀬川徹，他：慢性膵炎の実態に関する全国調査．厚生労働科学研究費補助金難治性疾患克服研究事業難治性膵疾患に関する調査研究平成20年度～22年度総合研究報告書，185-189，2011

13）中村雄太，他：慢性膵炎の治療．治療学，40：55-58，ライフサイエンス出版，2006

14）「自己免疫性膵炎診療ガイドライン2020」（厚生労働省難治性膵疾患調査研究班，他/編），2020

15）「膵癌診療ガイドライン2019年版」（日本膵臓学会/編），金原出版，2019

第8章　循環器系疾患

1）「健康・栄養科学シリーズ　人体の構造と機能及び疾病の成り立ち　各論　改訂第2版」（国立研究開発法人医薬基盤・健康・栄養研究所/監，香川靖雄，他/編），南江堂，2013

2）藤岡由夫：慢性心不全.「NSTのための臨床栄養ブックレット4 疾患・病態別栄養管理の実際 －呼吸・循環系の疾患」（山東勤弥，他/編）文光堂，pp40-51，2009

3）藤岡由夫：循環器系.「人体の構造と機能および疾病の成り立ち －疾病の成因・病態・診断・治療 第2版」（竹中 優/編），医歯薬出版，pp142-158，2021

4）「肺血栓塞栓症および深部静脈血栓症の診断，治療，予防に関するガイドライン2017年改訂版」（日本循環器学会/編）https://www.j-circ.or.jp/cms/wp-content/uploads/2017/09/JCS2017_ito_h.pdf

5）日本循環器学会/日本心不全学会合同ガイドライン「急性・慢性心不全診療ガイドライン2017改訂版」（日本循環器学会/編）https://www.j-circ.or.jp/cms/wp-content/uploads/2017/06/JCS2017_tsutsui_h.pdf

6）「脳卒中，心臓病その他の循環器病に係る診療提供体制の在り方について」（厚生労働省）http://www.mhlw.go.jp/file/05-Shingikai-10901000-Kenkoukyoku-Soumuka/0000173149.pdf

7）Yancy CW, et al：2013 ACCF/AHA guideline for the management of heart failure：a report of the American College of Cardiology Foundation/American Heart Association Task Force on practice guidelines. Circulation, 128：e240-e327, 2013

8）日本循環器学会/日本心不全学会合同ガイドライン「2021年JCS/JHFSガイドライン フォーカスアップデート版 急性・慢性心不全診療」（日本循環器学会/編）https://www.j-circ.or.jp/cms/wp-content/uploads/2021/03/JCS2021_Tsutsui.pdf

9）「動脈硬化性疾患予防ガイドライン2017年度版」（日本動脈硬化学会/編），日本動脈硬化学会，2017

10）Fuster V, et al：The pathogenesis of coronary artery disease and the acute coronary syndromes（1）. N Engl J Med, 326：242-250, 1992

11）「高血圧治療ガイドライン2019」（日本高血圧学会高血圧治療ガイドライン作成委員会/編），ライフサイエンス出版，2019

12）「妊娠高血圧症候群新定義・臨床分類　第70回日本産科婦人科学会学術講演会　平成30年5月13日」，日本妊娠高血圧学会ホームページ http://www.jsshp.jp/journal/pdf/20180625_teigi_kaiteian.pdf

13）「妊娠高血圧症候群の診療指針2015 -Best Practice Guide-」（日本妊娠高血圧学会/編），メジカルビュー社，2015

14）日本産科婦人科学会周産期委員会，1998

15）「カラーで学ぶ解剖生理学」（G.A.ティボドー，他/著，コメディカルサポート研究会/訳），p241，医学書院MYW，1999

16）「胸部画像診断のここが鑑別ポイント改訂版」（酒井文和/編，土屋一洋/監），羊土社，2011

第9章　腎・尿路系疾患

1）「病気がみえる vol.8 腎・泌尿器」（医療情報科学研究所/編），メディックメディア，2019

2）日本腎臓学会：腎疾患患者の生活指導・食事療法ガイドライン．日本腎臓学会誌，39：1-37，1997

3）「多発性骨髄腫・全身性アミロイドーシスと腎障害の診断と治療」（今井裕一/著），羊土社，2019

4）「慢性腎臓病に対する食事療法基準2014年版」（日本腎臓学会/編）東京医学社，2014

5）「図説 わが国の慢性透析療法の現況（2019年12月31日現在）」（日本透析医学会統計調査委員会）

6）「エビデンスに基づくネフローゼ症候群診療ガイドライン2020」（厚生労働科学研究費補助金難治性疾患等政策研究事業（難治性疾患政策研究事業）「難治性腎障害に関する調査研究」班/編），東京医学社，2020

7）AKI（急性腎障害）診療ガイドライン作成委員会編：AKI（急性腎障害）診療ガイドライン2016．東京医学社，2016

8）「エビデンスに基づくCKD診療ガイドライン2023」（日本腎臓学会/編），東京医学社，2023

9）「CKD診療ガイド2012」（日本腎臓学会/編）東京医学社，2012

第10章　神経・精神系疾患

1）宮崎由子：第7章　神経・精神系疾患．「栄養科学イラストレイテッド　臨床栄養学　疾患別編　改訂第2版」（本田佳子，他/編），羊土社，2016

2）「神経解剖学」（新見嘉兵衛/著），朝倉書店，1976

3）「The Human Central Nervous System A Synopsis and Atlas Third Revised Edition」（Nieuwenhuys R, et al, eds），Springer, 1988

4）「厚生省特定疾患神経性食欲不振症調査研究班研究報告書」（厚生省特定疾患神経性食欲不振症研究班），1990

5）「DSM-5 精神疾患の診断・統計マニュアル」（日本精神神経学会/日本語版用語監修，髙橋三郎・大野 裕/監訳），医学書院，2014

6）三好史倫，他：Alzheimer型認知症．「圧倒的画像数で診る！頭部疾患画像アトラス」（土屋一洋，他/編），羊土社，2014

7）Roman GC, et al：Vascular dementia：diagnostic criteria for research studies：report of the NINDS-AIREN International Workshop. Neurology, 43：250–260, 1993

8）「認知症疾患診療ガイドライン 2017」（日本神経学会/監，認知症疾患診療ガイドライン作成委員会/編），医学書院，2017

9）「レビー小体型認知症（DLB）の臨床診断基準 2017」（日本神経学会/監，認知症疾患診療ガイドライン作成委員会/編），医学書院，2017

10）McKeith IG, et al：Diagnosis and management of dementia with Lewy bodies：Fourth consensus report of the DLB Consortium. Neurology, 89：88-100, doi：10.1212/WNL.0000000000004058（2017）

11）樋口 進：成人の飲酒実態と関連問題の予防に関する研究．平成16年度総括研究報告書，1-6，2005

第11章　呼吸器系疾患

1）「病気が見える vol.4 呼吸器 第1版」（滝澤 始，他/監），pp4-19，メディックメディア，2007

2）藤岡由夫：呼吸器疾患．「N ブックス新版 臨床栄養学 第2版」（田中 明，他/編著），建帛社，pp114-122，2013

3）「COPD（慢性閉塞性肺疾患）診断と治療のためのガイドライン 2022〔第6版〕」（日本呼吸器学会COPDガイドライン第6版作成委員会/編）メディカルレビュー社，2022

4）「非がん性呼吸器疾患の緩和ケア 第1版」（津田徹 編），p38，南山堂，2017

5）「COPDの概念　肺の変化」日本ベーリンガーインゲルハイム株式会社
https://www.copd-jp.com/concept/lung.html

6）「呼吸機能検査ガイドライン」（日本呼吸器学会肺生理専門委員会/編），メディカルレビュー社，2004

7）「肺癌取り扱い規約 第8版」（日本肺癌学会/編），金原出版，2017

8）「日本肺癌学会肺癌診療ガイドライン 2020年版」（日本肺癌学会/編），金原出版，2021
https://www.haigan.gr.jp/guideline/2020/1/0/200100000000.html

第12章　血液系疾患

1）「管理栄養士国家試験受験必修例文問題集（第3版）」（女子栄養大学管理栄養士国家試験対策委員会/編），女子栄養大学出版部，2007

2）「日本人の食事摂取基準（2020年版）」，厚生労働省，2020
https://www.mhlw.go.jp/content/10904750/000586553.pdf

3）「健康・栄養科学シリーズ 人体の構造と機能及び疾病の成り立ち」（羽生大記，河手久弥/編，国立研究開発法人 医薬基盤・健康・栄養研究所/監），南江堂，2019

4）「人体の正常構造と機能 全10巻縮刷版 改訂第4版」（坂井建雄，河原克雅/編），日本医事新報社，2021

5）「人体の構造・機能と疾病の成り立ち」（奈良信雄/著），医歯薬出版，2003

6）「標準血液病学」（池田康夫，押味和夫/編），医学書院，2010

第13章　運動器（骨格系）疾患

1）日本骨代謝学会，日本骨粗鬆症学会合同 原発性骨粗鬆症診断基準改訂検討委員会：原発性骨粗鬆症の診断基準（2012年度改訂版）．日本骨粗鬆症学会雑誌，21：9-21，2013

2）「骨粗鬆症の予防と治療ガイドライン 2015年版」（骨粗鬆症の予防と治療ガイドライン作成委員会/編），ライフサイエンス出版，2015

3）「日本人の食事摂取基準（2020年版）策定検討会報告書」，厚生労働省，2020

4）山田陽介，他：フレイルティ＆サルコペニアと介護予防．京都府立医科大学雑誌，121：535-547，2012

5）Fried LP, et al：Cardiovascular Health Study Collaborative Research Group：Frailty in older adults：evidence for a phenotype. J Gerontol A Biol Sci Med Sci, 56：M146-M156, 2001

6）「サルコペニア診療ガイドライン 2017年版（一部改訂）」（サルコペニア診療ガイドライン作成委員会/編），ライフサイエンス出版，2020

7）Chen LK, et al：Asian Working Group for Sarcopenia：2019 Consensus Update on Sarcopenia Diagnosis and Treatment. J Am Med Dir Assoc, 21：300-307.e2, 2020

8）「ロコモパンフレット 2020年度版」，日本整形外科学会，2020

9）「内科学 第11版」（矢﨑義雄/総編集），朝倉書店，2017

10）「病気がみえる vol.3 糖尿病・代謝・内分泌 第5版」（医療情報科学研究所/編），メディックメディア，2019

第14章　皮膚系疾患

1）「あたらしい皮膚科学（第3版）」，（清水宏/著），p3-26，109，中山書店，2018

2）「アトピー性皮膚炎診療ガイドライン 2018」（日本皮膚科学会・日本アレルギー学会 アトピー性皮膚炎診療ガイドライン作成委員会），日皮会誌，128：2431-2502，2018
https://www.dermatol.or.jp/uploads/uploads/files/guideline/atopic_gl1221.pdf

3）「蕁麻疹診療ガイドライン2018」（日本皮膚科学会蕁麻疹診療ガイドライン改定委員会著），日皮会誌，128：2503-2624，2018
https://www.jstage.jst.go.jp/article/dermatol/128/12/128_2503/_pdf/-char/ja

4）「褥瘡ガイドブック（第2版）―褥瘡予防・管理ガイドライン（第4版）準拠」，（日本褥瘡学会），p23-26，2015

5）金子健彦：高齢者診療時の注意点―④栄養管理の注意点，「膚科の臨床」60：811-817，金原出版，2018

第15章　免疫・アレルギー系疾患

1）「基礎免疫学　原著第6版　免疫系の機能とその異常」（Abbas AK，他／著，中尾篤人／監訳），p3，エルゼビア・ジャパン，2020

2）「食物アレルギーの診療の手引き2020」〔日本医療研究開発機構（AMED）研究班〕
https://www.foodallergy.jp/wp-content/themes/foodallergy/pdf/manual2020.pdf

3）「食物アレルギーの栄養食事指導の手引き2022」（厚生労働科学研究班）
https://www.foodallergy.jp/wp-content/themes/foodallergy/pdf/nutritionalmanual2022.pdf

4）加藤則人，他「アトピー性皮膚炎診療ガイドライン2018」日皮会誌128：2431-2502，2018

5）「サーベイランスのためのHIV感染症/AIDS診断基準」（厚生労働省エイズ動向委員会），2007

6）「抗HIV治療ガイドライン」（HIV感染症及びその合併症の課題を克服する研究班），2021
https://www.haart-support.jp/

7）Petri M, et al：Derivation and validation of the Systemic Lupus International Collaborating Clinics classification criteria for systemic lupus erythematosus. Arthritis Rheum, 64：2677-2686, 2012

8）Aletaha D, et al：2010 Rheumatoid arthritis classification criteria：An American College of Rheumatology/European League Against Rheumatism Collaborative Initiative, Arthritis Rheum, 62：2569-2581, 2010

9）「全身性強皮症の診断基準2010」（厚生労働省），2010
https://www.mhlw.go.jp/file/06-Seisakujoho-10900000-Kenkokyoku

10）藤林孝司，他：シェーグレン症候群改訂診断基準．厚生省特定疾患免疫疾患調査研究班 平成10年度研究報告書，135-138，1999

第16章　婦人科疾患

1）「糖尿病診療ガイドライン2019」（日本糖尿病学会/編），南江堂，2019

2）「産婦人科・新生児血液Q＆A　産科編　第3版」（日本産婦人科・新生児血液学会/編），2016

3）「病気がみえるvol.9 婦人科・乳腺外科 第4版」（医療情報科学研究所/編），メディックメディア，2018

4）「健康・栄養科学シリーズ 人体の構造と機能及び疾病の成り立ち各論 改訂第2版」（香川靖雄，他/編），南江堂，2013

5）「産婦人科診療ガイドライン-産科編2020」，（日本産婦人科学会・日本産婦人科医会/編），2020

第17章　感染症

1）「感染制御の基本がわかる微生物学・免疫学」（増澤俊幸/著），羊土社，2020

2）国立感染症研究所ホームページ
https://www.niid.go.jp/niid/ja/

3）「戸田新細菌学」（吉田眞一，他/編），南山堂，2013

4）「ナースの内科学 改訂9版」（奈良信雄/編著），中外医学社，2013

5）「食中毒統計・調査結果」（厚生労働省）
http://www.mhlw.go.jp/topics/syokuchu/index.html

6）日本環境感染学会ワクチン委員会：医療関係者のためのワクチンガイドライン（第3版），環境感染誌，35，2020
http://www.kankyokansen.org/uploads/uploads/files/jsipc/vaccine-guideline_03(3).pdf

7）サラヤ株式会社ホームページ
https://med.saraya.com/kansen/handh/iryo/index.html#anchor

索引

記号

数字

欧文

A

B

C

和　文

あ

い

う

え

お

か

き

く

け

こ

さ

し

そ

た

ち

つ

て

と

な

に

ね

の

は

ひ

ふ

ま

み

む

め

も

や～よ

ら

り

る，れ

ろ

わ

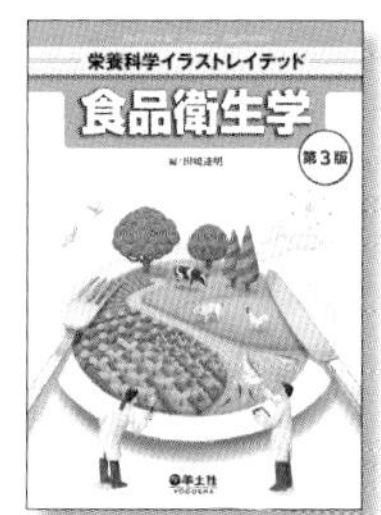

食品衛生学
第３版

田﨑達明／編

定価3,190円（本体2,900円＋税10％）
288頁　ISBN978-4-7581-1372-4

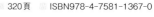

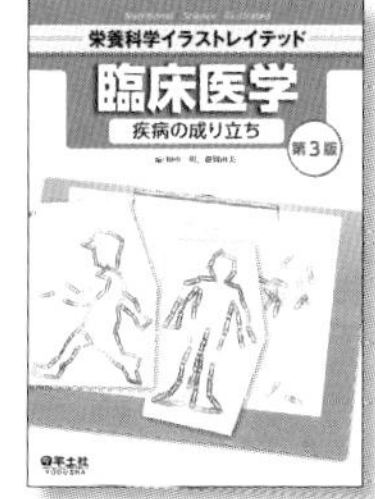

臨床医学
疾病の成り立ち
第３版

田中　明，藤岡由夫／編

定価3,190円（本体2,900円＋税10％）
320頁　ISBN978-4-7581-1367-0

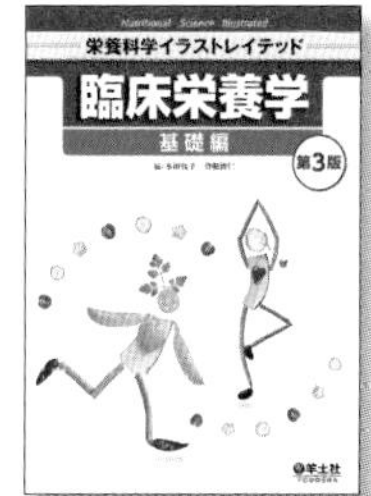

臨床栄養学
基礎編
第３版

本田佳子，曽根博仁／編

定価2,970円（本体2,700円＋税10％）
192頁　ISBN978-4-7581-1369-4

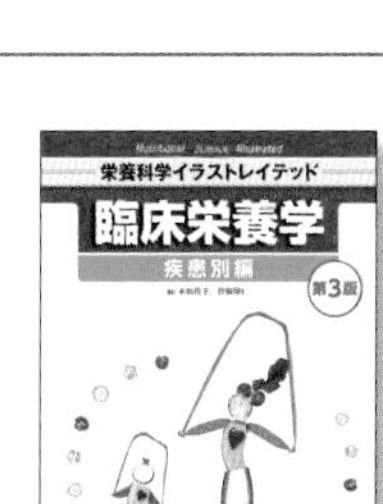

臨床栄養学
疾患別編
第３版

本田佳子，曽根博仁／編

定価3,080円（本体2,800円＋税10％）
328頁　ISBN978-4-7581-1370-0

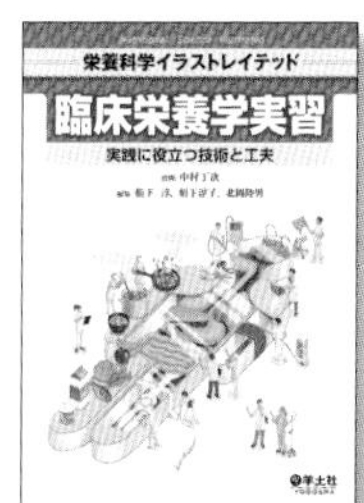

臨床栄養学実習
実践に役立つ技術と工夫

中村丁次／監，
栢下　淳，栢下淳子，北岡陸男／編

定価3,190円（本体2,900円＋税10％）
231頁　ISBN978-4-7581-1371-7

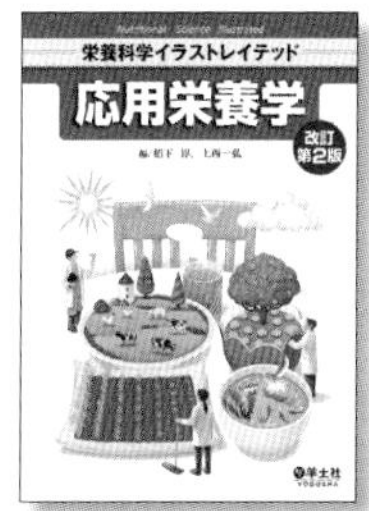

応用栄養学
改訂第２版

栢下　淳，上西一弘／編

定価3,080円（本体2,800円＋税10％）
255頁　ISBN978-4-7581-1364-9

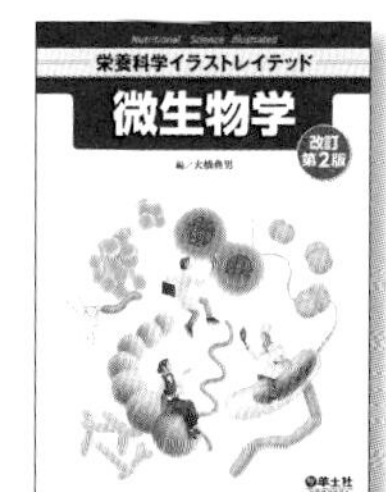

微生物学
改訂第２版

大橋典男／編

定価3,190円（本体2,900円＋税10％）
256頁　ISBN978-4-7581-1373-1

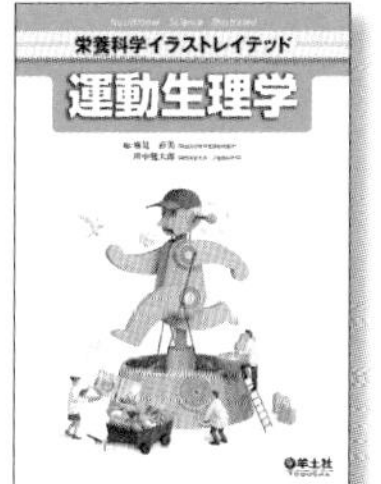

運動生理学

麻見直美，川中健太郎／編

定価3,080円（本体2,800円＋税10％）
224頁　ISBN978-4-7581-1356-4

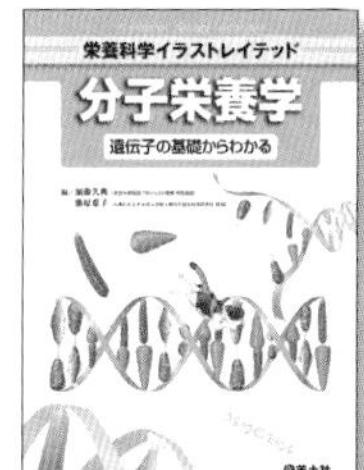

分子栄養学
遺伝子の基礎からわかる

加藤久典，藤原葉子／編

定価2,970円（本体2,700円＋税10％）
231頁　２色刷り
ISBN978-4-7581-0875-1

栄養科学イラストレイテッド［演習版］　２色刷り

生化学ノート　第3版
定価2,860円（本体2,600円＋税10％）
232頁　ISBN978-4-7581-1355-7

解剖生理学ノート
人体の構造と機能　第3版
定価2,860円（本体2,600円＋税10％）
231頁　ISBN978-4-7581-1363-2

基礎栄養学ノート
第4版
定価2,860円（本体2,600円＋税10％）
200頁　ISBN978-4-7581-1361-8

編者プロフィール

田中　明（たなか　あきら）**女子栄養大学 名誉教授　医学博士**
1950年生．'76年東京医科歯科大学医学部医学科卒業，第3内科入局，'84年同内科助手，'90年California大学San Francisco校客員研究員，'91年東京都立府中病院内科医長（糖尿病），'94年東京医科歯科大学第3内科講師，'93～'95年文部省学術国際局学術調査官併任，2002年関東学院大学教授，'07～'22年女子栄養大学教授/同栄養クリニック所長，'21年同名誉教授，臨床医学総論，同各論などを担当．日本内科学会認定医，日本糖尿病学会専門医，日本糖尿病学会研修指導医，日本医師会認定産業医，平成30年全国栄養士養成施設協会表彰．
編著，共著に『栄養食事療法シリーズ（全10巻）』（建帛社），『Nブックス　新版臨床栄養学』（建帛社），『更年期からのコレステロールを下げる毎日ごはん』（女子栄養大学出版部）など．

藤岡由夫（ふじおか　よしお）**神戸学院大学栄養学部栄養学科臨床栄養学部門 教授　医学博士**
1960年生．'86年神戸大学医学部医学科卒．神戸大学病院循環器内科，スタンフォード大学医学部ポスドク，兵庫医科大学循環器内科講師，神戸大学循環器内科講師を経て，2006年より現職．日本内科学会総合内科専門医，認定循環器専門医，日本医師会認定産業医，日本臨床栄養学会認定臨床栄養指導医，日本高血圧学会高血圧専門医，日本動脈硬化学会動脈硬化専門医および認定指導医，高血圧・循環器病予防療法指導士制度委員会副委員長．
共著に『疾病の成因・病態・診断・治療』（医歯薬出版），『Nブックス　疾病の成り立ち：臨床医学』（建帛社），『健康・栄養科学シリーズ　解剖生理学　人体の構造と機能及び疾病の成り立ち』（南江堂）など．

栄養科学イラストレイテッド

臨床医学　疾病の成り立ち　第3版

2011年10月20日　第1版 第1刷発行
2015年 2月20日　第1版 第4刷発行
2015年12月15日　第2版 第1刷発行
2021年 2月20日　第2版 第6刷発行
2021年12月15日　第3版 第1刷発行
2024年 2月20日　第3版 第3刷発行

編　集　田中　明，藤岡由夫
発行人　一戸敦子
発行所　株式会社　羊　土　社
〒101-0052
東京都千代田区神田小川町2-5-1
TEL　03（5282）1211
FAX　03（5282）1212
E-mail　eigyo@yodosha.co.jp
URL　www.yodosha.co.jp/
装　幀　堀　直子（ホリディ デザイン事務所）
印刷所　株式会社　加藤文明社印刷所

ISBN978-4-7581-1367-0